胫骨平台
骨折精准微创治疗学

PRECISIVE AND MINIMALLY INVASIVE THERAPY FOR TIBIAL PLATEAU FRACTURES

主　编　张英泽

副主编　侯志勇　　郑占乐　　陈　伟　　闫晓丽

编　委　（以姓氏汉语拼音为序）

陈　伟	郭家良	侯志勇	李军勇	连晓东
刘月驹	吕红芝	孟洪宇	邵德成	田思宇
王　博	王　娟	王弘德	王建朝	王天瑞
王宇钏	王忠正	闫晓丽	杨　娜	杨淑红
尹英超	宇文培之	张　奇	张　弢	张浚哲
张瑞鹏	张英泽	赵　阔	赵伟光	郑占乐
朱燕宾				

绘　图　杨思繁　　付　蕾

人民卫生出版社
·北京·

图书在版编目（CIP）数据

胫骨平台骨折精准微创治疗学 / 张英泽主编 . —北京：人民卫生出版社，2023.12
ISBN 978-7-117-35724-1

Ⅰ.①胫… Ⅱ.①张… Ⅲ.①胫骨－骨折－显微外科学 Ⅳ.①R683.42

中国国家版本馆 CIP 数据核字（2024）第 002104 号

人卫智网	www.ipmph.com	医学教育、学术、考试、健康，购书智慧智能综合服务平台
人卫官网	www.pmph.com	人卫官方资讯发布平台

胫骨平台骨折精准微创治疗学
Jinggu Pingtai Guzhe Jingzhun Weichuang Zhiliaoxue

主　　编：张英泽
出版发行：人民卫生出版社（中继线 010-59780011）
地　　址：北京市朝阳区潘家园南里 19 号
邮　　编：100021
E - mail：pmph @ pmph.com
购书热线：010-59787592　010-59787584　010-65264830
印　　刷：北京盛通印刷股份有限公司
经　　销：新华书店
开　　本：889×1194　1/16　印张：32
字　　数：799 千字
版　　次：2023 年 12 月第 1 版
印　　次：2024 年 2 月第 1 次印刷
标准书号：ISBN 978-7-117-35724-1
定　　价：368.00 元

打击盗版举报电话：010-59787491　E-mail：WQ @ pmph.com
质量问题联系电话：010-59787234　E-mail：zhiliang @ pmph.com
数字融合服务电话：4001118166　E-mail：zengzhi @ pmph.com

PRECISIVE AND MINIMALLY INVASIVE
THERAPY FOR TIBIAL PLATEAU
FRACTURES

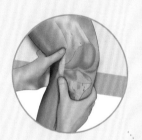

主编简介

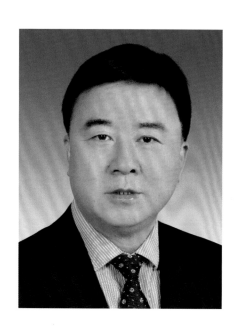

张英泽,中国工程院院士,南开大学医学院院长、河北省骨科研究所所长、青岛大学附属骨科医院院长,美国科罗拉多大学、华中科技大学、华南理工大学、南方医科大学等国内外12所大学客座教授。曾任河北医科大学副校长,河北医科大学第三医院院长。现任新疆医科大学名誉校长、河北医科大学第三医院名誉院长、国家卫生健康委骨科智能器材重点实验室主任。兼任中国医师协会副会长、中华医学会骨科学分会主任委员、中国医师协会骨科医师分会会长、中国康复医学会修复重建外科专业委员会主任委员、华裔骨科学会会长、河北省医师协会会长;《中华老年骨科与康复杂志》《中华创伤骨科杂志》《中国骨与关节杂志》总编辑,*Journal of Bone and Joint Surgery*(JBJS)中文版主编,《中华外科杂志》《中国矫形外科杂志》《中国临床医生》《临床外科杂志》和*Orthopedics*副总编。

张英泽院士积极倡导并推动中国骨科的创新与转化,原创提出了骨折顺势复位固定理论、骨折仿生固定理论、不均匀沉降(差异性沉降)理论、次生损伤理论、跟骨骨折内加压固定理论等十几项创新理论,研发了系列微创复位固定技术、器械和内固定物;完成了我国首次骨折发病率的流行病学调查,纳入100多万病例,创建了世界上样本量最大的骨折流行病学数据库,据此发表相关论文176篇[最高影响因子(IF)=38.927],在人民卫生出版社和德国Thieme出版社出版《临床创伤骨科流行病学》等流调中英文专著6部;主持、参与省部级以上课题40余项;培养博士、硕士研究生180余名;以通讯作者和第一作者发表中华系列期刊论文500余篇,发表SCI收录论文400余篇,其中在IF≥35期刊发表3篇,在IF 10~35期刊发表8篇。获得授权国家发明专利92项、美国发明专利8项,进行成果转化获批15项注册证。主编、主译学术专著40部,在德国Thieme出版社和Springer出版社出版英文专著5部。担任全国高等学校五年制本科临床医学专业规划教材《外科学》、长学制规划教材《外科学》、研究生规划教材《骨科学》国家卫生健康委员会住院医师规范化培训教材《骨科学》主编。

张英泽院士的系列科研成果荣获国家技术发明奖二等奖1项(第一主研人)、国家科学技术进步奖二等奖2项(第一主研人),获省部级科学技术奖一等奖14项。2015年荣获何梁何利基金科学与技术进步奖,2016年入选国家高层次人才特殊支持计划领军人才("万人计划"),2023年荣获全国创新争先奖、"张英泽创新工作室"获批全国教科文卫体系统示范性劳模和职工创新工作室。团队获评"全国专业技术人才先进集体""全国高校黄大年式教师团队"荣誉称号。

自　序

　　1825 年,英国著名医生 Astley Cooper 首次从胫骨近端骨折大分类中将胫骨近端涉及的关节面骨折划分出来,并命名为"胫骨平台骨折"。70 年后,随着伦琴发现 X 射线,骨科医生对胫骨平台骨折的认识不断提高,越来越多的临床医生开始关注并致力于胫骨平台骨折诊疗的研究,Hohl分型、Schatzker 分型、四柱分型等各种分型方法及治疗方式也接踵而来。张英泽教授基于胫骨平台骨折患者的 X 线片及 CT 资料首次提出了胫骨平台骨折的综合分型,对骨折块的大小、移位的方向描述更加精准,对胫骨平台骨折的微创治疗有重要临床指导意义。

　　20 世纪 50 年代,以 Müller 为代表的国际内固定研究学会(AO 组织)在全球范围内开创了较为完备的胫骨平台骨折切开复位接骨板固定的手术方法,拉开了平台骨折切开复位内固定手术治疗的序幕。传统切开复位内固定需将患者关节囊切开,在直视状态下对关节进行复位修整,手术创伤较大,术后康复难度大,影响患者术后关节功能恢复。随着现阶段骨科医疗技术的快速发展,平台骨折的治疗理念也在发生着转变,在关注骨折本身愈合效果外,还更加关注精准微创下功能的快速康复及韧带等重要组织的完整。

　　国内外的骨科医生既传承传统胫骨平台骨折治疗理论与技术,又在其基础上不断寻求突破与创新,使许多新理念、新技术、新器械和新方法出现并不断发展,为改善胫骨平台骨折手术治疗效果带来了新的机遇。在此背景下,张英泽教授团队以顺势复位理论为基础,研发出了以"双反牵引复位、原位撑顶复位、内加压复位、杠杆复位和撬拨复位"为核心的胫骨平台骨折微创复位技术体系。相比传统的切开复位手术,微创复位技术软组织破坏少,手术时间短、术中出血少、术后感染和膝关节僵硬等并发症发生率明显降低。此外,将关节镜下治疗加入该技术体系中,用于检验最终的骨折复位质量和修复潜在的半月板和韧带损伤,加快膝关节早期功能活动度恢复。闭合复位微创固定不进关节腔,坚强固定、早期个体化康复,也已成为当今胫骨平台骨折治疗的共识与主流。

本书分为上篇基础篇和下篇经典病例篇,共计 27 章。在以往经验的基础之上,本书进一步拓展了胫骨平台骨折精准微创治疗广度,对胫骨平台骨折的历史、流行病学特征、分型与诊断、康复训练等也做了部分阐述,从多个角度对胫骨平台骨折进行了深入探讨,积极地推动对此类损伤的精准微创治疗研究,为广大的骨科医生和创伤专家们学习胫骨平台骨折微创复位技术和启发理论与技术创新提供指导和借鉴。

"创新是引领发展的第一动力","抓创新就是抓发展,谋创新就是谋未来",党的二十大胜利召开为中国骨科的发展明确了方向,自主创新是我们攀登科技高峰的必由之路。在党的二十大精神的引领下,中国骨科界坚定不移地走独立自主的"创新与转化"高水平发展之路,为推动新时代社会主义卫生医疗事业和"人人享有健康"这个目标,踔厉奋进、扬帆远航!

张英泽

2024 年 1 月

PRECISIVE AND MINIMALLY INVASIVE
THERAPY FOR TIBIAL PLATEAU
FRACTURES

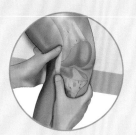

目　录

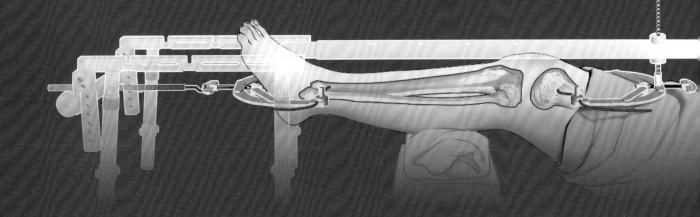

上篇
基 础 篇

第一章

胫骨平台骨折治疗历史回顾

一、概述

1997 年,美国加州大学洛杉矶分校附属医院的 Hohl 著有一部名为 *Tibial Plateau Fractures* 的胫骨平台骨折专著,书中收集了 1997 年以前所有有关胫骨平台骨折的 1 166 篇文献,并记录了加州大学洛杉矶分校附属医院及其合作医院的 1 533 例胫骨平台骨折病例,其中包括 Hohl 作为术者的 254 例病例,内容翔实,观点清晰。此书详述了百年来胫骨平台骨折的治疗情况,出版后著名骨科专家 Schenck Robert 在当年的 *JBJS* 杂志为其撰写书评,该书已成为骨科著作中的经典。*Tibial Plateau Fractures* 出版至今已 25 年,在此期间,有关胫骨平台骨折的英文文献已增至 4 915 篇,中文文献 10 000 余篇,新器械、新技术、新方法不断涌现,尤其是微创技术、杂交手术、双反牵引技术等方法的出现极大地改善了胫骨平台骨折的治疗效果。张英泽教授目前作为术者完成的胫骨平台骨折微创手术(术后立刻做关节镜,验证骨折复位质量)已经超过 550 例。张英泽教授团队在国内外治疗胫骨平台骨折的基础上,结合双反牵引等先进理论,将自身临床经验以创新理论融合进本书。本书将回顾胫骨平台骨折治疗的历史发展过程,总结经验得失,为未来胫骨平台骨折治疗的发展提供借鉴。

二、胫骨平台骨折治疗历史上的前两次飞跃

1825 年,即在伦琴发现 X 射线的 70 年前,英国著名医生 Astley Cooper 在其著作 *A treatise on dislocations and on fractures of the joints* 中,第一次将胫骨近端涉及关节面的骨折描述为胫骨平台骨折,并且强调膝关节早期活动对预防膝关节僵硬的重要意义。Cooper 在疝气、腺体和血管外科方面均作出了突出贡献,曾两次担任英国皇家外科学会主席。Cooper 通过其敏锐的观察力和判断力,清晰描述了胫骨平台骨折,他首次将胫骨平台骨折从胫骨近端骨折大分类中划分出来,这是胫骨平台骨折历史上的第一次飞跃,此后,越来越多的医生开始关注这一领域并致力于胫骨平台骨折诊疗的研究。

1877 年,法国医生 Albert Heydenreich 在尸体解剖的基础上,第一次将胫骨平台骨折分为胫骨结节骨折、内髁骨折、外髁骨折和粉碎骨折四种类型。1895 年后,随着 X 射线的发现并被应用于临床,骨科医生对胫骨平台骨折的认识不断提高,各种分型方法纷至沓来,目前,各国医生发表的胫骨平台骨折分型可达百种。一个成功的分型,除了能够指导治疗外,还要容易理解和记忆,因此,到目前为止,被广为接受且引用率最高的是 1979 年发表在 *Clinical Orthopedics and Related Research* 的 Schatzker 分型。尽管 Schatzker 这篇文章中仅包含 94 例患者,随访时间 7~74 个月不等,其中缺少髁间棘骨折、胫骨结节骨折及腓骨小头骨折等各种亚型,且仅 5 例患者完善了 CT 检查,对内侧平台骨折合并半脱位的描述也不够详尽,但是文章分析鞭辟入里,因此成为创伤骨科领域引用率最高的文章之一,至今英文文献统计引用次数已近 2 000 次,这是胫骨平台骨折治疗历史上的第二次飞跃。

自 Cooper 将胫骨平台骨折作为一种独立的疾病进行报道后，在接下来的近百年中，包括 Cooper 的老师——实验外科之父 John Hunter，以及英国的 Hugh Thomas、Robert Jones、Watson Jones 在内的专家们一直推崇平台骨折的保守治疗。1901 年，德国基尔大学的 Fassbender 医生在全世界实施了第一例胫骨平台骨折切开复位手术。1909 年，德国医生 Meerwein 实施了第一例胫骨平台骨折切开复位螺钉内固定手术。1913 年，美国波士顿医学中心的 Blake 医生实施了第一例胫骨平台骨折切开复位钢板钢丝和螺钉内固定手术。1927 年，法国医生 Dehelly 第一次对胫骨平台骨折患者进行了植骨治疗。1930—1940 年，由于无菌技术和手术效果等问题，骨科医生曾一度对胫骨平台骨折的手术治疗失去信心，大多选择保守治疗。直到 20 世纪 50 年代，以 Müller 为代表的 AO 组织在全球范围内开创了较为完备的胫骨平台骨折切开复位接骨板固定的手术方法，手术治疗才重新进入骨科医生的视野。Schatzker 总结了各种类型胫骨平台骨折的手术和保守治疗方法的经验和教训，完成了从 1825 年到 1979 年的第二次飞跃。154 年间，众多骨科医生为之奋斗，作出了应有的贡献，受篇幅所限，本章不再赘述。

Schatzker 的经典结论包括：①应尽可能修补所有损伤的半月板，半月板切除术需慎重实施，1995 年芬兰骨科专家 Seppo 对 131 位胫骨平台骨折患者进行了长达 7 年的随访，发现半月板切除后骨关节炎发生率高达 74%，而保留半月板的患者骨关节炎发生率仅为 37%，这项研究强有力地证实了 Schaztker 的观点；②腓总神经损伤是胫骨平台骨折常见的并发症之一，这种损伤大多能在数月后恢复，无须进行神经探查；③手术治疗胫骨平台骨折的感染率为 7.3%，这个数据在此后发表的文章中被反复验证，总体感染率基本上维持在 7% 左右；④ Schatzker 分型 IV 型骨折预后最差，如果此型骨折没有复位，几乎所有患者都会出现膝关节功能障碍；⑤对于合并交叉韧带损伤者，如果韧带止点处合并有大的撕脱骨块，应在固定胫骨平台骨折后行一期韧带修复；其余情况均二期重建，以便一期切开复位内固定骨折后膝关节能够早期行功能锻炼，这一学术观点至今仍为大多数骨科医生和运动医学科医生所接受；⑥骨质疏松性胫骨平台粉碎性骨折程度严重且预后较差，因此应对其进行早期坚强内固定，同时给予抗骨质疏松治疗，以期获得较好的膝关节功能。

Schatzker 反复强调"失败的切开复位，从来不会有好的结果，预后还不如保守治疗"。四十多年过去了，这一观点仍然是胫骨平台骨折的治疗原则。即使在无菌技术和抗生素疗效大幅提高的今天，如术者无丰富的临床经验，在对复杂的胫骨平台骨折患者行切开复位内固定术治疗时，仍存在较大的风险。患者如同时存在以下 3 种状况则骨折预后往往较差：①手术时间持续 4 小时以上；②术中骨折周围软组织损伤严重；③术中骨折复位不良。

Schatzker 分型之后还出现过很多分型方式，如 1981 年的 Moore 分型、1987 年的 AO 分型及 Neer 分型等，但其中大部分分型由于过于烦琐等原因，骨科医生难以掌握和记忆，最终都只是昙花一现，并未长久流传。以 AO 分型为例，以数字强化分型，亚型多而烦琐，且很多和预后无直接相关性，因而被相当多的骨科医生弃用。在 1979 年至今出现的诸多分型中，较有意义的是 Hohl 分型和罗从风胫骨平台四柱理论。Hohl 通过分析加州大学洛杉矶分校附属医院 726 例胫骨平台骨折病例而提出其分型，该分型相对烦琐，不如 Schatzker 分型简明，但 Hohl 研究中所涉及病例数远超 Schatzker 分型，并发现了胫骨平台后内侧骨折这一特殊类型。后内侧骨块作为关键骨块，在复杂胫骨平台骨折中，往往伴随股骨内髁移动，如不能解剖复位后内侧骨块，则通常会遗留不同程度的膝关节半脱位。

1995 年，比利时骨科医生 Hugo De Boeck 通过后内侧入路处理胫骨平台后内侧骨块，进一步提高了人们对于后内侧骨折块的认识。3 年后，美国医生 Carlson 在此基础上进一步阐述了胫骨平台后内侧和后外侧骨折的手术入路。进入 21 世纪后，上海市第六人民医院的罗从风将胫骨平台分为前内、后内、前外和后外四柱。2009 年西雅图华盛顿大学附属港景医疗中心的 David 采用 CT 技术分析胫骨平台四柱的骨折特点，得出了 "后内侧柱往往为大骨块，其平均高度为 42mm" 的结论。后续学者在此基础上展开了对胫骨平台骨折进行 CT 分析的研究热潮，目前一致认为后内侧为大骨块、后外侧常为粉碎骨块，这对胫骨平台骨折的手术治疗具有非常重要的指导意义。德国医生 Frosch 专门论述了胫骨平台骨折的后外侧入路，即 Frosch 入路，并提出术中即可采用关节镜评估胫骨平台骨折复位质量，这就是目前被欧美国家广为接受的 "骨折镜" 理念。

锁定接骨板的出现也深刻影响了胫骨平台骨折的治疗，美国密西根大学医学院骨科的 Kelly 和纽约关节病医院的 Egol 分别通过独立研究证实：对于复杂胫骨平台骨折，单独外侧一块锁定钢板和内外侧双钢板相比，生物力学稳定性和临床治疗效果差异并无统计学意义。对于复杂胫骨平台骨折，采用外侧单独一块接骨板治疗，对复位质量、螺钉置入方向和角度有较高的技术要求。到目前为止，欧美国家治疗复杂胫骨平台骨折最流行的是梅奥诊所 Bruce 的方法，其复位顺序为后内、前内、前外、后外。张英泽教授发明的双反牵引技术巧妙地应用软组织张力和拉力，实现微创复位和固定，后内侧、后外侧骨折块均能达到正确复位，无须单独作为独立骨折块处理。该方法使用加压螺栓与接骨板固定骨折块，不需要打开膝关节腔，术后即可进行不负重的活动，关节周围软组织完整保留，对软组织的损伤和破坏极小。双反牵引技术学习曲线短，容易掌握，在基层医院也较易开展。

三、胫骨平台骨折治疗历史上的第三次飞跃

双反牵引微创治疗胫骨平台骨折是继 Schatzker 分型之后的第三次飞跃。早在 1954 年，美国西雅图华盛顿大学附属港景医疗中心的 Roger Anderson 医生治疗胫骨平台骨折患者时，就已采用在股骨髁上和胫骨中上段用两枚克氏针做牵引，外面连接石膏，然后指导患者在牵引下进行膝关节功能锻炼的方法，相关文章发表在 1954 年 的 *Clinical Orthopaedics and Related Research* 杂志上，这是历史上最接近双反牵引理念的治疗。但可惜的是，Anderson 并没有继续对这种方法进行深入研究。

胫骨平台骨折治疗的第三次飞跃得益于张英泽教授几十年如一日地关注于这一问题，不断更新理念和设备，双反牵引复位器械在 40 年内更新了 8 代，最终创立了双反牵引微创复位技术体系（图 1-1）。该体系包括双反牵引顺势复位理论及综合分型的提出、微创复位工具的研发、微创复位技术的创新、微创固定技术的完善和新型接骨板的试制。张英泽教授通过对系统解剖学、生物力学、影像学和临床等的一系列研究，开创性地提出了双反牵引顺势复位理论，主要包括 6 个要素：①牵引力方向顺应肢体机械轴线；②牵引力方向顺应与软组织运行轨迹；③顺应骨与软组织生理和生物学特性；④将牵引力转化为软组织（包括骨折周围肌肉、韧带、关节囊）的挤压力、拉力，复位骨折块；⑤牵引力持续、平衡；⑥减少对软组织的损伤和刺激。

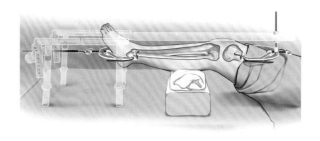

图 1-1 双反牵引复位器

双反牵引微创体系可以治疗几乎所有类型的胫骨平台骨折，如：外侧单纯塌陷骨折、外侧劈裂塌陷骨折、内侧平台骨折、后侧平台劈裂骨折（胫骨平台 Hoffa 骨折）和双侧平台骨折，真正实现了微创复位固定胫骨平台骨折。长期以来，多

数研究着眼于手术入路、内固定物和手术技巧的改进，因而忽视了牵引技术在手术过程中的重要作用。双反牵引复位器可在术中提供持续、有效的牵引，其牵引力线与下肢机械轴线一致，将纵向牵引力转变为横向挤压力，即可以提供纵向与横向全方位的牵拉与挤压，符合人体正常生理特性。在牵引作用下，不仅能够依靠软组织挤压作用间接复位侧方移位的骨折块，还可以快速纠正下肢力线及关节脱位，尤其适用于 Schatzker Ⅴ型和Ⅵ型骨折。塌陷的骨折块若无法在牵引的作用下有效复位，需采用隧道顶压复位、隧道植骨、横向加压钉加压等方式固定，这样不但能确保增宽的平台复原，而且增加了骨折块间的牢固程度和稳定性。术后患者应立刻伸屈膝关节，磨压胫骨平台的关节面，实现胫骨平台关节面与股骨髁的良好匹配，以达到正常生物解剖结构。

目前常用的 Schatzker 分型是通过对 94 例胫骨平台骨折患者的 X 线片进行分析得出的，其中仅有 5 例进行了 CT 检查，该分型主要用于指导胫骨平台骨折切开复位内固定术，并不适用于微创复位内固定术。为解决这一问题，张英泽教授根据 368 例胫骨平台骨折患者的 X 线片及 CT 资料对 Schatzker 分型进行了验证，二者的不一致性达到 20% 左右。由此，张英泽教授首次提出胫骨平台骨折的综合分型，并发现了胫骨平台的 Hoffa 骨折。同时，根据生物力学实验结果及对 500 例胫骨平台骨折的微创治疗结果的分析，笔者提出胫骨平台核心负重区的概念：膝关节在步行及中等强度跑步等运动常态下，胫骨平台的最大负重区域。核心负重区骨折和非核心负重区骨折的治疗策略有着显著区别：对于核心负重区骨折，复位要求更高，骨折累及部位越靠近核心区，则越要力求实现解剖复位；相反，对于非核心负重区，则可以适当放宽复位要求，甚至在部分病例如：单纯撕脱骨折、边缘型骨折、部分胫骨平台 Hoffa 骨折中，可采取保守治疗。

微创治疗胫骨平台骨折体系完善后，张英泽教授在全国各级医院亲自完成胫骨平台骨折手术 1 000 余例，共举办胫骨平台骨折微创治疗学习班 50 余期，培养学员超过千人。除西藏自治区、台湾地区和澳门特别行政区以外的国内其他省份均已开展微创治疗胫骨平台骨折手术。应用顺势牵引复位技术目前已成为微创治疗胫骨平台骨折的共识。

关节镜治疗胫骨平台骨折也是目前的研究热点之一。1984 年美国弗吉尼亚州医生 Caspari 首先报道了采用关节镜治疗的 24 例胫骨平台骨折，提出关节镜的作用主要是术中观察关节面是否复位，以及处理合并的软组织损伤。2016 年德国骨科医生 Matthias Krause 对 17 名胫骨平台双髁骨折患者行切开复位术，透视满意后立即行关节镜检查，结果仅 7 例患者获得了满意的复位，10 例（58.8%）患者显示平台台阶 ≥ 2mm 需要术中重新矫正。目前，这种观点仍然被主流学界所接受，但对于软组织损伤的修复重建仍然存在着巨大的争议。1929 年瑞典骨科医生 Hulten 在尸体上模拟胫骨平台骨折的损伤机制，他发现不能同时造成胫骨平台骨折和韧带损伤，这一观点主导了学术界几十年，很多骨科医生心存疑惑，但并未进行深入探索研究。直到 1961 年，Forster 在麻醉下对 90 例胫骨平台骨折患者进行内外翻应力实验，同时行术中 X 线透视，发现其中有 22 例患者合并外侧副韧带损伤。这篇文章推翻了 Hulten 的观点，证实了胫骨平台骨折可合并软组织损伤，但是是否应当修复损伤的内外侧副韧带及半月板则一直存在争议。Schatzker 在 1976 年发表的文章中指出半月板损伤应该修复，Hohl 在 *JBJS* 撰文指出胫骨平台骨折合并的内外侧副韧带损伤等软组织损伤应该一期修复，以增加膝关节稳定性。随着影像学技术的不断进步，软组织损伤检出率越来越高。2001 年，美国加州大学洛杉矶分校 Gardner 医生对 103 个胫骨平台骨折患者术前进行磁共振扫描，发现 99% 的患者存在软组织损伤，其中 77% 存在前后交叉韧带和内外侧副韧带损伤，91% 存在外侧半月板病变，41% 存在内侧半月板损伤，68% 存在膝关节后外侧结构损伤。这些软组织损伤是否均需要一期修复呢？目前主流观点认为最重要的是重建骨性解剖结构,同时尽可能修复半月板,其他结构在骨性结构解剖复位后,绝大多数能够自行修复,一般不建议全面修复。张英泽教授微创治疗的胫骨平台骨折患者均未一期修复内外侧副韧带,随访发现多数患者膝关节稳定性良好,进一步否定了韧带一期修复的必要性。

参考文献

[1] SCHENCK R C, et al. Tibial plateau fractures [J]. Journal of Bone & Joint Surgery, 1997, 79 (11): 1758-1758.

[2] DAVID LE VAY. The history of orthopedics [M]. Casterton Hall: Parthenon Publishing Group, 1990.

[3] SCHATZKER J, MCBROOM R, BRUCE D. The tibial plateau fracture: The Toronto experience 1968—1975 [J]. Clin Orthop Relat Res, 1979 (138): 94-104.

[4] HONKONEN SE. Degenerative arthritis after tibial plateau fractures [J]. J Orthop Trauma. 1995, 9 (4): 273-277.

[5] KFURI M, SCHATZKER J. Revisiting the Schatzker classification of tibial plateau fractures [J]. Injury, 2018, 49 (12): 2252-2263.

[6] De Boeck H, Opdecam P. Posteromedial tibial plateau fractures. Operative treatment by posterior approach. [J]. Clinical Orthopaedics and Related Research (1976-2007), 1995 (320): 125-128.

[7] D A CARLSON. Bicondylar fracture of the posterior aspect of the tibial plateau: A case report and a modified operative approach [J]. J Bone Joint Surg Am. 1998, 80 (7): 1049-1052.

[8] HOEKSTRA H, ROSSEELS W, LUO CF, NIJS S. A combined posterior reversed L-shaped and anterolateral approach for two column tibial plateau fractures in Caucasians: A technical note [J]. Injury. 2015, 46 (12): 2516-2519.

[9] BAREI DP, O'MARA TJ, TAITSMAN LA, et al. Frequency and fracture morphology of the posteromedial fragment in bicondylar tibial plateau fracture patterns [J]. J Orthop Trauma. 2008 (3): 176-182.

[10] EGOL KA, SU E, TEJWANI NC, et al. Treatment of complex tibial plateau fractures using the less invasive stabilization system plate: clinical experience and a laboratory comparison with double plating [J]. J Trauma. 2004, 57 (2): 340-346.

[11] MUELLER K L, KARUNAKAR M A, FRANKENBURG E P, et al. Bicondylar tibial plateau fractures: a biomechanical study.[J]. Clin Orthop Relat Res, 2003 (412): 189-195.

[12] ANDERSON R, LOUGHLEN I. Fractures of the tibial plateau: treatment by the assured fixation technic [J]. Clin Orthop, 1954, 4: 10-23

[13] CASPARI RB, HUTTON PM, WHIPPLE TL, et al. The role of arthroscopy in the management of tibial plateau fractures [J]. Arthroscopy, 1985, 1 (2): 76-82.

[14] GROSS SC, TEJWANI NC. The Role of Arthroscopy in the Management of Tibial Plateau Fractures [J]. Bull Hosp Jt Dis, 2015, 73 (2): 128-133.

[15] HOHL M. Tibial condylar fractures [J]. J Bone Joint Surg Am, 1967, 49 (7): 1455-1467.

[16] FORSTER E, MOLE L, COBLENTZ J. A study of ligamentous lesions in fractures of the tibial plateau [J]. Ned Tijdschr Geneeskd, 1961, 28 (105): 2173-2180.

[17] GARDNER MJ, YACOUBIAN S, GELLER D, et al. The incidence of soft tissue injury in operative tibial plateau fractures: a magnetic resonance imaging analysis of 103 patients [J]. J Orthop Trauma, 2005, 19 (2): 79-84.

[18] LUO CF, SUN H, ZHANG B, et al. Three-column fixation for complex tibial plateau fractures [J]. J Orthop Trauma, 2010, 24 (11): 683-692.

[19] KRAUSE M, FROSCH KH. Change in the treatment of tibial plateau fractures [J]. Unfallchirurg, 2022, 125 (7): 527-534.

[20] KRAUSE M, PREISS A, MEENEN NM, et al. "Fracturoscopy" is superior to fluoroscopy in the articular reconstruction of complex tibial plateau fractures-an arthroscopy assisted fracture reduction technique [J]. J Orthop Trauma, 2016, 30 (8): 437-444.

[21] 朱燕宾, 陈伟, 张奇, 等. 胫骨平台核心负重区的概念及其临床意义 [J]. 中华骨科杂志, 2021, 41 (3): 137-140.

第二章

膝部精细应用解剖及胫骨平台骨折微创手术入路

一、膝部精细应用解剖

（一）膝关节的构成及关节面的特点

膝部上界为髌骨上缘上方 3 横指水平，下界为胫骨粗隆水平。膝部的重要结构包括膝关节和腘窝，其中膝关节是人体最大、最复杂的关节，腘窝位于膝后区。膝部的骨性结构均参与关节的构成，股骨远端、胫骨近端及髌骨构成了髌股关节和胫股关节两个滑膜关节，并共同组成了膝关节。

1. 胫骨平台的骨质构造　胫骨平台周围为密质，中央为松质，分布规律如下：外侧区——位于外侧髁关节面下方，骨小梁厚而致密，平行排列。中间区——髁间隆起及前后两区，骨小梁薄而稀疏，交错排列。内侧区——胫骨内侧髁上关节面的下方，骨小梁不及外侧区致密。

2. 胫股关节面的特点

（1）股骨外侧髁较大，而胫骨外侧髁较小，外侧胫股关节相对运动范围小，更稳定。股骨内侧髁小，而胫骨内侧髁较大，内侧胫股关节相对运动范围大，更灵活。

（2）从力线上来看，外侧胫股关节离重心线更近一些。

（二）膝关节囊

1. 膝关节囊的结构层次和特点　关节囊是由结缔组织构成的膜囊，附着在关节周围，封闭关节腔（图 2-1、图 2-2）。

（1）结构层次：①纤维层：附着于股骨、胫骨、髌骨的关节软骨周围；②滑膜层：除半月板和关节软骨外，其余均有附着。

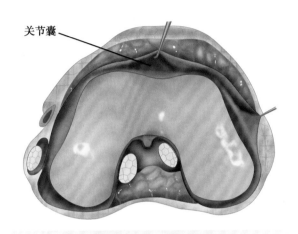

图 2-1　股骨关节下面观

关节囊

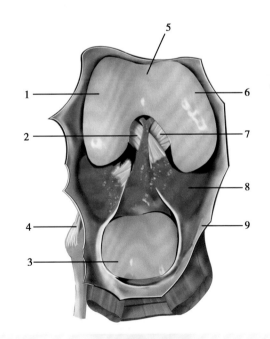

图 2-2　膝部前面观

1—外侧髁；2—前交叉韧带；3—髌骨；4—外侧副韧带；5—髌面；6—内侧髁；7—后交叉韧带；8—脂肪垫；9—关节囊。

7

（2）特点：①膝关节囊薄而松弛，但非常坚韧；②滑膜层形成滑膜囊；③纤维层局部增厚形成韧带。

2. 关节囊形成的滑膜囊 滑膜囊为关节囊的滑膜层穿过纤维层向外呈囊状的膨出。有以下几种。

（1）翼状襞：髌下部，滑膜向两侧突入关节腔内，形成的滑膜皱襞称翼状襞（图 2-3）。

（2）髌下滑膜襞：两侧的翼状襞向上逐渐汇合并集中形成一带状皱襞，称髌下滑膜襞（图 2-4）。

（3）髌上囊：在髌骨上方滑膜突入股四头肌和股骨前面之间，形成髌上囊（见图 2-3）。

在临床中应了解滑膜囊的位置，术中避免切开，而误入关节腔。另外，应注意关节炎症时积液可进入滑膜囊。

3. 膝关节周围的滑膜囊

（1）腘肌囊：位于腘肌腱的起始部与关节囊之间。

（2）髌下深囊：位于髌韧带与胫骨之间，胚胎时期已经出现。

（3）半膜肌囊：约 30% 与膝关节腔相通。

（4）腓肠肌内侧囊：与关节腔及半膜肌囊相通。

（5）腓肠肌外侧囊：有时与关节腔相通。

（6）股二头肌囊：一般在新生儿时期出现（图 2-5）。

膝关节周围的滑膜囊对肌腱的运动起减少摩擦的作用。关节炎症时，积液可进入与关节相通的滑膜囊，形成关节旁脓肿。

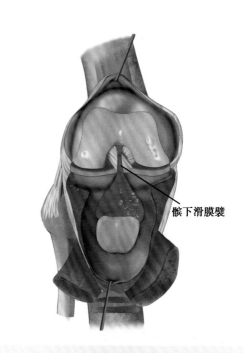

图 2-4 髌下滑膜襞（膝部前面观）

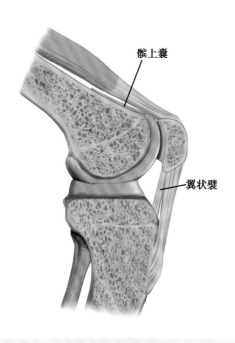

图 2-3 膝部矢状切面

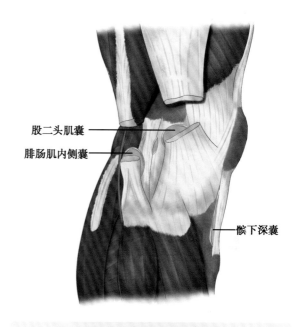

图 2-5 膝关节外侧面观

（三）膝关节的半月板

1. 半月板的形态和功能　半月板由内、外侧纤维软骨板构成,其位于股骨和胫骨内、外侧髁之间。半月板上面呈微凹形、下面平坦。半月板的外侧缘较为肥厚,并与关节囊、胫骨内外侧髁相连,其内侧缘薄且处于游离状态。半月板分为内、外侧两个:其中内侧半月板呈 C 形,较外侧半月板大,其外周边缘与胫侧副韧带的后方紧密相连;外侧半月板呈 O 形,略小,其后角至股骨内侧髁处有一韧性的斜行纤维束紧贴于后交叉韧带的前、后方,分别称为板股前韧带和板股后韧带。外侧半月板外周边缘并不与腓侧副韧带相连接,其间隔一腘肌肌腱,因此活动性较大。

膝关节半月板具备一定的弹性,可减少运动时产生的震荡。还可使原本不匹配的股骨下端和胫骨上端紧密接触,从而增加膝关节的稳定性。同时,由于半月板存在一定的活动度,可随膝关节的活动而产生继发性匹配,进而轻微移动,在维持膝关节的稳定性中起到缓冲作用。但半月板由纤维软骨构成,脆性较大,因此在膝关节发生突然性运动时,可导致半月板发生损伤或撕裂(图 2-6)。

2. 半月板的胶原纤维排列和血供

（1）半月板的胶原纤维排列:外周 1/3 为环形排列,纤维粗大,主要承受张力;内 2/3 为放射状排列,纤维细小,主要承受压力。

（2）半月板的血供:外侧区又称血管区,肥厚富含毛细血管,修复能力强;内侧区又称无血管区,内缘锐薄凹陷,修复能力差(图 2-7)。

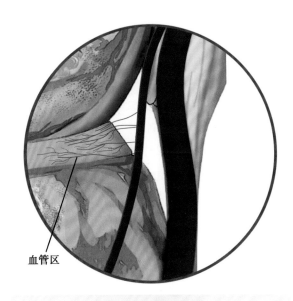

血管区

图 2-7　半月板的血供

3. 半月板的运动

（1）外侧半月板:腘肌牵拉向后运动,半月板股骨韧带牵拉向前运动,二者相互拮抗。

（2）内侧半月板:股内侧肌向前牵拉半月板,半膜肌向后牵拉半月板,胫侧副韧带在内侧限制半月板向外运动,维持关节腔内压。

（3）半月板的运动:膝伸屈时,两半月板前后运动,膝旋转时,两半月板矛盾运动。当两半月板运动不协调时,可出现损伤。

（四）膝关节的韧带

膝关节的关节囊薄而松弛,附着于各关节面的周缘,起到很小的稳定作用。膝关节维持静态稳定主要依靠周围的韧带,维持动态稳定主要依靠膝关节周围的骨骼肌。关节囊、韧带及骨骼肌三者相互配合,相互拮抗,增加了关节的稳定性。膝关节的前方为髌韧带、髌内外侧支持带、膝横韧带;后方为腘斜韧带、板股韧带;外侧为腓侧副韧带;内侧为胫侧副韧带;中间为前、后交叉韧带(图 2-8、图 2-9)。

1. 交叉韧带　交叉韧带可保持膝关节前后、水平和旋转稳定。交叉韧带又与侧副韧带协同和拮抗维持膝关节伸直稳定。

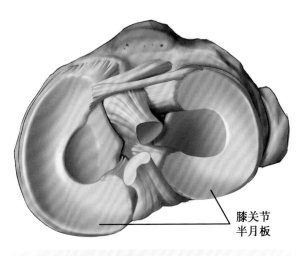

膝关节半月板

图 2-6　胫骨关节上面观(右侧)

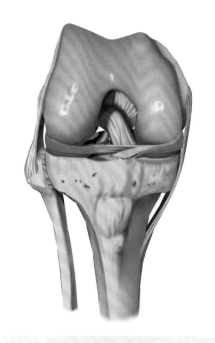

图 2-8 膝关节前面观

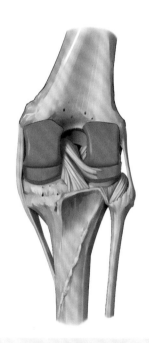

图 2-9 膝关节后面观

（1）前交叉韧带：长度 1.85~3.35cm，其方向与髁间前区一致。分三部分：前内侧部最大、最表浅、最易受伤；后内侧部位于前内侧韧带后，韧带部分撕裂时，仍可保持完好；中间部位于前二者的外侧。

前交叉韧带的功能：前交叉韧带自身会扭曲，纤维长度不一，方向不一，膝关节运动时不会

同时缩短，以防止胫骨向前移位。

（2）后交叉韧带：方向与髁间后区一致。可分为：①后外侧部，胫骨最后方和股骨最外侧；②前内侧部，胫骨最前方和股骨最内侧；③板股韧带，起于外侧半月板后角，终于内侧髁外侧面，也可独立出来。后交叉韧带的功能为防止胫骨向后移位。

前后交叉韧带在功能上为一体，从胫骨平台前后方向连接胫股关节，二者之间位置不是平面关系，而是三维空间关系，理解比较困难（图 2-10）。

2. 胫侧韧带　胫侧副韧带宽扁而坚韧，前部与髌内侧支持带相连，后部与关节囊和半月板相连。

其主要功能为限制膝关节过伸和旋外，胫侧副韧带宽扁，与腓侧副韧带不同，无论是屈膝关节，还是伸膝关节，总有一部分纤维是紧张的（图 2-11）。临床上胫侧副韧带损伤多见于滑雪运动中。

3. 腓侧韧带　腓侧副韧带为索状坚韧的纤维束，为囊外韧带，其内侧为腘肌腱，与关节囊和外侧半月板之间由疏松结缔组织相隔，并不直接相连。胫侧副韧带和腓侧副韧带既协同，又拮抗。当膝关节伸直和小腿外旋时，两韧带均紧张；

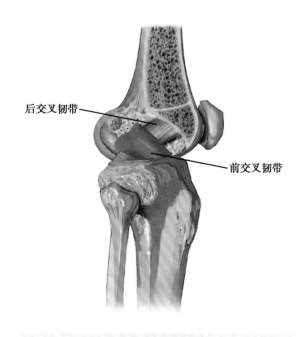

后交叉韧带

前交叉韧带

图 2-10　交叉韧带

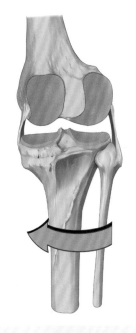

图 2-11　侧副韧带运动功能

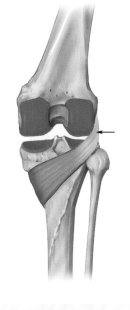

图 2-12　腘肌

当膝关节屈曲和内旋时,两韧带又都松弛;故有限制过伸和外旋作用。在过度外展或受到内收暴力时,腓侧副韧带或胫侧副韧带易损伤。

（五）膝关节的肌肉和膝周层次

1. 膝关节的肌肉层次

（1）腘肌:腘肌起自腓侧副韧带下方的骨沟内,其肌腱截面积约为腓侧副韧带的 2 倍,为腓肠肌外侧头肌腱的 1/2。其肌腱位于关节囊内,由滑膜覆盖,为关节手术时的标志,肌束向内下方位于比目鱼肌线上方,止于胫骨上部内侧（图 2-12）。腘肌主要完成膝关节完全伸直到解锁状态以及小腿旋外,也称膝关节的启动肌。胫骨平台骨折累及腘肌,注意修复。

（2）比目鱼肌:比目鱼肌非常发达,上方起点较宽。比目鱼肌腱弓与腘肌下缘围成一通道,由此通道腘血管和胫神经向下进入小腿后区,此区结构复杂,术中应注意保护（图 2-13）。

2. 膝周层次

（1）膝前区的层次依次为:皮肤;浅筋膜、髌前皮下囊;深筋膜;股四头肌及肌腱;髌骨、髌韧带;髌内、外侧支持带;关节腔、髌上囊;髌下囊、翼状襞;半月板、交叉韧带（图 2-14）。

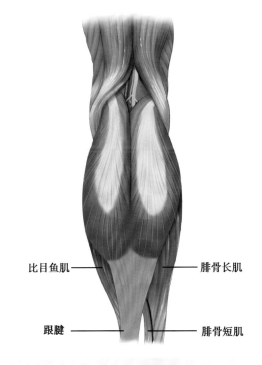

比目鱼肌　　　　　　　　　　　腓骨长肌

跟腱　　　　　　　　　　　　　腓骨短肌

图 2-13　小腿后方肌肉

（2）膝内区的层次依次为:皮肤;浅筋膜、髌下支;深筋膜和缝匠肌;胫侧副韧带;关节囊;关节腔和内侧半月板（图 2-15）。

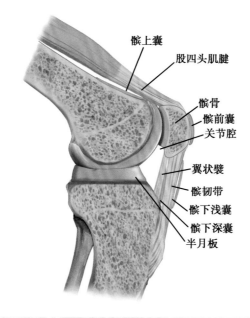

髌上囊
股四头肌腱
髌骨
髌前囊
关节腔
翼状襞
髌韧带
髌下浅囊
髌下深囊
半月板

图 2-14　膝前区的层次

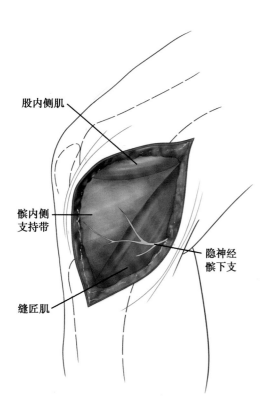

股内侧肌

髌内侧
支持带

缝匠肌

隐神经
髌下支

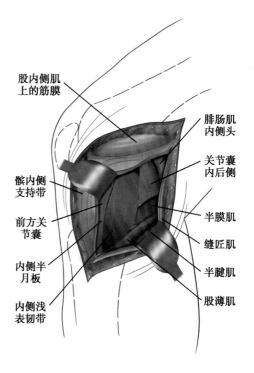

股内侧肌
上的筋膜

腓肠肌
内侧头

关节囊
内后侧

髌内侧
支持带

半膜肌

前方关
节囊

缝匠肌

内侧半
月板

半腱肌

内侧浅
表韧带

股薄肌

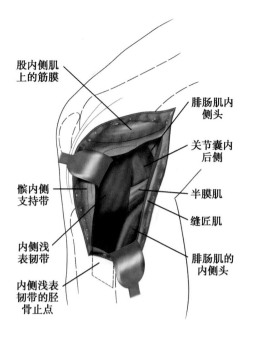

股内侧肌
上的筋膜

腓肠肌内
侧头

关节囊内
后侧

髌内侧
支持带

半膜肌

缝匠肌

内侧浅
表韧带

腓肠肌的
内侧头

内侧浅表
韧带的胫
骨止点

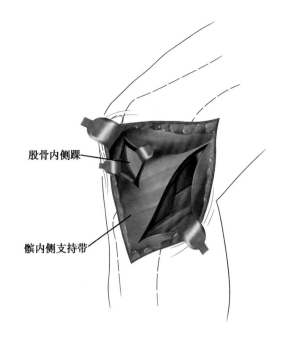

股骨内侧踝

髌内侧支持带

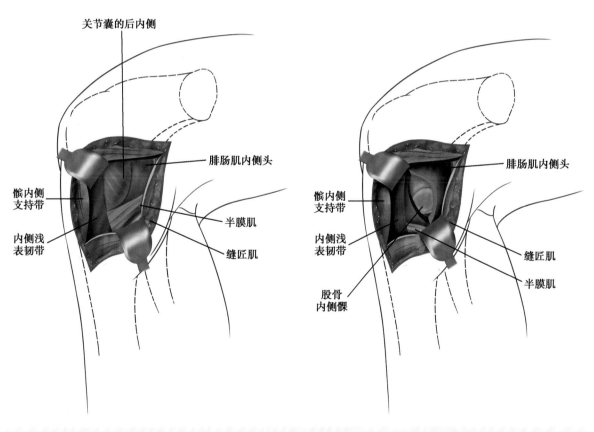

关节囊的后内侧

腓肠肌内侧头

髌内侧
支持带

内侧浅
表韧带

半膜肌

缝匠肌

腓肠肌内侧头

髌内侧
支持带

内侧浅
表韧带

股骨
内侧髁

缝匠肌

半膜肌

图 2-15 膝内区的层次

（3）膝外区的层次依次为：皮肤；浅筋膜；髂胫束；股二头肌、腓肠肌外侧头；腓侧副韧带；腘肌腱和关节囊；关节腔和外侧半月板（图 2-16）。

（4）膝后区的层次依次为：皮肤、浅筋膜、深筋膜、腘窝、关节囊、关节腔（图 2-17）。

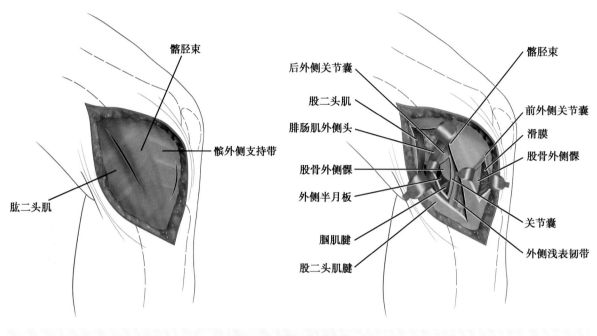

图 2-16　膝外区的层次

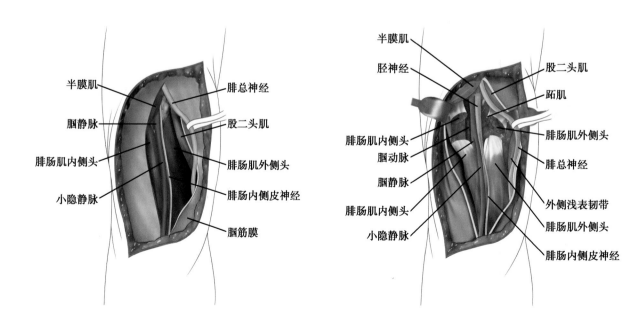

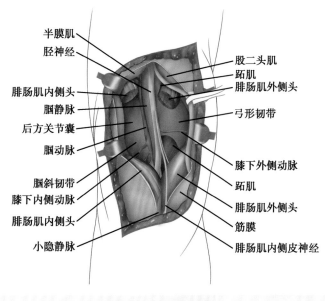

图 2-17　膝后区的层次

半膜肌
胫神经
腓肠肌内侧头
腘静脉
后方关节囊
腘动脉
腘斜韧带
膝下内侧动脉
腓肠肌内侧头
小隐静脉

股二头肌
跖肌
腓肠肌外侧头
弓形韧带
膝下外侧动脉
跖肌
腓肠肌外侧头
筋膜
腓肠肌内侧皮神经

（六）膝关节的血管和神经

1. 膝关节的血管

（1）膝关节的动脉：①膝中动脉，穿过腘斜韧带进入囊内韧带、滑膜皱襞和半月板前、后角，是囊内韧带最重要的血液供应来源，也是半月板前、后角的主要血供来源之一。②膝下内、外侧动脉，膝关节线附近穿出，滋养髌骨下部。③膝上内、外侧动脉，髌骨上缘两侧穿出，供给髌骨上部和股四头肌腱。④胫前返动脉，穿骨间膜及胫骨前肌后滋养邻近肌肉、髌韧带，并参与髌网。⑤胫后返动脉，由胫前动脉在穿骨间膜前发出、沿腘肌深面上行至膝关节，参与构成膝关节动脉网。⑥膝降动脉，沿股内侧肌与大收肌间沟下行，发出数支分支，分别滋养股骨内侧髁、股内侧肌，并参与髌网。

（2）临床应用：由于膝关节动脉网的存在，所以腘动脉中部阻塞时，可以通过动脉网代偿（图 2-18）。

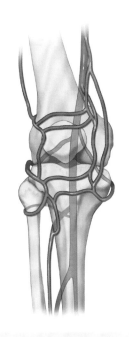

图 2-18　膝关节动脉网

2. 膝部的神经　膝部的神经均来自腰骶膨大的 $L_2 \sim S_3$，发支组成腰丛和骶丛（图 2-19）。

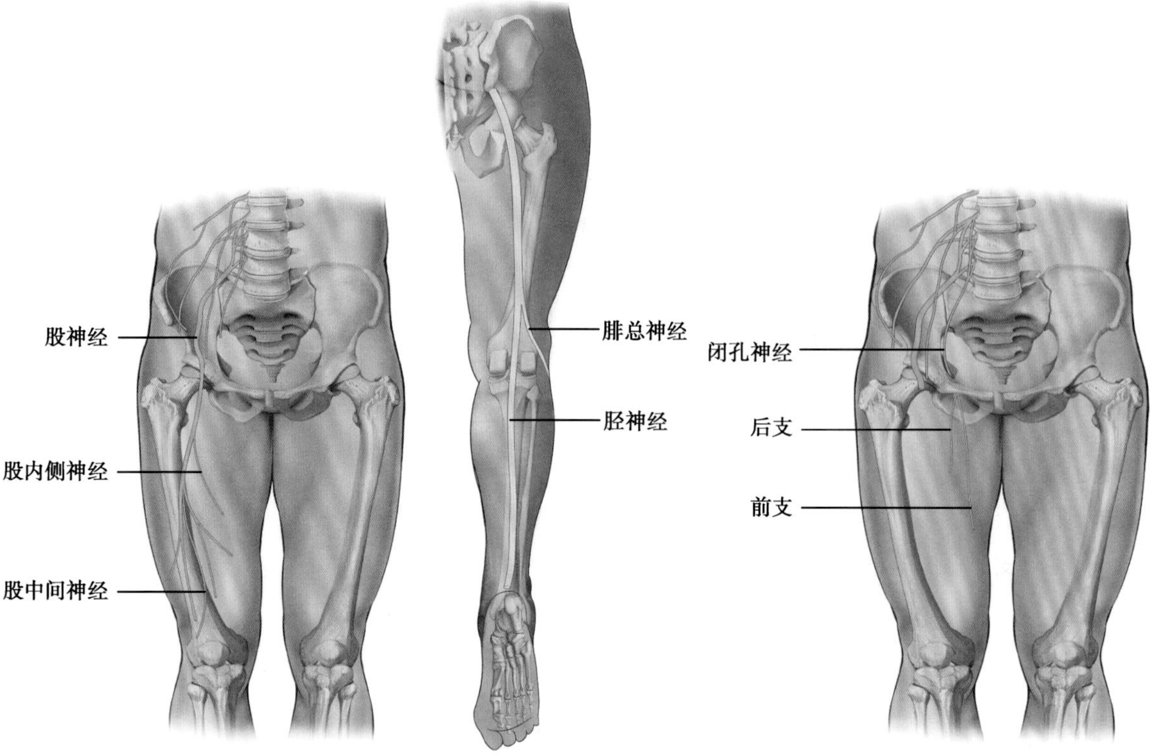

图 2-19 膝部的神经

（1）下肢肌的神经支配：①股神经，支配大腿前群肌，包括髂肌、耻骨肌、缝匠肌和股四头肌。②闭孔神经，前支支配长收肌、短收肌、股薄肌和耻骨肌；后支支配闭孔外肌和大收肌。③坐骨神经，支配大腿、小腿和足的后肌群，包括股二头肌长头、半腱肌、半膜肌和大收肌，小腿和足的后外侧皮肤。

（2）膝关节的神经支配：股神经支配膝关节的前外侧部；腓总神经和胫神经支配膝关节的后外侧部；闭孔神经支配膝关节内侧一小部分。

二、胫骨平台骨折微创手术入路

覆盖胫骨近端的软组织由皮肤和浅筋膜等构成，比较薄弱。胫骨平台骨折多为高能量损伤所致，通常会出现严重肿胀，甚至水疱。胫骨平台骨折的类型很多，骨折位置各不相同，因此在手术中对骨折暴露的要求相对较高。手术切口入路选择既要较好地暴露又要避免影响

软组织的血运。微创手术与传统手术治疗胫骨平台骨折的入路及切口完全不一样。传统的胫骨平台手术为切开复位内固定，其手术切口大，软组织剥离广泛，术后切口相关并发症较多，如出现严重的切口感染等并发症则预后不良。近年来兴起的微创手术具有：切口小、软组织剥离轻、术后并发症少、感染率低等优点。本部分将对张英泽教授发明的双反牵引微创治疗胫骨平台骨折的外侧入路和内侧入路进行详细阐述。

（一）胫骨平台微创入路相关解剖

1. 胫骨平台外侧微创入路相关解剖　胫骨平台骨折综合分型是张英泽教授团队首次提出，主要包括以下 6 型：Ⅰ 型：单纯的外侧胫骨平台骨折，不合并腓骨头骨折；Ⅱ 型：外侧胫骨平台骨折同时合并腓骨头骨折；Ⅲ 型：胫骨平台内侧髁骨折；Ⅳ 型：胫骨平台双侧髁骨折；Ⅴ 型：胫骨平台骨折同时合并胫骨结节部位的撕脱骨折；Ⅵ 型：胫骨平台骨折合并胫骨干骨

折。胫骨平台外侧微创入路可用于综合分型Ⅰ型、Ⅱ型、Ⅳ型、Ⅴ型和Ⅵ型外侧接骨板微创置入。

　　该入路手术切口分为两个切口：近端切口和远端切口。

　　近端切口起自 Gerdy 结节近端偏外侧处，弧形向远端延长约 2~3cm。近端切口深面的层次依次为：皮肤、皮下组织、深筋膜、胫骨前肌起点、趾长伸肌起点、胫骨外侧缘。

　　远端切口要根据选用内固定物的长度确定，在远端沿胫骨嵴外侧约 1cm 处行约 2~3cm 的纵向切口（图 2-20）。该切口深面的层次依次为：皮肤、皮下组织、深筋膜、胫骨前肌肌腹、胫骨。

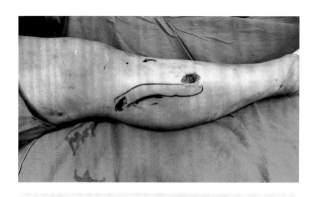

图 2-21　外侧微创手术切口

　　2. 胫骨平台内侧微创入路相关解剖　胫骨平台内侧微创入路可用于综合分型Ⅲ型、Ⅳ型和Ⅵ型内侧接骨板的置入。

　　胫骨的内侧面在体表处形成骨突，术者可触及。于膝内侧近端行 2cm 切口，根据所选接骨板的长短，于远端行约 2cm 切口。自近端切口深入达到骨膜外，以骨膜剥离器向远端做骨膜外剥离，剥离至远端后，切开远端筋膜，形成接骨板放置通道（图 2-22）。经皮置入胫骨平台解剖型接骨板，切口的长度可根据骨折情况和使用内固定物的情况来确定（图 2-23）。膝内侧切口的层次解剖依次为：皮肤、浅筋膜、深筋膜、鹅足肌腱和胫侧副韧带（图 2-24）。

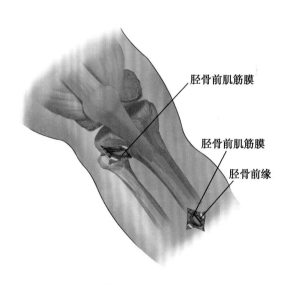

胫骨前肌筋膜

胫骨前肌筋膜

胫骨前缘

图 2-20　外侧微创入路远近端切口模式图

　　外侧手术入路的近端切口需切开深筋膜以显露胫骨近端骨质及胫前肌起点。在远端切口处需切开皮肤下组织以暴露胫骨前肌深筋膜，向外牵开胫骨前肌深筋膜，锐性切开深筋膜并暴露胫骨外缘。自近端切口处置入胫骨平台解剖型接骨板，首先以垂直方向自胫前肌与趾长伸肌起点插入，之后调整方向使接骨板放置于胫骨与胫前肌趾长伸肌之间，最后调整位置适合后植入螺钉固定骨折（图 2-21）。

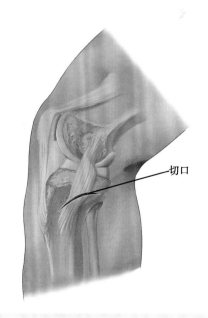

切口

图 2-22　内侧微创入路手术切口模式图

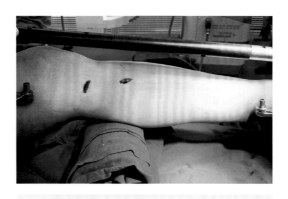

图 2-23　内侧微创入路切口

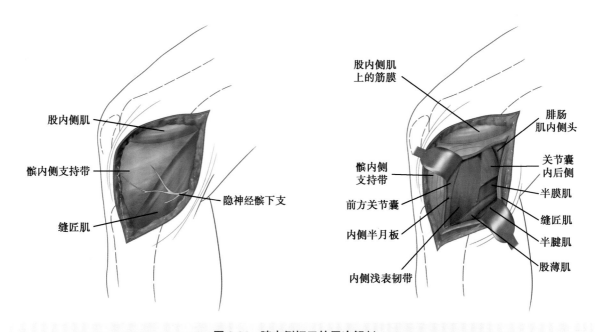

图 2-24　膝内侧切口的层次解剖

（二）不同分型的胫骨平台骨折微创手术入路

1. 综合分型Ⅰ型　综合分型Ⅰ型骨折在复位完成后,于膝外侧近端行 2cm 切口,根据接骨板长度于远端行约 2cm 切口,自近端切口逐层分离组织,暴露胫前肌和趾长伸肌的起点,经皮穿入胫骨平台解剖型接骨板。首先,以垂直方向自胫前肌与趾长伸肌之间插入,之后调整方向使接骨板放置于胫骨与胫前肌趾长伸肌之间,进行螺钉固定。

2. 综合分型Ⅱ型　综合分型Ⅱ型骨折为外侧胫骨平台骨折合并腓骨头骨折。由于复位腓骨头有助于复位外侧胫骨平台骨折,故在复位胫骨平台前可首先复位腓骨头骨折。在腓骨头骨折和外侧胫骨平台骨折复位完成后,于膝外侧近端行 2cm 切口,根据接骨板长短于远端行约 2cm 切口,自近端切口逐层分离组织,暴露筋膜肌肉组织后,直达骨面。于近端切口置入胫骨平台解剖型接骨板,放置于胫骨外侧骨面与胫前肌之间。

3. 综合分型Ⅲ型　综合分型Ⅲ型骨折即胫骨内侧平台骨折。由于内侧骨折块受到内侧副韧带、缝匠肌、半腱肌和股薄肌向近端牵拉的力,其解剖位置相对固定,在术中牵引力的作用下,相对于外侧平台向近端移位,骨折块难以复位,故Ⅲ型骨折往往需要采用撬压复位法辅助复位。

于膝内侧近端行 2cm 切口,根据所选接骨板的长短,于远端行约 2cm 切口,自近端切口暴露筋膜肌肉组织后,直达骨面。自近端切口以骨膜剥离器向远端做骨膜外剥离,剥离至远端形成接骨板放置通道。经皮置入胫骨平台解剖型接骨板。

4. 综合分型Ⅳ型　综合分型Ⅳ型骨折即双侧平台骨折。对于这种骨折类型,均需双接骨板固定,获得平衡固定,才能得到较好的固定效果。

微创复位成功后于膝外侧和膝内侧近端分别行 2cm 切口,根据接骨板长度于远端行一长约 2cm 切口,自近端切口切开筋膜肌肉组织后,以骨膜剥离器向远端做骨膜外剥离,剥离至远端后,切开远端筋膜,形成接骨板放置通道,自内外侧置入两块接骨板。

5. 综合分型Ⅴ型　综合分型Ⅴ型胫骨平台骨折即同时合并胫骨结节骨折的胫骨平台骨折。此型需要在平台塌陷骨折复位后对胫骨结节骨折进行复位固定。胫骨结节撬拨复位完成后,如果骨折块较小,可以通过螺钉固定,则仅需要行一个微创切口。如果骨块较大,则使用接骨板固定,需要在胫骨结节位置上另行一个与接骨板大小一致的切口。

6. 综合分型Ⅵ型　综合分型Ⅵ型骨折即为胫骨平台骨折合并胫骨干骨折。

完成胫骨平台复位后,于膝外侧和内侧近端做长约 2cm 切口,使用超长接骨板同时固定胫骨平台和胫骨干骨折,根据接骨板长度于远端做一 2cm 切口,自远端切口暴露筋膜、肌肉组织后,显露骨质。在近端切口以骨膜剥离器向远端做骨膜外剥离,剥离至远端后,切开筋膜,形成接骨板放置通道,经皮穿入胫骨平台解剖型接骨板。若此时胫骨平台宽度尚未恢复,则可应用加压螺栓经皮加压平台骨块,使之恢复正常宽度。

参考文献

[1] 崔慧先, 李瑞锡. 局部解剖学 [M]. 9 版. 北京: 人民卫生出版社, 2018.

[2] KOVAL KJ, ZUCKEMAN JD. Hand book of fracture,[M]. 3rd ed. New York: New York University Medical Center, 2006.

[3] BRUCED, BROWNER. 创伤骨科学 [M]. 3 版. 王学谦, 娄思权, 侯筱魁, 等译. 天津: 天津科技翻译出版公司, 2007.

[4] 刘兆杰, 贾健, 胡永成, 等. 胫骨后外侧平台骨折手术入路及内固定方式的研究进展 [J]. 中华创伤杂志, 2019, 35 (4): 368-376.

[5] 方跃, 池雷霆, 王光林, 等. 复杂胫骨平台骨折手术入路的探讨 [J]. 中国修复重建外科杂志, 2006, 20 (7): 695-698.

[6] GRAHAMP. Tibial plateau fracture [J]. Orthop Nurs, 2017, 36 (4): 303-305.

第三章

胫骨平台骨折的诊断与影像学检查

胫骨平台骨折的评估包括两方面：一方面是对膝关节周围软组织损伤情况进行评估，另一方面是对骨折移位情况进行评估。膝关节周围软组织的评估可以提示是否存在合并损伤，并决定了实施手术治疗的最佳时机，而平台骨折移位情况的评估则决定了手术入路以及内置物的固定方案。由此可见，对胫骨平台骨折患者治疗时，对软组织的保护与骨折的复位同等重要。最佳的治疗方案以及良好的预后均基于对胫骨平台骨折患者骨与软组织情况的精确诊断。胫骨平台骨折的诊断步骤包括：病史采集、体格检查、常规影像学检查以及特殊检查。

一、病史采集

胫骨平台骨折患者的病史采集至关重要。通过对病史的采集可以判断骨折的损伤机制以及损伤能量的高低。骨折的损伤机制可以为我们提供判断骨折类型以及膝关节周围软组织损伤程度的线索，也可以为制定骨折复位策略提供参考。低能量损伤并发的软组织损伤较轻，而高能量损伤容易出现明显的软组织肿胀、挫伤、张力性水疱甚至开放性骨折。

二、体格检查

有一些实验室检查不能提供的临床信息可以通过细致的体格检查来获得，全面的查体能精确便捷地评估肢体神经功能状态，同时也是判断是否合并血管损伤及侧副韧带损伤最迅速直接的方法。通过体格检查发现胫骨平台骨折合并的软组织损伤十分重要，这些软组织损伤常常可以影响

到骨折的治疗决策以及预后情况，应当在病历中详细记录。胫骨平台骨折的体格检查包括：视诊检查、触诊检查和膝关节活动度及稳定性检查。

1. 视诊检查 应去除肢体衣物、包扎物和外固定物，使患肢充分暴露，避免遗漏检查。重点关注软组织的完整性以及是否存在皮肤擦伤、出血、淤血、瘀斑、皮肤脱套或张力性水疱情况，膝关节有无脱位、内外翻畸形，上述内容同样应在病历中详细描述。皮肤广泛淤青合并深部血肿形成和局部皮肤皱纹消失等体征高度提示存在潜在的皮肤脱套样损伤；胫骨平台骨折合并膝关节脱位的患者多伴有交叉韧带断裂和膝部神经血管损伤。而存在内外翻畸形的患者，常常伴有内或外侧副韧带损伤。

2. 触诊检查 将手指置于髌韧带两侧凹陷处，向后向下按压即可以触及双侧平台骨性结构（图 3-1）。胫骨平台骨折患者触诊检查时常会出现剧烈疼痛。内、外侧副韧带保证了膝关节内、外翻的稳定性。内侧副韧带附着于股骨内上髁以及胫骨平台内侧，其形态较为扁平，体表不易触及。可以通过其附着点触诊时是否存在疼痛来间接判断是否存在内侧副韧带损伤（图 3-2）。外侧副韧带可以在腓骨头的上后方触及，如果存在损伤则可在此区域出现压痛，需要注意的是，对于部分损伤严重的患者，侧副韧带的触诊检查常出现假阳性结果（图 3-3）。仔细检查患者下肢软组织张力，对存在疼痛进行性加重、出现肌肉被动牵拉痛的患者，应格外警惕下肢骨筋膜室综合征的发生。此外，触诊检查内容还应包括膝关节以远皮肤感觉运动情况及血管搏动情况，以判断是否存在神经血管损伤。

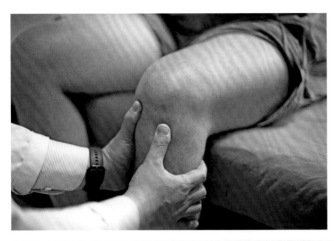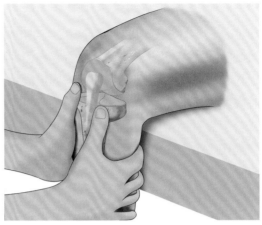

图 3-1　胫骨平台的触诊检查

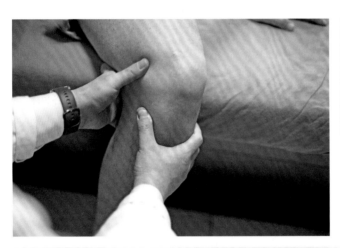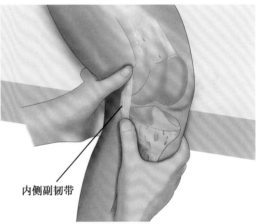

内侧副韧带

图 3-2　内侧副韧带的触诊检查

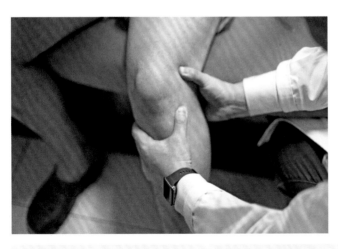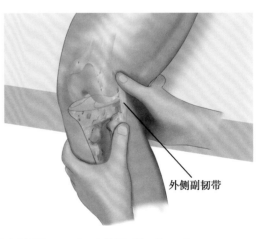

外侧副韧带

图 3-3　外侧副韧带的触诊检查

3. 膝关节活动度及稳定性检查 膝关节活动度及稳定性检查应在麻醉下进行。内外翻应力试验(图3-4)用于检查患者是否存在侧副韧带损伤,检查方法是使患者屈膝30°,固定股骨的同时内翻或外翻胫骨,如果出现对侧关节间隙增宽或松手后有撞击感,为阳性结果,提示存在副韧带损伤。平台关节面的压缩骨折可以使得膝关节骨组织支撑结构不再完整,导致在进行膝关节内外翻应力试验时也可以出现关节不稳定的结果。因此,对于压缩骨折患者应首先进行复位内固定手术以恢复骨组织的有效支撑,再进行内外翻应力检查,以避免假阳性结果的出现。对不能明确诊断的患者,可以进一步进行膝关节磁共振或应力位X线检查,以判断韧带损伤情况。前后抽屉试验(图3-5)以及Lachman试验(图3-6)可以用于检查膝关节交叉韧带的完整性。建议同时进行双侧对比检查,以提高准确性。

前后抽屉试验及Lachman试验应规范操作,避免出现因不规范操作而误诊的情况。具体操作方法是如下:①前抽屉试验检查:患者仰卧,屈膝90°,检查者在对侧固定患者足部,分别在小腿外旋位、中立位、内旋位等三种位置下,向前牵拉胫骨上端。观察胫骨结节向前移位的程度,移位>5mm的为阳性结果。②后抽屉试验检查:检查方法基本上同前抽屉试验,只是双手将小腿近端向后推移。③拉赫曼(Lachman)试验检查:病人仰卧位,屈膝30°左右,检查者用一只手固定大腿,另一只手向前或向后移动胫骨,如果出现肉眼可见的轴移现象为阳性结果,提示存在前交叉韧带或后交叉韧带损伤。

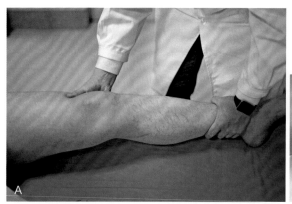
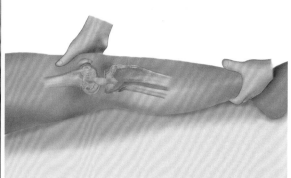
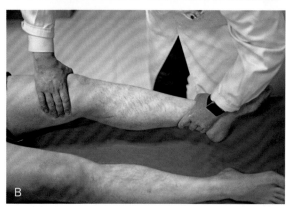
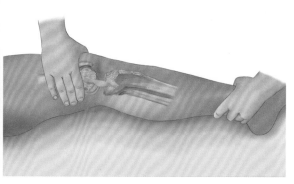

图3-4 膝关节内外翻应力试验
A. 外翻应力试验,阳性结果提示内侧副韧带损伤;B. 内翻应力试验,阳性结果提示外侧副韧带损伤。

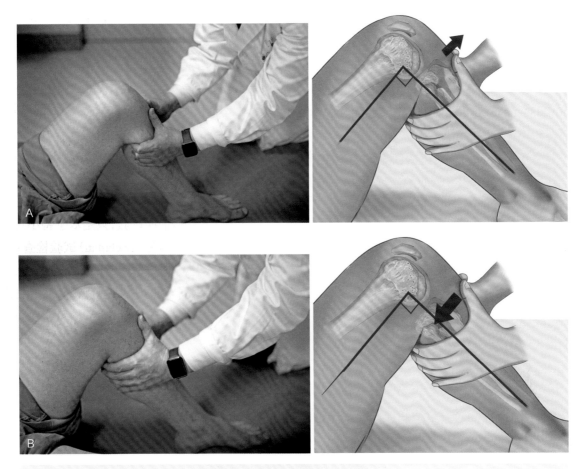

图 3-5　膝关节前后抽屉试验
A. 前抽屉试验,阳性结果提示前交叉韧带损伤; B. 后抽屉试验,阳性结果提示后交叉韧带损伤。

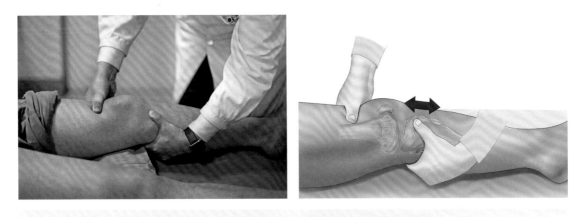

图 3-6　膝关节 Lachman 试验检查交叉韧带的完整性

三、常规影像学检查

1. X 线检查　X 线检查是最容易实施的影像学检查方法,其优点是检查方式便捷、快速,可以对骨折类型及严重程度进行初步判断。对高度怀疑存在平台骨折的患者应常规进行膝关节正位、侧位、内斜位以及外斜位检查。膝关节的正、侧位 X 线检查在骨科临床中应用非常广泛,但对内、外斜位 X 线检查常常疏漏。内、外斜位检查可以更好地观察内外侧平台的影像学特征,补充常规正侧位检查所遗漏的影像学信息。膝关节内斜位检查方式为将膝关节内旋40°~45°，拍后摄片，可以较好地观察膝关节外侧平台的骨性结构。膝关节外斜位检查方式为将膝关节外旋40°~45°，拍后摄片，可以较好地观察膝关节内侧平台的骨性结构。内、外斜位X线检查还多应用于胫骨平台骨折切开复位内固定术的术中透视，借以判断胫骨平台骨折块的复位情况以及内固定物放置位置是否合适。

正常体位状态下，胫骨平台的关节面在矢状位上存在10°~15°的后倾角，因此行膝关节正位X线检查时可以将X线球管向头侧倾斜10°~15°使得X线的投照角度同胫骨平台的关节面切线相平行，该摄片方式可以更好地观察胫骨平台关节面是否平整以及骨折线是否累及胫骨髁间嵴（图3-7）。

由于骨折块之间相互遮挡，原始损伤的X线检查只能反映受伤时的骨折块移位情况，通常只用于胫骨平台骨折的初步诊断，不能作为制定精确的手术计划的依据。牵引后再次进行X线检查则可以避免这种情况，为胫骨平台骨折手术方式的选择提供参考。

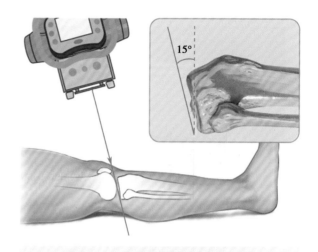

图3-7　X线球管向头侧倾斜示意图

怀疑合并侧副韧带损伤的平台骨折患者应行膝关节应力位X线检查，如果应力位下出现10°以上内翻或外翻，或者膝关节间隙增宽大于1cm则提示存在侧副韧带断裂，是韧带重建手术的指征。Segond骨折是胫骨近端腓骨侧的撕脱骨折，发生在外侧胫骨平台邻近Gerdy结节位置，骨折线不累及平台关节面。该骨折提示存在外侧副韧带和前交叉韧带损伤（图3-8）。Segond骨折还可以伴发腓总神经损伤，查体时应当注意评估是否存在腓总神经损伤的症状，并做好病历记录。

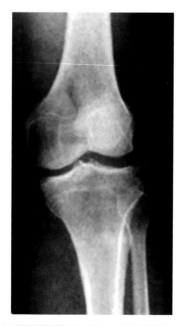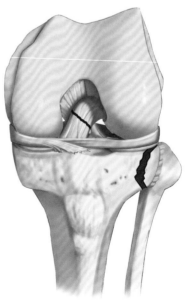

图3-8　Segond骨折

膝关节正位X线可见Segond骨折，提示存在外侧副韧带和前交叉韧带损伤。

反 Segond 骨折是胫骨近端前内侧的撕脱骨折,损伤机制主要是膝关节过伸,也被称为前内侧撞击骨折,提示存在内侧半月板撕裂和后交叉韧带损伤(图 3-9)。

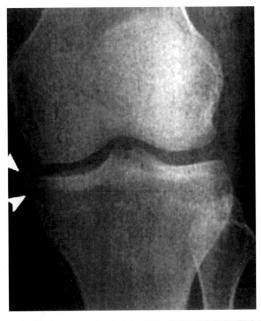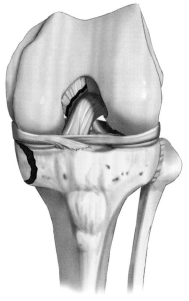

图 3-9　反 Segond 骨折

2. CT 扫描　胫骨平台骨折属于关节内骨折,应常规行膝关节 CT 检查。通过对胫骨近端进行冠状面,矢状面和轴位面进行重建,可以清楚地显示骨折线的走行方向,骨折块的大小,关节面受累情况,以及移位程度(图 3-10)。现代的三维骨成像技术可以立体呈现骨折的整体情况,从多角度观察骨折细节,为胫骨平台骨折的诊断和治疗提供精确依据(图 3-11)。CT 检查可以帮助骨科医生构建平台骨折的三维概念,明确骨折线的走行方向和累及范围,关节内塌陷骨折块的大小、位置和深度,进一步为胫骨平台骨折闭合顶压复位提供精确的三维解剖信息。特别是 Schatzker V 和 VI 型骨折,此二型骨折块通常呈粉碎状,相邻骨折块之间相互重叠遮挡,使得常规 X 线检查不能准确反映骨折情况,推荐进行牵引后再行 CT 扫描,以更好地显示骨折特点。此外,CT 扫描同 3D 打印技术结合运用,可以辅助医生更好地为患者提供个体化治疗方案,指导内固定物的塑形和明确固定位置,并有助于新型内固定物的研发。

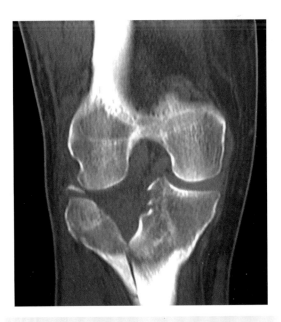

图 3-10　CT 扫描精确显示关节面受累
大小和塌陷程度

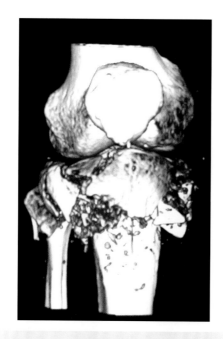

**图 3-11　CT 扫描三维骨成像技术立体呈现
整体骨折情况**

3. 膝关节 MRI 检查　膝关节 MRI 检查不仅可以精确地显示膝关节内外侧副韧带、前后交叉韧带以及内外侧半月板的损伤情况,还可以发现普通 X 线及 CT 扫描检查难以发现的骨挫伤和隐匿性骨折,为膝关节周围损伤的精准医疗提供影像学依据。既往对胫骨平台骨折合并的膝关节周围韧带及半月板损伤重视不够,导致部分患者仅对骨折进行了手术固定治疗而对软组织损伤疏于处理,使得膝关节远期功能恢复欠佳。现在越来越多的骨科医生认识到膝关节周围软组织,尤其是侧副韧带、交叉韧带以及膝关节半月板对于膝关节功能的重要性。因此,推荐膝关节 MRI 检查应用于胫骨平台骨折的术前评估。

对于查体时发现胫骨平台骨折合并足下垂的患者,也可以早期进行腓总神经增强 MRI 扫描,以评估腓总神经受损情况。

四、特殊检查

1. 小腿骨筋膜室压力测定　据统计,急性肢体骨筋膜室综合征年发病率男性为 7.3/10 万,女性为 0.7/10 万,好发部位为前臂和小腿。对胫骨平台骨折患者,尤其是 Schatzker Ⅳ、Ⅴ、Ⅵ型骨折患者,应仔细检查其下肢软组织张力情况。如果出现"5P 征"时,即苍白(pallor)、疼痛(pain)、感觉异常(paraesthesia)、无脉(pulseless)和瘫痪(paralysis),应特别警惕出现中晚期下肢骨筋膜室综合征的可能。通过筋膜室内压力测定可以准确定位诊断哪个间室发生了骨筋膜室综合征。不同测量方法所测得的筋膜室压力略有差异。一般认为,筋膜室绝对压力>30mmHg 或筋膜室压力与心脏舒张压压差<30mmHg 时需要切开筋膜室进行减张治疗。但是,筋膜室切开减张手术宜早不宜晚,加之大部分医院缺乏筋膜室压力测定设备,手术指征应适当放宽。如患者肢体疼痛和肿胀加重,张力性水疱增多,出现明确的被动牵拉痛或出现感觉改变时,不宜继续观察,应立即手术切开减压,避免因迟疑而造成严重后果。

2. 超声检查　对于怀疑合并血管损伤的胫骨平台骨折患者,应常规进行血管超声检查,评估血管损伤情况。超声检查比血管造影更加简便快捷。也可以通过多普勒测量踝臂指数(ankle-brachial index,ABI)来大致判断是否存在下肢血管损伤。踝臂指数:是指应用多普勒测量的踝部收缩压与臂部收缩压之比。正常情况下,踝部收缩压≥臂部收缩压,正常值范围为 1.0~1.4。Johansen 等研究发现,踝臂指数(ABI)≤0.9 的患者中,通过进一步的动脉造影证实 94% 的患者存在血管损伤。因此将踝臂指数(ABI)≤0.9 作为手术探查血管的定量指征。

3. 血管造影检查　血管造影检查是诊断血管损伤的金标准。该检查可以准确而直观地显示血管损伤的部位,损伤以远端血运受累范围以及侧支循环建立的情况。血管造影检查可以为胫骨平台骨折合并血管损伤患者进行血管探查与修复手术之前提供定位诊断。

4. 关节镜检查　早在古罗马时代就有对窥镜技术的报道。关节镜是在窥镜技术的基础上发展而来。1912 年,丹麦医生 Severin Nordentoft 教授率先将窥镜技术应用于关节,他用自己制造的"套管"装置观察了膝关节的内部结构,并将该"套管"装置命名为 arthroscopy（关节镜），随后关节镜技术在世界范围内推广开来。由于关节镜检查是一种有创的检查，所以通常关节镜检查不作为胫骨平台骨折术前常规检查方法，而多应用于胫骨平台骨折术后检查复位效果。关节镜检查可以直观地显示胫骨平台骨折是否合并膝关节交叉韧带损伤、是否存在膝关节半月板撕裂、明确关节软骨的损伤程度以及平台骨折关节面的塌陷情况。关节镜既是一种检查方式，又是一种治疗手段，在进行关节内检查的同时可以对损伤的交叉韧带及撕裂的半月板进行修补，并对关节内游离骨块和软骨进行清理。

参考文献

［1］万学红, 卢雪峰. 诊断学 [M]. 9 版. 北京: 人民卫生出版社, 2018.

［2］中华创伤骨科杂志编辑委员会. 胫骨平台骨折诊断与治疗的专家共识 [J]. 中华创伤骨科杂志, 2015, 17 (1): 3-7.

［3］蔡华琦, AABESH KOIRAL, 张继扬, 等. X 线数字断层融合成像在胫骨平台骨折 Schatzker 分型诊断中的价值 [J]. 中华骨科杂志, 2018, 38 (11): 675-682.

［4］TE STROET M A, HOLLA M, BIERT J, et al. The value of a CT scan compared to plain radiographs for the classification and treatment plan in tibial plateau fractures [J]. Emerg Radiol, 2011, 18 (4): 279-283.

［5］Xue H Q, Ren Z Q, Tian H Z, et al. Clinical features of tibial plateau fractures and diagnostic value of CT and MRI [J]. Chinese Journal of CT and MRI, 2015, 13 (10): 99-101.

［6］AN W. The diagnostic value of joint application of various imaging methods in tibial plateau fractures [J]. MedicalRecapitulate, 2012, 18 (12): 1922-1923.

［7］扈延龄, 金丹, 黄谦, 等. 三维 CT 成像对胫骨平台骨折术前评价结果的信度与效度分析 [J]. 中华创伤骨科杂志, 2008, 10 (9): 832-834

［8］张峻, 侯筱魁, 王以友, 等. 三维 CT 重建在胫骨平台骨折中的应用. 中华骨科杂志, 1998, 18 (07): 387-390.

［9］ZHANGY J, CHENY X, ZHANG K, et al. Morphological study of tibial plateau based on three-dimensional computed tomography image and its clinical significance [J]. Chin J Trauma, 2017, 33 (1): 63-68.

［10］DOBBINS J T 3rd, GODFREY D J. Digital x-ray tomosynthesis: current state of the art and clinical potential [J]. Phys Med Biol, 2003, 48 (19): R65-106.

［11］陈焱森, 李志铭, 刘克, 等. 膝关节外伤性隐匿性骨折的 MRI 应用及价值分析 [J]. 中华关节外科杂志 (电子版), 2014, 8 (1): 34-37.

［12］李敬中, 郑启新, 向峥, 等. 螺旋 CT 三维重建影像在胫骨平台骨折诊疗中的价值 [J]. 中华创伤骨科杂志, 2005, 7 (10): 957-959.

第四章

胫骨平台骨折的流行病学

胫骨平台骨折是下肢常见骨折之一,多由高能量损伤导致,可伴有不同程度的关节面压缩与移位,影响膝关节的对合、稳定性与运动功能,治疗不当可引起各种并发症,是临床上较为棘手的问题。

一、胫骨平台骨折发病率

2006 年 Court-Brown 等总结苏格兰爱丁堡皇家医院 2000 年收治的骨折患者 5 953 例,其中胫骨平台骨折 71 例,人群发病率为 13.3/10 万人年,占胫腓骨骨折的 9.3%,占总骨折的 1.2%,在 27 种骨折中排第 16 位,与尺桡骨、跟骨和肱骨干骨折的发生率相同。

Elsoe 的一项 2005—2010 年的流行病学调查显示:胫骨平台骨折发生率为 10.3/10 万人年,其中男性发病率为 9.6/10 万人年,女性为 11.0/10 万人年,该项调查显示骨折发生率呈逐年增长态势,该研究还对季节与胫骨平台骨折发生率的关系进行了研究,但没有证据证明二者之间存在相关性。

Watson 报道胫骨平台骨折约占全身骨折的 1%,外侧平台骨折占 55%~70%,内侧平台骨折占 10%~23%,内外侧平台均骨折的占 10%~30%。

张英泽教授及其团队对 2003—2007 年收治的 55 423 例成人骨折研究得出,成人胫骨平台骨折占成人全身骨折的 1.86%(1 033/55 423),占成人胫腓骨骨折的 10.09%(1 033/10 234),占胫骨近端骨折的 54.11%,儿童胫骨近端骨折占儿童全身骨折的 1.0%(102/9 844),占儿童胫腓骨骨折的 7.1%(102/1 430)。

贾涛通过对 1990—2004 年 3 750 例骨折进行调查发现胫骨平台骨折约占全部骨折的 6%。

Orozco 认为胫骨平台骨折的发病率在逐年上升,约占骨折总数的 4.83%。宇文培之报道了从 2009 年到 2018 年河北医科大学第三医院胫骨平台骨折的流行病学特征,男女比为 2.32∶1,高发年龄段为 50~59 岁,体力劳动者占比最高。在致伤机制中跌落和室内活动损伤占比最高。

田野报道 2003—2012 年河北医科大学第三医院收治的成人胫骨平台骨折占成人全身骨折的 1.86%,占胫腓骨骨折的 10.87%,占成人胫骨近端骨折的 54.83%。41~50 岁年龄段构成比最高。其中男性患者骨折高发年龄段为 31~40 岁,女性为 51~60 岁。

二、胫骨平台骨折分型构成比

田野报道了 2003—2012 年河北医科大学第三医院成人胫骨平台骨折的分型构成比。按 AO 分型标准:骨折高发类型为 41.B 型部分关节内骨折,共 1 361 例(67.9%),41.C 型完全关节内骨折仅占 32.1%。这与胫骨平台的解剖结构及致伤机制有关。

Strong 报道 AO 分型 41.B 型骨折是胫骨平台骨折的高发类型,占 66%。顾立强等报告 Schatzker Ⅳ、Ⅴ、Ⅵ 型骨折的机制多为高能量损伤,而造成 Schatzker Ⅰ、Ⅱ、Ⅲ 型骨折的损伤能量则较前者低。田野研究中 Schatzker Ⅰ、Ⅱ、Ⅲ 型骨折的构成比(52.66%)与 Schatzker Ⅳ、Ⅴ、Ⅵ 型骨折构成(47.34%)无明显差异。

于沂阳分析 2010—2011 年中国东部地区与西部地区成人胫骨平台骨折的流行病学特点,得出 Schatzker Ⅳ、Ⅴ、Ⅵ型骨折的构成比为 57.46%。Albuquerque 等报道 Schatzker Ⅳ、Ⅴ、Ⅵ型骨折的构成比为 47.7%。Schatzker 报道 Schatzker Ⅳ、Ⅴ、Ⅵ型骨折构成比例为 33%~39%。

三、张英泽教授 500 例胫骨平台骨折患者流行病学特征

2014—2022 年,张英泽教授共完成 500 例胫骨平台骨折微创手术,其中男性 313 例(62.6%),女性 187 例(37.4%),男女比例为 1.67∶1,年龄分布在 14~89 岁,平均 47.7 岁 ±13.8 岁。60 岁之前各年龄段中,男性患者居多,其中 20~29 岁人群中男性占比最大,为 86.0%;60 岁以上女性患者居多,60~69 岁人群中女性占比最大,为 66.3%(χ^2=68.285,P<0.01,图 4-1)。

按照职业进行分类:农民 306 例(61.2%),办公室职员 83 例(16.6%),工人 72 例(14.40%),退休 48 例(9.6%),无业 57 例(11.4%),其他 62 例(12.4%)。按民族进行划分:汉族 488 例(97.6%),其他 12 例(2.4%)。按 BMI 进行统计:超重 266 例(53.2%),肥胖 125 例(25.0%),健康体重 105 例(21.0%),轻体重 4 例(0.8%)。按血型进行分类:B 型 162 例(32.4%),A 型 142 例(28.4%),O 型 139 例(27.8%),AB 型 57 例(11.4%)。按婚姻进行区分:已婚 467 例(93.4%),未婚 21 例(4.2%),丧偶 7 例(1.4%),离婚 5 例(1.0%)。按居住地进行计算:城市 194(38.8%),农村 306(61.2%)。

依据致伤原因进行划分:高能量损伤 303 例(60.6%),低能量损伤 197 例(39.4%)。根据受伤季节进行分类:春季 150 例(30.0%),冬季 124 例(24.8%),秋季 120 例(24.0%),夏季 106 例(21.2%)。遵照受伤时间进行统计:节假日 49 例(9.8%),非节假日 451 例(90.2%)。

根据损伤侧别进行划分:左侧 296 例(59.2%),右侧 204 例(40.8%)。按照 Schatzker 分类系统进行分型:Ⅰ型 5 例(1%),Ⅱ型 214 例(42.8%),Ⅲ型 40 例(8%),Ⅳ型 56 例(11.2%),Ⅴ型 73 例(14.6%),Ⅵ型 112 例(22.4%)(图 4-2)。根据综合分型分类系统进行分型:Ⅰ型 213 例(42.6%),Ⅱ型 38 例(7.6%),Ⅲ型 53 例(10.6%),Ⅳ型 108 例(21.6%),Ⅴ型 12 例(2.4%),Ⅵ型 76 例(15.2%)(图 4-3)。根据 AO 分型系统进行分型,41B1 型 37 例(7.4%),41B2 型 52 例(10.4%),41B3 型 222 例(44.4%),41C1 型 42 例(8.4%),41C2 型 28 例(5.6%),41C3 型 119 例(23.8%)(图 4-4)。

胫骨平台骨折合并半月板损伤患者 284 例,占 56.8%,未合并半月板损伤患者 216 例,占 43.2%(图 4-5)。根据韧带损伤情况进行统计:前叉韧带损伤 61 例(72.6%),后叉韧带损伤 21 例(25.0%),前叉韧带和后叉韧带合并损伤 2 例(2.4%)(图 4-6)。

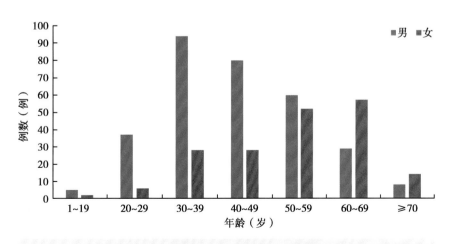

图 4-1　500 例胫骨平台骨折患者的性别年龄分布

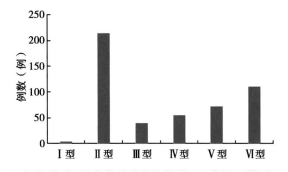

图 4-2 500 例胫骨平台骨折患者的 Schatzker 分型

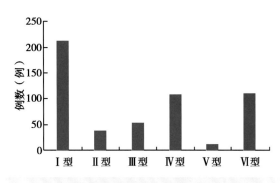

图 4-3 500 例胫骨平台骨折患者的综合分型

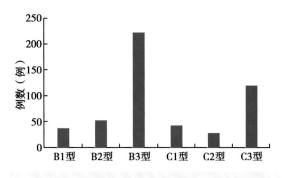

图 4-4 500 例胫骨平台骨折患者的 AO 分型

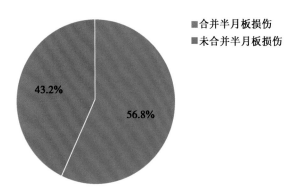

**图 4-5 500 例胫骨平台骨折患者半月板
损伤情况分布占比**

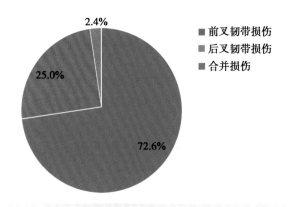

**图 4-6 500 例胫骨平台骨折患者韧带
损伤情况分布占比**

102 例(20.4%)患者存在其他部位术前合并伤:头部外伤 10 例(2.0%),面部外伤 9 例(1.8%),眶骨骨折 3 例(0.6%),鼻部骨折 1 例(0.2%),胸腔积液 17 例(3.4%),肺挫伤 15 例(3.0%),肋骨骨折 30 例(6.0%),锁骨骨折 4 例(0.8%),腰椎骨折 11 例(2.2%),肩胛骨骨折 8 例(1.6%),肱骨骨折 5 例(1.0%),尺骨骨折 5 例(1.0%),桡骨骨折 11 例(2.2%),掌骨骨折 3 例(0.6%),髋臼骨折 4 例(0.8%),骨盆骨折 8 例(1.6%),股骨骨折 20 例(4.0%),髌骨骨折 20 例(4.0%),跟骨骨折 17 例(3.4%)。

所有胫骨平台骨折中有 252 例患者(50.4%)存在术前合并症:高血压患者 104 例(20.8%),糖尿病 39 例(7.8%),冠状动脉粥样硬化性心脏病 24 例(4.8%),下肢深静脉血栓 104 例(20.8%),骨质疏松 13 例(2.6%),类风湿关节炎 1 例(0.2%),泌尿系统疾病 20 例(4.0%),乙肝 9 例(1.8%),脑梗死 18 例(3.6%),贫血 73 例(14.6%),低蛋白血症 46 例(9.2%),低钠血症 36 例(7.2%),低钾血症 26 例(5.2%),肝胆系统疾病 32 例(6.4%)。

胫骨平台骨折合并半月板损伤的患者中,40~49 岁占比最高(25.0%),未合并半月板损伤的患者中,30~39 岁占比最高(27.3%)。合并半月板损伤的患者中无术前合并症的患者居多(52.1%),而未合并半月板损伤的患者中有术前合并症的患者居多(53.7%),但差异均无统计学意义($P>0.05$)。对可能影响胫骨平台骨折合并半月板损伤的 50 个因素进行单因素分析发现,不同职业、致伤原因的胫骨平台骨折患者合并半月板损伤的占比不同（$P < 0.05$，表 4-1）。将其纳入多因素 Logistic 回归分析，排除混杂因素后得出与农民相比，办公室职员是胫骨平台骨折合并半月板损伤的保护因素（OR 0.226，95% CI 0.129~0.396），高能量损伤是危险因素（OR 1.967，95% CI 1.347~2.872，表 4-2）。

表 4-1 胫骨平台骨折合并半月板损伤单因素分析结果 [例（%）]

	全部	合并半月板损伤	未合并半月板损伤	x^2 值	P 值
性别				0.051	0.821
男	313（62.60）	179（63.03）	134（62.04）		
女	187（37.40）	105（36.97）	82（38.96）		
年龄 / 岁				6.917	0.329
1~19	7（1.40）	3（1.06）	4（1.85）		
20~29	43（8.60）	27（9.51）	16（7.41）		
30~39	122（24.40）	63（22.18）	59（27.31）		
40~49	108（21.60）	71（25.00）	37（17.13）		
50~59	112（22.40）	60（21.13）	52（24.07）		
60~69	86（17.20）	49（17.25）	37（17.13）		
≥70	22（4.40）	11（3.87）	11（5.10）		
婚姻				0.674	0.879
未婚	21（4.20）	12（4.23）	12（4.17）		
已婚	467（93.40）	264（92.96）	225（93.98）		
丧偶	7（1.40）	5（1.76）	0（0.93）		
离婚	5（1.00）	3（1.06）	1（0.93）		
职业				29.086	<0.001
农民	178（35.60）	122（42.96）	56（25.93）		
办公室职员	83（16.60）	28（9.86）	55（25.46）		
工人	72（14.40）	43（15.14）	29（13.43）		
退休	48（9.60）	26（9.15）	22（10.19）		
无业	57（11.40）	33（11.62）	24（11.11）		
其他	62（12.40）	32（11.27）	30（13.88）		
民族				0.012	0.914
汉族	488（97.60）	277（97.54）	211（97.69）		
其他	12（2.40）	7（2.46）	5（2.31）		
BMI/kg·m^{-2}				3.127	0.373
<18.5	4（0.80）	2（0.70）	2（0.93）		
18.5~23.9	105（21.00）	52（18.31）	53（24.54）		
24.0~27.9	266（53.20）	156（54.93）	110（50.93）		
≥28.0	125（25.00）	74（26.06）	51（23.60）		

续表

	全部	合并半月板损伤	未合并半月板损伤	x^2 值	P 值
医疗付款方式				0.173	0.678
医保	491(98.20)	280(98.59)	211(97.69)		
自费	9(1.80)	4(1.41)	5(2.31)		
居住地				0.925	0.336
城镇	194(38.80)	105(36.97)	89(41.20)		
乡村	306(61.20)	179(63.03)	127(58.80)		
受伤季节				0.449	0.930
春	150(30.00)	86(30.28)	64(29.63)		
夏	106(21.20)	59(20.77)	47(21.76)		
秋	120(24.00)	66(23.24)	54(25.00)		
冬	124(24.80)	73(25.71)	51(23.61)		
是否节假日				0.433	0.510
是	49(9.80)	30(10.56)	19(8.80)		
否	451(90.20)	254(89.44)	197(91.20)		
致伤原因				12.189	<0.001
高能量损伤	303(60.60)	191(67.25)	112(51.85)		
低能量损伤	197(39.40)	93(32.75)	104(48.15)		
损伤侧别				0.507	0.476
左侧	296(59.32)	164(57.95)	132(61.11)		
右侧	203(40.68)	119(42.05)	84(38.89)		
AO 分型				0.773	0.379
B 型	306(61.82)	169(60.14)	137(64.02)		
C 型	189(38.18)	112(39.86)	77(35.98)		
Schatzker 分型				4.749	0.447
Ⅰ 型	5(1.00)	2(0.70)	3(1.39)		
Ⅱ 型	214(42.80)	122(42.96)	92(42.59)		
Ⅲ 型	40(8.00)	21(7.39)	19(8.80)		
Ⅳ 型	56(11.20)	26(9.15)	30(13.89)		
Ⅴ 型	73(14.60)	44(15.49)	29(13.43)		
Ⅵ 型	112(22.40)	69(24.31)	43(19.90)		
合并韧带损伤				0.171	0.679
是	84(16.8)	46(16.20)	38(17.59)		
否	416(83.2)	238(83.80)	178(82.41)		
术前合并症				1.660	0.198
有	252(50.40)	136(47.89)	116(53.70)		
无	248(49.60)	148(52.11)	100(46.30)		

续表

	全部	合并半月板损伤	未合并半月板损伤	x^2 值	P 值
术前合并伤				0.778	0.378
有	102(20.40)	54(19.01)	48(22.22)		
无	398(79.60)	230(80.99)	168(77.78)		
高血压				0.057	0.812
是	104(20.80)	58(20.42)	46(21.30)		
否	396(79.20)	226(79.58)	170(78.70)		
糖尿病				0.003	0.959
是	39(7.80)	22(7.75)	17(7.87)		
否	461(92.20)	262(92.25)	199(92.13)		
冠心病				0.024	0.876
是	24(4.80)	14(4.93)	10(4.63)		
否	476(95.20)	270(95.07)	206(95.37)		
下肢深静脉血栓				0.467	0.494
是	104(20.80)	56(19.72)	48(22.22)		
否	396(79.20)	228(80.28)	168(77.78)		
骨质疏松				0.122	0.727
是	13(2.60)	8(2.82)	5(2.31)		
否	487(97.40)	276(97.18)	211(97.69)		
类风湿关节炎					0.432
是	1(0.20)	0(0.00)	1(0.46)		
否	499(99.80)	284(100.00)	215(99.54)		
泌尿系统疾病				1.479	0.224
是	20(4.00)	14(4.93)	6(2.78)		
否	480(96.00)	270(95.07)	210(97.22)		
乙肝				1.198	0.274
是	9(1.80)	3(1.06)	6(2.78)		
否	491(98.20)	281(98.94)	210(97.22)		
脑梗死				0.012	0.914
是	18(3.60)	10(3.52)	8(3.70)		
否	482(96.40)	274(96.48)	208(96.30)		
贫血				1.303	0.254
是	73(14.60)	37(13.03)	36(16.67)		
否	427(85.40)	247(86.97)	180(83.33)		
低蛋白血症				2.566	0.109
是	46(9.20)	21(7.39)	25(11.57)		
否	454(90.80)	263(92.61)	191(88.43)		

续表

	全部	合并半月板损伤	未合并半月板损伤	χ^2 值	P 值
低钠血症				2.413	0.120
是	36(7.20)	16(5.63)	20(9.26)		
否	464(92.80)	268(94.37)	196(90.74)		
低钾血症				2.348	0.125
是	26(5.20)	11(3.87)	15(6.94)		
否	474(94.80)	273(96.13)	201(93.06)		
肝胆系统疾病				2.373	0.123
是	32(6.40)	14(4.93)	18(8.33)		
否	468(93.60)	270(95.07)	198(91.67)		
头部外伤				1.377	0.241
是	10(2.00)	8(2.82)	2(0.93)		
否	490(98.00)	276(97.18)	214(99.07)		
面部外伤				0.173	0.678
是	9(1.80)	4(1.41)	5(2.31)		
否	491(98.20)	280(98.59)	211(97.69)		
眶骨骨折				1.981	0.159
是	3(0.60)	0(0.00)	3(1.39)		
否	497(99.40)	284(100.00)	213(98.61)		
鼻部骨折					1.000
是	1(0.20)	1(0.35)	0(0.00)		
否	499(99.80)	283(99.65)	216(100.00)		
胸腔积液				1.751	0.186
是	17(3.40)	7(2.46)	10(4.63)		
否	483(96.60)	277(97.54)	206(95.37)		
肺挫伤				0.065	0.799
是	15(3.00)	9(3.17)	6(2.78)		
否	485(97.00)	275(96.83)	210(97.22)		
肋骨骨折				0.156	0.693
是	30(6.00)	16(5.63)	14(6.48)		
否	470(94.00)	268(94.37)	202(93.52)		
锁骨骨折				0.053	0.817
是	4(0.80)	3(1.06)	1(0.46)		
否	496(99.20)	281(98.94)	215(99.54)		
腰椎骨折				0.594	0.441
是	11(2.20)	8(2.82)	3(1.39)		
否	489(97.80)	276(97.18)	213(98.61)		

续表

	全部	合并半月板损伤	未合并半月板损伤	x^2 值	P 值
肩胛骨骨折				0.564	0.453
是	8(1.60)	3(1.06)	5(2.31)		
否	492(98.40)	281(98.94)	211(97.69)		
肱骨骨折				0.095	0.758
是	5(1.00)	2(0.70)	3(1.39)		
否	495(99.00)	282(99.30)	213(98.61)		
尺骨骨折				0.359	0.549
是	5(1.00)	4(1.41)	1(0.46)		
否	495(99.00)	280(98.59)	215(99.54)		
桡骨骨折				0.594	0.441
是	11(2.20)	8(2.82)	3(1.39)		
否	489(97.80)	276(97.18)	213(98.61)		
掌骨骨折				0.000	1.000
是	3(0.60)	2(0.70)	1(0.46)		
否	497(99.40)	282(99.30)	215(99.54)		
髋臼骨折				0.053	0.817
是	4(0.80)	3(1.06)	1(0.46)		
否	496(99.20)	281(98.94)	215(99.54)		
骨盆骨折				0.000	1.000
是	8(1.60)	5(1.76)	3(1.39)		
否	492(98.40)	279(98.24)	213(98.61)		
股骨骨折				0.393	0.531
是	20(4.00)	10(3.52)	10(4.63)		
否	480(96.00)	274(96.48)	206(95.37)		
髌骨骨折				1.182	0.277
是	20(4.00)	9(3.17)	11(5.09)		
否	480(96.00)	275(96.83)	205(94.91)		
跟骨骨折				0.107	0.744
是	17(3.40)	9(3.17)	8(3.70)		
否	483(96.60)	275(96.83)	208(96.30)		

表 4-2　胫骨平台骨折合并半月板损伤多因素 logistic 回归分析结果

	B	S.E.	Wald χ^2 值	P 值	OR 值	95% CI
致伤原因	0.676	0.193	12.259	<0.001*	1.967	1.347~2.872
职业			27.723	<0.001		
农民	参考值					
办公室职员	−1.489	0.287	26.945	<0.001*	0.226	0.129~0.396
工人	−0.476	0.294	2.609	0.106	0.622	0.349~1.107
退休	−0.612	0.336	3.311	0.069	0.542	0.281~1.048
无业	−0.429	0.317	1.825	0.177	0.651	0.350~1.213
其他	−0.693	0.305	5.156	0.023	0.500	0.275~0.910

* 表示 $P<0.05$

参考文献

[1] COURT BROWN C M, BIANT L, BUGLER K E, et al. Changing epidemiology of adult fractures in Scotland [J]. Scottish Medical Journal, 2014, 59 (1): 30-34.

[2] ELSOE R, LARSEN P, NIELSEN NP, et al. Population-Based epidemiology of tibial plateau fractures [J]. Orthopedics, 2015, 38 (9): e780-e786.

[3] ZHANG Y. Clinical Epidemiology of Orthopedic Trauma [M]. New York: Thieme, 2012: 335.

[4] 张英泽. 临床创伤骨科流行病学 [M]. 北京: 人民卫生出版社, 2009: 208-276.

[5] 贾涛, 张雅丽, 贾明聪, 等. 胫骨平台骨折 225 例的流行病学特征及临床分析 [J]. 骨与关节损伤杂志, 2004, 19 (9): 623-624.

[6] Orozco. 长骨骨折内固定图谱 [M]. 邱贵兴, 译. 北京: 人民卫生出版社, 2002: 201.

[7] 宇文培之, 李栋正, 吕红芝, 等. 2009 年至 2018 年河北医科大学第三医院胫骨平台骨折流行病学调查 [J]. 中华创伤骨科杂志, 2019, 21 (8): 693-698.

[8] 田野, 王娟, 陈伟, 等. 2003 年至 2012 年河北医科大学第三医院成人胫骨平台骨折的流行病学分析 [J]. 中华创伤骨科杂志, 2015, 17 (5): 424-427.

[9] COURT BROWN CHARLES M, BUGLER KATE E, CLEMENT NICHOLAS D, et al. The epidemiology of open fractures in adults. A 15-year review [J]. Injury, 2011, 43 (6): 891-897.

[10] TYTHERLEIGH-STRONG G M, KEATING J F, COURT-BROWN C M. Extra-articular fractures of the proximal tibial diaphysis: their epidemiology, management and outcome [J]. Journal of the Royal College of Surgeons of Edinburgh, 1997, 42 (5): 334-338.

[11] 顾立强. 胫骨平台骨折的分类与功能评价 [J]. 中华创伤骨科杂志, 2004, 6 (3): 323-327.

[12] SHING SHEIN W, KEH-YUONG S. Fracture of the tibial plateau [J]. Journal of Orthopaedic Surgery Taiwan, 1987, 4 (4): 179-186.

[13] 于沂阳, 常恒瑞, 李石伦, 等. 2010 年至 2011 年中国东部地区与西部地区成人胫骨平台骨折的流行病学对比分析 [J]. 中华创伤骨科杂志, 2017, 19 (10): 861-865.

[14] RODRIGO PIRES E, ALBUQUERQUE, RAFAEL, et al. Epidemiological study on tibial plateau fractures at a level I trauma center [J]. Acta ortopedica brasileira, 2013, 21 (2): 109-115.

[15] SCHATZKER J, MCBROOM R, BRUCE D. The tibial plateau fracture. The Toronto experience 1968—1975 [J]. Clin Orthop Relat Res, 1979,(138): 94-104.

第五章

胫骨平台骨折分型

胫骨平台是人体重要的负重结构,周围解剖结构复杂,损伤机制各异,骨折形态不一,治疗难度大。骨折分型对手术方案的选择及预后的判断具有重要的指导意义。基于损伤机制、形态学特点和治疗方法,胫骨平台骨折的分型有上百种,但目前仍无理想的分型系统,不利于精准评估伤情进而制定最佳治疗方案,给临床诊疗工作造成了较大的困扰。

理想的分型应该是简单、科学且有良好的重复性的。可以说骨折越复杂,分型越重要。制定统一的分型标准可协助临床医生进行精准的治疗和高水平的学术交流。

衡量一套分型系统是否适用于临床工作,首先是评估其能否快捷有效地对骨折进行分类并以此来帮助治疗某一特殊类型的骨折。其次是重复性高。同时具备以上两点,是一些分型系统得以被广泛应用的原因。就胫骨平台骨折分型而言,了解它们的历史演变对于新分型系统的提出十分必要。

一、胫骨平台骨折分型演变

1877 年,Heydenreich 通过分析创伤死亡患者的遗体解剖结构,并基于下肢的稳定性和骨折爆裂程度首次对胫骨平台骨折进行了分型,但是受限于当时影像技术导致其临床价值较低。1900 年 X 线摄像技术被应用于诊断骨折,胫骨平台骨折得以精确诊断,该类型得以在临床应用。

1932 年,Goodwyn 等认为骨折移位和膝关节稳定性对于胫骨平台骨折的分型十分重要。

Cubbins 等于 1934 年发表的文献中,采用"minor"或"major"来描述胫骨外侧平台压缩和劈裂骨折。Barr 于 1940 年将胫骨平台骨折按照是否移位及移位程度(中度或重度)进行分型。此后,骨折移位对骨折分型的作用越来越大,并引起众多学者的广泛关注。

Palmer 等于 1951 年发表的关于胫骨近段骨折的分型、治疗及手术技术的文献中,将胫骨平台骨折分为劈裂、压缩、T 形、Y 形。1956 年,Hohl 和 Luck 等基于 700 例患者资料,将胫骨平台骨折分为无移位骨折和 4 种移位骨折,包括局部压缩、劈裂压缩、完全压缩、劈裂骨折等(图 5-1)。AO 分型组将其简化为以下几型:微小移位、劈裂、压缩、劈裂 - 压缩、双髁骨折等。

Schatzker 在 AO 分型基础上,增加了髁下骨折分型。MacDonald 于 1961 年提出根据膝关节稳定性制定胫骨平台骨折的治疗原则,该理念由 Rasmussen 进一步发展,其后续制定的胫骨平台骨折的治疗方案完全基于膝关节是否稳定。1968 年,Kennedy 和 Bailey 等通过实验模拟了胫骨平台骨折的发生机制,然而仍有部分骨折类型无法获得。他们的实验结果表明:外翻力可产生劈裂骨折、全髁骨折以及边缘骨折;轴向力可引起压缩或嵌插骨折;轴向力和外翻力同时作用可导致劈裂 - 压缩骨折;单纯的轴向暴力可引起双髁骨折。Moore 观察到标准分型无法涵盖的一些胫骨近端关节面的骨折,由于此类骨折存在较高的血管和韧带损伤的风险,因此预后不理想。1981 年,他提出了包括膝关节骨折脱位的新分型系统,包含 5 种类型。1993 年,Tscherne 和

Lobenhoffer 等根据损伤程度将胫骨平台骨折分为单纯平台骨折、平台骨折合并脱位和平台粉碎骨折三种类型。单纯平台骨折多由轴向暴力引起,其特征为膝关节稳定,交叉韧带及关节囊完整,包括 4 种亚型:楔形骨折,压缩骨折,压缩劈裂骨折,双髁骨折(图 5-2)。胫骨平台骨折合并脱位大多伴有明显的软组织和韧带损伤,通常由高能量引起,包括 5 种亚型(图 5-3)。

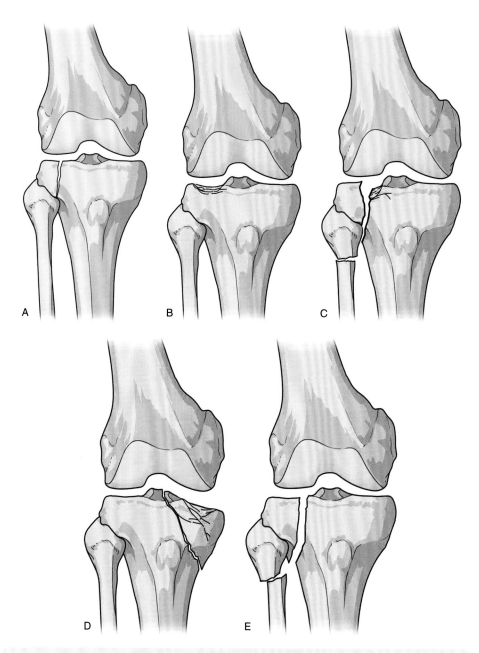

图 5-1 无移位骨折和四种移位骨折
A. 无移位骨折;B. 局部压缩骨折;C. 劈裂压缩骨折;D. 完全压缩骨折;E. 劈裂骨折。

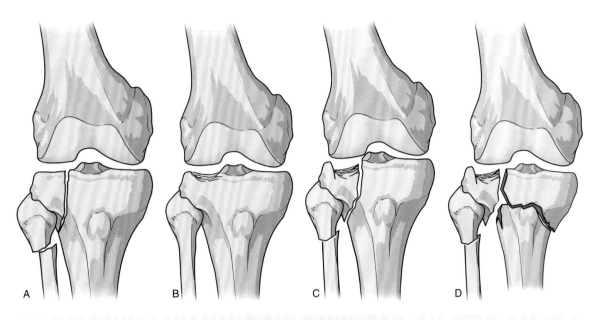

图 5-2　单纯胫骨平台骨折 4 种亚型
A. 楔形骨折；B. 压缩骨折；C. 压缩劈裂骨折；D. 双髁骨折。

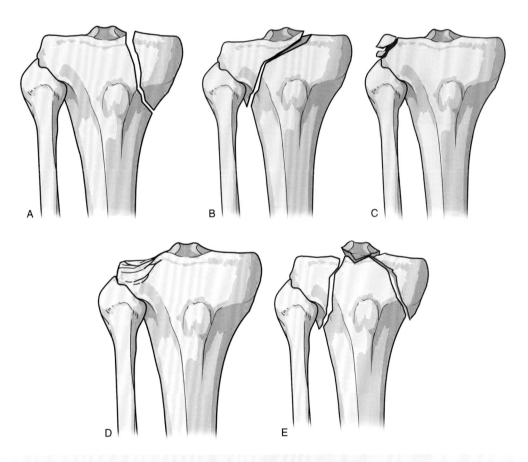

图 5-3　胫骨平台骨折合并脱位 5 种亚型
A. 内侧平台劈裂骨折；B. 全髁骨折；C. 边缘撕脱骨折；D. 边缘压缩骨折；E. 四部分骨折。

二、目前常用分型系统

目前采用的分型系统中,将胫骨平台骨折分为单髁或双髁骨折以及微小移位或明显移位。一些作者用 minor 或 major 等来代表骨折移位的程度。

1. Hohl 分型 1967 年 Hohl 基于胫骨平台骨折的分类必须相对简单且能对治疗提供最佳指导的原则,依据 805 例胫骨平台骨折患者的影像学资料,提出了 Hohl 分型。根据骨折有无移位及移位的程度、关节面损伤特点,将胫骨平台骨折分为 6 型(图 5-4):Ⅰ型:无移位骨折;Ⅱ型:局部塌陷型骨折;Ⅲ型:劈裂塌陷型骨折;Ⅳ型:全髁塌陷型骨折;Ⅴ型:劈裂型骨折;Ⅵ型:粉碎性骨折。

其中,Ⅰ型骨折:骨折压缩程度较小或骨折移位<3mm,关节面无塌陷,可伴有侧副韧带及交叉韧带损伤。Ⅱ型骨折:胫骨髁粉碎伴软骨下骨塌陷,中心塌陷骨块呈块状,类似马赛克。Ⅲ型骨折:胫骨外侧髁不同程度劈裂,关节面中心部分塌陷。内侧副韧带断裂在该型损伤中较常见。Ⅳ型骨折:全髁压缩或向远端及外侧移位,膝关节成角畸形,不伴有关节面粉碎。Ⅴ型骨折:发病率低,胫骨髁前缘或后缘劈裂,不伴有平台中心塌陷。Ⅵ型骨折:胫骨双髁骨折,呈 T 形或 Y 形,常伴有关节面和半月板的严重损伤。髁下横行骨折常导致胫骨近段严重不稳定。

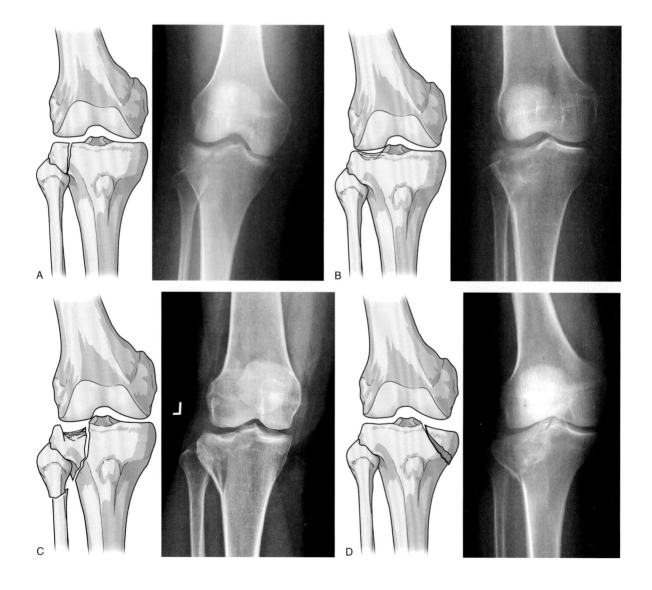

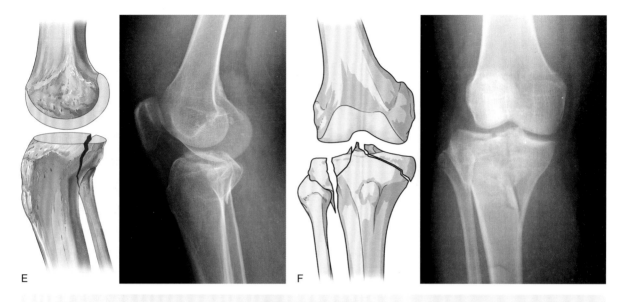

图 5-4　Hohl 分型

A. Ⅰ型:无移位骨折;B. Ⅱ型:局部塌陷型骨折;C. Ⅲ型:劈裂塌陷型骨折;D. Ⅳ型:全髁塌陷型骨折;
E. Ⅴ型:劈裂型骨折;F. Ⅵ型:粉碎性骨折。

2. Moore 分型　Moore 于 1981 年提出胫骨平台骨折脱位的概念,并将大约 10% 的容易并发软组织损伤(神经、血管或韧带损伤)的胫骨平台骨折归为骨折脱位型。在 Hohl 骨折分型的基础上,他将微小移位、局部压缩、劈裂压缩及双髁骨折划为单纯平台骨折,把劈裂骨折、全髁骨折、边缘撕裂、边缘压缩、四部分骨折划分为骨折脱位类型(图 5-5)。

3. 改良的 Hohl 分型　Hohl 结合 Moore 分型,再次修正其骨折分型,包括以下几种类型:微小移位型,关节面压缩或移位小于 4mm;Ⅱ型移位型骨折,又分为ⅡA 局部压缩骨折、ⅡB 劈裂压缩骨折、ⅡC 全髁压缩骨折、ⅡD 劈裂骨折、ⅡE 边缘骨折(分为边缘撕脱与边缘压缩两型)、ⅡF 双髁骨折(图 5-6)。

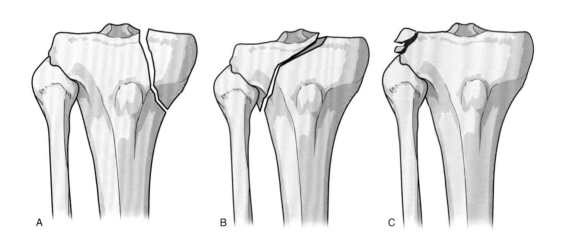

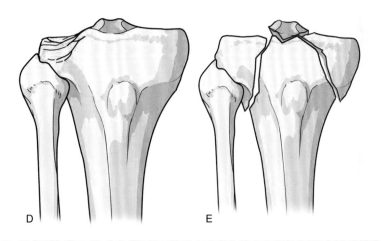

图 5-5 Moore 胫骨平台骨折脱位的分类
A. Ⅰ型劈裂骨折；B. Ⅱ型全髁骨折；C. Ⅲ型边缘撕脱骨折；D. Ⅳ型边缘压缩骨折；E. Ⅴ型四部分骨折。

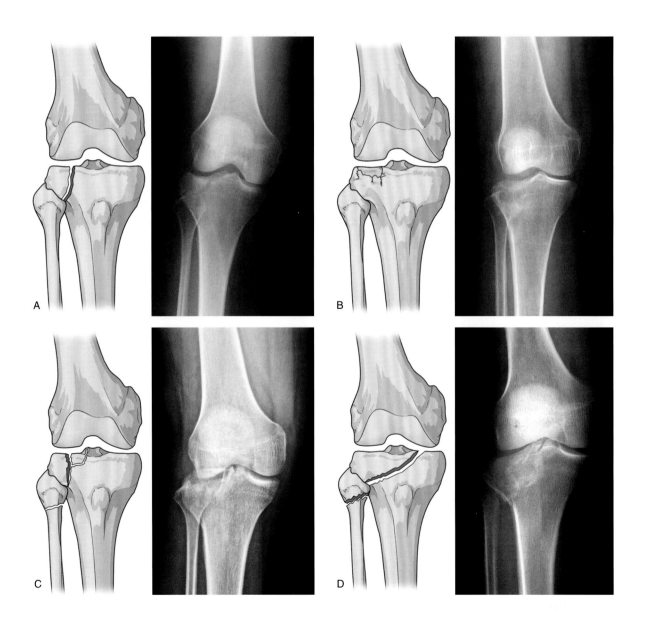

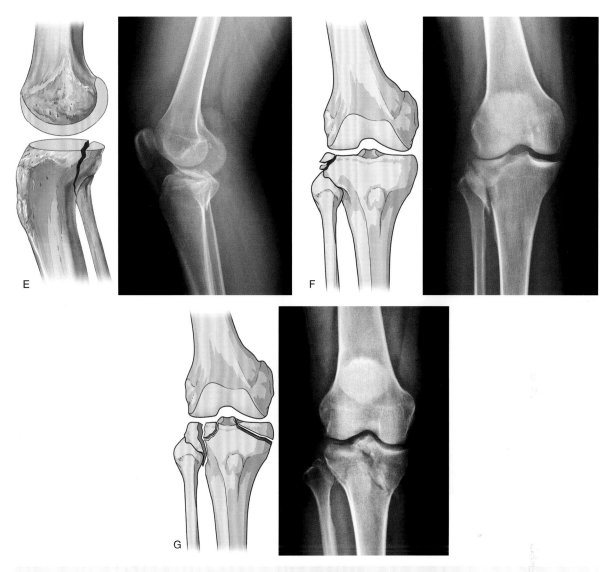

图 5-6　改良的 Hohl 分型
A. Ⅰ型微小移位型；B. ⅡA 局部压缩骨折；C. ⅡB 劈裂压缩骨折；D. ⅡC 全髁压缩骨折；
E. ⅡD 前缘或后缘劈裂型骨折；F. ⅡE 边缘骨折；G. ⅡF 双髁骨折。

4. Schatzker 分型　Schatzker 基于骨折的二维成像，依据患者的年龄、骨质量、骨折形态和创伤能量将胫骨平台骨折分为 6 型（图 5-7）。

Ⅰ型：外侧平台单纯劈裂骨折，无关节面塌陷。骨折线位于矢状面，通常由高能量创伤引起。此型年轻人高发，其胫骨近段松质骨密度更大，可以抵抗塌陷，容易发生劈裂而非粉碎。

Ⅱ型：外侧平台塌陷劈裂骨折。Ⅱ型骨折是第二常见骨折类型，亦为高能量损伤，通常由轴向及外翻剪切应力等引起，高发人群年龄较Ⅰ型骨折高，其胫骨近段干骺端骨密度降低，约 1/3 患者合并骨质疏松。

Ⅲ型：外侧平台单纯塌陷骨折。Ⅲ型骨折是最常见的骨折类型，老年骨质疏松患者多见。通常是由低能量损伤引起，干骺端皮质完整，仅存在关节面塌陷，多数情况下关节稳定。

Ⅳ型：内侧平台骨折，常合并胫骨髁间嵴骨折。Ⅳ型骨折通常由内翻剪切力引起。由于内侧平台的骨密度较外侧高，因此引起该型骨折的暴力通常较大。Ⅳ型骨折常合并膝关节脱位，有

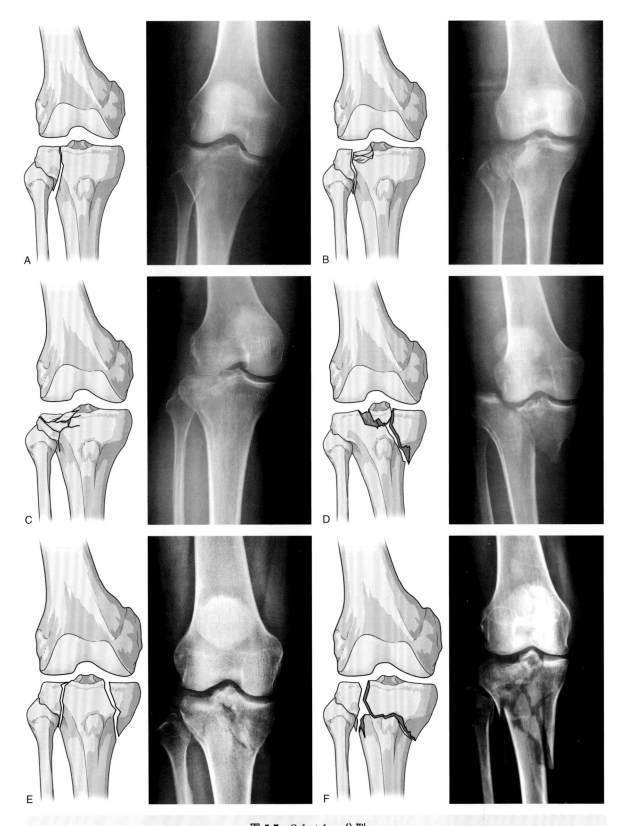

图 5-7　Schatzker 分型

A. Ⅰ型外侧平台单纯劈裂骨折；B. Ⅱ型外侧平台塌陷劈裂骨折；C. Ⅲ型外侧平台单纯塌陷骨折；
D. Ⅳ型内侧平台骨折；E. Ⅴ型双髁劈裂骨折；F. Ⅵ型胫骨平台骨折伴干骺端与骨干分离。

潜在神经血管损伤的风险。可分为两个亚型，A型为内侧髁劈裂伴楔形骨块，B型为内侧髁塌陷伴粉碎。A型常见于年轻患者，受伤暴力大，受伤当时易合并膝关节脱位或半脱位，暴力消除后脱位可自行复位。B型常见于老年患者，常合并骨质疏松，受伤暴力较小，粉碎骨折多见。

Ⅴ型：双髁劈裂骨折。Ⅴ型骨折本质上为骨干与部分干骺端及关节面连续性存在，该特征为Ⅴ型与Ⅵ型的主要鉴别点。发病率低，由高能量损伤引起。

Ⅵ型：胫骨平台骨折伴干骺端与骨干分离。Ⅵ型骨折干骺端连续性中断，关节面与骨干失去接触。为第三常见骨折类型，由高能损伤引起，各年龄段均可见到。

其中 Schatzker Ⅰ、Ⅱ、Ⅲ型为胫骨外侧平台骨折。Ⅳ型、Ⅴ型和Ⅵ型因受伤暴力较大，通常合并严重软组织损伤。

5. AO 分型 AO 工作组认为有必要对所有骨折研发出一套综合分型，因此产生了 AO 分型系统，其以字母和数字组合作为表达形式，包括骨折的部位、骨折的区域、骨折严重性、骨折形态。虽然最初难以理解和应用，但确实在涵盖胫骨近端骨折方面颇有优势。胫骨平台骨折在 AO

分型系统中，可分为 41B 部分关节内骨折（累及一侧胫骨平台）和 41C 完全关节内骨折（累及双侧胫骨平台）。

（1）B 型部分关节内骨折：① B1 为一侧胫骨平台劈裂骨折。B1.1 胫骨外侧平台劈裂骨折；B1.2 胫骨内侧平台劈裂骨折；B1.3 胫骨一侧平台劈裂骨折累及髁间嵴。② B2 为一侧胫骨平台塌陷骨折。B2.1 胫骨外侧平台完全塌陷骨折；B2.2 胫骨外侧平台局限性塌陷骨折；B2.3 胫骨内侧平台塌陷骨折。③ B3 为一侧胫骨平台塌陷并劈裂骨折。B3.1 外侧平台塌陷劈裂骨折；B3.2 内侧平台塌陷劈裂骨折；B3.3 一侧平台塌陷劈裂骨折累及髁间嵴（图 5-8）。

（2）C 型完全关节内骨折：① C1 关节面及干骺端简单骨折。C1.1 无移位或轻度移位；C1.2 一侧平台移位；C1.3 双侧平台均有分离移位。② C2 关节面简单骨折，干骺端粉碎骨折。C2.1 一侧干骺端有一完整楔形骨块；C2.2 一侧干骺端粉碎骨折；C2.3 干骺端粉碎骨折。③ C3 关节面及干骺端粉碎骨折。C3.1 外侧平台粉碎骨折；C3.2 内侧平台粉碎骨折；C3.3 双侧平台粉碎骨折（图 5-9）。

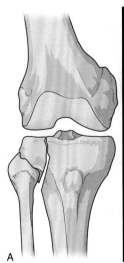
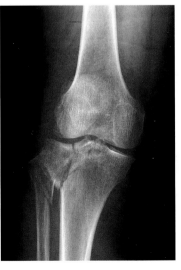
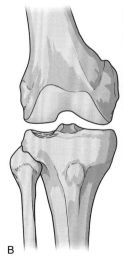
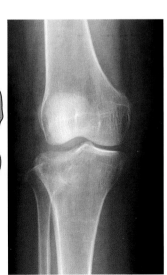

A

B

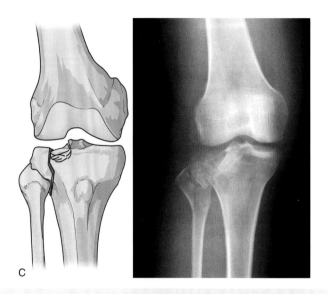

图 5-8 AO 分型——胫骨近端骨折 B 型

A. B1 一侧胫骨平台劈裂骨折；B. B2 一侧胫骨平台塌陷骨折：C. B3 一侧胫骨平台塌陷并劈裂骨折。

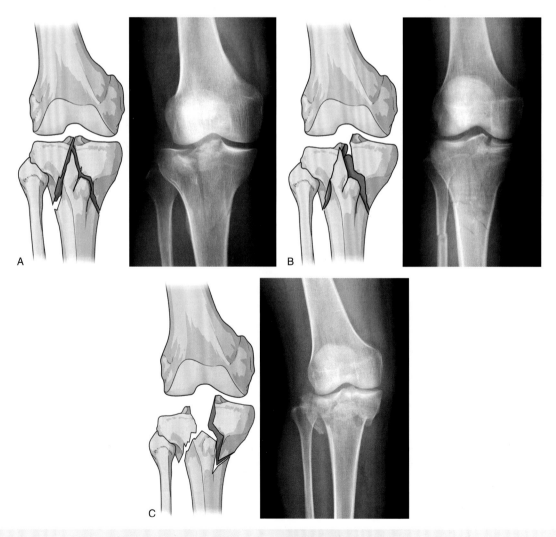

图 5-9 AO 分型——胫骨近端骨折 C 型

A. C1 关节面及干骺端简单骨折；B. C2 关节面简单骨折，干骺端粉碎骨折；C. C3 关节面及干骺端粉碎骨折。

6. 三柱分型　近年来,一些学者逐渐认识到采用二维图像对胫骨平台骨折进行分类的弊端,如:对复杂的骨折容易引起误解,特别是涉及胫骨平台后部的骨折。基于 CT 扫描对胫骨平台骨折的理解,上海交通大学第六人民医院罗从风等,提出了胫骨平台骨折的三柱理论,强调胫骨平台后柱的重要性。在 CT 横切面上,其将胫骨平台分为 3 个区域,分别定义为外侧柱、内侧柱及后柱。3 个柱被 3 条连接线分开。沿腓骨头水平在胫骨平台横轴面画一椭圆形结构,连接 3 条线,分别为:胫骨粗隆与椭圆中心连线;椭圆中心至腓骨头前外缘的切线;该切线在内侧的镜像线(图 5-10)。胫骨平台三柱分型对复杂胫骨平台骨折的治疗具有指导意义:对于后柱骨折,建议采取后侧入路;前内侧柱和前外侧柱骨折考虑前内、前外入路;后外侧并前外或前内侧骨折考虑使用前后联合入路。

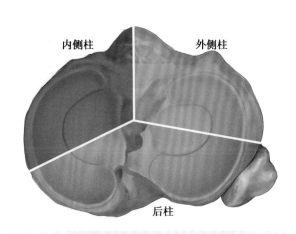

图 5-10　胫骨平台三柱分型

单纯关节压缩骨折(Schatzker Ⅲ型)被定义为零柱骨折。大多数外侧壁单纯的劈裂和劈裂-压缩骨折(Schatzker Ⅰ型和Ⅱ型)属于单柱(外侧柱)骨折。如果存在前外侧骨折和单独的后外侧关节塌陷并伴有后壁的骨折,则定义为双柱(外侧柱和后柱)骨折。后柱关节面塌陷伴有后壁骨折归为单柱(后柱)骨折(Schatzke 分型中不包括该型)。另一种典型的双柱骨折是前内侧骨折合并单独的后内侧骨块(内侧柱和后柱骨折),即 Schatzker Ⅳ型骨折(内髁骨折)。三柱骨折定义为每个柱中至少有一块独立的关节碎片。最常见的三柱骨折是传统的双髁骨折(Schatzker Ⅴ型或Ⅳ型)合并独立的后外侧关节碎块。近年来,人们开始重视胫骨平台后柱,因其对手术计划、骨折精确复位和功能预后有较大影响,但三柱分型过分简化了不同的骨折形态,没有区分后柱的后外侧和后内侧,也不能突出劈裂和塌陷骨折之间的差异,因此其可作为 AO 及 Schatzker 分型的补充。

7. 综合分型　目前最常用的分型方法是加拿大骨科医师 Schatzker 提出的 Schatzker 胫骨平台分型,主要用于指导胫骨平台骨折切开复位内固定术,但 Schatzker 分型提出时 CT 的应用还不十分广泛,因此分型主要是通过对 X 线片进行分析所得出的。随着 Schatzker 分型方法的广泛应用与研究,该分型的不足之处越来越明显,概括起来主要有以下几个方面:① Schatzker 分型的研究基础主要是胫骨平台的 X 线平片,因 X 线平片成像是 X 射线透过骨结构而形成的重叠影像,对于胫骨平台这种宽大的松质骨结构,可能在同一平面上存在骨折部位和正常部位,会出现明显的正常骨质遮挡骨折部位的现象。从而形成视觉干扰,最终易作出错误判断,许多轻度的压缩和劈裂骨折难以发现,因此存在重叠效应,所以很难进行准确评估,甚至出现对骨折的误诊。②没有充分考虑后侧平台骨折问题。③难以充分体现骨折类型的具体三维形态。④目前的分型方法无法指导微创复位治疗胫骨平台骨折。针对 Schatzker 分型的以上不足之处,张英泽教授团队首次提出了胫骨平台骨折综合分型,对指导胫骨平台骨折的微创治疗有重要临床指导意义。其主要包括以下 6 型:

Ⅰ型:单纯的外侧胫骨平台骨折,不合并腓骨头骨折;Ⅱ型:外侧胫骨平台骨折同时合并腓骨头骨折;Ⅲ型:胫骨平台内侧髁骨折;Ⅳ型:胫骨平台双侧髁骨折;Ⅴ型:胫骨平台骨折同时合并胫骨结节部位的撕脱骨折;Ⅵ型:胫骨平台骨折合并胫骨干骨折(图 5-11)。

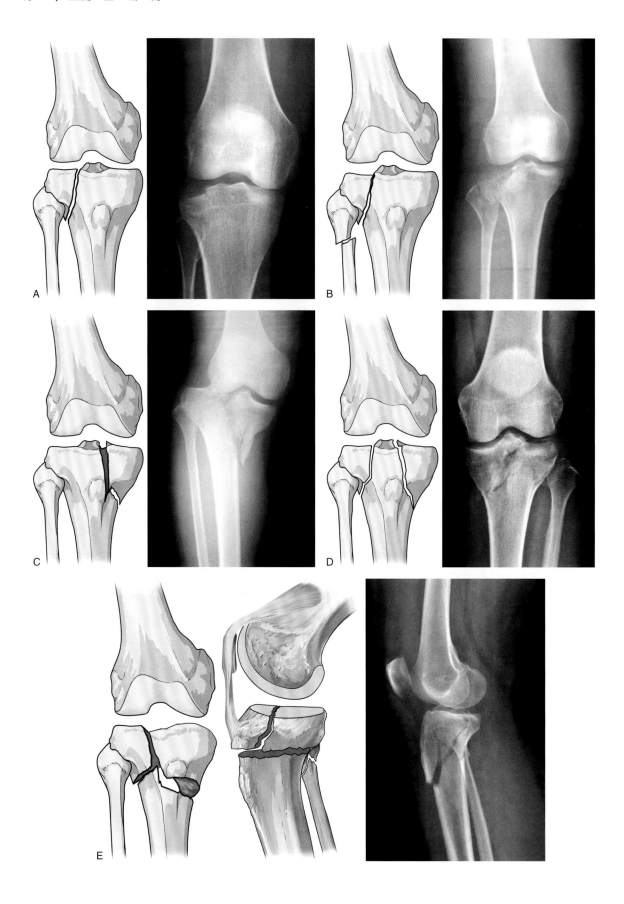

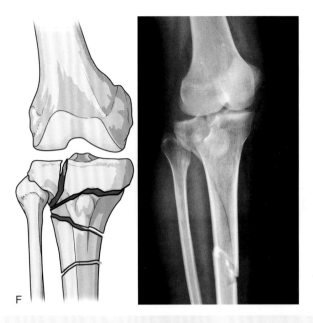

图 5-11 综合分型

A. Ⅰ型 单纯的外侧胫骨平台骨折,不合并腓骨头骨折;B. Ⅱ型 外侧胫骨平台骨折同时合并腓骨头骨折;C. Ⅲ型 胫骨平台内侧髁骨折;D. Ⅳ型 胫骨平台双侧髁骨折;E. Ⅴ型 胫骨平台骨折同时合并胫骨结节部位的撕脱骨折;F. Ⅵ型 胫骨平台骨折合并胫骨干骨折。

综合分型Ⅰ型包括 Schatzker Ⅰ、Ⅱ、Ⅲ型骨折和外后侧胫骨平台骨折,不合并腓骨头骨折。治疗方法为使用张氏牵引复位器微创复位成功后采用外侧单接骨板微创固定;综合分型Ⅱ型包括 Schatzker Ⅰ、Ⅱ、Ⅲ型骨折和外后侧胫骨平台骨折,同时合并桡骨头骨折。治疗方法为先行撬拨复位腓骨,再复位胫骨外侧骨折,采用外侧切口,单接骨板固定。综合分型Ⅲ型包括 Schatzker Ⅳ型胫骨平台骨折和内后侧胫骨平台骨折。治疗方法为采用张氏牵引复位器复位骨折后内侧微创切口单接骨板固定。综合分型Ⅳ型包括 Schatzker Ⅴ、Ⅵ型胫骨平台骨折。治疗采用张氏牵引复位器复位骨折后双接骨板微创固定。综合分型Ⅴ型包括胫骨平台骨折同时合并胫骨结节部位的撕脱骨折。治疗方法采用经皮复位胫骨结节,螺钉接骨板固定。综合分型Ⅵ型包括胫骨平台骨折合并胫骨干骨折。治疗方法应用张氏复位器纠正力线,经皮复位后植骨,加长双接骨板微创固定。

8. 胫骨平台 Hoffa 骨折 Hoffa 骨折为股骨髁的冠状面骨折,由德国外科医师 Albert. Hoffa 于 1904 年首次系统描述,之后广为引用。其损伤机制主要为膝关节屈曲时,轴向应力集中作用于股骨髁的后半部,导致冠状面劈裂骨折。由于外侧髁是膝关节屈曲时应力集中的主要部位,因此股骨 Hoffa 骨折常见于外侧髁。由于其特殊的受伤机制和生物力学特点,该骨折较为罕见,占股骨远端骨折的 8.7%~13.0%,占全身骨折约 0.1%。张英泽教授在临床实践中发现了与股骨远端 Hoffa 骨折损伤机制完全类似的冠状面骨折,即胫骨平台后侧骨折,并将其命名为胫骨平台 Hoffa 骨折。与 Hohl 分型Ⅴ型不同,胫骨平台 Hoffa 骨折是指平台后内或后外侧劈裂骨折,而 Hohl 分型Ⅴ型是指平台前缘或后缘劈裂骨折。

根据累及关节面的位置及骨折移位程度,将胫骨平台骨折分为三型(图 5-12):Ⅰ型骨折累及胫骨平台关节面少于 1/4;Ⅱ型骨折累及胫骨平台关节面超过 1/4 但少于 1/2;Ⅲ型骨折累及关节面超过 1/2。每型骨折均分为三个亚型,其中 A 亚型是无移位骨折,B 亚型骨折关节面移位<2mm,C 亚型骨折关节面移位≥2mm(图 5-13)。对于ⅠA、ⅠB 两亚型骨折,可以选择

非手术治疗,如对于ⅡA、ⅡB骨折,建议采用螺钉固定,必要时也可采用接骨板螺钉固定,防止骨折移位加重;对于所有C型骨折和ⅢA、ⅢB

骨折(骨折线为长斜形,骨折块相对骨干滑动,潜在移位风险大),建议采用后内侧接骨板螺钉坚强固定。

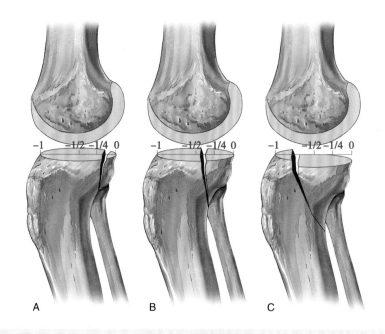

图 5-12 Hoffa 骨折分型
A. Ⅰ型,累及胫骨平台关节面少于 1/4;B. Ⅱ型,累及胫骨平台关节面超过 1/4、少于 1/2;
C. Ⅲ型,累及关节面超过 1/2。

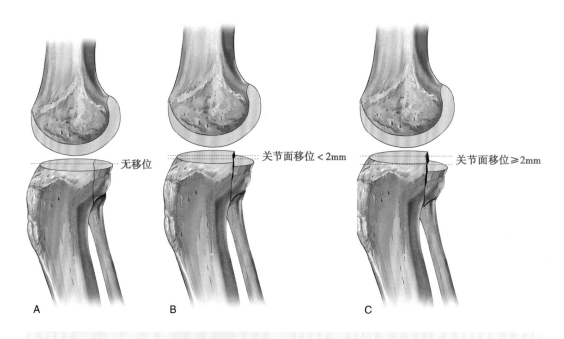

图 5-13 Hoffa 骨折分型的亚型
A. A 亚型,无移位骨折;B. B 亚型,关节面移位不超过 2mm;C. C 亚型,关节面移位 ≥2mm。

总之,以上描述的骨折类型可涵盖大多数临床上见到的胫骨平台骨折。对于创伤骨科医生而言,正确识别每种骨折类型的影像学表现十分重要,只有这样才能对该骨折类型制定针对性的治疗方案并最终获得最佳的治疗效果。

参考文献

［1］ SCHATZKER J, MCBROOM R, BRUCE D. The tibial plateau fracture: the Toronto experience 1968-1975 [J]. Clin Orthop Relat Res, 1979 (138): 94-104.

［2］ MOORE T M. Fracture dislocation of the knee [J]. Clin Orthop Relat Res, 1981 May;(156): 128-140.

［3］ WICKY S, BLASER P F, BLANC C H, et al. Comparison between standard radiography and spiral CT with 3D reconstruction in the evaluation, classification and management of tibial plateau fractures [J]. Eur Radiol, 2000, 10 (8): 1227-1232.

［4］ ZELTSER D W, LEOPOLD S S. Classifications in brief: Schatzker classification of tibial plateau fractures [J]. Clin Orthop Relat Res, 2013, 471 (2): 371-374.

［5］ ZHANG Y Z. Clinical epidemiology of orthopedic trauma [M]. 2nd ed. Stuttgart: Thieme publisher, 2016.

［6］ 张英泽. 临床骨折分型 [M]. 北京: 人民卫生出版社, 2018.

［7］ 张英泽. 胫骨平台骨折诊疗创新与发展再探索 [J]. 中华创伤骨科杂志, 2020, 22 (8): 662-664.

［8］ 周亚斌, 王庆贤, 陈伟. Hoffa 骨折的研究进展 [J]. 中华外科杂志 2017, 55 (1): 5.

［9］ GAVASKAR A S, TUMMALA N C, KRISHNAMURTHY M. Operative management of Hoffa fractures a prospective review of 18 patients [J]. Injury 2011, 42 (12): 1495-1498.

［10］ 朱燕宾, 陈伟, 丁凯, 等. 胫骨平台 Hoffa 骨折损伤机制的初步研究 [J]. 中华创伤骨科杂志, 2020, 22 (10): 897-900.

［11］ 陈伟, 朱燕宾, 李军勇, 等. 胫骨平台 Hoffa 骨折损伤特点及分型的初步研究 [J]. 中华创伤杂志, 2020, 36 (9): 827-830.

［12］ 朱剑, 朱燕宾, 叶志鹏, 等. 胫骨平台 Hoffa 骨折 [J]. 河北医科大学学报, 2020, 41: 20-22.

［13］ 常恒瑞, 郑占乐, 孟德飞, 李升, 张英泽. Schatzker 分型的研究与探讨 [J]. 河北医科大学学报, 2016, 37 (6): 724-725.

［14］ 郑占乐, 常恒瑞, 刘欢, 周汇霖, 李升, 张英泽. 胫骨平台骨折综合分型初步探讨 [J]. 河北医科大学学报, 2018, 39 (11): 1354-1355.

［15］ ALVI F, CHARALAMBOUS C P, TRYFONIDIS M, et al. Inter-and intra-observer variation of the Schatzker and AO/ATO classifications of tibial plateau fractures and proposal of a new classification system [J]. Ann R Coll Surg Engl, 2007, 89 (4): 400-404.

［16］ ZHANG Y. Clinical epidemiology of orthopedic trauma [M]. 3rd ed. Stuttgart: Thieme publisher, 2016.

第六章

胫骨平台骨折与软组织损伤

胫骨平台骨折常伴随周围软组织损伤,例如血管损伤、骨筋膜室综合征、半月板损伤、交叉韧带和侧副韧带损伤等。这些损伤能否得到及时和正确的处理,将对膝关节的功能产生重要影响,甚至会导致截肢乃至危及生命。

Bennett 在 30 例胫骨平台骨折的前瞻性研究中发现,超过一半的骨折都有软组织损伤。Borrelli 报道胫骨平台骨折合并软组织损伤的发生率高达 33%~92%。胫骨平台骨折两种严重的并发症是腘动脉损伤和骨筋膜室综合征。这两种损伤多发生于胫骨平台双髁骨折或平台骨折合并骨干骨折。下面将对胫骨平台骨折合并软组织损伤的不同类型进行阐述。

一、胫骨平台骨折合并血管损伤

胫骨平台骨折最严重的合并伤是腘动脉损伤,这是一种让骨科医生棘手的损伤。胫骨平台骨折合并腘动脉损伤可能需要数次手术,处理不当则会导致截肢甚至死亡,即使处理得当,仍容易遗留关节功能障碍。

许多文献报道胫骨平台骨折合并腘动脉损伤最多见于 Schatzker Ⅵ型骨折,但也有不同的报道:上海市第六人民医院的宋文奇、曾炳芳等报道了 19 例胫骨平台骨折合并腘动脉损伤,认为最多见的骨折类型是 Schatzker Ⅳ型骨折,占 68.42%,即在内侧胫骨平台骨折的时候最容易发生血管损伤,其原因可能与内侧平台骨折易并发膝关节脱位有关。但张英泽教授团队统计了 1 291 例胫骨平台骨折,合并血管损伤的患者为 28 例,Schatzker Ⅵ型骨折为 17 例,占 61%,

即在胫骨平台骨折内外侧髁骨折合并胫骨骨干骨折的时候最容易发生血管损伤。这是因为 Schatzker Ⅵ型胫骨平台骨折暴力大,畸形严重,在受伤的瞬间,骨块容易使腘动脉分叉处损伤。总之,暴力越大、畸形越明显,越容易发生血管损伤。

(一) 临床表现和诊断

每一个胫骨平台骨折的患者均需进行详细的查体,应尽早和反复地检查足背动脉和胫后动脉的搏动,足趾的红白反应情况;应始终考虑动脉损伤的可能性,尤其是在粉碎性骨折和严重移位骨折中。对于伤后早期查体足背动脉搏动正常的患者,需要重复检查,防止遗漏了由于原发损伤或搬运不当造成的次生损伤而导致的迟发性血管栓塞。如果对循环情况有任何怀疑,应立即进行超声检查或血管造影。超声检查是血管损伤常用的检查方法,其方便、快捷、无创且价格低廉;血管造影是判断是否有血管损伤的金标准,但操作复杂、耗时且为有创检查。如果血管损伤诊断明确,损伤节段判断准确可不用行血管造影,直接手术探查,为血管再通争取时间。胫骨平台骨折后的血管损伤可能是血管断裂或血管栓塞,常位于腘动脉分叉附近(图 6-1)。血管断裂多因锐利的骨折断端直接损伤;血管栓塞多是由于血管内膜的部分损伤或完全损伤所致。

(二) 治疗

腘动脉损伤是一种外科急症,在数小时之内必须重新建立血液循环。传统认为伤后 6 小时之内需要建立血液循环,超过 8~10 小时影响血管再通的最大危险因素是急性肾衰竭,但是随着

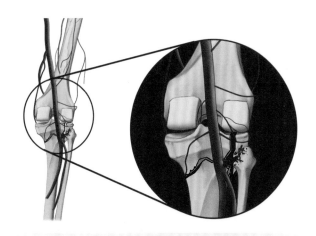

图 6-1　胫骨平台骨折后的血管损伤常位于腘动脉分叉附近

人工透析技术的广泛开展与临床应用,血液滤过或透析治疗的应用为挽救肢体创造了条件。应在同一手术过程中完成动脉修复和骨折固定,因为固定骨折且稳定血管床后再吻合血管是血管损伤治疗的基本原则。血管吻合后一定要无张力,表面有软组织覆盖,不能直接裸露在空气中。一般认为如果血管缺损超过 5cm 时须取对侧大隐静脉移植,且保留患侧静脉,以便血管吻合后保证患侧皮下浅表静脉回流。术后根据情况做筋膜切开减张,以防骨筋膜室综合征的发生。一旦诊断血管损伤,需要急诊切开吻合,一般不进行介入血管内损伤修复治疗。大样本回顾性研究表明介入治疗和切开治疗腘动脉损伤短期预后相似,但长期截肢率和死亡率均较高。

（三）预后

胫骨平台骨折合并血管损伤术后可能发生血管危象,多数表现为血管栓塞或痉挛,或吻合端的大出血。出现上述任何一种情况,均需要重新吻合血管。如果长时间肢体缺血可能导致截肢。胫骨平台骨折合并血管损伤多数会出现膝关节功能障碍,可能的原因有:①血管吻合术后膝关节需要长时间制动,无法早期功能锻炼;②局部软组织损伤严重,软组织粘连导致膝关节功能障碍;③感染;④胫骨平台骨折是关节内骨折,关节本身的损伤或者骨折复位不良;⑤关节囊的损伤或为了复位骨折手术切开导致关节囊的破坏。

二、骨筋膜室综合征

胫骨平台骨折另外一种严重的并发症是骨筋膜室综合征。胫骨平台骨折合并骨筋膜室综合征最多见于 Schatzker Ⅵ 型骨折。我们统计了 1 291 例胫骨平台骨折,合并骨筋膜室综合征的患者为 53 例,Schatzker Ⅵ 型骨折为 31 例,占 58.4%,即在胫骨平台骨折内外侧髁骨折合并胫骨骨干骨折的时候最容易发生骨筋膜室综合征。这是因为 Schatzker Ⅵ 型胫骨平台骨折,受伤时暴力大,同时膝关节不稳定,并可能在损伤的时候发生膝关节脱位和骨折畸形严重,造成软组织损伤严重。胫骨平台骨折怀疑合并骨筋膜室综合征时,如果早期切开减张会对后续的骨折治疗造成困难,患者的预后往往也较差;如果不进行切开减张有肌肉坏死、缺血性肌挛缩(Volkmann挛缩)乃至截肢风险。目前,胫骨平台骨折合并骨筋膜室综合征的诊断标准,治疗方法和手术切开减张的指征尚存在争议。

（一）临床表现和诊断

骨筋膜室综合征的诊断主要依靠临床表现查体和骨筋膜室内压力。临床表现有多个典型表现,中晚期典型的表现为持续性疼痛(pain),同时伴有患肢苍白(pallor)、无脉(pulselessness)、感觉异常(paresthesia) 和运动障碍(paralysis)。这 5 个症状和体征的英文词首为 P,故称为 5P 征,其出现和缺血严重程度及缺血时间有关。5P 征可全部出现或出现其中几项,但是 5P 征不是骨筋膜室综合征的特异性表现。早在 1970 年,Willhoite MR 就发现疼痛特别是被动牵拉痛是骨筋膜室综合征的相对特异性表现,但是他把挤压综合征和 Volkmann 挛缩混为一谈。临床表现诊断骨筋膜室综合征并不可靠,Ulmer 发现临床表现诊断骨筋膜室综合征的阳性预测值仅 11%~15%。除了临床表现,骨筋膜室综合征诊断的另一条标准为骨筋膜室压力的测定。但是骨筋膜室综合征诊断的压力值目前尚存在争议,主流观点认为,组织灌注压(舒张压 - 筋膜室内压)<30mmHg 即可提示骨筋膜室综合征的发生，应行骨筋膜室切开减张术。不过，临床中骨筋膜室综合征减压阈值和时间不确切，过度减张现象普遍存在。

（二）治疗

治疗骨筋膜室综合征的传统观点是早期应用脱水药，并严密观察，如果效果不佳，应立即行骨筋膜室切开减张。采用内外侧联合切口，自腓骨头下 3cm 处至外踝近端处广泛切开，逐层切开浅筋膜及深筋膜。由切口处分别切开肌间隔，分离小腿前侧、外侧、后侧浅层和后侧深层 4 个筋膜室，充分减压。探查并清理肌肉坏死组织。创面覆盖负压封闭引流（vacuum sealing drainage，VSD）。如果切开减张后胫骨平台的骨折端外露，其治疗方案应遵循开放性骨折治疗原则（参阅本书第十四章）。自从负压封闭引流（VSD）发明并应用于临床以来，国内外很多学者报道切开减张术后应用此项技术临床效果较好：①可有效封闭创面，避免细菌进入，降低感染率；②引流组织渗出物，降低骨筋膜室内压力，减轻局部水肿；③局部湿润的环境还有助于促进肉芽生长，促进组织愈合。但是 2020 年英国牛津大学 Jagdeep Nanchahal 小组发表在 *JAMA* 上的文章纳入了 1 519 例下肢骨折的病人，认为应用封闭负压引流装置较传统换药的感染率无显著差异，故其疗效有待进一步证实。

传统观点认为对骨筋膜室综合征的早期切开指征应从宽，避免迟疑而造成严重后果。但是，一些并不需要切开减张即可自行缓解的骨筋膜室综合征患者如进行了切开减张术，不仅会造成患者的痛苦，而且增加了后续胫骨平台骨折处理的难度，并且造成了不必要的医疗资源浪费。近年来，侯志勇教授在进行了大量临床观察后发现肢体的张力随着水疱的出现而降低，而不会发生所谓的骨筋膜室综合征而导致肌肉坏死。首次提出肌释扼定律及肌扼压综合征等概念，发生张力性水疱的小腿骨折患者，肢体筋膜压力随着水疱的出现而锐减，其肿胀程度随着水疱的出现逐渐消退，疼痛等临床表现也逐渐缓解。怀疑骨

筋膜室综合征的患者往往是损伤瞬间造成的挤压综合征的患者和血管损伤导致的远端缺血患者，因此应根据不同的致病原因采用更精准的治疗方法。对于闭合性胫骨平台骨折引起的骨筋膜室综合征由于外力作用于软组织未直接导致肌肉组织的急性坏死，筋膜室的容积未受到干预且没有主要的供血血管损伤可以观察，给予脱水药物治疗。待肿胀消退，皮肤出现皱褶后可行胫骨平台骨折的常规治疗。

（三）预后

胫骨平台骨折合并骨筋膜室综合征如果长时间肢体缺血、肌肉坏死，将会造成少尿肾衰竭和毒素随血液循环，影响其他脏器功能，增加多器官功能障碍综合征的发生和死亡风险。若出现上述情况，最终可能须行截肢术。

三、胫骨平台骨折合并神经损伤

与胫骨平台骨折相关的神经损伤是腓总神经损伤，骨折后发生腓总神经损伤较为少见，腓总神经损伤多是由于受伤时骨块卡压或牵拉造成的，完全断裂少见，且保守治疗大多都能恢复。

胫骨平台骨折合并腓总神经损伤常见于哪一型 Schatzker 分型未见报道。宋文琦回顾性研究了 486 例胫骨平台骨折患者，其中 9 例发生腓总神经损伤，发病率占胫骨平台骨折的 1.9%。李立志回顾性研究了 224 例胫骨平台骨折患者，其中 4 例发生腓总神经损伤，发病率占 1.8%。笔者统计了 1 291 例胫骨平台骨折，合并腓总神经损伤的患者为 36 例，发病率占胫骨平台骨折的 2.8%。

（一）临床表现和诊断

腓总神经损伤的诊断主要根据其症状和体征。其主要表现为小腿前外侧伸肌麻痹，出现足背屈、外翻功能障碍，呈足下垂畸形；以及伸踇、伸趾功能丧失，呈屈曲状态，和小腿前外侧和足背前、内侧感觉障碍，甚至步行时需要抬举患足。电生理肌电图是检查神经损伤的常见方法，患侧腓总神经传导速度减慢，波幅下降，F 波或 H 反射潜伏期延长；SEP 潜伏期延长，波幅下降，波间

期延长；腓总神经支配肌肉的肌电图检查多为失神经电位。超声检查能确切显示外周神经特别是腓总神经，能为临床诊治提供影像学资料，可为手术治疗方案提供参考依据。

（二）治疗

腓总神经损伤多采用保守疗法，通常不建议一期神经探查。发现腓总神经损伤后应予以石膏托固定呈屈膝30°、足踝功能位，使用甲钴胺等营养神经药物治疗。还可以使用提足矫形器，避免在行走过程中足尖下垂而导致异常步态。对于后期不能修复的神经损伤，可酌情考虑行肌腱转位、三关节融合术或穿矫形鞋。

（三）预后

腓总神经损伤预后较好。其多因腓骨头、腓骨颈骨折块卡压和牵拉导致，一般不需要一期探查，待骨折稳定后观察3~6个月，如未恢复再考虑神经探查。

张英泽教授2014年至2022年微创治疗的500例胫骨平台骨折患者均为择期手术且无合并血管及神经损伤的患者。张英泽教授团队对500例胫骨平台骨折术后即刻行关节镜检查，各种胫骨平台骨折类型合并内外侧半月板损伤，内外侧副韧带及前后交叉韧带损伤在本书相应章节有详细介绍，本章不再赘述。

参考文献

［1］陈星佐, 林朋, 刘成刚, 等. 关节镜辅助复位内固定治疗胫骨平台骨折的研究进展［J］. 中华创伤骨科杂志, 2014, 16 (7): 622-624.

［2］BORRELLI J Jr. Management of soft tissue injuries associated with tibial plateau fractures [J]. J Knee Surg, 2014, 27 (1): 5-9.

［3］宋文奇, 陆男吉, 罗从风, 等. 胫骨平台骨折伴软组织损伤的临床分析 [J]. 中华创伤骨科杂志, 2004, 6 (10): 1102-1104, 1108.

［4］张英泽. 次生损伤的概念及其在创伤骨科的临床意义 [J]. 中华创伤骨科杂志, 2017, 19 (5): 369-370.

［5］Makhni M C, Makhni E C, Swart E F, et al. Tibial plateau fracture [M]. Orthopedic Emergencies. Springer International Publishing, 1997.

［6］王旭东. 自体静脉移植修复四肢血管外伤性缺损22例 [J]. 中国综合临床, 2000, 16 (5): 371.

［7］黄永辉, 沈铁城, 袁盛茂. 腘动脉损伤诊治中的失误 [J]. 中国矫形外科杂志, 2001, 8 (4): 412-413.

［8］BUTLER W J, CALVO R Y, SISE M J, et al. Outcomes for popliteal artery injury repair after discharge: A large-scale population-based analysis [J]. J Trauma Acute Care Surg, 2019, 86 (2): 173-180.

［9］OLSON S A, GLASGOW R R. Acute compartment syndrome in lower extremity musculoskeletal trauma [J]. J Am Acad Orthop Surg, 2005, 13 (7): 436-444.

［10］PATEL R, HADDAD F. Compartment syndromes [J]. British Journal of Hospital Medicine, 2005, 66 (10): 583-586.

［11］WILLHOITE D R, MOLL J H. Early recognition and treatment of impending Volkmann's ischemia in the lower extremity [J]. Arch Surg, 1970, 100 (1): 11-16.

［12］ULMER T. The clinical diagnosis of compartment syndrome of the lower leg: are clinical findings predictive of the disorder? [J]. J Orthop Trauma, 2002, 16 (8): 572-577.

［13］SCHMIDT A H. Acute compartment syndrome [J]. Injury, 2017, 48 Suppl 1: S22-S25.

［14］GIANNOUDIS P V, PAPAKOSTIDIS C, ROBERTS C. A review of the management of open fractures of the tibia and femur [J]. J Bone Joint Surg Br, 2006, 88 (3): 281-289.

［15］WEILAND D E. Fasciotomy closure using simultaneous vacuum-assisted closure and hyperbaric oxygen [J]. Am Surg, 2007, 73 (3): 261-266.

［16］SCHERER S S, PIETRAMAGGIORI G, MATHEWS J C, et al. The mechanism of action of the vacuum-assisted closure device [J]. Plast Reconstr Surg, 2008, 122 (3): 786-797.

［17］SCHLATTERER D R, HIRSCHFELD A G, WEBB L X. Negative pressure wound therapy in grade ⅢB tibial fractures: fewer infections and fewer flap procedures？ [J]. Clin Orthop Relat Res, 2015, 473 (5): 1802-1811.

［18］王翔, 杨帆, 管震, 等. 负压封闭引流术减轻兔骨骼肌缺血再灌注损伤的作用机制研究 [J]. 中华外科

杂志, 2016, 54 (4): 292-296.

［19］LACHICA R D. Evidence-Based Medicine: Management of Acute Lower Extremity Trauma [J]. Plast Reconstr Surg, 2017, 139 (1): 287e-301e.

［20］COSTA M L, ACHTEN J, KNIGHT R, et al. Effect of Incisional Negative Pressure Wound Therapy vs Standard Wound Dressing on Deep Surgical Site Infection After Surgery for Lower Limb Fractures Associated With Major Trauma: The WHIST Randomized Clinical Trial [J]. JAMA, 2020, 323 (6): 519-526.

［21］侯志勇, 王鑫贵, 尹英超, 等. 肌释扼定律 [J]. 中华创伤杂志, 2019, 35 (1): 83-86.

［22］宋文奇, 陆男吉, 罗从风, 等. 胫骨平台骨折伴软组织损伤的临床分析 [J]. 中华创伤骨科杂志, 2004, 6 (10): 1102-1104.

［23］李立志, 梁勇. 胫骨平台骨折发生合并损伤的临床分析 [J]. 实用骨科杂志, 2006, 12 (3): 271-272.

［24］李永山, 董健, 岳雄, 等. 胫骨平台骨折术后早期并发症的处理与分析 [J]. 中国骨伤, 2015, 28 (9): 846-849.

［25］李翔. 下肢软组织损伤的评估及治疗 [J]. 创伤外科杂志, 2020, 22 (9): 641-645.

第七章

胫骨平台骨折微创手术复位技巧

胫骨平台骨折术中如何做到微创复位是临床中的一个难题，如果不能微创复位就不能微创固定。复位与固定相辅相成，为此我们进行了大量的研究工作，提出许多具有独创性的微创复位方法：软组织牵拉挤压复位法、骨隧道顶起复位法、撬拨复位法、股骨髁研磨复位法、螺栓加压复位法以及双接骨板抱膝加压复位法。

一、软组织牵拉挤压复位法

软组织牵拉挤压复位法具有悠久的历史，来源于我国古代的复位技术，软组织挤压复位法

是受中医的软组织封套复位法的启发下而提出的一种新型的复位方法（图7-1、图7-2）。其使用的是机械力量进行牵引，牵引力量大，方向均一，于股骨髁上及胫骨远端分别植入一枚直径2.5~3.0mm的克氏针，安装张力牵引弓，形成以膝关节为中心、上下方向相反的两条牵引力，有效的牵引应在术中透视可见膝关节间隙明显增宽。此时，松弛的软组织张力增高，在软组织牵拉挤压作用下能够实现侧方移位骨折块的全部或部分复位。此外，膝关节周围软组织紧张后，可防止在打压复位骨折块的过程中使胫骨平台变宽。

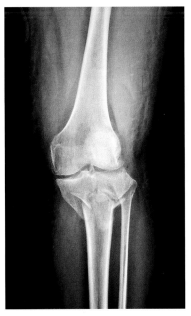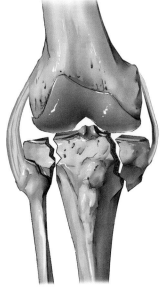

图7-1　胫骨平台骨折后平台增宽

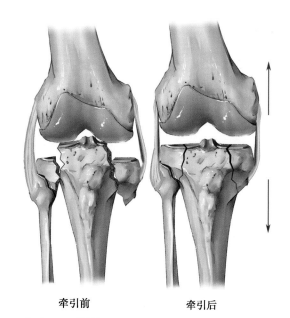

牵引前　　　　　　牵引后

图 7-2 软组织牵拉挤压复位法

二、塌陷骨块隧道顶压复位法

微创治疗胫骨平台骨折时,张英泽教授专门针对胫骨平台骨折特有的塌陷骨折,设计出了一整套塌陷骨块顶起器械,以张英泽教授的姓氏命名为"张氏塌陷骨块顶起套件"。该套件设计的初衷是可以在远离膝关节的位置上复位任何塌陷骨块。

张氏塌陷骨块顶起套件包括 5 个组件(图 7-3):①软组织保护套、②骨窗环钻、③环钻内芯、④ 1cm 直径弯曲骨块复位器、⑤ 0.6cm 直径弯曲骨块复位器。将组件①、组件②和组件③按顺序套好,组件②尾端连接电钻,于骨面钻出骨窗、单侧皮质骨隧道形成后,根据骨块大小选择组件④或组件⑤对骨块进行顶起复位。

具体步骤如下:首先,安装张氏牵引复位器恢复患肢力线,透视下自胫骨结节下 3cm 胫骨内侧(可根据最远端骨折线进行调节)穿入直径 2.5mm 导向针 1 枚,导向针顶指向平台塌陷骨折块。透视位置满意后,以导向针为中心纵向切开皮肤、皮下组织和骨膜,以软组织保护套保护软组织,以环钻内芯套入导向针确定开窗方向,以环钻开骨窗,保留开窗后留下的骨皮质帽。开窗部位应在骨折线远端,如果骨折线延伸超过12cm,可用阶梯钻在骨折线近端开窗。将 1cm 直径的弯曲骨块复位器置入骨隧道内,调整方向,以小锤轻轻敲击,将主要骨块顶起。之后使用 0.6cm 直径骨块复位器将周边小的塌陷骨块顶起,整个过程需在透视下完成,以便准确监控复位质量(图 7-4)。

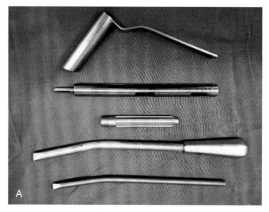
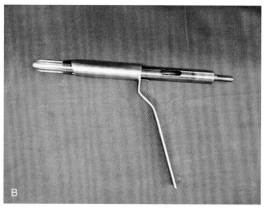

图 7-3 张氏塌陷骨块顶起套件
A. 张氏塌陷骨块顶起套件五个组件(从上到下):软组织保护套、骨窗环钻、环钻内芯、1cm 直径弯曲骨块复位器、0.6cm 直径弯曲骨块复位器;B. 组合后的骨窗环钻。

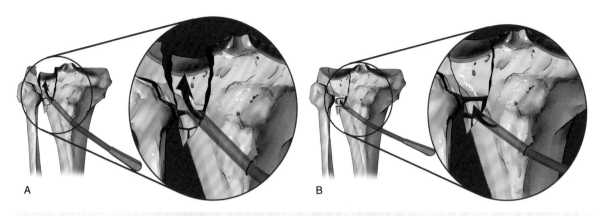

图 7-4 "张氏塌陷骨块顶起套件"的使用步骤
A. 1cm 直径的弯曲骨块复位器置入骨隧道内,将主要骨块顶起;
B. 0.6cm 直径骨块复位器将周边小的塌陷骨块顶起。

既往复位塌陷骨折块的手术技术为切开直视下开窗或打开骨折合页,暴露塌陷的关节面后,通过撬拨来抬高塌陷的关节面,这种切开直视下复位方法会严重破坏骨折端周围血运。而"张氏塌陷骨块顶起套件"可以较好地解决上述问题,具有以下优点:①开窗部位远离关节和骨折端,以骨内隧道的方式到达骨折部位,无须暴露骨折端,可明显减少对骨折周围血运的破坏;②环钻形成的骨窗所剩余的圆柱状骨条在植骨结束后原位植回,恢复胫前骨皮质的连续性;③可以根据骨块大小选择不同直径的顶起器进行顶起复位,进一步减少损伤程度;④手术过程不暴露关节,不切开关节囊,不影响膝关节周围韧带和软组织,有助于降低术后关节粘连。

三、撬拨复位法

1. 撬拨复位法 A 内侧平台骨折被内侧副韧带和鹅足肌腱固定在相对正常的位置。首先用针头定位法确定关节间隙,在针头引导下向关节腔内穿入一枚直径 3.0mm 的克氏针,用克氏针头端抵住骨折块并留于关节腔内。根据杠杆原理,以股骨外髁为支点,克氏针尾端为施力点,头端为受力点,撬拨复位胫骨内侧平台骨折块,使内外侧关节间隙一致,达到解剖复位要求(图 7-5、图 7-6)。透视结果满意后,克氏针临时固定以维持复位。如果不能压低内侧骨块,可松开双反牵引复位器,以松弛内侧副韧带和关节囊。

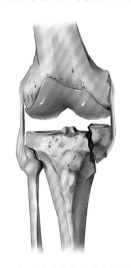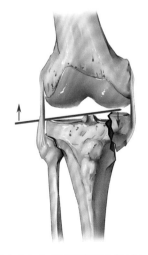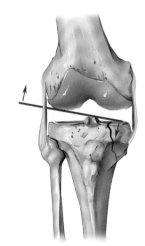

图 7-5 撬拨复位法 A 示意图

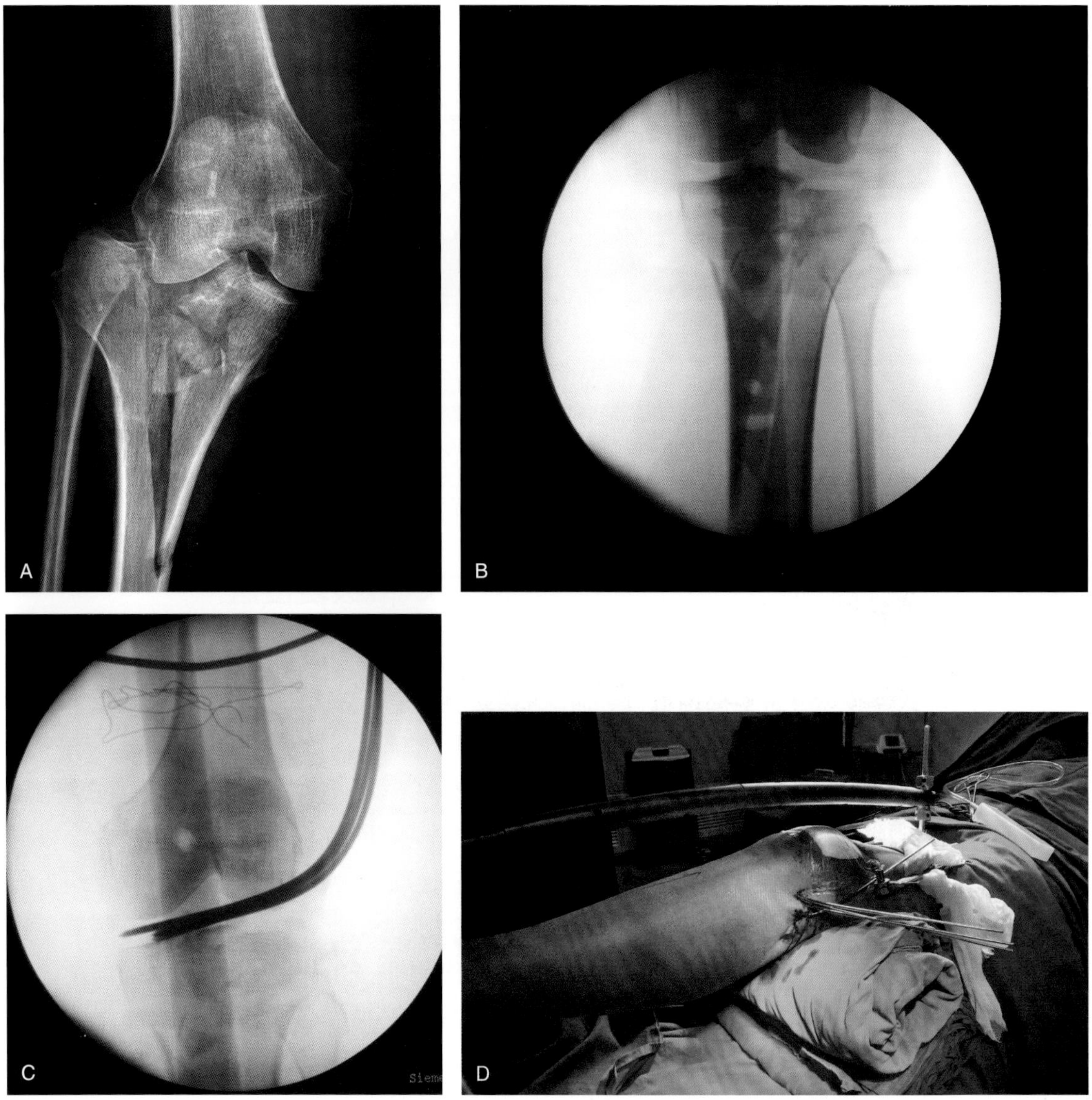

图 7-6 撬拨复位法 A 的具体步骤
A. 患者术前 X 线显示内侧平台骨折；B. 术中使用双反牵引复位器复位骨折；C、D. 撬拨复位内侧平台骨折块。

2. 撬拨复位法 B 对于向外侧移位塌陷的骨折块，可从外向移位的骨折块内植入一枚直径 3.0mm 克氏针，尾端留于体外。通过克氏针尾端撬拨复位骨折块。该方法主要应用于外侧胫骨平台骨折合并腓骨头移位骨折，可以通过撬拨复位腓骨头骨折来实现胫骨平台骨折复位。同时可以适用于移位的 Schatzker Ⅳ型中骨折线通过鹅足腱的骨折类型（图 7-7、图 7-8）。

3. 撬拨复位法 C 对于向后方移位的骨折块，可向移位的骨折块自后向前植入一枚直径 3.0mm 克氏针，尾端留于体外。通过克氏针尾端向前撬拨复位骨折块。该方法主要应用于后侧胫骨平台骨折，可以通过撬拨复位后侧骨折块，复位后于内侧或外侧放置接骨板通过向后的螺钉固定后侧骨折块（图 7-9）。

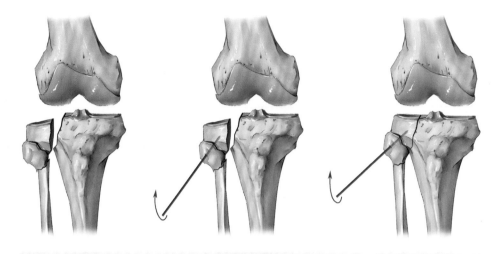

图 7-7　撬拨复位法 B 示意图

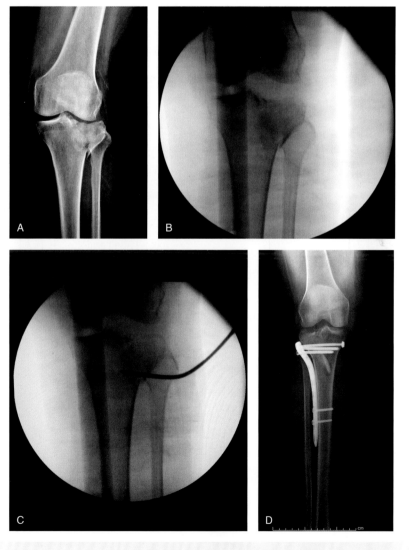

图 7-8　撬拨复位法 B

A. 患者术前 X 线显示胫骨平台外侧移位塌陷骨折；B. 术中使用双反牵引复位器复位骨折；
C. 通过克氏针尾端撬拨复位腓骨头骨折来实现胫骨平台骨折复位；D. 患者术后 X 线显示骨折复位良好。

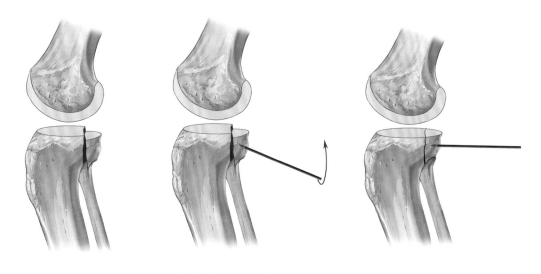

图 7-9　撬拨复位法 C 示意图

四、髁磨压复位法

在顶压复位塌陷骨折块时，有时骨折块会因过度复位而略高于关节面。此时，只需将牵引架拆卸，首先锤击脚后跟（图 7-10），然后用力屈伸膝关节，即可在股骨内外髁磨压作用下复位高出关节面的骨折块。通过这种方法，运用股骨内外髁作为复位模板，在无须打开关节囊的情况下实现对骨折块的复位（图 7-11）。

五、双接骨板"抱膝"复位法

胫骨平台骨折 Schatzker Ⅴ和Ⅵ型，累及双侧髁的劈裂及塌陷骨折，同时合并胫骨平台变宽，多为粉碎性骨折，主张应用双侧接骨板内加压复位固定。该类型骨折往往较为复杂，内、外侧皮质均失去连续性，若单独固定一侧皮质，则对侧皮质缺乏足够的支持，应力长期集中于该侧，接骨板受压而出现弯曲倾向，失去稳定固定，易造成骨折不愈合或延迟愈合，甚至接骨板断裂。双侧接骨板固定更有利于皮质支撑，维持皮质的连续性，加之螺栓内加压作用，共同维持解剖复位稳定，其形状酷似两块接骨板"抱膝"（图 7-12）。

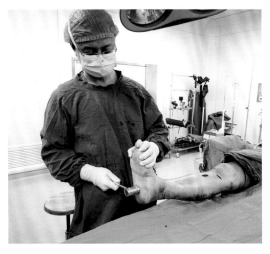

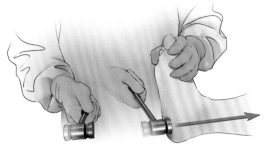

图 7-10　锤击脚后跟

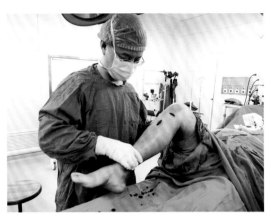
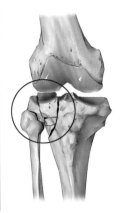
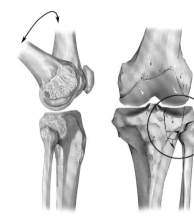

图 7-11　股骨髁磨压法示意图

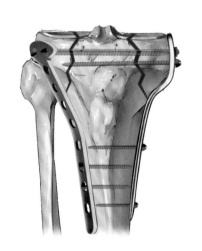
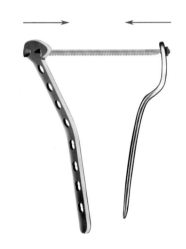
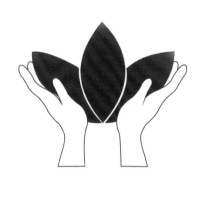

图 7-12　双接骨板"抱膝"复位法示意图

六、针头定位法

实现微创复位要以精确定位为基础,目前的定位方法往往是术中不断 X 线透视,这样既增加了术者及患者 X 线辐射量,又延长了手术时间。另外,X 线透视定位常出现定位不准而需要扩大切口的情况,这也会对周围软组织造成额外损伤。针对以上缺点,笔者总结出了一套针头定位的方法,该方法具有简单易行、定位快速准确及有效减少术中透视次数等优点。

针头定位法辅助引导穿入克氏针:患者麻醉效果满意后仰卧位手术,安装双反牵引复位器恢复患肢力线。先将针头自胫骨结节前下 3cm 处

置入,透视观察针头位置,要求针头方向指向塌陷骨折块。位置满意后取出针头,将 1 枚直径 2.5mm 导针沿针头方向置入(图 7-13)。

针头定位法确定膝关节的位置:应用双反牵引复位器配合关节面塌陷顶起器闭合复位关节内骨折。复位骨折后,以针头平行刺入关节腔内以明确关节平面(图 7-14)。将接骨板在针头下方 1cm 处放置于皮肤外面,用针头固定接骨板,透视观察接骨板位置,即可得到接骨板放置的准确位置(图 7-15)。

针头定位法可以使手术更加精细,切口的位置更加准确,使软组织损伤更加轻微,是一种可靠的微创治疗的辅助方法。

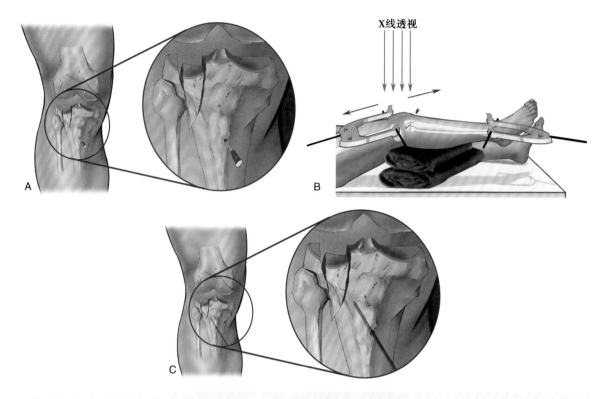

图 7-13 针头定位法辅助引导穿入克氏针

A. 针头自胫骨结节前下 3cm 处置入；B. 透视观察针头位置，要求针头方向指向塌陷骨折块；

C. 取出针头，将 1 枚直径 2.5mm 导针沿针头方向置入。

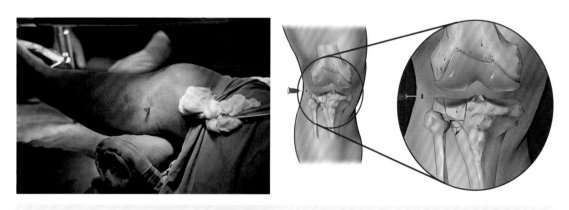

图 7-14 以针头平行刺入关节腔内以明确关节平面

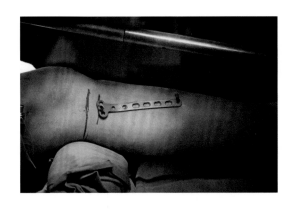

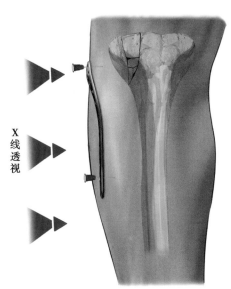

X线透视

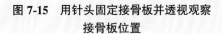

图 7-15　用针头固定接骨板并透视观察
接骨板位置

参考文献

［1］张英泽. 胫骨平台骨折微创治疗策略与进展 [J]. 中华创伤骨科杂志, 2017, 19 (10): 829-832.

［2］Minimally Invasive Reduction and Fixation in Orthopedic Trauma [J]. 中华医学杂志 (英文版), 2016, 129 (21): 2521-2523.

［3］于沂阳, 常恒瑞, 郑占乐, 等. Schatzker Ⅳ 型胫骨平台骨折的微创复位研究 [J]. 河北医科大学学报, 2016, 37 (10): 1226-1227.

［4］郑占乐, 常恒瑞, 王素凯, 等. 针头定位法在骨科微创中的应用 [J]. 河北医科大学学报, 2016, 37 (2): 226-227.

［5］常恒瑞, 于沂阳, 邢欣, 等. 顺势牵引微创治疗胫骨平台骨折 [J]. 中华关节外科杂志 (电子版), 2017, 11 (1): 24-28.

［6］郑占乐, 张飞, 何泽阳, 等. 双向牵引闭合复位微创治疗胫骨平台骨折的初步临床应用 [J]. 河北医科大学学报, 2015 (4): 491-492.

［7］闫晓丽, 杨娜, 宇文培之, 等. 五十期骨折微创学习班纪要 [J]. 中华创伤杂志, 2022 (4).

［8］尹英超, 王涛, 龙玉斌, 等. 2021 年度骨外科学领域重要研究进展 [J]. 中华医学信息导报, 2022, 37 (2): 13-14.

［9］张英泽. 胫骨平台骨折诊疗创新与发展再探索 [J]. 中华创伤骨科杂志, 2020, 22 (8): 662-664.

［10］郑占乐, 刘欢, 韩志杰, 等. 张氏塌陷骨块顶起套件的初步临床应用 [J]. 河北医科大学学报, 2018, 39 (4): 468-469.

［11］张英泽. 骨折顺势复位固定理论在创伤骨科中的应用 [J]. 中华创伤杂志, 2017, 33 (7): 577-580.

［12］郑占乐, 刘欢, 韩志杰, 等. 张氏切口在胫骨平台骨折治疗的初步应用 [J]. 河北医科大学学报, 2018, 39 (6): 728-730.

［13］张英泽. 凝心聚力、坚定不移走骨科创新与转化之路 [J]. 中华创伤骨科杂志, 2020, 22 (1): 1-2.

［14］郑占乐, 连晓东, 王博, 等. 经胫前隧道推顶复位胫骨平台塌陷骨折 [J]. 中华创伤骨科杂志, 2020, 22 (8): 693-697.

［15］郑占乐, 常恒瑞, 吕红芝, 等. 胫骨平台骨折张氏微创手术中研磨复位技术处理过度复位的临床研究 [J]. 中华老年骨科与康复电子杂志, 2017, 3 (3): 157-161.

［16］王娟, 周汇霖, 邢欣, 等. 张氏复位器克氏针撬压复位治疗胫骨髁间棘骨折 [J]. 中华创伤骨科杂志, 2019, 21 (5): 384-387.

第八章

双反牵引复位器治疗胫骨平台骨折

一、双反牵引复位器的发展历史

"双反牵引"这一朴素的力学方法早在千年之前就已经出现在人们的生活生产等许多领域。祖国医学的骨折治疗方法——"正骨八法"其精髓即通过人与人之间的对抗牵引纠正骨折重叠移位。张英泽教授经过多年反复临床试验,在全世界率先提出"双反牵引"这一术语和"双反牵引顺势复位"的理论,并根据这一理论发明了许多骨折复位的技术、复位工具和内固定物,获多项发明专利,发表多篇论文,并广泛应用于临床。

"双反牵引"最初是以软组织作为反牵引点,牵引力小,牵引力与下肢力线不一致,只能用于治疗股骨骨折。经张英泽教授团队30年的反复实验,突破了以软组织作为反牵引力点的瓶颈,发展到以骨骼为反牵引点,形成骨与骨之间的牵引力,此牵引力是软组织产生牵引力的数十倍,牵引力与下肢力线一致,符合肢体的机械轴线。其巧妙之处在于改变了古人双向对抗拔河式牵引,由单方向牵引产生两个方向相反的力,牵引力和反牵引力。

人类的全部智慧无一不源于实践,人类的全部智慧也无一不需要在实践中检验。张英泽教授从20世纪80年代到现在,历经四十余年,不断实践,不断创新,不断改良,最终突破瓶颈,战胜艰难险阻,"千淘万漉虽辛苦,吹尽狂沙始到金",实现了骨科医师的愿望——一名医生即可产生几人甚至十几人牵引力量的梦想。

微创是每一个患者的愿望,也是外科医生追求的目标。手术前没有实现骨折的正确复位,就不能实现真正的微创,闭合复位是骨折微创固定的前提。所以若想实现骨折的微创固定,必须要解决闭合复位这一重大难题,特别是关节内骨折和残肢病人的复位问题。常规牵引只能解决重叠移位,不能解决侧方移位、旋转移位、复位后保持等距不变以及维持力量均衡持续等重大复位难题。双反牵引复位器不但可以纠正短缩,而且可以解决侧方移位,还能恢复旋转移位,牵引力量大且持续均衡,等距不变。

理论源于实践,实践受理论指导,如此往复循环,既丰富了理论,又不断地指导和完善实践。经过四十多年的实践,张英泽教授完善了理论,首次提出了双反牵引顺势复位理论:①牵引力与肢体机械轴线一致;②顺应软组织和骨关节运动轨迹;③顺应机体生理学和生物学特性;④牵引力稳定、持续、均衡;⑤利用肌肉牵张力和周围软组织封套作用将牵引力转化为挤压及推顶力复位骨折;⑥减少对软组织的损伤和激惹。

中医的"正骨八法",即:"提、拉、旋、按、摇、挤、顶、推"在双反牵引复位器上均可实现,并且可以达到精准复位,对软组织的损伤和激惹最小,能恢复肌肉、肌腱和软组织的记忆功能。

张英泽教授和他的团队在20世纪80年代初就开始研究骨折闭合复位技术。当时内固定材料非常单一,骨折多是靠牵引维持复位至骨折愈合,故研发思路局限在以会阴区和大腿软组织提供反牵引力,以期得到长期持久的牵引。

经过不断改进推敲,顺势双反复位器的雏形终于在张英泽教授的脑海中初步成形。为了使之制造成产品,张英泽教授前往当时石家庄工艺水平极高的红星机械厂即石家庄飞机制造厂,制作了第一代双反牵引复位器。

第一代牵引复位器分为3种类型,其区别在于与会阴区的接触方式,第一种类型为以叉状结构与会阴区接触,由于接触面积小,很容易造成会阴区的压伤(图8-1);第二种类型为以全环状结构与会阴和大腿接触,对会阴区的压伤较第一种类型减轻,但患者仍无法长期忍受(图8-2);第三种类型对全环形结构压迫会阴区的问题进行了改进,制作成半环状结构,以顶压大腿为主,虽然解决了会阴区压迫问题,但出现了近端固定不牢,牵引不稳定,易出现牵引倾斜等问题(图8-3)。

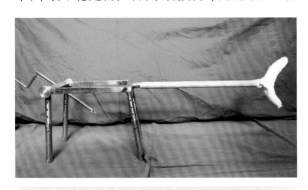

图8-1　第一代顺势牵引复位器叉型

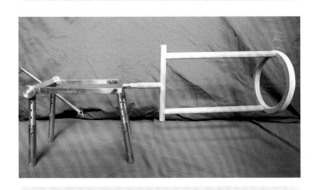

图8-2　第一代顺势牵引复位器全环型

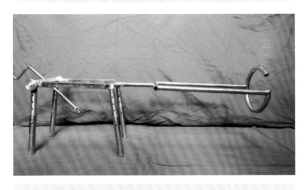

图8-3　第一代顺势牵引复位器半环型

第一代牵引复位器的特点:以弧形叉状、全环状和半环状结构作为会阴部的反牵引力来源,力量较大,可以完成复位,但牵引力与下肢机械轴线不一致,会阴部和大腿部的软组织易出现皮肤破溃的问题。由于当时的工艺和科技水平的限制,研究暂时停滞,但星星之火在张英泽教授心中已成燎原之势,他始终没有放弃对微创复位的求索。

时光荏苒,转眼进入21世纪,我国的骨折治疗从以闭合复位石膏夹板固定发展到以切开手术内固定为主,同时牵引床作为一种闭合复位的方式被广泛应用于临床。张英泽教授和他的团队在实际手术操作过程中不断总结摸索,在黎明前的黑暗中前进,终于看到了曙光,实现了质的飞跃——将会阴部的软组织作为反牵引力的支点改为由髂前上棘的骨质作为支点进行反牵引,这解决了困扰研究团队十余年的问题,突破了研究瓶颈。这样一来,不但牵引力符合下肢的机械轴线,而且力量较从前提高了几十倍。经反复实践,张英泽教授发现新的顺势双反牵引器具有以下特性:①符合长骨的机械轴线,同时也符合软组织的运行轨迹和软组织记忆;②对软组织的激惹减少;③符合机体的生理学和生物学特性;从而使"双反牵引复位器"发生了革命性变革,同时"顺势复位理论"也应运而生。张英泽教授和他的团队将这一理论应用于临床实践,经证实也确实达到了事半功倍的效果。此后,历时10年,陆续研发了第二代、第三代、第四代和第五代双反牵引复位器。

第二代牵引复位器特点:这一代牵引复位器是一个跨时代的进步,采用一个木制弯曲杆连接近端与远端,近端采用了一个叉状钢板与髂前上棘的骨质相连,解决了会阴部受压问题。木质弯曲杆材质轻盈便于安装,且不影响术中对骨折的透视效果(图8-4)。

第三代牵引复位器特点:将木质或金属连接杆改为碳纤维连接杆,在不影响透视的前提下为手术消毒提供了方便,同时增加环形侧方顶压复位杆,可在术中纠正微小的侧方移位(图8-5)。

第四代牵引复位器特点:近端牵引连接头改

为双关节万向连接头,可以与近端的叉状钢板以任意角度连接,提高了双反牵引的稳定性。同时牵引复位支架采用高度可调设计,方便在不同体型患者中的灵活应用(图8-6)。

第五代双反牵引复位器特点:连接杆为双杆式设计,提高了连接的稳定性,同时在一些需要观察投照骨折端细节的病例中,可避免连接杆与骨折端透视重叠影,适用于胫骨平台骨折和股骨髁上骨折等关节内骨折(图8-7)。

在双反牵引复位器的使用过程中,研究者发现在治疗严重骨质疏松骨折时会造成髂前上棘骨折。针对这一问题,张英泽教授团队研发了第六代双反牵引复位器(图8-8)。

第六代双反牵引复位器特点:与髂前上棘相连接的部分改为一个叉状直杆锁定器,有效地分散了应力,避免了髂前上棘的医源性骨折,可以用于各种骨质疏松患者。牵引复位架后方支架改为倾斜设计,并在支架上对称位置开槽,此设计便于调节后方牵引把手位置的高低,避免了术中牵引时尾端上扬角度过高的问题。

随着牵引复位器手术适应证的进一步扩大,为适应治疗胫腓骨中段骨折和上肢骨折的要求,研究者对第六代产品进行了进一步改良,推出了第七代双反牵引复位器。

第七代双反牵引复位器特点:可以应用到四肢所有长管状骨及关节内骨折的微创复位,可同时伸展、缩短和变换各种角度,是接近完美的一代产品(图8-9)。

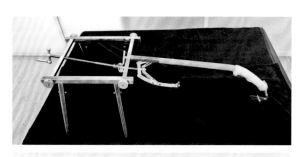

图8-4 第二代牵引复位器

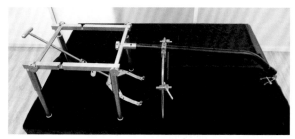

图8-5 第三代牵引复位器

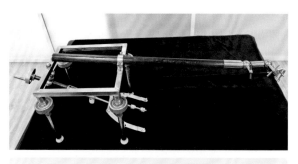

图8-6 第四代牵引复位器

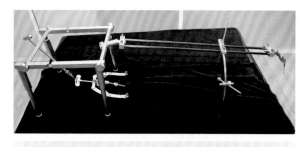

图8-7 第五代双反牵引复位器

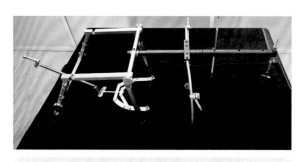

图8-8 第六代双反牵引复位器

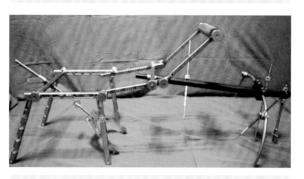

图8-9 第七代双反牵引复位器

第八代双反牵引复位器特点：纠正了既往牵引器只能斜向牵引的问题，牵引方向可以进行调节，使牵引方向与肢体力线更加一致（图8-10）。

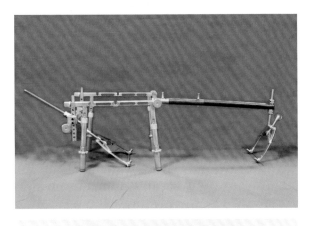

图8-10　第八代双反牵引复位器

二、双反牵引复位器微创治疗胫骨平台骨折

双反牵引复位器微创治疗胫骨平台骨折已超过500例，治疗效果可靠。手术结果证实该方法可以用于各种类型胫骨平台骨折，本部分将详细介绍各种类型胫骨平台骨折微创治疗的方法。

（一）双反牵引治疗胫骨平台骨折的手术时机

双反牵引复位器治疗胫骨平台骨折采用全程微创的手术方式，对于软组织是否肿胀要求不高，因此对于综合分型Ⅰ型和Ⅱ型（Schazker Ⅰ、Ⅱ、Ⅲ型）骨折患者，伤后肿胀往往不明显，可以在完善术前检查后即可进行手术。对于综合分型Ⅲ~Ⅵ型（Schazker Ⅳ、Ⅴ、Ⅵ型）骨折有时会存在皮肤张力性水疱及潜在皮肤脱套损伤等问题，只需等到复位和接骨板置入切口处的皮肤条件好转即可手术，术中要注意接骨板应跨越皮肤损伤区域，尽量不侵扰皮肤损伤区域。

（二）治疗原则

胫骨平台骨折综合分型可以指导临床治疗，具体治疗方法为：Ⅰ型骨折使用双反牵引复位器微创复位成功后采用外侧单接骨板微创固定；Ⅱ型骨折应先行撬拨复位腓骨后，再复位胫骨外侧骨折，采用外侧切口，采用单接骨板固定；Ⅲ型骨

折使用双反牵引复位器复位骨折后内侧微创切口采用单接骨板固定；Ⅳ型骨折使用双反牵引复位器复位骨折后进行双接骨板微创固定；Ⅴ型骨折经皮复位胫骨结节，使用螺钉接骨板固定；Ⅵ型骨折应用双反牵引复位器纠正力线，经皮复位后植骨，采用加长双接骨板微创固定。

根据骨折类型确定接骨板与膝关节间隙的距离：胫骨近端骨折粉碎但胫骨平台关节面骨折较轻，则接骨板放置在距关节间隙3~5mm的位置；单纯胫骨平台内侧髁大块骨折的患者则接骨板可距离关节间隙1~1.5cm；如果胫骨平台骨折波及胫腓骨中下段，则接骨板应距离关节间隙1~2cm。如果胫骨平台骨折块位于平台后外或后内侧，则接骨板的放置位置要尽量靠后，通过横向的锁定螺钉固定后侧骨块。

（三）综合分型Ⅰ型骨折微创治疗

综合分型Ⅰ型骨折为单纯外侧平台骨折，其治疗方法为微创复位塌陷骨折，小切口置入接骨板固定（图8-11）。

手术方法：在全身麻醉或椎管内麻醉下进行手术，患者取仰卧位，膝关节下垫软垫屈曲15°，于大腿近端上止血带。于患侧股骨髁上（髌骨上缘两横指处）、胫骨远端（踝穴上两横指处）分别穿入直径2.5mm或3.0mm克氏针各1枚，然后放置张力牵引弓，将两个牵引弓以碳素连接杆相连接。通过摇杆适当牵引胫骨远端牵引弓，实现双反牵引力，用手触摸胫前肌张力，当张力较大时使用C形臂X线机透视膝关节正侧位X线片。透视可见膝关节间隙明显增宽，提示双反牵引已产生效果，软组织形成铰链效应，复位能力进一步增强，可以部分恢复胫骨平台宽度，纠正部分下肢力线（图8-12）。

以5ml注射器针头从平台前外侧插入关节间隙，可以提示外侧平台骨折塌陷的位置；另外一枚注射器针头入针点选在远端骨折线以远1~2cm处的胫骨前内侧面，作为植骨通道（骨隧道）的起点。在起点处使用电钻夹持导针尾端，X线正、侧位透视下监测导针方向，使导针方向指向塌陷部位，继续植入导针（图8-13）。

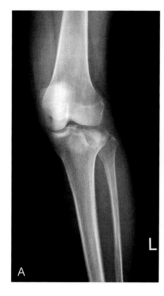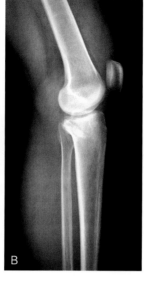

图 8-11 综合分型Ⅰ型骨折患者术前 X 线片
A. 正位片；B. 侧位片

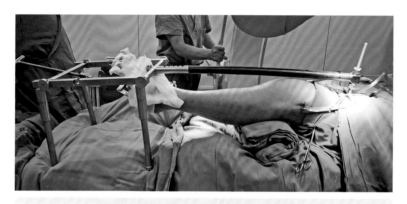

图 8-12 术中安装双反牵引复位器
牵引后部分复位胫骨平台宽度和纠正力线。

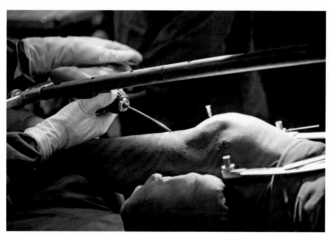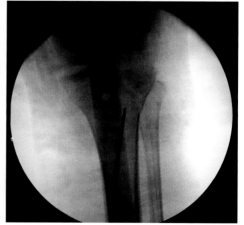

图 8-13 术中置入导针
透视下自胫骨结节下 3cm 胫骨内侧穿入直径 2.5mm 导向针 1 枚，导向针顶指向平台塌陷骨折块。

以导针尾端即露在皮肤外侧处为中心，行约2.0~2.5cm纵向切口，切口直达胫骨骨面，使用软组织保护套保护周围软组织，沿导向针方向应用环钻开窗（图8-14）或应用阶梯钻逐级扩髓至直径12~16mm（图8-15）（环钻与阶梯钻区别详见

第十章）。

将塌陷骨折块顶起器置入骨隧道内，调整顶起器方向使之指向塌陷骨块，以小锤轻轻敲击，将骨块顶起（图8-16、图8-17）。透视下见关节面平整后，取出顶起器，测量骨隧道长度（图8-18）。

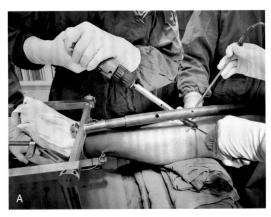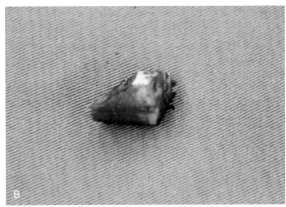

图8-14　应用环钻开窗
A. 应用环钻开窗；B. 环钻取下的胫骨皮质骨块。

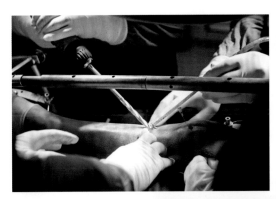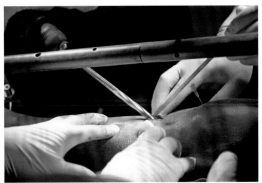

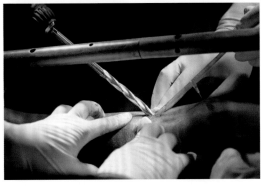

图8-15　应用阶梯钻逐级扩髓至直径12~16mm

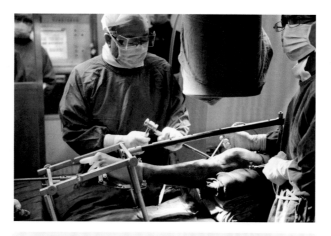

图 8-16 使用骨块顶起器多方向顶起塌陷骨块

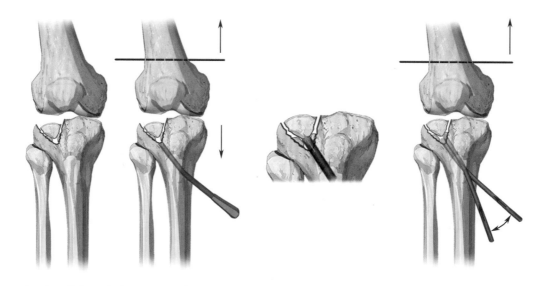

图 8-17 顶压复位法示意图

将骨折块顶起器置入骨隧道内,在术中透视下以小锤轻轻敲击,将塌陷骨折块完全顶起。

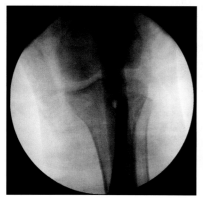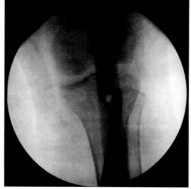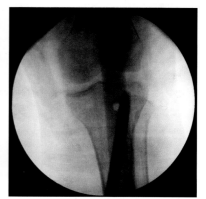

图 8-18 透视可见塌陷骨折块逐渐复位

根据测量结果,取患者对侧自体双皮质髂骨骨块。以 5ml 注射器针头定位于髂前上棘及其后侧宽约 4cm 处,沿两个针头间切开皮肤、皮下组织及浅筋膜,用骨膜剥离器钝性分离髂骨表面前侧和外侧组织,外侧剥离稍多,以纱布填塞止血。对于髂骨块的取出,建议行外侧半髂骨板取出术,保留髂骨内板,具体方法如下:以骨凿垂直于髂骨面取出前侧和外侧皮质骨骨条,而后从取骨处深

处继续取出一定量的碎骨块(图 8-19)。对于粉碎骨折,复位后形成的骨髓道比骨条宽大,可先植入碎骨块再植入双皮质自体髂骨支撑,最后将环钻取下的胫骨皮质骨块填补在原处,将骨隧道完全封闭(图 8-20)。对于骨髓道与双皮质自体髂骨一致的只须植入骨条,无须植入碎骨块。最后以顶棒再次敲击、打压植骨通道内骨质,进一步加强植骨后对关节面骨折的有效支撑。

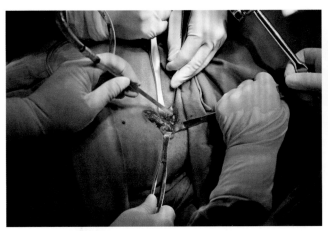
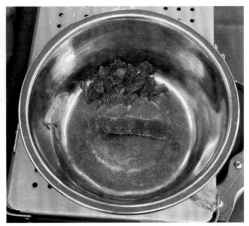

图 8-19　髂骨块取出的具体方法
以骨凿垂直于髂骨面取出带双侧皮质骨骨条,后从取骨处深处继续取出一定量的碎骨块。

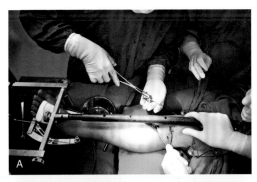
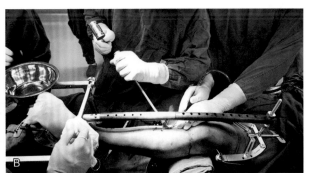
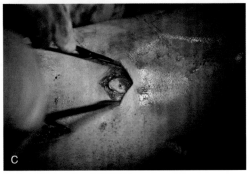

图 8-20　骨隧道的填充
A. 复位后形成的骨缺损先以碎骨块填入;B. 后使用双皮质自体髂骨支撑;C. 充分植骨后将环钻取下的胫骨皮质骨块填补在原处,将骨隧道完全封闭。

应用针头定位法，以5ml注射器针头平行刺入关节腔内确定膝关节平面，将接骨板在细针头下方放置于平台的皮外，用细针头经螺钉固定孔固定皮外接骨板，透视观察并调整接骨板位置（图8-21）。

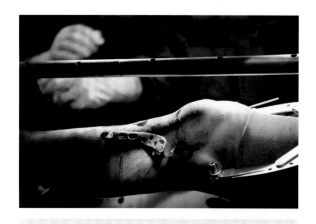

图8-21 确定接骨板位置

于膝外侧近端作2cm大小切口，根据接骨板长度于远端作一长约2cm切口，自近端切口逐层分离组织，暴露筋膜肌肉组织后直达骨面，以骨膜剥离器向远端作骨膜外剥离，剥离至远端并切开远端筋膜，形成接骨板放置通道。经皮穿入胫骨平台解剖型接骨板，首先以垂直方向自胫前肌与趾长伸肌之间插入，之后调整方向使接骨板放

置于胫骨与胫前肌趾长伸肌之间。

若此时胫骨平台宽度尚未恢复，则可应用加压螺栓经皮对平台骨块进行再次加压，使之恢复正常宽度。

待关节面及平台宽度恢复正常后，依次拧入接骨板上螺钉，需保证近端螺钉穿透固定植骨条，增强植骨稳定性。术中透视适当调整螺钉固定角度，保证关节面的平整程度并尽可能恢复胫骨平台宽度。

软垫保护足跟，使用锤子敲击足后跟加压，全范围活动膝关节，研磨膝关节，复位较小的关节内不平整。同时需要检查关节的稳定性，防止漏诊膝关节韧带损伤。最后使用关节镜检查关节面复位效果，并修复可能合并的半月板损伤（图8-22）。

（四）综合分型Ⅱ型骨折微创治疗

综合分型Ⅱ型骨折为外侧胫骨平台骨折合并腓骨头骨折。腓骨头与外侧胫骨平台之间由韧带和关节囊相连接，构成后外侧复合体。腓骨头会同胫骨平台骨折块一起移位，不复位腓骨头会造成胫骨平台复位困难。治疗关键在于对腓骨头骨折是否需要复位固定的判断。由于复位腓骨头对于外侧胫骨平台骨折复位具有重要意义，故在复位胫骨平台前首先要复位固定腓骨头骨折。

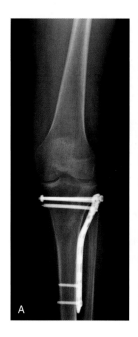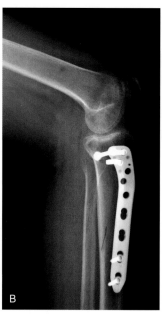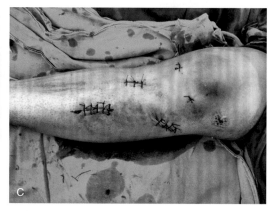

图8-22 患者术后显示膝关节外侧平台复位良好
A.术后X线正位片；B.术后X线侧位片；
C.术后切口大体相。

手术方法：患者取仰卧位（图 8-23）。首先在外踝处植入直径 2.5mm 或直径 3.0mm 弹性髓内钉，沿腓骨骨髓腔长轴将弹性钉一直植入到骨折端下缘。于患肢股骨髁上、胫骨远端处分别穿入克氏针各 1 枚，连接双反牵引复位器。适当牵引患侧小腿，透视可见关节间隙被牵开，且明显增宽。此时在透视引导下经皮向腓骨头内横行植入克氏针，向近端进行撬拨尝试复位腓骨头，反复调整后在透视下确认腓骨头已复位，后将弹性钉进一步敲入骨折近端以固定腓骨头，也可单纯撬拨腓骨头复位但不做固定（图 8-24）。

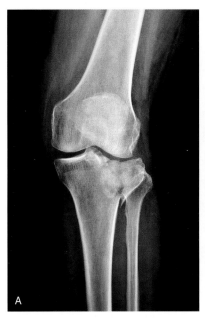 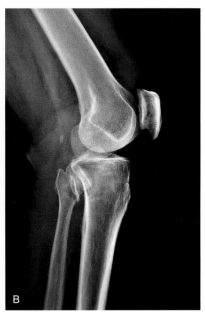

图 8-23　综合分型 Ⅱ 型骨折患者术前 X 线片
A. 正位片；B. 侧位片。

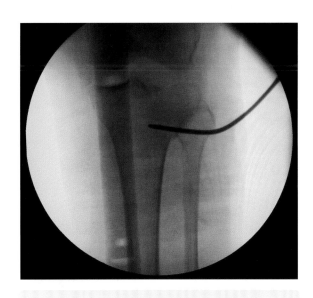

图 8-24　克氏针撬拨闭合复位腓骨头

透视下自胫骨结节下 3cm 处以指向塌陷骨块的方向植入直径 2.5mm 导向针 1 枚，导向针顶端至平台塌陷骨折块下约 1cm 处停止。再沿导向针方向应用环钻开窗或应用阶梯钻逐级扩髓至直径 12~16mm。

将塌陷骨折块顶起棒置入骨隧道内，调整力线方向，以小锤轻轻敲击，将骨块顶起。透视下见关节面平整后，取出顶起棒，测量骨隧道长度。根据测量结果取合适大小自体来源双皮质髂骨骨块及一定量的碎骨块，将双皮质髂骨骨块修剪至适当长度和直径。骨隧道内依次植入碎骨块、双皮质自体髂骨及环钻取下的胫骨皮质骨，将骨隧道完全封闭。骨髓道与双皮质自体髂骨一致的只需植入骨条，无需植入碎骨块。最后以顶棒再次敲击、打压骨隧道内骨质，进一步加强植骨后对关节面骨折的有效支撑。

应用针头定位法，以细针头平行刺入关节腔内确定关节平面，将接骨板在细针头下方放置于平台的皮外，用细针头固定接骨板，透视观察接骨板位置。于膝外侧近端做 2cm 大小切口，根据接骨板长短于远端做一长约 2cm 切口,自近端切口逐层分离组织,暴露筋膜肌肉组织后直达骨面,以骨膜剥离器向远端做骨膜外剥离,剥离至远端并切开远端筋膜,形成接骨板放置通道。经皮穿入胫骨平台解剖型接骨板,放置于胫骨外侧骨面与胫前肌之间。

若此时胫骨平台宽度尚未恢复,则可应用加压螺栓经皮加压平台骨块,使之恢复正常宽度。

待关节面及平台宽度恢复正常后,依次拧入接骨板上螺钉,其中应确保近端 1 枚螺钉穿透固定植骨条。术中透视确认关节面的平整程度和胫骨平台宽度。

以软垫保护足跟,使用锤子敲击足后跟加压,全范围活动膝关节研磨膝关节,可以复位较小的关节内不平整,同时检查关节的稳定性,防止漏诊膝关节韧带损伤。术中使用关节镜检查关节面复位效果。(图 8-25)

(五) 综合分型Ⅲ型骨折微创治疗

综合分型Ⅲ型骨折即胫骨内侧平台骨折。由于内侧骨折块受到内侧副韧带、缝匠肌、半腱肌和股薄肌向近端牵拉,其解剖位置相对固定,在术中牵引力的作用下,相对于外侧平台更易向近端移位,骨折块难以复位,故Ⅲ型骨折往往需要采用撬压复位法辅助复位。

手术方法:患者(图 8-26)取仰卧位。于患肢股骨髁上、胫骨远端处分别穿入直径 2.5mm 或直径 3.0mm 克氏针各 1 枚,放置自制的张力牵引弓,将两个牵引弓以双反牵引复位器连接。适当牵引患侧小腿,透视如见关节间隙明显增宽,则提示牵引力量足够,膝关节周围软组织张力增加,形成铰链效应,因此有较强的复位能力,有助于恢复胫骨平台宽度和复位小骨折块。

如果存在内侧平台与外侧平台之间的台阶状移位则可以使用撬压复位法对台阶状移位进行复位。用针头定位法确定关节间隙,进针位置于内侧骨折块近端。沿针头定位方向由外及内向关节腔内穿入 1 枚直径 3.0mm 克氏针,并将克氏针头端留于关节腔内。根据杠杆原理,以股骨外髁为支点,克氏针尾端为施力点,头端为受力点,撬拨复位胫骨内侧平台骨折块,使内外侧关节间隙一致,达到解剖复位要求。透视结果满意后,克氏针临时固定以维持复位(图 8-27)。

在透视下,自胫骨结节下 3cm 处向塌陷骨块的方向植入直径 2.5mm 导向针 1 枚,导向针顶端至平台塌陷骨折块下约 1cm 处停止。再沿导向针方向应用环钻开骨窗或应用阶梯钻逐级扩髓直至直径达 14~16mm。

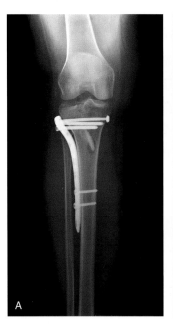
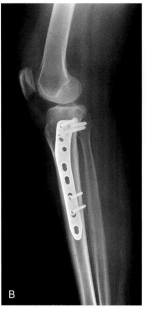
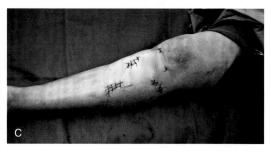

图 8-25 患者术后 X 线显示膝关节外侧平台复位良好
A. 术后 X 线正位片;B. 术后 X 线侧位片;
C. 术后切口大体相。

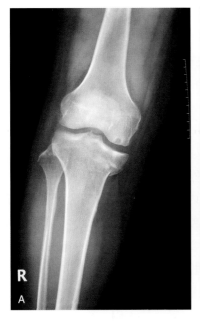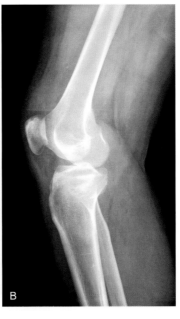

图 8-26　综合分型 Ⅲ 型骨折患者
术前 X 线片
A. 正位片；B. 侧位片。

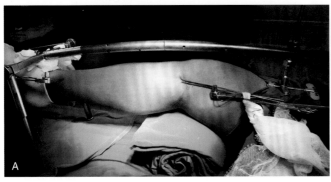

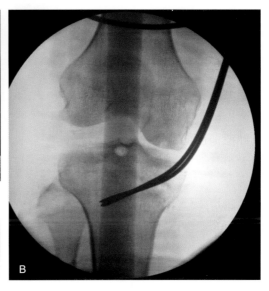

图 8-27　撬压复位法对台阶状移位进行复位
A. 于膝关节外侧关节间隙打入一枚 3.0mm 的克氏针，以膝关节外侧为支点进行撬拨；B. 术中透视可见膝关节内侧平台复位。

将塌陷骨折块顶起棒置入骨隧道内，调整力线方向，以小锤轻轻敲击，将骨块顶起。透视下见关节面平整后，取出顶起棒，测量骨隧道长度。根据测量结果取合适大小的自体双皮质髂骨骨块及一定量的碎骨块进行植骨（具体方法详见前述）。应用针头定位法，以细针头平行刺入关节腔内确定关节平面，将接骨板在细针头下方放置于平台的皮外，用细针头固定接骨板，透视观察并调整接骨板的位置。

于膝内侧近端做 2cm 大小切口，根据所选接骨板的长短，于远端行约 2cm 切口，自近端切口

暴露筋膜肌肉组织后，直达骨面，以骨膜剥离器向远端作骨膜外剥离，剥离至远端后，切开远端筋膜，形成接骨板放置通道。经皮置入胫骨平台解剖型接骨板。若此时胫骨平台宽度尚未恢复，则可应用加压螺栓经皮加压平台骨块，使之恢复正常宽度。

待关节面及平台宽度恢复正常后，依次拧入拉力或锁定螺钉，其中应确保近端 2 枚螺钉穿透并固定植骨条。术中透视确定关节面的平整程度和胫骨平台宽度。以软垫保护足跟，使用锤子敲击足后跟加压，全范围活动膝关节研磨膝关

节,复位较小的关节内不平整,同时应仔细检查关节的稳定性,防止漏诊膝关节韧带损伤。术中使用关节镜检查关节面复位效果(图8-28)。

(六)综合分型Ⅳ型骨折微创治疗

综合分型Ⅳ型骨折即双侧平台骨折。对于这种骨折类型,均需双接骨板固定,获得平衡固定,才能得到较好的固定效果。

手术方法:患者(图8-29)取仰卧位。于患肢股骨髁上、胫骨远端处分别穿入直径2.5mm或直径3.0mm克氏针各1枚,分别放置张力牵引弓,连接张氏双反牵引复位器。

转动扳手牵引患侧胫骨远端牵引弓产生双反牵引力,透视可见关节间隙明显增宽,力线基本

恢复正常。此时需仔细观察骨折塌陷位置位于外侧、内侧还是双侧。如果单纯存在内侧塌陷,则在胫骨结节下3cm偏外的胫骨面上开口,建立植骨隧道并使用顶棒将内侧塌陷骨块顶起;如果单纯存在外侧平台骨折塌陷,则在胫骨结节下3cm偏内侧建立指向外侧的骨隧道,使用顶棒向外侧顶起;如果存在双侧塌陷,则在胫骨结节下方3cm处建立两个骨隧道,一个指向外侧塌陷平台,一个指向内侧塌陷平台。复位完成后透视见关节面平整,力线恢复,取出顶起棒,测量两个骨隧道的长度。根据测量结果取合适大小自体双皮质髂骨骨块及一定量的碎骨块,将髂骨骨块修剪为两段。于骨隧道内依次植入碎骨块、双皮质自体髂骨,

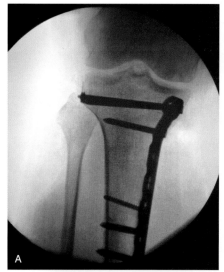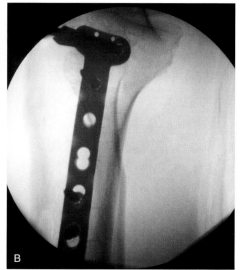
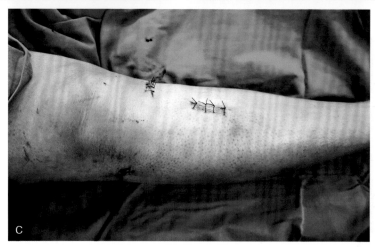

图8-28 患者术后X线片显示膝关节内侧平台复位良好
A. 正位片;B. 侧位片;C. 术后切口大体相。

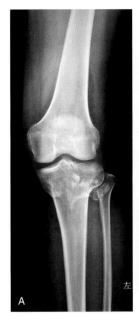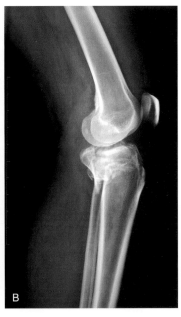

图 8-29　综合分型Ⅳ型骨折患者术前 X 线片
患者男性,37 岁,术前 X 线片显示胫骨双侧平台骨折,综合分型Ⅳ型。A. 正位片;B. 侧位片。

最后以环钻取下的胫骨皮质骨将骨隧道完全封闭。最后以顶棒再次敲击、打压植骨通道内骨质,进一步加强植骨后对关节面骨折的有效支撑。

应用针头定位法,以细针头平行刺入关节腔内确定关节平面,将接骨板在细针头下方放置于平台的皮外,用细针头固定接骨板,透视观察并随时调整接骨板位置。于膝外侧和膝内侧近端分别做 2cm 大小切口,根据所选接骨板的长短于远端行约 2cm 切口,自近端切口切开筋膜肌肉组织后,以骨膜剥离器向远端做骨膜外剥离,剥离至远端后,切开远端筋膜,形成接骨板放置通道。

经皮穿入胫骨平台解剖形接骨板。若此时胫骨平台宽度尚未恢复,则可应用加压螺栓穿过两块接骨板的合适位置钉孔,对增宽的平台进行加压,使平台恢复正常宽度。待关节面及平台宽度恢复正常后,依次拧入接骨板螺钉,其中应确保近端 2 枚螺钉穿透固定植骨条。术中透视确定关节面的平整程度和胫骨平台宽度。以软垫保护足跟,使用锤子敲击足后跟加压,全范围活动膝关节研磨膝关节,复位较小的关节内不平整,同时检查关节的稳定性,防止漏诊膝关节韧带损伤。术中使用关节镜检查关节面复位效果(图 8-30)。

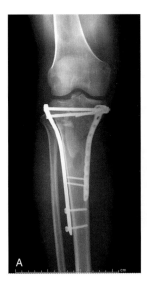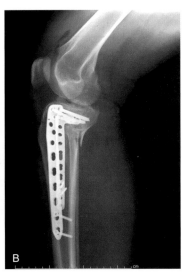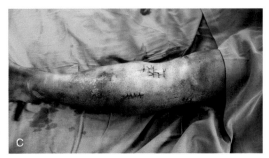

图 8-30　患者术后 X 线片显示膝关节内外侧平台复位良好
A. 术后 X 线正位片;B. 术后 X 线侧位片;C. 术后大体相。

（七）综合分型Ⅴ型骨折微创治疗

综合分型Ⅴ型骨折即为同时合并胫骨结节骨折的胫骨平台骨折，需要在平台塌陷骨折复位后对胫骨结节骨折进行复位固定。

手术方法：患者（图8-31）取仰卧位。于患肢股骨髁上、胫骨远端处分别穿入直径2.5mm或直径3.0mm克氏针各1枚，放置张力性张力牵引弓，将两个牵引弓以双反牵引复位器连接。

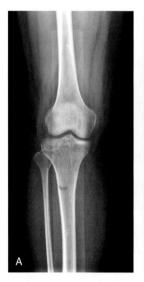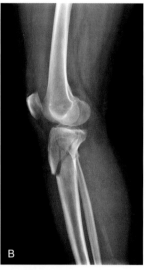

图8-31 综合分型Ⅴ型骨折患者
患者，男性，40岁，术前X线片显示胫骨平台合并胫骨结节骨折，为综合分型Ⅴ型。A. 术前X线正位片；B. 术前X线侧位片。

适当牵引患侧小腿，透视见关节面牵开应明显增宽，提示牵引力量足够，软组织铰链复位能力增强，有助于恢复胫骨平台宽度和小骨折块复位。通过手法或克氏针撬拨在透视下复位胫骨结节，待胫骨结节复位后，在胫骨内侧面做骨窗，形成骨隧道，隧道方向指向胫骨平台塌陷骨块。将塌陷骨折块顶起器置入骨隧道内，调整力线方向，以小锤轻轻敲击，将骨块顶起。透视下见关节面平整后，取出顶起器，测量骨隧道长度。根据测量结果取合适大小的自体双皮质髂骨骨块及一定量的碎骨块进行植骨（具体方法详见前述）。

膝关节正侧位X线片确认胫骨平台复位质量，如复位有变化可再次通过克氏针撬拨胫骨结

节，复位后使用微型接骨板或螺钉固定，或将胫骨平台解剖接骨板向前放置，使前侧螺钉固定胫骨结节骨折。

以软垫保护足跟，使用锤子敲击足后跟加压，全范围活动膝关节研磨膝关节，复位较小的关节内不平整，同时检查关节的稳定性，防止漏诊膝关节韧带损伤。术中使用关节镜检查关节面的复位效果（图8-32）。

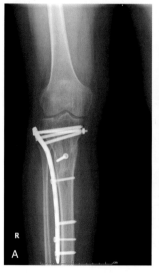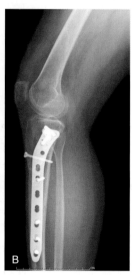

图8-32 胫骨结节复位后使用螺钉固定
术后X线片显示胫骨平台及胫骨结节固定牢固；A. 术后X线正侧位；B. 术后X线侧位片。

（八）综合分型Ⅵ型骨折微创治疗

综合分型Ⅵ型骨折即为胫骨平台骨折合并胫骨干骨折，这种骨折多为严重暴力导致的骨折，往往合并有严重的软组织损伤，需要高度重视术后感染风险。

手术方法：患者（图8-33）取仰卧位。于患肢股骨髁上、胫骨远端处分别穿入直径2.5mm或直径3.0mm克氏针各1枚，放置自制的张力牵引弓，将两个牵引弓以张氏双反牵引复位器连接。

适当牵引患侧小腿，透视见关节间隙明显增宽，提示牵引力量足够，软组织铰链复位能力增强，有助于恢复胫骨平台宽度和小骨折块复位，透视下自胫骨结节下3cm处以指向塌陷骨块的

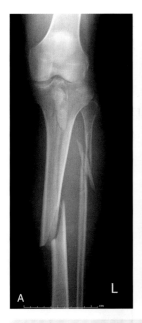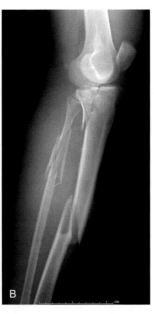

图 8-33 综合分型Ⅵ型骨折患者术前 X 线片
患者,男性,40 岁,术前 X 线片显示胫骨平台骨折合并胫骨干骨折,为综合分型Ⅵ型。A. 正位片;B. 侧位片。

方向植入直径 2.5mm 导向针,如单侧塌陷植入一枚导针,如为双侧塌陷植入两枚导针,导向针顶端至平台塌陷骨折块下约 1cm 处停止。再沿导向针方向应用环钻开窗或应用阶梯钻逐级扩髓至直径 14~16mm。将塌陷骨折块顶起棒置入骨隧道内,调整力线方向,以小锤轻轻敲击,将骨块顶起。透视下见关节面平整后,测量骨隧道长度。根据测量结果取合适大小自体双皮质髂骨骨块及一定量的碎骨块进行植骨(具体方法详见前述)。应用针头定位法,以细针头平行刺入关节腔内确定关节平面,将接骨板在细针头下方放置于平台的皮外,用细针头固定接骨板,透视观察接骨板位置。

于膝外侧和内侧近端做长约 2cm 的切口,使用超长接骨板同时固定胫骨平台和胫骨干骨折,根据接骨板长度于远端做一 2cm 切口,自远端切口暴露筋膜、肌肉组织后,显露骨质。在近端切口以骨膜剥离器向远端做骨膜外剥离,剥离至远端后,切开筋膜,形成接骨板放置通道。经皮穿入胫骨平台解剖型接骨板。若此时胫骨平台宽度尚未恢复,则可应用加压螺栓经皮加压平台骨

块,使之恢复正常宽度。

待关节面及平台宽度恢复正常后,依次拧入接骨板螺钉,其中应确保近端 1 枚螺钉穿透固定植骨条。术中透视确定关节面的平整程度和胫骨平台宽度。以软垫保护足跟,使用锤子敲击足后跟加压,全范围活动膝关节研磨膝关节,复位较小的关节内不平整,同时检查关节的稳定性,防止漏诊可能合并的膝关节韧带损伤。术中使用关节镜检查关节面复位效果,并对可能合并的半月板、韧带损伤进行修复(图 8-34)。

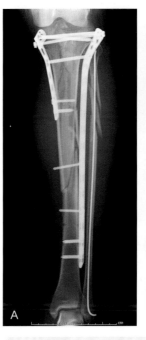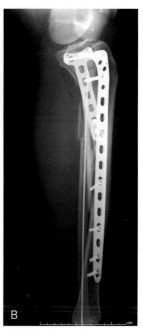

图 8-34 术后 X 线片显示胫骨平台及胫骨干固定牢固
A. 正位片;B. 侧位片。

三、胫骨平台骨折微创手术技巧

(一) 双反牵引器使用注意事项

1. 安装双反牵引器前需将膝关节垫高,将软垫放置于胫骨近端,切勿放置于膝关节或股骨髁处(图 8-35)。

2. 安装牵引弓时,要将牵引弓放置于足心处,而不是足背处。牵引方向要顺应下肢纵轴,不应有内外翻(图 8-36)。同时牵引弓出现内外旋转时,可以通过调整牵引弓与床面的角度来纠

正下肢的内外旋,这样才能实现平衡牵引以保证骨折块有效复位。牵引弓出现内外旋转时,可将无菌纱布绑于牵引弓上,来调整牵引弓与床面的角度来纠正下肢的内外旋(图 8-37)。

3. 牵引必须是踝上牵引,不能做跟骨牵引。踝上牵引时只跨过膝关节,而使用跟骨牵引则会跨过踝关节和膝关节两个关节,这样会使牵引力量会大大减小(图 8-38)。

4. 安装双反牵引器后,透视可见膝关节间隙明显增宽,提示双反牵引已产生效果;膝关节间隙未变宽,提示牵引力量不足(图 8-39)。

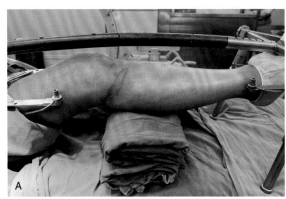 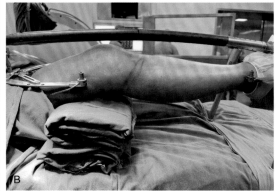

图 8-35 软垫放置方法
软垫应放置于胫骨近端,切勿放置于膝关节或股骨髁处。A. 正确操作:软垫放置于胫骨近端;
B. 错误操作:软垫放置于膝关节或股骨髁处。

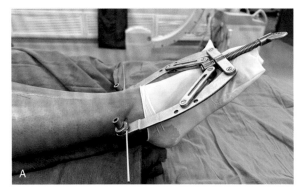 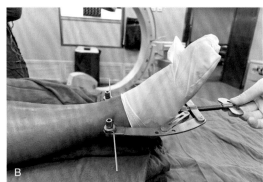

图 8-36 安装牵引弓
牵引弓放置于足心处,而不是足背处。
A. 错误操作:牵引弓放置于足背处。B. 正确操作:牵引弓放置于足心处。

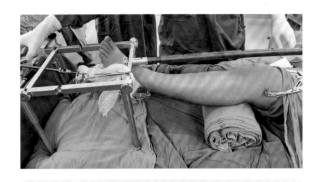

图 8-37　调整牵引弓
牵引弓出现内外旋转时,可将无菌纱布绑于
牵引弓上,来调整牵引弓与床面的角度。

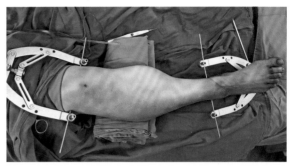

图 8-38　踝上牵引
于患侧股骨髁上(髌骨上缘两横指处)、胫骨远端(踝穴
上两横指处)分别穿入直径 2.5mm 克氏针各 1 枚。

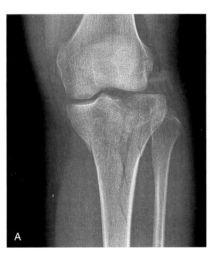

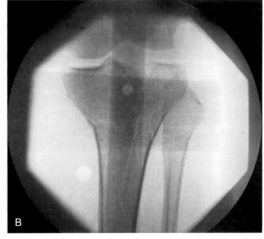

图 8-39　安装双反牵引器前后对比
A. 牵引前;B. 牵引后。

（二）双接骨板固定

外侧板的远端须固定 2~3 个孔,胫骨平台粉碎骨折或综合分型 V 型合并胫骨干骨折也可固定多个孔。在远端先固定可防止接骨板在使用螺栓加压时向远端滑移(图 8-40)。

（三）钻入加压螺栓前

在钻入加压螺栓前,锁定钻钻入位置合适后,先从外侧接骨板近端其他锁定孔内打入一枚螺钉临时固定后再将锁定钻撤出。防止加压螺栓拧入时找不到原来的钻孔(图 8-41)。螺栓进入钉孔准备加压前要将临时固定的螺钉取出,便于加压。

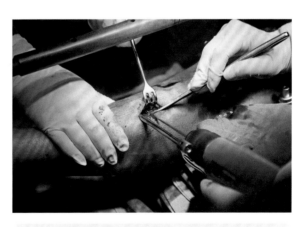

图 8-40　双接骨板固定
远端先固定 2~3 个孔可防止接骨板在使用螺栓
加压时向远端滑移。

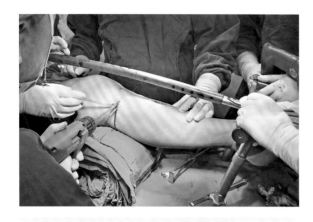

图 8-41 钻入加压螺栓前的操作

在钻入加压螺栓前,锁定钻钻入位置合适后,先从外侧接骨板近端其他锁定孔内打入一枚螺钉临时固定后再将锁定钻撤出。

(四) 加压螺栓进行加压

选择合适长度的加压螺栓对胫骨平台进行加压。测深尺测量深度后,首先观察接骨板与骨之间的距离,一般接骨板与骨之间有 0.5~1cm 的间隙,骨折块之间的间隙一般有 2~5mm,因此需要将这两个间隙相加来估算加压长度,最终加压螺栓长度等于实际测量值减去加压长度。例如:测深尺测量为 95mm,两间隙相加为 10mm,那么可选择 85mm 的加压螺栓。这样才能保证有效加压,使变宽的平台变窄,使骨折块挤压紧密(图 8-42)。

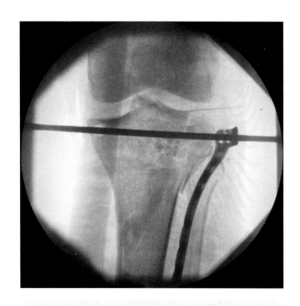

图 8-42 加压螺栓长度的测量

无论是内侧板还是外侧板在拧远端螺钉时不要将接骨板紧贴骨面,要留 2~5mm 的距离,近端加压螺栓加压完毕后再将远端螺钉拧紧,以防两端力量不均衡导致加压螺栓断开。

(五) 合并后内外侧骨折

如果合并有后外侧骨折,外侧接骨板位置要偏后以固定后外侧骨折块。如果合并有后内侧骨折,则内侧接骨板放置要稍向后以固定后内侧骨折块(图 8-43)。无须使用 3 个或 4 个接骨板,也无须使用其他形状的接骨板。

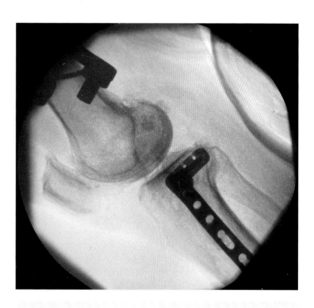

图 8-43 后外侧骨块的固定

(六) 针头定位法确定接骨板位置

先将一枚针头刺入接骨板近端孔内,如刺入为骨头,说明接骨板位置不偏后(图 8-44)。打入近端螺钉时应斜向对侧的前方,而不能斜向后方,以免损伤腘动脉及胫神经。

(七) 治疗综合分型 V 型骨折

治疗综合分型 V 型骨折即胫骨结节移位型胫骨平台骨折时,双反牵引器的牵引力量不要过大,牵引力量过大会使股四头肌过度牵张,导致胫骨结节骨块翻转更加严重(图 8-45)。术中,助手应使用工具将翻转的骨折片固定,使用螺钉或微型接骨板将胫骨结节单独固定(图 8-46)。

（八）插入接骨板

外侧插入接骨板时可不用骨膜剥离器进行剥离，将接骨板与外侧骨面垂直方向插入（图 8-47），通过胫前肌与趾长伸肌下方顺着骨膜推至远端切口。内侧插入接骨板时因有鹅足肌腱阻挡需要使用骨膜剥离器进行剥离。

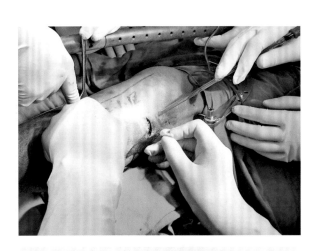

图 8-44 针头定位法确定接骨板位置
先将一枚针头刺入接骨板近端孔内，如刺入为骨头，说明接骨板位置不偏后。

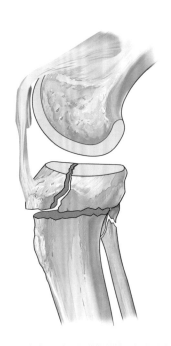

图 8-45 综合分型 Ⅴ 型骨折的牵引
牵引力量过大会使股四头肌过牵，导致胫骨结节骨块翻转更加严重。

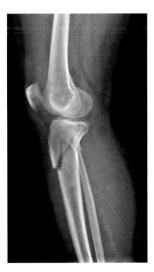
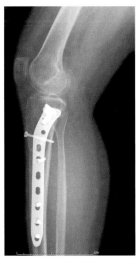

图 8-46 使用螺钉或微型接骨板将胫骨结节单独固定

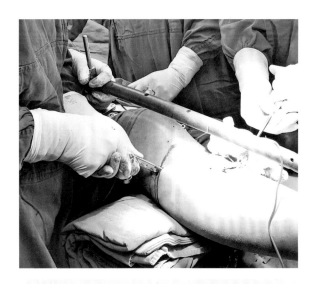

图 8-47 将接骨板与外侧骨面垂直方向插入

参考文献

[1] 张英泽. 胫骨平台骨折微创治疗策略与进展 [J]. 中华创伤骨科杂志, 2017, 19 (10): 829-832.

[2] ZHANG Y Z. Minimally Invasive Reduction and Fixation in Orthopedic Trauma [J]. Chin Med J (Engl), 2016, 129 (21): 2521-2523.

[3] 常恒瑞, 于沂阳, 邢欣, 等. 顺势牵引微创治疗胫骨平台骨折 [J]. 中华关节外科杂志 (电子版), 2017, 11 (1): 24-28.

[4] 郑占乐, 张飞, 何泽阳, 等. 双向牵引闭合复位微创治疗胫骨平台骨折的初步临床应用 [J]. 河北医科大学学报, 2015 (4): 491-492.

[5] 张英泽. 胫骨平台骨折诊疗创新与发展再探索 [J]. 中华创伤骨科杂志, 2020, 22 (8): 662-664.

[6] 郑占乐, 刘欢, 韩志杰, 等. 张氏塌陷骨块顶起套件的初步临床应用 [J]. 河北医科大学学报, 2018, 39 (4): 468-469.

[7] 张英泽. 骨折顺势复位固定理论在创伤骨科中的应用 [J]. 中华创伤杂志, 2017, 33 (7): 577-580.

[8] 郑占乐, 刘欢, 韩志杰, 等. 张氏切口在胫骨平台骨折治疗的初步应用 [J]. 河北医科大学学报, 2018, 39 (6): 728-730.

[9] 郑占乐, 连晓东, 王博, 等. 经胫前隧道推顶复位胫骨平台塌陷骨折 [J]. 中华创伤骨科杂志, 2020, 22 (8): 693-697.

[10] 郑占乐, 常恒瑞, 吕红芝, 等. 胫骨平台骨折张氏微创手术中研磨复位技术处理过度复位的临床研究 [J]. 中华老年骨科与康复电子杂志, 2017, 3 (3): 157-161.

第九章

自断式加压螺栓在胫骨平台骨折治疗中的应用

胫骨平台增宽是胫骨平台骨折常见并发症之一，胫骨平台增宽会导致膝关节股骨髁部关节面同胫骨平台关节面的匹配性差，进而引起膝关节疼痛、关节不稳并影响膝关节的远期功能。其发生原因包括：①游离骨折块、韧带、半月板等软组织嵌插于骨折线间隙，术中未能将骨折线间隙中的组织完全复位就进行固定，导致平台宽度增加；②胫骨平台骨折后，一侧或双侧的平台骨折块塌陷或旋转移位，皮肤外加压或常规拉力螺钉加压力量不足，无法恢复平台宽度；③术中植骨操作时缺乏有效牵引，不能维持膝关节周围软组织张力，或植骨量过大，使得髓内打压植骨时胫骨平台出现分离移位，宽度增宽；④术中虽然恢复了胫骨平台宽度，但由于固定不牢固，在术后功能锻炼时发生复位丢失或内固定失败，出现胫骨平台增宽甚至塌陷；⑤术中复位过程中没有使用牵引或牵引力量太小，在复位塌陷骨折块时导致胫骨平台变宽。荣国威发现胫骨平台增宽超过 4mm 或向外移位超过 8mm 均会造成胫骨的机械轴相对于股骨的机械轴向外侧平移，从而改变内侧平台和外侧平台负荷，并加速关节软骨的磨损，使得膝关节创伤性关节炎发病率增高，预后较差。Lefkoe 通过动物实验发现，胫骨平台关节面存在 3mm 以内的增宽或非解剖复位，不会对其修复造成影响。Brown 通过压敏器实验发现，当胫骨平台关节面移位达到 3mm 时，其压力将增加 75%，而压力载荷升高将激发软骨细胞凋亡，导致膝关节骨性关节炎的发生。由此可见，胫骨平台关节面增宽不能超过 3mm，否则会影响

膝关节功能，必须通过手术进行纠正。

目前常用的纠正胫骨平台增宽的方法是：手术时经皮肤使用点状复位钳进行钳夹复位，然后置入拉力螺钉，借助骨折线两侧不同的孔径对骨折块进行加压，恢复平台宽度（图 9-1）。该方法属于皮肤外加压的一种，其效果却常常不尽如人意，首先，使用点状复位钳对增宽的胫骨平台关节面进行钳夹复位时，容易将较薄的骨块夹成粉碎，从而失去有效固定的骨质条件。其次，经皮肤外进行加压时会对加压局部的皮肤组织造成损伤，有出现皮肤坏死的可能。而单纯借助拉力螺钉加压，加压力量小且对粉碎状骨折块的固定效果差，难以有效恢复胫骨平台的宽度。即便术中勉强恢复了胫骨平台的宽度，其固定强度也不足以支持患者早期进行膝关节功能锻炼。为了有效解决胫骨平台骨折之后平台关节面增宽的问题，我们术中使用双反牵引复位器以提供持续有效的双向牵引力，通过专用器械对移位平台骨折块进行顶压，以此间接复位胫骨平台骨折并恢复胫骨平台的正常宽度，然后应用加压螺栓联合接骨板固定治疗胫骨平台骨折，很好地解决了胫骨平台骨折后关节面增宽的问题，此固定方式固定效果确切，可以允许患者术后早期进行康复训练，最大限度恢复膝关节功能。螺栓加压的优点是将皮肤外加压改为骨内加压，不会对加压处的皮肤造成压迫，而且加压力量大，不仅能恢复胫骨平台正常宽度，还使得骨块与骨块间挤压得更加紧密，保证膝关节屈伸活动时平台宽度不丢失。

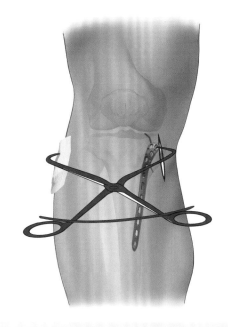

图 9-1　用点状复位钳钳夹复位以恢复平台宽度

螺栓在骨科临床中应用已久,是对骨骼及关节加压最有效的方法之一,应用范围非常广泛。笔者曾应用加压螺栓微创治疗跟骨骨折,有效恢复了跟骨体的宽度,取得了良好的临床疗效。马耀应用自制套筒式加压螺栓治疗 27 例复杂踝关节骨折,加压效果明显,可以很好地恢复下胫腓关节的宽度,但是这种螺栓手术操作较为烦琐复杂,栓钉和栓帽在术中对准困难,延长了手术时间。吴海河应用螺栓和解剖接骨板治疗 26 例粉碎胫骨平台骨折,优良率达 96.2%,不足之处是术中复位之后需要将螺栓松开再进行接骨板固定,有骨折再次移位的风险。沈州应用可调式栓钉治疗 43 例股骨髁上及髁间骨折,优良率为 88%,固定效果坚强可靠。

既往螺栓存在的主要缺点包括:①普通螺栓直径较粗且长度规格单一,骨科医生不能根据自己的意愿确定螺栓留存长度。完成加压操作之后无法剪短栓钉,应用非常不方便。部分术者尝试应用大力剪剪断多余的栓钉,但需要留下约 10mm 甚至更长的残端,存在残端残留过长、刺激周围软组织的缺点,为避免软组织激惹常常需要部分退出栓钉,造成加压效果丧失且固定效

果差;②套筒式加压螺栓可以不必剪断栓钉尾部,很好地解决了因钉尾残留过长而刺激软组织的问题,但存在术中操作烦琐,并且需要专用器械完成手术的缺点,应用不方便。为了发挥螺栓加压确切、固定效果牢靠的优点,同时又需要有效避免栓钉规格单一及栓钉尾端留存过长所致的一系列并发症,笔者团队发明了自断式加压螺栓。自断式加压螺栓有不同的长度规格,可以根据胫骨平台宽度选择合适长度的螺栓,应用过程中不需要特殊器械,独有的"易断槽"设计使得螺栓在完成加压操作之后,徒手便可将栓钉过长部分折断,操作十分简便。

一、自断式加压螺栓手术器械介绍

(一)自断加压螺栓

由栓钉和栓帽两部分构成,特点是:①栓钉有不同的长度规格(70~120mm),可以根据需要选择合适长度的栓钉;②栓钉一侧为带螺纹设计,另一侧光滑无螺纹。将栓帽套在螺纹一侧后,栓钉及栓帽同时旋紧即可完成骨折端的加压,恢复增宽的关节面,操作简便;③栓钉上带有"易断槽"设计,不需要特殊器械,徒手即可从"易断槽"处轻易折断栓钉,折断后钉尾同栓帽平齐,不会激惹周围软组织而引起疼痛甚至破溃。(图 9-2、图 9-3)

(二)空心改锥

空心改锥可与自断加压螺栓配套使用的。其特点为:①改锥一端为外六角设计,与螺栓的栓帽相匹配,栓帽可以嵌入空心改锥内,用力加压时不会出现滑丝现象;②改锥呈空心设计,当应用改锥折断自断加压螺栓时,折断部分可以从改锥尾端掉出体外,有效避免了折断部分掉落入术区而增加手术操作时间;③改锥中部带有刻度槽设计,通过刻度槽可以观察到自断加压螺栓拧入的深度。当栓钉尖与"0"相重合时,说明栓帽刚好全部滑过易断槽,可以折断加压螺栓,折断后钉尾同栓帽刚好平齐(图 9-4)。

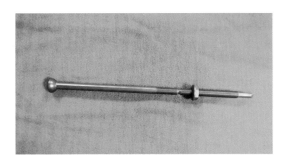

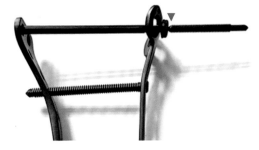

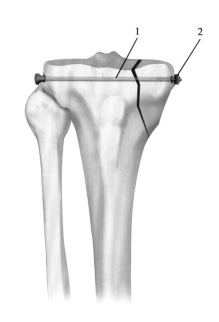

图 9-2　自断式加压螺栓
红色标注为易断槽。

图 9-3　自断式加压螺栓的使用状态示意图
1. 加压螺栓；2. 加压螺帽。

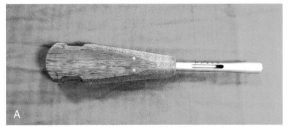

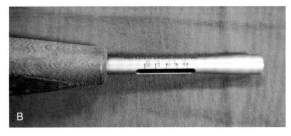

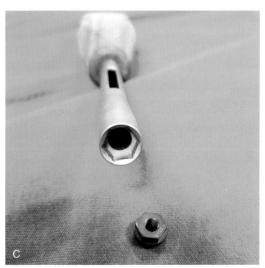

图 9-4　空心改锥
A. 空心改锥；B. 空心改锥刻度槽；C. 改锥一端为外六角设计，与螺栓的栓帽相匹配。

二、自断式加压螺栓规格

根据直径不同，自断式加压螺栓有 3.5mm 和 5.0mm 两种规格。5.0mm 加压螺栓常应用于股骨远端、股骨髁部及胫骨平台部位的加压固定。3.5mm 加压螺栓常应用于长骨骨干、胫骨远端、踝关节及跟骨部位的加压固定。

三、胫骨平台宽度的恢复策略与自断式加压螺栓固定胫骨平台骨折的优点

胫骨平台骨折往往伴有胫骨平台的增宽，特别是 Schatzker Ⅳ～Ⅵ型平台骨折。既往研究表明，胫骨平台增宽 3mm 会影响膝关节的功能，因

此,恢复胫骨平台正常宽度是胫骨平台骨折复位的重要目标之一。应用双反牵引复位器可以实现微创甚至闭合复位胫骨平台骨折和恢复胫骨平台宽度。单纯劈裂型胫骨平台骨折一般仅需将劈裂的骨折块复位即可恢复胫骨平台的宽度,应用双反牵引技术可以使膝关节周围软组织紧张,依靠膝关节周围韧带和关节囊牵拉挤压胫骨平台劈裂骨折块,使其间接复位。单纯劈裂型胫骨平台骨折大多可以实现闭合复位。而劈裂塌陷型胫骨平台骨折,尤其是骨折块粉碎者,需要先在双反牵引持续作用下,在骨折线远端应用阶梯钻或环形钻建立骨性隧道,随后在骨性隧道中应用顶起复位器将塌陷的骨折块顶压复位,塌陷骨折块复位后,劈裂骨折块常可以在膝关节周围软组织的牵拉作用下自动复位,从而恢复胫骨平台的宽度。

胫骨平台宽度恢复之后需要进行坚强固定以维持复位。对于粉碎性骨折,单纯使用普通螺钉或锁定螺钉固定效果差,术后需要应用石膏或支具保护以避免二次移位。加压螺栓可以从骨骼两侧给予相对方向的挤压力,将普通螺钉的一侧固定力转变为双侧加压力,更符合力学固定原理,使得骨折块与骨折块之间紧密挤压,一方面可以减少骨折块之间的微动,有利于骨折愈合;另一方面加压螺栓固定后,骨折块与骨折块之间紧密挤压,可以允许患者术后早期进行膝关节的功能锻炼,不需要石膏或支具保护,可以最大限度恢复膝关节功能。

四、自断式加压螺栓使用方法及注意事项

1. 首先借助双反牵引复位器于膝关节两侧给予持续双反牵引力,通过顶压复位技术复位胫骨平台骨折块并恢复胫骨平台宽度,部分患者平台宽度经牵引和顶压复位后不能完全恢复的,可以通过自断式加压螺栓对平台进行加压后恢复。

2. 确定正确的加压螺栓应用方式 自断加压螺栓有3种应用方式:①点状加压:自断式加压螺栓单独应用,对骨折进行"点状加压",该方式应用范围较窄,仅适用于独立小骨折块的加压;

②单平面加压:自断式加压螺栓联合单侧接骨板进行"单平面加压"(图9-5),即通过加压螺栓对单侧接骨板进行加压固定,适合用于Schatzker Ⅰ~Ⅳ型简单的单侧胫骨平台骨折增宽的患者;③双平面加压:自断式加压螺栓联合双侧钢板进行"双平面加压"(图9-6),即对内、外侧接骨板同时进行加压,适用于Schatzker Ⅴ、Ⅵ型双侧胫骨平台骨折或粉碎性胫骨平台骨折患者。根据不同的骨折类型选择合适的加压方式。

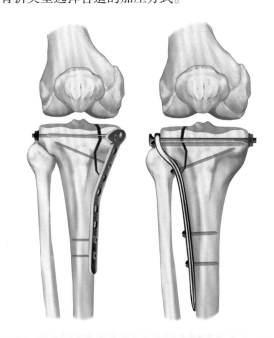

图9-5 "单平面加压"方式加压固定

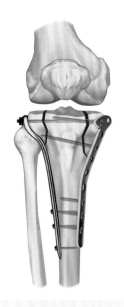

图9-6 "双平面加压"方式加压固定

3. 确定正确的螺栓加压方向　应用钻头沿平行于胫骨平台关节面的方向钻孔(图 9-7)。平行于胫骨平台关节面置入自断式加压螺栓可以达到最佳的加压效果,此外,与胫骨平台关节面相平行的加压螺栓还可以对平台关节面起到支撑作用。在术后进行功能锻炼时,防止胫骨平台关节面再次塌陷。如果加压螺栓的置入方向与胫骨平台关节面成角,会存在力的分散作用,其加压效果和支撑效果均比胫骨平台关节面平行方向置入的螺栓差。

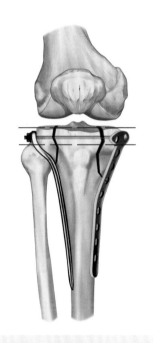

图 9-7　钻头置入方向示意图
钻头沿与胫骨平台关节面平行的方向钻孔并置入加压螺栓,不仅可以达到最佳的加压效果还可以对关节面起到支撑作用。

4. 应用测深尺测量深度,选择合适长度的加压螺栓　自断式加压螺栓的长度规格为 5mm 进制,选择螺栓长度时应根据术中透视结果判断加压长度。例如:测量深度结果为 75mm,术中透视判断需要加压 5mm,则需要选择长度为 70mm 的加压螺栓进行加压固定,以获得满意的加压效果。需要注意的是,自断式加压螺栓的长度选择应遵循"宁短勿长"的原则,加压完成之

后,栓钉尖与空心改锥的"0"刻度线正好相重合是理想状态,此时折断加压螺栓,折断后钉尾同栓帽刚好平齐。然而由于栓帽存在一定厚度,允许加压完成后还差 1mm 未到"0"刻度线时也能将栓钉折断,而不会导致栓帽脱落(图 9-8)。如有条件,可拍摄对侧膝关节 X 线正位片,测量健侧胫骨平台宽度以此作为选择加压螺栓长度的依据。

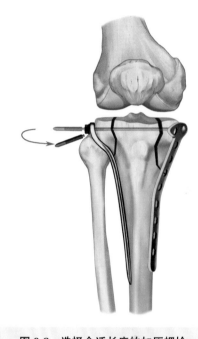

图 9-8　选择合适长度的加压螺栓
由于栓帽有一定厚度,加压完成后还差 1mm 未到"0"刻度线时将栓钉折断,而不会导致栓帽脱落。

5. 确保栓钉和空心改锥的长轴共线　选择好合适长度的加压螺栓后,将螺栓经钻头钻好的骨性孔道置入。栓钉尖露出后,由助手将栓帽套入栓钉,要保持固定栓帽的空心改锥长轴同栓钉长轴在同一直线上(图 9-9),如果两者没有共线,则有可能出现加压尚未完成,但栓钉已从"易断槽"处断裂,导致固定失败。

6. 完成加压操作后,徒手或应用空心改锥将栓钉从"易断槽"处折断,折断后再次检查栓钉残留长度,如果残留过长,则应该更换较短的栓钉再次加压固定。

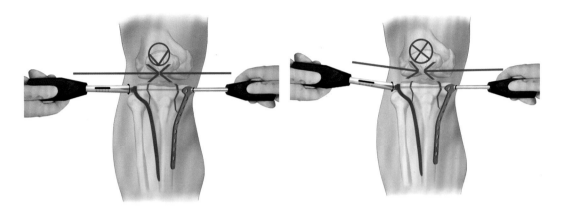

图 9-9 确保栓钉和空心改锥的长轴共线

加压操作时,需要保持固定栓帽的空心改锥长轴同栓钉长轴在同一直线上,以避免出现加压尚未完成
却出现栓钉断裂的问题。

参考文献

［1］王博, 王娟, 郑占乐, 等. 自断加压骨栓联合接骨板治疗胫骨平台骨折的疗效 [J]. 中华创伤骨科杂志, 2021, 23 (2): 111-115.

［2］中华创伤骨科杂志编辑委员会. 胫骨平台骨折诊断与治疗的专家共识 [J]. 中华创伤骨科杂志, 2015, 17 (1): 3-7.

［3］郑占乐, 常恒瑞, 吕红芝, 等. 胫骨平台骨折张氏微创手术中研磨复位技术处理过度复位的临床研究 [J]. 中华老年骨科与康复电子杂志, 2017, 3 (3): 157-161.

［4］RASMUSSEN P S. Tibial condylar fractures. Impairment of knee joint stability as an indication for surgical treatment [J]. J Bone Joint Surg Am, 1973, 55 (7): 1331-1350.

［5］张英泽. 临床创伤骨科流行病学 [M]. 2 版. 北京: 人民卫生出版社, 2014: 290.

［6］BROWN T D, ANDERSON D D, NEPOLA J V, et al. Contact stress aberrations following imprecise reduction of simple tibial plateau fractures [J]. J Orthop Res, 1988, 6 (6): 851-862.

［7］WIEGANT K, BEEKHUIZEN M, MASTBERGEN S C, et al. Early evolving joint degeneration by cartilage trauma is primarily mechanically controlled [J]. Knee, 2016, 23 (3): 487-494.

［8］MUSAHL V, TARKIN I, KOBBE P, et al. New trends and techniques in open reduction and internal fixation of fractures of the tibial plateau [J]. J Bone Joint Surg Br, 2009, 91 (4): 426-433.

［9］MOLENAARS R J, MELLEMA J J, DOORNBERG J N, et al. Tibial Plateau Fracture Characteristics: Computed Tomography Mapping of Lateral, Medial, and Bicondylar Fractures [J]. J Bone Joint Surg Am, 2015, 97 (18): 1512-1520.

［10］CHEN P, SHEN H, WANG W, et al. The morphological features of different Schatzker types of tibial plateau fractures: a three-dimensional computed tomography study [J]. J Orthop Surg Res, 2016, 11 (1): 94.

［11］WANG Y, LUO C, ZHU Y, et al. Updated Three-Column Concept in surgical treatment for tibial plateau fractures-A prospective cohort study of 287 patients [J]. Injury, 2016, 47 (7): 1488-1496.

［12］张英泽. 胫骨平台骨折微创治疗策略与进展 [J]. 中华创伤骨科杂志, 2017, 19 (10): 829-832.

第十章

微创治疗胫骨平台骨折的工具与器械

一、塌陷骨块顶起工具

胫骨的髁部多由松质骨构成,因此在遭受暴力时,胫骨平台骨折常常合并有关节面塌陷。随着当前CT技术的发展和普及,临床上对于关节面塌陷的诊断变得更准确,重视程度也逐步提高。

张英泽教授团队采用微创技术治疗胫骨平台骨折超500例,与同期采用常规切开复位内固定相比,在膝关节早期功能恢复、末次随访影像及临床结果、减少术后并发症等方面均有显著优势。同时也发现,核心负重区骨折术后膝关节功能恢复相对较差、远期骨性关节炎发生率高,而非核心负重区骨折,即便复位一般,膝关节功能也很少甚至完全不受影响,且无创伤性关节炎发生。笔者认为,必须提出和明确胫骨平台核心负重区的概念,将胫骨平台骨折分类更加精确化,从而提出有针对性的、个体化的管理策略,减少过度治疗、不当治疗或错误治疗等的发生。核心负重区即膝关节在运动常态下,如步行和中等强度跑步,胫骨平台的重点负重区域。我们对一名男性健康志愿者进行膝关节薄层CT扫描,进行三维有限元建模。结果显示,在行走状态下载荷为体重的2倍,胫骨内、外侧平台核心负重区面积分别为389mm^{2}和363mm^2,分别占内、外侧胫骨平台总面积的33.2%和42.9%(图10-1);在中等强度跑步状态下载荷为体重的4倍,胫骨内、外侧平台的核心负重区面积分别为418mm^{2}和406mm^2,分别占内、外侧胫骨平台总面积的35.6%和48.0%(图10-2)。据此,将胫骨平台骨折分为核心负重区骨折和非核心负重区骨折,两种类型骨折的治疗策略有着显著区别:对于核心负重区骨折,术后膝关节功能恢复相对较差、远期骨性关节炎发生率高,复位要求更高,因此骨折累及越靠近核心区,越要力求解剖复位;相反,对于非核心负重区,则可以适当放宽复位要求,甚至在部分病例,如单纯撕脱骨折、边缘型骨折、部分胫骨平台Hoffa骨折,可采取保守治疗。

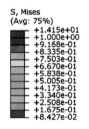

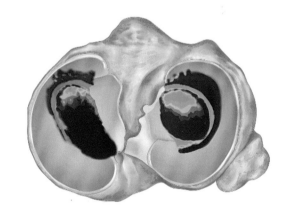

图10-1　日常步行时核心负重区的分布特点

1 200N作用力下(日常步行时)核心负重区的分布特点:不同染色代表压强大小,核心负重区为压强大于0.334MPa的区域,内侧平台核心负重区面积为389mm^2,外侧平台核心负重区面积为363mm^2,分别占33.2%和42.9%。

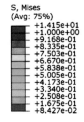

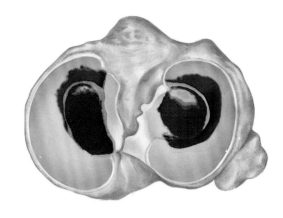

图 10-2 中等强度下跑步时核心负重区的分布特点

2 400N 作用力下(中等强度下跑步时)核心负重区的分布特点:不同染色代表压强大小,核心负重区为压强大于 0.334MPa 的区域,内侧平台核心负重区面积为 418mm²,外侧平台核心负重面积为 406mm²,分别占 35.6% 和 48.0%。

基于胫骨平台核心负重区的概念,塌陷的关节面尤其核心负重区要进行良好的复位及固定。临床上一般认为关节面塌陷超过 2mm 就有手术指征,而我们认为关节面塌陷不是影响膝关节功能的主要因素,是否会引起创伤性关节炎目前缺乏大样本临床证据。既往对于伴有塌陷的胫骨平台骨折的治疗方法多为切开复位接骨板内固定:切开直视下掀起半月板,暴露塌陷关节面,抬高塌陷关节面,然后植骨固定。该方法手术切口长,严重损伤膝关节周围软组织,破坏骨折周围血液供应,影响伤口及骨折愈合,术后关节粘连风险增高,手术效果欠佳。直视下复位的关节内骨块不能确保术后骨块不发生移位。德国骨科医生 Matthias Krause 对 17 名胫骨平台双髁骨折患者行切开复位术,透视满意后立即行关节镜检查,只有 7 例(41.2%)患者获得满意的复位,10 例(58.8%)患者因骨块移位需要术中重新矫正。

张英泽教授潜心研究骨折微创治疗 40 余年,分析了微创治疗的原理及其力学特点,由此研发出"双反牵引复位器"用于上下肢骨折的微创复位内固定术。近年来在胫骨平台骨折的微创治疗中取得了重大突破,原创提出了一系列微创治疗胫骨平台骨折的方法,其中专门针对胫骨平台骨折特有的塌陷骨折设计了一整套"塌陷骨块顶起工具"。该设计的初衷是:①配合双反牵引复位器,在软组织包裹挤压下,微创复位塌陷骨块;②在远离膝关节的位置上复位塌陷骨块。"塌陷骨块顶起工具"因组成不同,可分为两种系统:"空心钻+顶棒微创复位系统"以及"阶梯钻+顶棒微创复位系统"。

(一)空心钻+顶棒微创复位系统

1. 工具介绍 系统共包括 5 种组件:软组织保护套、骨窗环钻(空心钻)、环钻内芯、导向针、骨块复位器。

(1)软组织保护套:软组织保护套由环形套筒及与之垂直相连接的把持手柄构成,环形套筒直径为 18.5mm,前端倾斜,便于成角操作时,充分与骨面接触。应用软组织保护套可以避免钻头与软组织接触,钻孔时钻头不会被软组织缠绕,从而保护软组织、减少血管及神经损伤,操作便捷,提高手术安全性并缩短手术时间(图 10-3)。

(2)骨窗环钻:骨窗环钻为环形钻头,直径为 16mm,前端为环形锯齿,尾端可与电钻相连接,并允许导针通过,环钻侧面标有刻度,配合软组织保护套,可读取钻入骨面深度,其侧面还配有观察孔,方便辅助判断开窗深度,及开窗后骨块(帽)的取出。骨窗环钻可快速在骨面开窗,建立骨隧道(图 10-4)。

(3)环钻内芯:环钻内芯体部直径为 13.5mm,前端变窄部分直径为 2.5mm,使用时可从前端插入 2.5mm 直径导向针,配合导向针引导骨窗环钻开窗方向(图 10-5、图 10-6)。

(4)导向针:导向针体部直径 2.5mm,可连接电钻,前端变尖便于钻孔(图 10-7)。

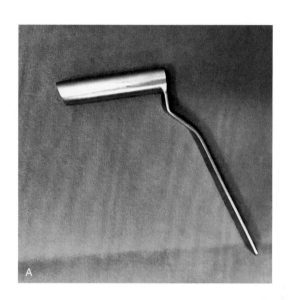

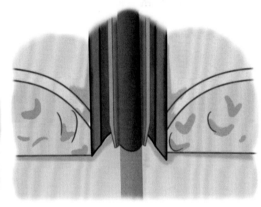

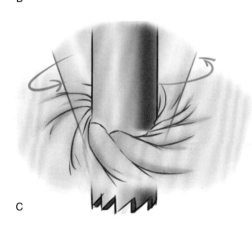

图 10-3　软组织保护套
A. 软组织保护套；B. 软组织保护套示意图；
C. 不使用软组织保护套的情况。

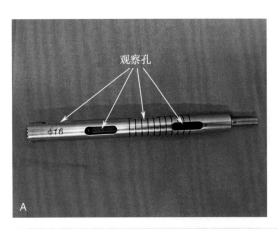

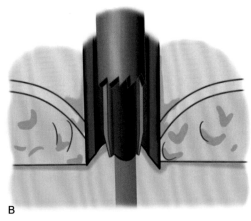

图 10-4 骨窗环钻

A.骨窗环钻；B.骨窗环钻示意图。

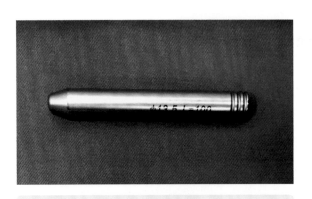

图 10-5 环钻内芯

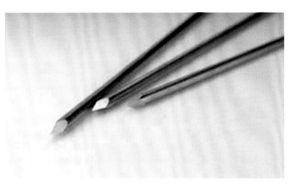

图 10-7 导向针

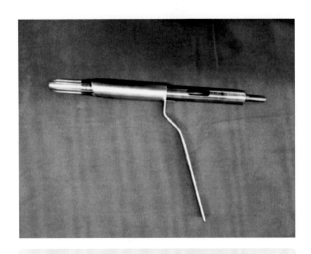

图 10-6 软组织保护套、骨窗环钻、环钻内芯组合在一起

（5）骨块复位器：常规骨块复位器为实心顶棒，根据形状可分为直骨块复位器和弯曲骨块复位器，其前端有方形、圆形两种，并配有多种直径，尾端可配把手，方便调整方向（图 10-8）。

在常规顶棒基础上，我们又自主设计了一种新型前端直径可调的骨块复位器。其前端整体为圆形分为四瓣，可通过尾端连接转动把手调节直径（图 10-9），可有效提高顶起复位面积。

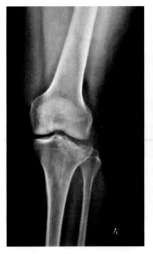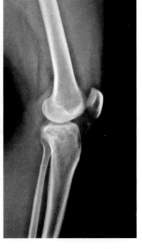

图 10-11 患者术前正侧位 X 线片

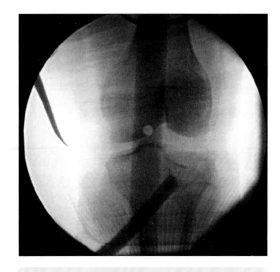

图 10-12 顶起复位器置入骨隧道内

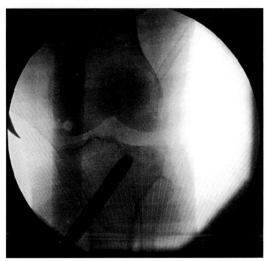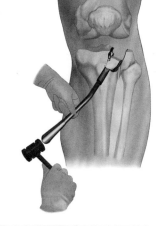

图 10-13 顶起复位器复位塌陷骨折

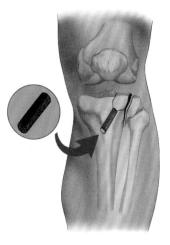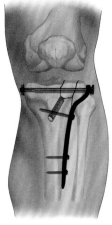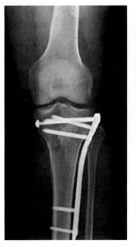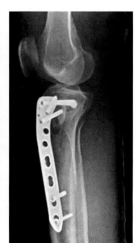

图 10-14 骨隧道植骨 + 内固定

(二)阶梯钻+顶棒微创复位系统

由于不同患者胫骨的长度存在差异,塌陷骨块的大小不均一,单一直径的骨窗环钻,难以满足所有伴有关节面塌陷的胫骨平台骨折患者复位的需要;胫骨骨折常常存在骨折线较长,延伸到骨干的情况,这时开窗部位可能存在骨折,骨窗环钻因与骨面接触面积较小造成开窗困难。笔者在"空心钻+顶棒微创复位系统"的基础上,提出了"阶梯钻+顶棒微创复位系统"治疗胫骨平台骨折的方法。调整了"塌陷骨块顶起工具"的组成,将骨窗环钻和环钻内芯替换为 9 枚不同直径的阶梯钻。

1. 工具介绍 系统共包括 4 种组件:软组织保护套、阶梯钻 9 枚(直径 8~16mm)、导向针、骨块复位器。

阶梯钻共有 9 枚,直径为 8~16mm,前端为麻花形,体部标有刻度,内为空心,可插入 2.5mm 导向针,配合软组织保护套,可读取钻入骨面深度,尾端可与电钻相连接(图 10-15)。根据术中复位需要,用直径从小到大阶梯钻,按顺序逐一开孔,建立骨窗及复位骨隧道。

2. "阶梯钻+顶棒微创复位系统"的应用 此法只在建立骨窗及复位骨隧道时与前述方法存在差异:在导向针置入位置满意,逐层切开软组织以暴露骨面,并以软组织保护套保护软组织后,用直径 8mm 的阶梯钻套入导向针开骨窗,根据术中复位需要,可逐一加大阶梯钻直径,最大至 16mm,建立复位骨隧道(图 10-16)。

"阶梯钻+顶棒微创复位系统"与"空心钻+顶棒微创复位系统"相比,可在一定范围内调整骨窗及复位骨隧道的直径,更加适应不同胫骨长度,不同塌陷骨块大小。有直径可调、钻头与骨面接触面积大、钻头振动小等优点,其缺点是隧道的骨质被破坏,不能再利用(表 10-1)。

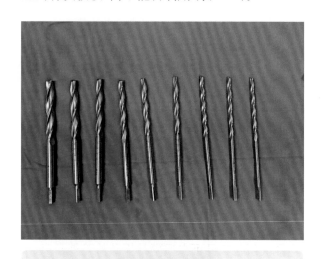

图 10-15 阶梯钻

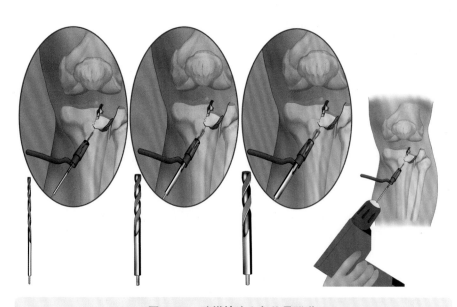

图 10-16 阶梯钻建立复位骨隧道

表 10-1　空心钻与阶梯钻的比较

	空心钻	阶梯钻
直径	16mm	8~16mm
钻头与骨面接触面积	小	大
钻头振动	大	小
骨帽	可保留	不可保留
产生热量	较小	较多
操作次数	一次	多次
保留骨量	多	少
适用情况	骨折线波及膝关节 10cm 以内	骨折线波及膝关节 10cm 以上

设计并应用塌陷骨块顶起工具的意义在于可实现微创复位胫骨平台骨折的隧道顶压复位法。胫骨平台骨折手术复位时，在双反牵引复位器的辅助下，可首先对胫骨平台骨折进行软组织牵拉挤压复位法复位。在软组织挤压作用下能够实现侧方移位骨折块的全部或部分复位。然后借助克氏针进行撬拨复位法可实现大多数骨折块的复位。但胫骨平台负重区塌陷合并压缩的骨块，往往还不能得到彻底复位。此时应用塌陷骨块顶起工具可在远离骨折及关节处开口，以骨内隧道到达骨折部位，实现微创锤击顶起复位。此种复位法在 X 线检查监视下，无须暴露骨折端，明显减少对骨折周围血运的破坏；整个手术不显露关节，不切开关节囊，不影响膝关节周围韧带和软组织，可将术后发生关节粘连的可能性降到最低。

二、微创内固定系统

在远离骨折部位处，运用双反牵引借助肌腱、关节囊等软组织的牵拉挤压，将纵向牵引力变为纵向牵拉与横向挤压的双重力量间接复位骨折块；只有塌陷的骨块不能复位外，分离的骨块 99% 都能复位。依靠塌陷骨块顶起工具，通过骨隧道顶压塌陷骨块，可以做到微创直接复位塌陷的胫骨平台。骨折的微创复位，需要同样微创的内固定系统维持复位，确保骨折正常愈合。笔者目前的选择是胫骨近端解剖锁定加压接骨板（locking compressing plates，LCP）系统，联合自断式加压螺栓系统，运用微创接骨板接骨术（minimally invasive plate osteosynthesis，MIPPO），在保证微创骨折端复位稳定的前提下，尽量避免增加骨折部位额外的骨和软组织创伤。同时内固定系统在骨折复位过程中，也同样可以起到一定的辅助复位的作用。笔者对于胫骨平台骨折内固定物的选择，也有些自己的见解，并申请了几项发明专利，在此节一并作个简单介绍。

（一）胫骨近端解剖型锁定加压接骨板（LCP）系统

LCP 系统是一种多用途的固定系统，该系统整合了不同的内固定方法与特点，设计有独特的"结合孔"，由动力加压孔和圆锥形螺纹孔复合构成，结合孔呈长椭圆形，一侧为 3/4 的动力加压孔，另一侧为 3/4 的带内螺纹的锁定螺钉孔（图 10-17）。动力加压孔可以使用标准螺钉进行轴向加压：使螺钉通过在螺钉孔内的偏心滑动，起到骨折块间的动力加压固定；圆锥形螺纹孔可以与带锁定头螺钉（LHS）的螺纹嵌合，起到锁定内固定支架的作用。一块接骨板可以同时满足锁定或加压及两者相结合的内固定方式。

由于胫骨平台形态特殊、软组织相对薄弱，应用于胫骨平台骨折的 LCP 一般需做预弯处理，即解剖型 LCP（图 10-18），使其与骨曲度的角度更一致，减少对周围软组织的激惹。故 LCP 有内、外及左、右之分。

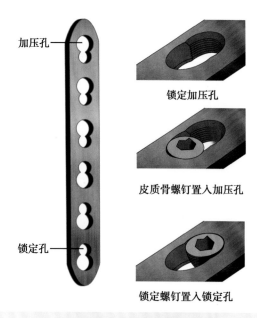

加压孔

锁定加压孔

皮质骨螺钉置入加压孔

锁定孔

锁定螺钉置入锁定孔

图 10-17 LCP 结构

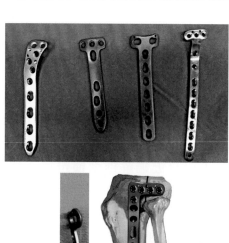

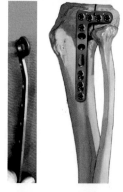

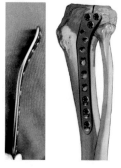

图 10-18 解剖型 LCP

1. 带锁定头螺钉(LHS)与锁定加压接骨板(LCP)的联合应用　LHS拧入LCP的锁定孔后,二者联合为一体,成为一种角度固定装置,受力从骨折端转向接骨板,骨折处的负荷完全由内置物系统承担,可保证术后肢体迅速恢复承载能力,允许早期的康复锻炼。LHS与LCP锁定后,其生物力学原理与外固定架相近,可以不需要接骨板与骨之间的摩擦力,接骨板可不与骨接触,起到内固定架的作用。

LCP配合LHS使用,还有很多优势:不要求接骨板与骨完全接触,减少接骨板对骨膜的压迫,更符合微创的原则;由于螺钉与接骨板稳定性好,允许单皮质固定,减少螺钉穿出对侧皮质而损伤重要血管神经的可能;螺钉抗拔出力增加,松动发生率低。

2. 传统非锁定螺钉与LCP的联合应用　当需要对骨折块间进行轴向加压时,可以应用传统非锁定螺钉。传统螺钉也可以作为辅助复位工具,帮助将移位的骨折块拉向解剖型接骨板。当胫骨平台处的锁定孔,使用LHS由于方向的问题,不可避免地要穿入关节内时,可以改为应用传统螺钉以平行关节面的角度置入,以保证螺钉不破坏关节面。

对于胫骨平台骨折,同时应用两种螺钉是非常有价值的。但在联合使用时,应遵循以下原则:①主要使用锁定螺钉固定邻近胫骨平台处的骨折块,普通螺钉用于干骺端和胫骨干部简单骨折之间的轴向加压固定。②使用传统螺钉作为辅助复位或通过接骨板在骨折块之间进行加压固定,应在置入LHS之前。

(二)胫骨平台解剖接骨板的研制与应用方法

目前,常用的胫骨平台骨折分型有以下几种:AO/OTA分型、Schatzker分型及三柱分型。三柱分型弥补了前两种分型未涉及胫骨平台后侧骨折的缺陷。随着"三柱理论"在国际学术界中得到认可,对于胫骨平台后侧骨折块的处理得到了新的发展。临床工作中,复杂的胫骨平台骨折往往同时涉及多部位骨折块,如外侧柱伴后柱骨折、内侧柱伴后柱骨折或内外后三柱骨折。对于伴有后柱骨折的病例，当骨折块复位完成以后，固定后柱骨折块的方法一般有以下3种：①首先选取外侧解剖接骨板固定外侧柱骨折块，再使用拉力螺钉或空心钉从前向后固定后柱骨折块。然而，采用单独螺钉固定缺乏角稳定性，术后骨折块再移位及再塌陷风险高，这种方法只适用固定较小的后柱骨折块。②选取侧位固定方式，通过单独使用外侧胫骨平台接骨板同时实现对前后柱骨折块的固定，但由于螺钉的方向不够斜向后侧，对后侧骨折块固定效果欠佳，在膝关节屈曲时，骨折再移位及塌陷的风险高。③选用长切口、多钢板固定，如后外侧倒L形入路配合使用后侧重建支撑接骨板固定，这种方法虽然固定效果好，但手术创伤较大，术后感染风险显著增高，严重影响术后膝关节功能恢复。在暴露后柱骨折块植入后侧接骨板时，由于紧邻神经血管，解剖结构复杂，增加了手术难度及术中风险。综上所述，目前使用的固定后柱骨折块的方法都有一定的缺点，不能取得满意的手术效果，十分有必要进行设计创新，开发新的胫骨平台骨折固定器械。

　　笔者为解决上述问题，设计并发明了一种胫骨平台三柱解剖接骨板，这种接骨板在采用单一外侧切口的情况下，使用一块外侧解剖型接骨板，即可同时完成对胫骨平台外侧柱、内侧柱及后柱骨折块的良好固定，具有结构新颖、手术时间短、术中创伤小、治疗效果显著等优点。

　　这种胫骨平台三柱解剖接骨板，包括接骨板板身、内外侧柱固定板、后柱固定板三部分。接骨板板身为纵向的长条板面，内外侧柱固定板和后柱固定板横向连接在接骨板板身的上端，分别位于接骨板板身的两侧，形似r形。

　　本发明通过接骨板上端的内外侧柱固定板上的朝向胫骨内侧平台的锁定螺孔可以实现牢固的"梳状"固定，也可对外侧柱及内侧柱的骨折块进行坚强固定；同时，后柱固定板的锁钉螺孔方向呈扇形分布，指向胫骨平台后侧各部位，可对后柱骨折块进行坚强固定（图10-19）。

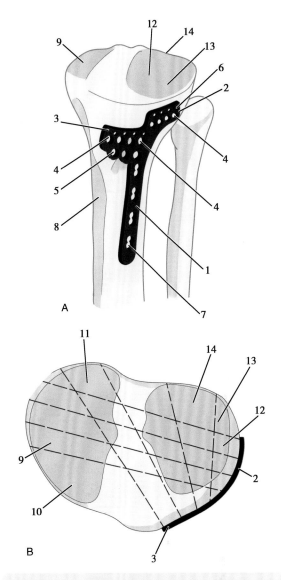

1.接骨板板身；2.内外侧柱固定板；3.后柱固定板；4.锁定螺孔；5.普通螺孔；6.克氏针固定孔；7.固定螺孔；8.胫骨近端前外侧；9.胫骨内侧平台；10.内侧柱；11.后内侧柱；12.胫骨外侧平台；13.外侧柱；14.后外侧柱。

图 10-19　胫骨平台三柱解剖接骨板
A.结构示意图；B.俯视图。

　　本发明创造性地提出分层固定的理念，打破了常规骨科手术使用的"单平面固定"理念，突破性提出了"多平面、立体化固定"的全新固定模式，并巧妙地解决了胫骨平台三柱骨折这一临床重难点问题，大大降低了手术创伤、手术时间、术中及术后并发症发生率，有利于骨折早期愈合和早期功能锻炼，从而达到更好的治疗效果。同时本发明以单接骨板实现了同时应用多接骨板才能起到的固定效果,大大降低了手术成本,为更多患者减轻了经济压力,同时大大降低了临床医生的手术负担,在胫骨平台骨折手术治疗中有极好的推广使用价值。

参考文献

[1] RASMUSSEN P S. Tibial condylar fractures. Impairment of knee joint stability as an indication for surgical treatment [J]. J Bone Joint Surg Am, 1973, 55 (7): 1331-1350.

[2] 石岩, 崔文岗, 肖德明. 胫骨平台骨折手术治疗新进展 [J]. 国际骨科学杂志, 2013, 34 (3): 174-177.

[3] 王亦璁, 姜保国. 骨与关节损伤 [M]. 5 版. 北京: 人民卫生出版社, 2012: 1333.

[4] LACHIEWICZ P F, FUNCIK T. Factors influencing the results of open reduction and internal fixation of tibial plateau fractures [J]. Clin Orthop Relat Res, 1990 (259): 210-215.

[5] 张英泽. 临床创伤骨科流行病学 [M]. 3 版. 北京: 人民卫生出版社, 2018: 290.

[6] 王军强, 王满宜. 骨折的生物学固定 [J]. 中华外科杂志, 2002, 40 (7): 543-546.

[7] 汤培, 吴小宝, 陈晓君, 等. 不同植骨方式治疗胫骨平台骨折的效果观察 [J]. 中国骨与关节杂志, 2017, 6 (4): 292-296.

第十一章

胫骨平台骨折植骨术

胫骨平台骨折多伴有关节面不同程度的塌陷。手术治疗的目标是使关节骨折块获得解剖复位，以避免继发创伤性关节炎。手术复位塌陷骨折块后，关节面下方的胫骨干骺端中往往出现不同程度骨缺损，危害骨折固定后的稳定性，增加内固定失败风险，不利于骨折愈合。使用骨填充物填充骨缺损，可减少或避免上述风险的发生。常见的骨填充材料包括：自体骨、同种异体骨、人工合成骨材料三种。其中，自体骨是骨填充材料选择的"最优解"。1867年，Chase就提出骨移植术，并指出骨在移植后不仅能成活同时具有成骨作用。1917年，Klapp首次提出髂骨翼可以作为骨移植的供体部位，并阐述了取骨的方法。骨移植术为供体提供骨基质以填充骨缺损、稳定内固定系统、提供支撑结构防止术后塌陷、诱导成骨、引导成骨等。胫骨平台骨折复位后，胫骨干骺端遗留有不同程度骨缺损，骨移植术已经成为填充骨缺损的理想选择。然而，长期以来关于新鲜胫骨平台骨折是否需要植骨、植骨时应该选择何种骨移植物的争论一直存在。

一、胫骨平台骨折中植骨术存在的争议

（一）关于不同骨折类型是否需要植骨的选择——以 Schatzker 分型为例

1. Schatzker Ⅰ型胫骨平台骨折（图 11-1） 既往研究认为该型骨折因不伴有关节面的塌陷，骨折复位后不存在骨缺损，术中无需行骨移植术。笔者在临床工作中发现，单纯胫骨外侧平台劈裂骨折（Schatzker Ⅰ型）几乎不存在，即使 X 线片上显示为 Schatzker Ⅰ型骨折，而 CT 分型均为 Schatzker Ⅱ型，即均伴有不同程度的塌陷。因骨折复位后会存在骨缺损，我们建议该型需行骨移植术，尤其对于合并有骨质疏松症的老年患者。在行骨移植术时笔者建议选择高质量的自体松质骨，因其不仅具有良好的成骨诱导作用，同时兼备成骨传导的作用，可显著促进骨折愈合，从而可以缩短患者的下地时间。

2. Schatzker Ⅱ型及Ⅲ型胫骨平台骨折（图 11-2） 这两型骨折往往伴有不同程度的关节面塌陷，且存在骨缺损，手术复位如撬拨复位或隧道顶压复位往往会进一步增加骨缺损的体积，因此，此类型骨折均需进行骨移植术。骨移植替代物包括自体骨、同种异体骨、人工合成骨材料三类，均有应用，但以自体骨移植最为常见。根据临床经验，笔者认为上述骨折在骨折复位后往往伴有较多的骨缺损，因此必须选择具有一定支撑作用的双皮质骨条作为骨移植物。到目前为止，自体髂骨移植仍然是应用最广泛的骨移植物，具有支撑作用的双皮质髂骨条更是治疗上述骨缺损的首选骨移植物。笔者首次提出将包括髂骨外板和上板的双皮质髂骨条用于胫骨平台骨折骨缺损的治疗。因髂骨外板与上板基本上相互垂直，为直角支撑稳定结构，可以提供较强的支撑力，且强度与皮质骨相似，同时保留了髂骨内板，利于术后取骨部位愈合、并显著防止相关并发症的发生。此外，当骨缺损体积较大时，首先应植入部分颗粒状的松质骨填充非负重区缺损，而后再植入备好的双皮质髂骨条支撑负重区。

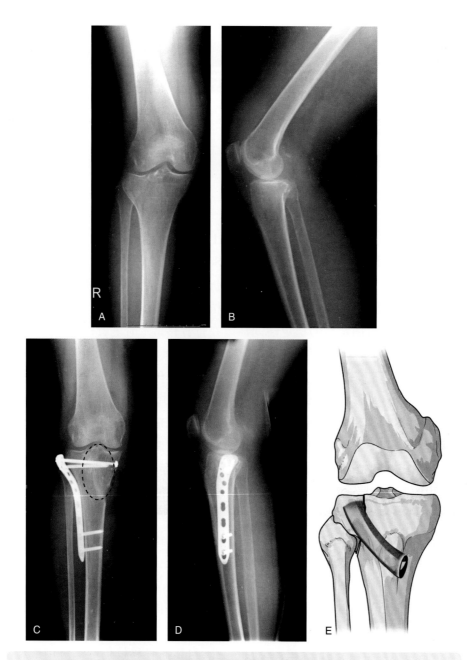

图 11-1 Schatzker Ⅰ型胫骨平台骨折病例

患者,女性,69岁,Schatzker Ⅰ型胫骨平台骨折,术中复位后进行植骨。A. 术前 X 线正位;
B. 术前 X 线侧位;C. 术后 X 线正位;D. 术后 X 线侧位;E. 植骨示意图。

3. Schatzker Ⅳ~Ⅵ型胫骨平台骨折(图11-3、图11-4) 关于此三型骨折是否需要植骨,尚无定论。在临床工作中,大部分医生多根据自身临床经验做出选择。尤其对于由高能量损伤造成的 Schatzker Ⅴ、Ⅵ型胫骨平台骨折,塌陷骨折块多呈粉碎状,骨折复位后均伴有不同程度的骨缺损,且多伴有不同程度的软组织损伤、韧带损伤、血管损

伤等,术后预后较差。根据笔者临床经验,上述骨折,尤其在伴有骨质疏松的老年患者当中,适当的植骨是极为必要的。当骨折较为粉碎时,皮质骨条不仅具有填塞作用,还可以起到稳定骨折的固定作用,增强螺钉把持力。当骨缺损较小但骨折块间存在明显间隙时,将适量具有生物活性的松质骨沿骨折线植入,可以显著促进骨折愈合。

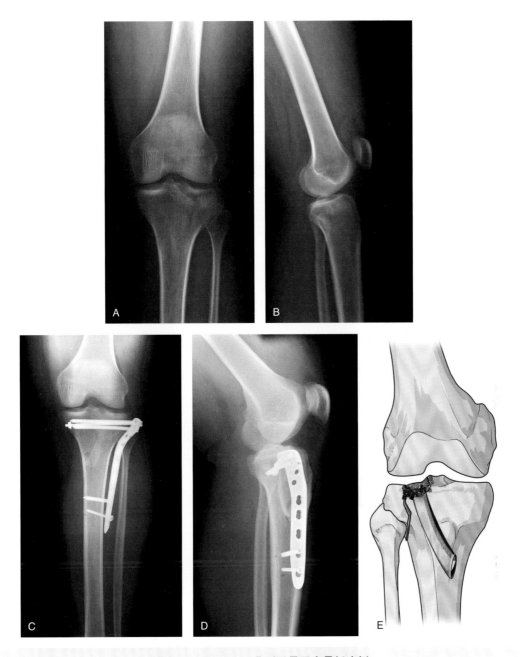

图 11-2　Schatzker Ⅱ型胫骨平台骨折病例
患者,男,28 岁,Schatzker Ⅱ型胫骨平台骨折,术中复位后骨缺损体积较大,先植入部分颗粒状的松质骨填充非负重区缺损,再植入备好的双皮质髂骨条支撑负重区。A. 术前 X 线正位片;B. 术前 X 线侧位片;C. 术后 X 线正位片;D. 术后 X 线侧位片;E. 植骨示意图。

此外,对于 Schatzker 分型没有涉及的骨折,例如笔者提出的胫骨平台骨折综合分型中的Ⅵ型即胫骨平台骨折合并胫骨干骨折,此型胫骨平台骨折多由高能量暴力损伤引起,骨折线较长,骨折块较多,预后发生不良事件风险较高。植骨术可以有效促进骨折愈合、提高固定的稳定性,利于早期康复锻炼,降低术后并发症的发生率(图 11-5)。当胫骨干骨折较为粉碎或骨缺损较多时,可以进行双向髓内植骨(图 11-6)。双向髓内植骨,是指使用两个双皮质髂骨条,分别植入胫骨近端及远端骨缺损部位促进骨折愈合。因双皮质髂骨条,具有较强支撑作用,对于提高固定的稳定性,促进骨折愈合、提高螺钉把持力尤为重要。

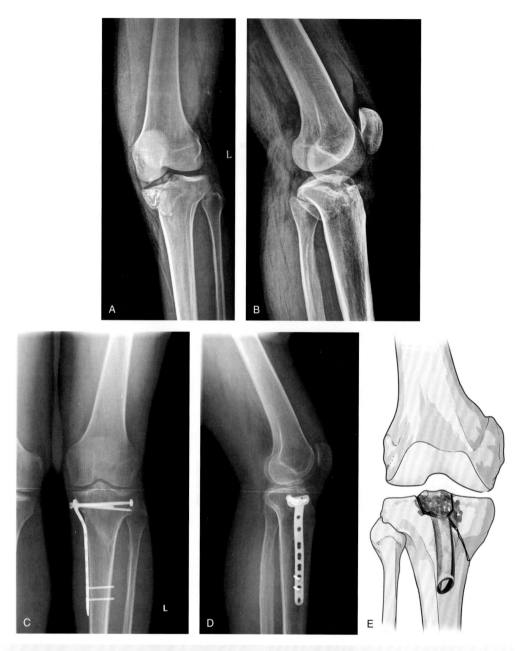

图 11-3 Schatzker Ⅳ型胫骨平台内侧骨折病例

患者,男性,37 岁,Schatzker Ⅳ型胫骨平台内侧骨折,骨折块间存在明显间隙时,术中复位后植入部分
颗粒状的松质骨而后再植入备好的双皮质髂骨条。
A. 术前 X 线正位片; B. 术前 X 线侧位片; C. 术后 X 线正位片; D. 术后 X 线侧位片; E. 植骨示意图。

（二）关于髓内植骨或髓外植骨的选择

根据骨移植物与髓腔的关系,将植骨方式分
为髓内植骨、髓外植骨两类。

1. 髓内植骨 常用的髓内植骨方式包括填
塞植骨、开窗植骨、隧道植骨等方式。适用于骨
折复位后骨缺损体积较大,需要填充一定量的骨

基质,以填塞骨缺损。骨移植物的选择宜选用具
有支撑作用的骨条,如双皮质髂骨条,当骨缺损
较多或粉碎性骨折时可联合植入适量松质骨颗
粒以促进骨折愈合。当前,闭合复位微创固定胫
骨平台骨折已成为当今的共识与主流选择,隧
道顶压复位骨折块为主要的复位方式。隧道顶

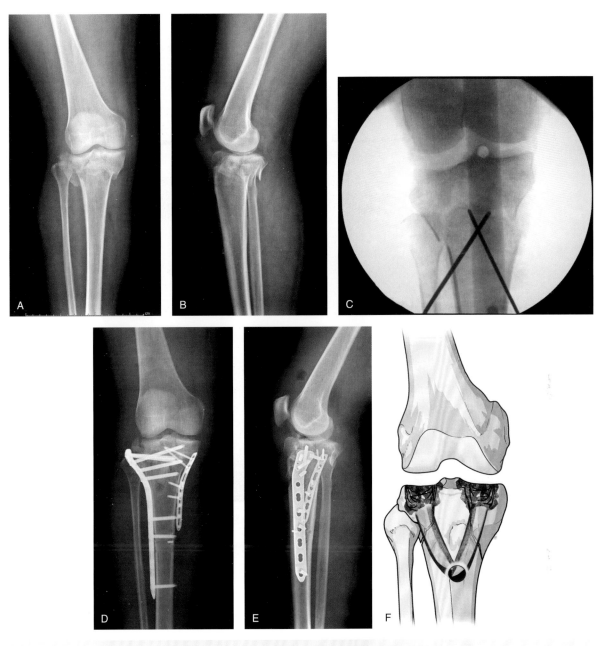

图 11-4　Schatzker Ⅴ型胫骨平台双髁劈裂骨折病例

患者,男性,35 岁,Schatzker Ⅴ型胫骨平台双髁劈裂骨折,术中复位后使用两个双皮质髂骨条分别植入平台内外侧髁。A. 术前 X 线正位片;B. 术前 X 线侧位片;C. 术中导针指向平台双侧塌陷位置;D. 术后 X 线正位片;E. 术后 X 线侧位片;F. 植骨示意图。

压复位后联合髓内植骨既能填充骨缺损,维持骨折复位,防止术后关节塌陷,又能促进骨折愈合。因此,髓内植骨成为闭合复位微创治疗胫骨平台骨折的常用植骨方式。

2. 髓外植骨　髓外植骨适用于骨折缺损较少、骨折粉碎程度较轻的骨折。相对于髓内植骨,髓外植骨需要占用骨外体积,因此当植骨量较大时,皮肤缝合后张力较大,感染率相对高。骨移植物的选择多为体积较小的骨移植物如颗粒状骨移植物等,尤其适宜选用高质量的松质骨,如取自体髂骨的松质骨颗粒。髓外植骨植入部位多在骨折线等存在显著空隙的部位,植入物

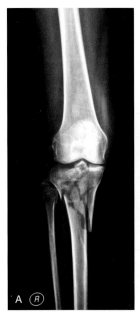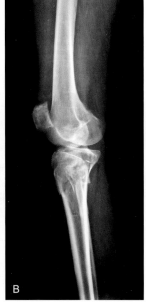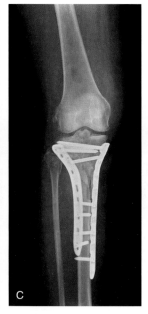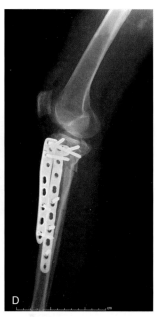

图 11-5 综合分型Ⅵ型病例

患者,男性,46 岁,综合分型Ⅵ型即胫骨平台骨折合并胫骨干骨折。A. 术前 X 线正位片;B. 术前 X 线侧位片;C. 术后 X 线正位片;D 术后 X 线侧位片。

多选择具有生物活性的骨移植物,因其可以起到成骨诱导、成骨引导的作用,对于骨折较为粉碎,周围软组织损伤较重,伴有严重骨质疏松而骨缺损较少的骨折极为适用。相对于髓内植骨,髓外植骨更多见于切开复位内固定治疗胫骨平台骨折。

(三)关于骨移植物类型的选择

目前,对于骨移植物的选择,主要包括自体骨移植物、同种异体骨移植代替物和人工合成骨移植代替物三类。在胫骨平台骨折的治疗中,自体髂骨移植一直以来都是使用最广泛的骨移植物方式。然而,供区部位并发症的频发,也使其备受争议。据报道供区部位并发症的发生率在0.76%~39% 之间,常见的并发症包括供区部位疼痛、血肿形成、感染、供区部位骨折等。近年来,骨移植替代物如人工合成骨移植物及同种异体骨移植物等逐渐应用到临床当中并取得良好的治疗效果。因此,对于胫骨平台骨折骨缺损治疗最佳骨移植物的选择成为讨论的热点。我们的经验是自体骨在促进成骨方面明显优于其他替代材料。

二、胫骨平台骨折植骨术中常见的骨移植物

(一)自体骨移植物

自体骨移植物具有骨传导、骨诱导、成骨特性,并可以提供一定的成骨基质,已广泛应用于填充骨缺损和促进骨折愈合。其具有易获取、供区部位选择多、骨移植物形状可选等优点,同时不会引起免疫反应或传染病传播,是目前应用最为广泛的植骨材料。骨传导是指通过支持宿主毛细血管、血管周围组织和骨祖细胞,为新骨附着提供环境的几何支架。骨诱导是指移植物吸收多能间充质干细胞的能力,这些干细胞可分化为成骨细胞和成软骨细胞。成骨材料,尤其是新鲜的自体松质骨移植物,其中含有骨细胞或其前体细胞及促进骨生长的 BMP,可促进骨折愈合。常见的自体骨移植物类型包括:皮质骨移植物、松质骨移植物、皮质 - 松质骨联合骨移植物、带血管蒂的骨移植物。髂骨是目前自体骨移植物的首选供体部位,胫骨近端、桡骨远端、胫骨远端、股骨大粗隆同样可以作为同侧下肢骨缺损自

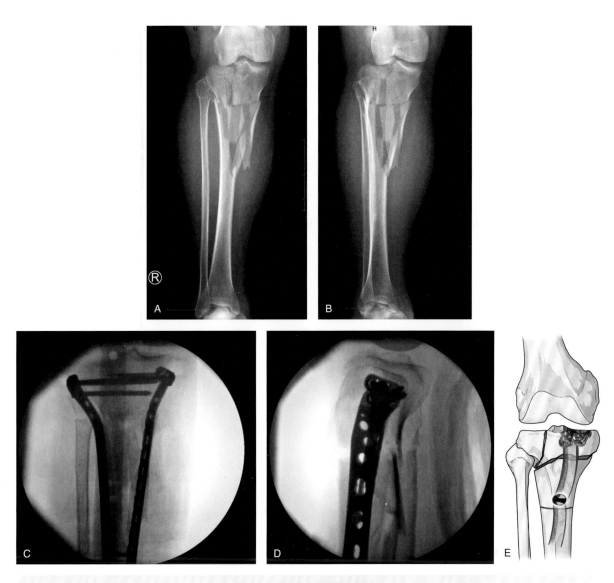

图 11-6　综合分型Ⅵ型病例

患者,男性,56 岁,综合分型Ⅵ型即胫骨平台骨折合并胫骨干骨折,胫骨干骨折较为粉碎或骨缺损较多时,可以进行双向髓内植骨。A. 术前 X 线正位片；B. 术前 X 线侧位片；C. 术后 X 线正位片；D 术后 X 线侧位片；E. 植骨示意图。

体骨移植物的供体部位(图 11-7)。有学者报道,扩髓 - 灌洗 - 吸引器系统利用高速钻头扩髓器在髓腔内取骨,可获取更多数量的自体骨和骨髓基质干细胞,其成骨效果不亚于髂骨,是一种安全有效的自体骨移植方式。

此外,骨移植物的处理和保存对于维持其内在性能同样极为重要。部分学者建议将其保存在生理盐水、5% 葡萄糖溶液或湿纱布中,因为这些环境能更好地保持其生物活性及成骨细胞的数量。因此术中应避免长时间将骨移植物暴露在干燥的空气中,并在取出后尽快植入骨缺损

处。有研究报道,骨移植物与抗生素联合使用可以显著降低术后感染的发生率,尤其适用于因感染导致胫骨骨折不愈合的患者。

髂骨是最常用的自体骨移植供区部位,可以提供大量的松质骨或松质骨 - 皮质骨联合骨移植物。髂骨前侧或后侧都可以作为骨移植物的供区部位,但在胫骨平台骨折骨缺损的治疗中,髂骨前侧为主要的供区部位。Singh 报道称前侧髂骨可以提供最大体积约 27cm³ 的松质骨。Brawley 利用髋臼锉技术可以获得最大约 90cm³ 骨移植物。当前侧髂骨作为供区部位,不能提供

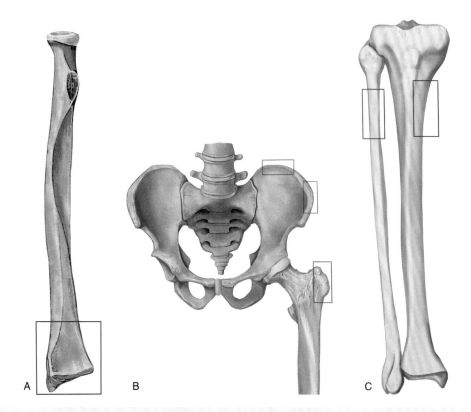

图 11-7　常见的自体骨移植供体部位
A. 桡骨远端取骨部位；B. 髂骨前侧、后侧取骨部位及股骨大粗隆取骨部位；
C. 胫骨近端前内侧及腓骨上段取骨部位。

充足的骨容量时,可以联合进行后侧髂骨取骨。常见的髂骨取骨术包括:①前侧髂翼取骨术;②张氏骨盆取骨术;③髋臼锉取骨术。

1. 前侧髂翼取骨术　一般情况下,取骨区域在髂前上棘后方 4~5cm 的髂结节区域。切口起自髂前上棘后方,向后平行于髂嵴走行,注意避免伤及股外侧皮神经。使用电刀分离腹外斜肌,以保护髂腹下神经及髂腹股沟神经。必要时,可以将髂肌自内侧剥离,以获得理想的骨移植物。逐层分离软组织,以利于术后缝合。根据术中需求获取适当的松质骨移植物或松质骨-皮质骨联合骨移植物。常见的髂骨取骨技术包括搔刮取骨术,开窗取骨术,髂骨翼劈开取骨术,环钻取骨术,部分单皮质、双皮质或三皮质取骨技术,髋臼锉技术等。取骨时要注意尽量保留髂骨内板,以保护内脏器官。

2. 张氏骨盆取骨术　张氏骨盆取骨术是在借鉴前人取骨经验和方法的基础之上,结合笔

者自身临床经验,总结出的一种独特的髂骨双皮质取骨术,已在胫骨平台骨折骨缺损的治疗中得到成功运用。其具有如下特点:①完整地保留了髂骨的内骨板,维持骨盆的完整性;②有效地保护股外侧皮神经;③可以利用髂结节的弧度,根据骨缺损的大小和形状设计并取出不同形状的骨条;④所有植骨条均有垂直方向的两层皮质(图 11-8)。

(1)术前规划:根据术前影像学资料设计骨移植物类型。骨缺损区大致分为以下几类:①矩形骨缺损型;②梯形骨缺损型;③蘑菇头形骨缺损型;④弯曲形骨缺损型。根据骨缺损形状,可以将骨移植物设计成矩形骨条、梯形骨条、双块蘑菇样骨条和弧形骨条等相应的形状。

(2)术中操作:自髂前上棘后 3cm 处沿髂嵴向后行长约 5cm 切口,切开皮肤及皮下组织,显露臀中肌与腹外斜肌之间的间隙,以电刀向下方剥离臀中肌约 1cm,向内剥离腹外斜肌约 1cm,

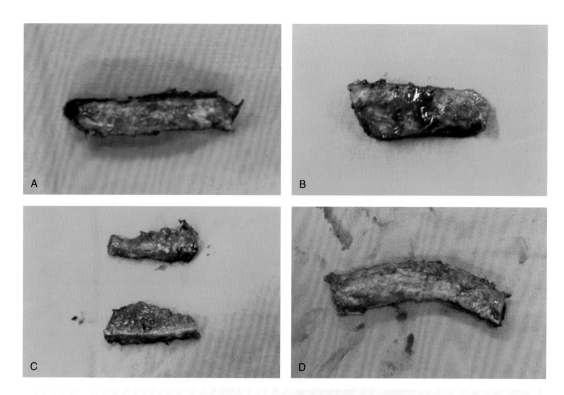

图 11-8　取出的髂骨移植物
A. 矩形条块；B. 梯形骨条；C. 双块蘑菇样骨条；D. 弧形骨条。

不剥离髂骨内板和髂肌。根据植骨缺损形状设计取骨，尽量使用骨凿取骨，摆锯取骨时产生的热损伤容易影响骨移植物的生物活性，并对周围组织造成热损伤，不利于术后切口愈合。取骨时要保证髂骨内板完整，取下骨块要同时保留外面和上面皮质，如有小的骨缺损区需同时填充时可以适度刮取小的松质骨碎块(图 11-9)。取骨结束后，先以碎骨块填充小的骨缺损，之后以双皮质骨进行关节面支撑，再以接骨板固定。

(3)注意事项：一部分患者的股外侧皮神经在距髂前上棘后方 2cm 处越过髂嵴，臀上皮神经在距髂后上棘前上方 8cm 处越过髂嵴，故切口不应超过这一范围。

(4)张氏骨盆取骨术的优点：①充分利用了髂骨的解剖结构，利用髂骨的曲线，可设计出各种各样的双皮质骨移植物，用于顶起和加强某处因塌陷造成的缺损；②骨块带有的髂骨外板与上板基本上相互垂直，为直角支撑的稳定结构，可以提供较强的支撑力，强度与皮质骨相似；③完整保留了髂骨内侧壁，透视时无明显的骨缺

损；④损伤股外侧皮神经和腹腔内脏器的可能性较小。

3. 髋臼锉取骨术　髋臼锉取骨术可以产生大量的皮质骨及松质骨混合骨移植物，为糊状，可在塑形后，用于填补植入物下骨缺损或塌陷的骨折重建后的骨缺损。该技术借助于全髋关节置换术中使用的低速、高扭矩的髋臼锉，在髂骨内缘或外缘取骨，可以获取包括皮质骨及邻近松质骨在内的最大约 90cm³ 的骨移植物。有学者报道，此技术与传统的取骨技术相比具有取骨速度快、手术时间短、成本低等优点。

总之，髂骨移植虽然是自体骨移植的最优解，但其伴随的并发症及有限的取骨量在一定程度上限制了其在胫骨平台骨折治疗中的应用。据报道，髂骨移植术后，并发症的发生率约为 0.76%~39%，主要的并发症包括：术后供体部位疼痛、神经损伤、血肿形成(甚至需要手术切开引流)、切口浅层或深层感染、切口疝形成、血管损伤、骶髂关节损伤、泌尿系统损伤、供体部位骨折等。此外，对于大多数胫骨平台骨折的患者，髂

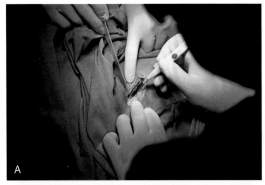
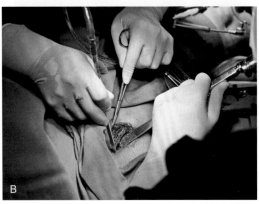
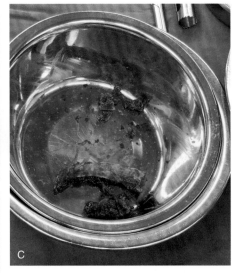

图 11-9　术中取髂骨移植物
A. 自髂前上棘后 3cm 处沿髂嵴向后行长约 5cm 切口,切开皮肤及皮下组织; B. 保留内侧骨板骨凿取骨; C. 取下的骨条及小的松质骨碎块。

骨取骨可以满足骨缺损的治疗,但对于骨缺损较多或伴有严重骨质疏松的老年患者,仍存在取骨量不足的缺点。

（二）人工合成骨移植代替物

人工合成骨移植代替物是目前治疗骨缺损的研究热点,因其无创,同时兼具一定骨诱导、骨传导等特性,在胫骨平台骨折骨缺损治疗当中的应用也在逐渐推广。常见的人工合成骨移植代替物包括:磷酸钙骨水泥、羟基磷灰石颗粒、硫酸钙、生物活性玻璃、磷酸三钙、脱矿骨基质,多孔钛等。部分研究证明,人工合成骨移植代替物已可以达到甚至超过自体骨移植代替物的治疗效果,如羟基磷灰石、生物活性玻璃、多孔钛等。

1. 玻璃骨棒在胫骨平台骨折骨缺损治疗中的应用　玻璃骨棒属于生物活性玻璃,是由石英砂、氧化镁和二氧化碳等加热玻璃化、烧结成型的多孔玻璃纤维,其材料性质介于硫酸钙类材料与磷酸钙类材料之间,降解速度适中（图 11-10）。并可以根据需求制作成特定形状且具有一定支撑作用的骨棒,用于胫骨平台骨折骨缺损的治疗。具有以下特点:①骨刺激作用:可以刺激成骨细胞的增殖与分化;②抗菌作用:提高周围体液 pH,抑制细菌生长;③骨传导作用:引导骨长入,为新骨形成提供支架;④完全降解后被新生的骨组织所替代;⑤组织相容性高:玻璃骨棒植入体内后,其三维孔隙结构很快与缺损区组织液发生反应,形成富硅层和碳酸羟基灰石层,并吸附存在于组织液中的纤维蛋白、骨诱导蛋白及各种生长因子等人体骨修复有关的成分,同时促进成骨细胞的增殖、分化和骨组织的矿化过程,最终形成新的骨组织。

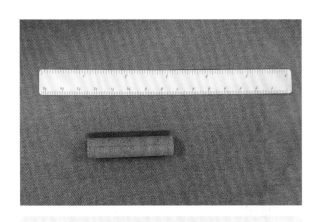

图 11-10　玻璃骨棒

　　张英泽教授团队根据既往临床经验,设计出与骨缺损类型相对应的具有特定形状的玻璃骨棒,并成功应用于胫骨平台骨折的治疗当中。其自行研制玻璃骨棒,具有以下优点:①无需取自体骨,没有切口相关的并发症,使手术更加微创,减少了出血,节省了取骨、修剪骨条所用的时间,加快了整体手术的速度;②可以术前根据骨折类型预估所需植骨条的大小形状,进行术前预制,制成不同形状以供不同需求,从而节省了手术时间,使手术更加精准化;③玻璃骨棒采用的是多孔树状拓扑结构,外部可以承受一定的压力和拉力,内部是树状内支架结构,使自体骨长入更加容易;④整体结构可吸收,且吸收速度中等,既不会太慢影响骨折愈合,又不会过早吸收导致强度降低(图 11-11)。

　　玻璃骨棒因其良好的生物学性能已成功应用于胫骨平台骨折骨缺损的治疗当中,但目前仍需前瞻性的、大规模的临床试验以进一步验证其近期及远期临床效果。

　　2. 关于其他人工合成骨移植替代物在胫骨平台中的应用　Alexander 进行关于羟基磷灰石和硫酸钙骨水泥材料与自体髂骨作为骨移植材料治疗胫骨平台骨缺损的临床疗效的相关研究,其发现两组患者在骨折愈合率、关节复位丢失等方面不存在显著差异,但人工合成骨移植代替物组的患者较自体髂骨移植物组,术中失血量及术后疼痛评分显著降低。Ollivier 进行关于磷酸钙类骨移植替代物与自体或异体骨移植材料治疗胫骨平台骨缺损的临床疗效的相关研究,发现磷酸钙骨移植代替物可以取得更好的复位结果,并降低远期膝关节骨关节炎评分。但其研究样本量较小,仅为 46 人,且为回顾性研究,存在一定局限性。人工合成骨移植代替物是当下治疗骨缺损的研究热点,因缺乏前瞻性的、大样本、多中心的临床试验研究,其临床疗效仍需进一步验证。但随着材料学的发展,人工合成骨移植代替物的不断改善必将更多地应用于骨缺损的治疗,成为未来骨缺损治疗的主流选择。

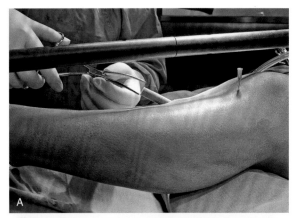

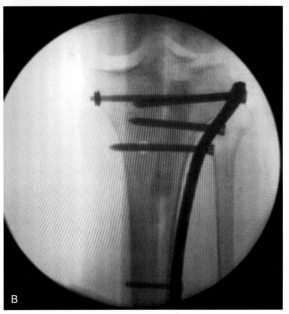

图 11-11　玻璃骨棒在胫骨平台骨折中的应用
A. 玻璃骨棒植入骨髓道内;B. 透视可见玻璃骨棒。

(三) 同种异体骨移植代替物

　　异体骨移植代替物在骨缺损的治疗中可以起到提供充足骨基质、稳定固定及支撑骨折块等作用。既往报道的同种异体骨移植代替物包括股骨头骨移植代替物、腓骨骨移植代替物等。但因其不具有成骨活性,易发生排斥反应,引起感染,存在传播传染性疾病的风险等缺点,使其在临床中的应用受到限制。

　　同种异体腓骨作为骨移植物,可以有效支撑塌陷的关节面,减少甚至避免术后复位的骨块塌陷。

　　对于同种异体骨移植物,减少甚至避免同种异体骨移植物的排斥反应及降低传染性疾病传染风险是未来同种异体骨移植物的研究方向。

总之,胫骨平台骨折属于关节内骨折,大多需要手术治疗,微创手术闭合复位已经成为当下的趋势。闭合复位的方式主要包括顶压复位及撬拨复位,上述复位方式往往导致骨缺损进一步增加。因此我们认为,所有类型的胫骨平台骨折均应进行植骨治疗:对于骨缺损较少的类型植入适量的松质骨以促进骨折的愈合;对于骨缺损较

多的骨折类型需要植入具有支撑作用的双皮质髂骨条,必要时联合植入适量松质骨以提供骨基质、填充骨缺损、稳定固定、提供支撑、促进骨折愈合。目前对于骨移植物的选择:首选自体骨移植物,其中具有支撑作用的双皮质髂骨自体移植物仍然为治疗胫骨平台骨折的最佳选择。当骨缺损较多或患者骨质疏松严重或自体骨移植物不足时,可选择人工合成骨移植物或同种异体骨移植物。

参考文献

[1] CHASE S W, HERNDON C H. The fate of autogenous and homogenous bone grafts [J]. J Bone Joint Surg Am, 1955, 37-A (4): 809-841.

[2] RUSSELL T A, LEIGHTON R K. Comparison of autogenous bone graft and endothermic calcium phosphate cement for defect augmentation in tibial plateau fractures. A multicenter, prospective, randomized study [J]. J Bone Joint Surg Am, 2008, 90 (10): 2057-2061.

[3] HOFMANN A, GORBULEV S, GUEHRING T, et al. Autologous Iliac Bone Graft Compared with Biphasic Hydroxyapatite and Calcium Sulfate Cement for the Treatment of Bone Defects in Tibial Plateau Fractures: A Prospective, Randomized, Open-Label, Multicenter Study [J]. J Bone Joint Surg Am, 2020, 102 (3): 179-193.

[4] JóNSSON B Y, MJöBERG B. Porous titanium granules are better than autograft bone as a bone void filler in lateral tibial plateau fractures: A randomised trial [J]. Bone Joint J, 2015, 97-B (6): 836-841.

[5] MYEROFF C, ARCHDEACON M. Autogenous bone graft: donor sites and techniques [J]. J Bone Joint Surg Am, 2011, 93 (23): 2227-2236.

[6] CALORI G M, COLOMBO M, MAZZA E L, et al. Incidence of donor site morbidity following harvesting from iliac crest or RIA graft [J]. Injury, 2014, 45 Suppl 6: S116-120.

[7] MAUS U, ANDEREYA S, GRAVIUS S, et al. How to store autologous bone graft perioperatively: an in vitro study [J]. Arch Orthop Trauma Surg, 2008, 128 (9): 1007-1011.

[8] CHAN Y S, UENG S W, WANG C J, et al. Antibiotic-impregnated autogenic cancellous bone grafting is an effective and safe method for the management of small infected tibial defects: a comparison study [J]. J Trauma, 2000, 48 (2): 246-255.

[9] SINGH J R, NWOSU U, EGOL K A. Long-term functional outcome and donor-site morbidity associated with autogenous iliac crest bone grafts utilizing a modified anterior approach [J]. Bull NYU Hosp Jt Dis, 2009, 67 (4): 347-351.

[10] BRAWLEY S C, SIMPSON R B. Results of an alternative autogenous iliac crest bone graft harvest method [J]. Orthopedics, 2006, 29 (4): 342-346.

[11] EBRAHEIM N A, ELGAFY H, XU R. Bone-graft harvesting from iliac and fibular donor sites: techniques and complications [J]. J Am Acad Orthop Surg, 2001, 9 (3): 210-218.

[12] GOSSMAN D G, ROSENBLUM W, AROSARENA O, et al. The acetabular reamer: a unique tool for anterior iliac crest bone graft harvesting [J]. Laryngoscope, 2005, 115 (3): 557-559.

[13] 郑占乐, 刘欢, 刘绍铭, 等. 张氏骨盆取骨术的初步临床应用 [J]. 河北医科大学学报, 2018, 39 (9): 1086-1088.

[14] DIMITRIOU R, MATALIOTAKIS G I, ANGOULES A G, et al. Complications following autologous bone graft harvesting from the iliac crest and using the RIA: a systematic review [J]. Injury, 2011, 42 Suppl 2: S3-15.

[15] BAUMHAUER J, PINZUR M S, DONAHUE R, et al. Site selection and pain outcome after autologous bone graft harvest [J]. Foot Ankle Int, 2014, 35 (2):

104-107.

［16］ OLLIVIER M, BULAïD Y, JACQUET C, et al. Fixation augmentation using calcium-phosphate bone substitute improves outcomes of complex tibial plateau fractures. A matched, cohort study [J]. Int Orthop, 2018, 42 (12): 2915-2923.

［17］ HEIKKILä J T, KUKKONEN J, AHO A J, et al. Bioactive glass granules: a suitable bone substitute material in the operative treatment of depressed lateral tibial plateau fractures: a prospective, randomized 1 year follow-up study [J]. J Mater Sci Mater Med, 2011, 22 (4): 1073-1080.

［18］ 连晓东, 郑占乐, 陈伟, 等. 张氏可吸收骨缺损填充物的初步研究 [J]. 河北医科大学学报, 2018, 39 (5): 615-616.

［19］ 郑占乐, 刘欢, 邢欣, 等. 新型玻璃骨植骨微创治疗胫骨平台骨折的初步疗效 [J]. 中华创伤骨科杂志, 2019, 21 (5): 455-460.

［20］ KWIATKOWSKI K, CEJMER W, SOWIńSKI T. Frozen allogenic spongy bone grafts in filling the defects caused by fractures of proximal tibia [J]. Ann Transplant, 1999, 4 (3-4): 49-51.

［21］ BERKES M B, LITTLE M T, SCHOTTEL P C, et al. Outcomes of Schatzker II tibial plateau fracture open reduction internal fixation using structural bone allograft [J]. J Orthop Trauma, 2014, 28 (2): 97-102.

［22］ LEVACK A E, GADINSKY N, GAUSDEN E B, et al. The Use of Fibular Allograft in Complex Peri-articular Fractures Around the Knee [J]. Oper Tech Orthop, 2018, 28 (3): 141-151.

第十二章

关节镜在胫骨平台骨折治疗中的作用

目前,微创治疗胫骨平台骨折已成为临床研究热点。国内外胫骨平台骨折微创治疗方法包括顺势牵引微创复位固定技术、关节镜辅助复位技术、球囊成形术、3D 打印技术、计算机辅助导航技术等。本章主要就关节镜辅助复位技术及关节镜在胫骨平台骨折治疗中的作用进行阐述。

一、关节镜辅助复位技术

Caspari 等于 20 世纪 80 年代首次将关节镜技术用于辅助微创治疗胫骨平台骨折。自此,越来越多的学者推荐将关节镜技术引入胫骨平台骨折辅助治疗。

关节镜技术可以在视频监控下直接观察关节内部受损情况,了解骨折线的范围和部位,探查关节面塌陷及分离移位情况,同时经工作通道清理关节腔内积血。根据骨折类型及镜下所见关节面骨折情况,确定手术操作方法:于胫骨上端逐层切开皮肤及皮下组织,显露骨折端,在关节镜监控下翻开劈裂骨折块,推顶复位塌陷的骨折块,挤压纠正分离增宽的胫骨平台,直至镜下探查关节面完全平整;取合适大小的自体或同种异体骨植骨支撑关节面,采用合适的内固定物固定骨折;再次探查整个关节腔,摘除小块游离骨块,镜下清理修整软骨面。

关节镜辅助复位胫骨平台骨折的主要优势在于:①通过关节镜可观察关节面的复位情况,而且可以对术中内固定效果做出准确的评价;②对交叉韧带、半月板损伤能够及时诊断,必要时施以相应处理。Chan 等在关节镜辅助下复位 54 例胫骨平台骨折患者,经过平均 7 年的随访,所有骨折均获骨性愈合,96% 的患者疗效满意。Chen 等对 19 篇应用关节镜辅助治疗胫骨平台骨折的文献进行系统综述,结果显示:90.5% 的患者术后 Rasmussen 评分结果达到优良水平,90.9% 的患者对治疗结果表示满意。笔者认为,该技术是治疗胫骨平台骨折安全、有效的方法。通常情况下关节镜技术不仅是观察,还可以对不平整的小骨折块进行简单复位,对交叉韧带和半月板损伤进行早期处理。但关节镜技术毕竟只是一种辅助手段,并不能完全依赖它完成胫骨平台骨折的复位。

Kayali 认为关节镜辅助治疗低能量胫骨平台骨折是比较好的方法。Levy 对关节镜辅助外侧胫骨平台骨折内固定与传统的切开复位内固定比较,认为关节镜辅助下治疗可增加关节活动范围,促进康复,缩短住院时间,更容易实现解剖复位。该术式的局限性为镜下不能复位,只能用探钩类器械辅助撬拨关节面。但一期同时重建交叉韧带需慎重,原因如下:①需胫骨钻孔,会影响骨折的复位及固定;②手术时间延长,有增加并发症的危险。

关节镜相关并发症非常少见,最常见为骨筋膜室综合征,其发生原因主要是关节镜操作时灌注液和血液经关节腔的骨折线渗入骨和筋膜间隙。因此,术后应密切观察软组织肿胀情况,给予适当抗凝、消肿等治疗。

有研究显示关节镜技术在治疗单纯劈裂、压缩骨折中有一定优势,而在复杂骨折(Schatzker V、VI型)中的作用尚存争议。做关节镜时常需多种体位与角度,可能导致关节不稳,加重骨折移位,尤其是VI型骨折。若非经验丰富术者,不推荐应用关节镜辅助复位复杂胫骨平台骨折。

二、关节镜在胫骨平台骨折治疗中的作用

张英泽教授提出的骨折"顺势复位"理论，通过顺应肢体机械轴线及软组织运行轨迹的顺势牵引作用复位骨折块，并据此自主研发了张氏牵引复位器。在胫骨平台骨折治疗中，依据"顺势复位"理念运用双反牵引架对平台骨折进行闭合牵引复位，骨折内固定后行关节镜检查。膝关节镜采用常规手术入路（髌下内、外侧入路），关节腔冲洗（无加压、不用压力泵），清除关节腔内积血、血凝块等，探查髌上囊、髌股关节、内外侧间沟、髁间窝、内外侧间室，确定术后关节面复位情况，明确是否合并关节内软组织损伤，并对相应关节内病变进行处理，如半月板部分切除、全部切除或者缝合，清理关节内碎屑等。采用关节镜辅助治疗共 500 余例患者，具体情况如下。

（一）复位情况

大部分患者复位满意，关节面平整（图 12-1~图 12-3）。部分患者复位满意，关节面比较平整（图 12-4~图 12-6）。小部分患者复位骨块间有小裂隙（图 12-7）。

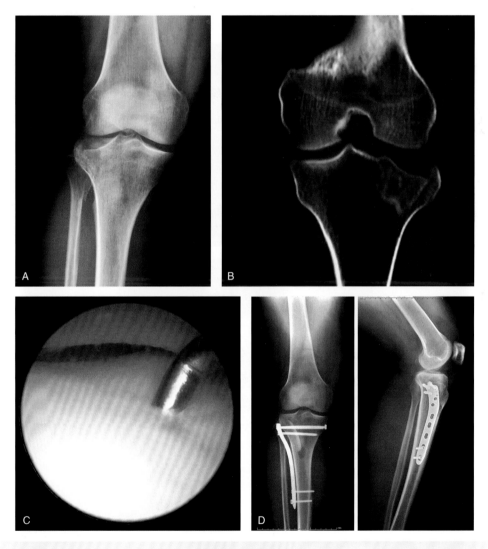

图 12-1　病例一

患者，男性，49 岁，致伤原因为车祸伤。A. 术前 X 线片显示左侧胫骨平台骨折；B. 术前 CT 显示外侧胫骨平台骨折，入院后诊断为左胫骨平台骨折；C. 行左胫骨平台骨折闭合复位内固定术，骨折固定后关节镜探查见外侧胫骨平台复位良好，胫骨平台骨折复位非常满意，探针所指出处；D. 术后 X 线片显示复位良好。

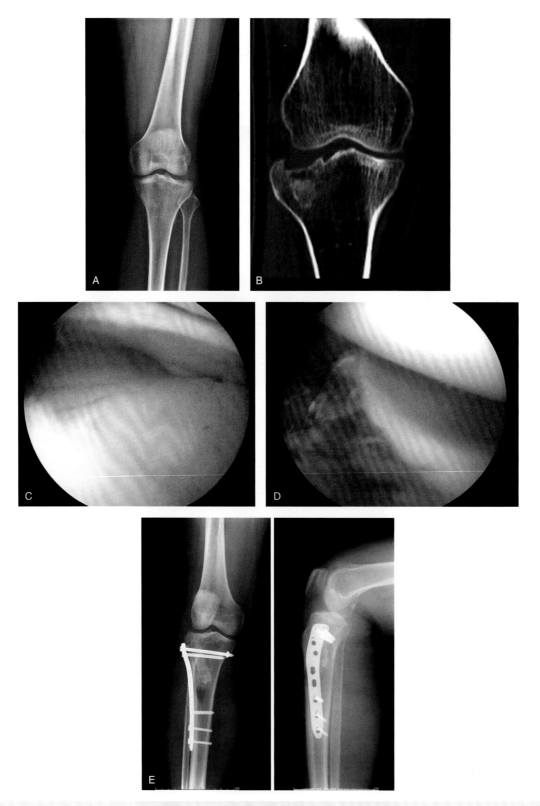

图 12-2　病例二

患者,男性,48岁,致伤原因为摔伤。A. 术前 X 线片显示右侧胫骨平台骨折;B. 术前 CT 显示外侧胫骨平台骨折,入院后诊断为右胫骨平台骨折;C. 行右胫骨平台骨折闭合复位内固定术,骨折固定后关节镜探查见外侧关节面平整,胫骨平台骨折复位非常满意;D. 术中关节镜见外侧半月板关节囊缘撕裂;E. 术后 X 线片显示复位良好。

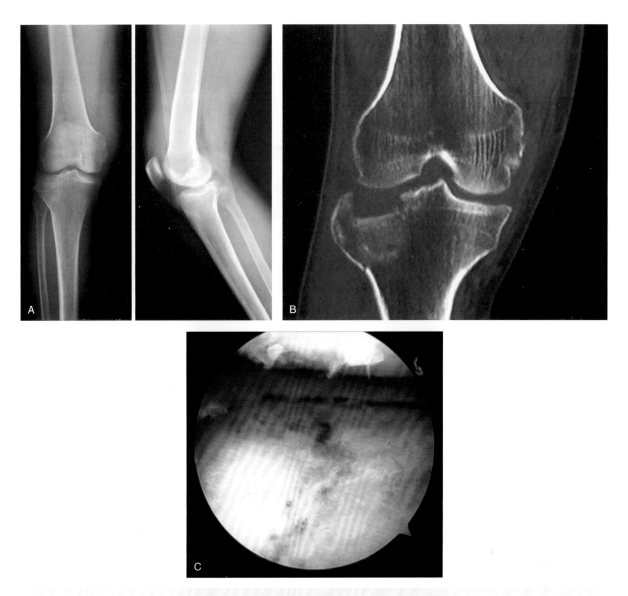

图 12-3 病例三

患者,男性,52 岁,致伤原因为车祸伤。A. 术前 X 线片显示胫骨平台骨折;B. 术前 CT 显示外侧胫骨平台骨折,入院后诊断为右胫骨平台骨折,颌面外伤;C. 行右胫骨平台骨折闭合复位内固定术,骨折固定后关节镜探查见外侧胫骨平台骨折复位非常满意。

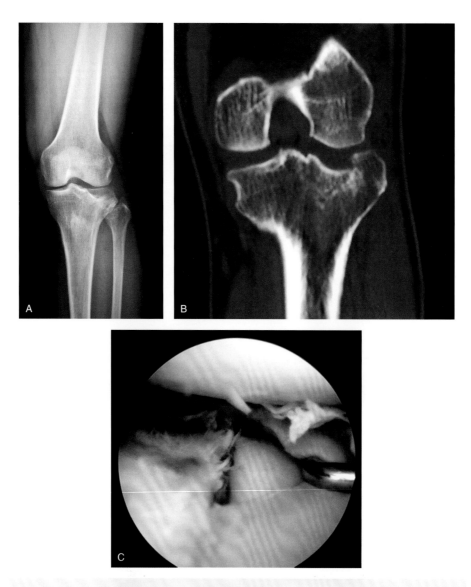

图 12-4　病例四

患者,男性,52 岁,致伤原因为骑行电动车摔伤。A. 术前 X 线片显示胫骨平台骨折;B. 术前 CT 显示外侧胫骨平台骨折,入院后诊断为左胫骨平台骨折,左胫骨髁间棘骨折,左腓骨近端骨折;C. 行左胫骨平台骨折闭合复位内固定术,骨折固定后关节镜探查见外侧胫骨平台复位尚满意。

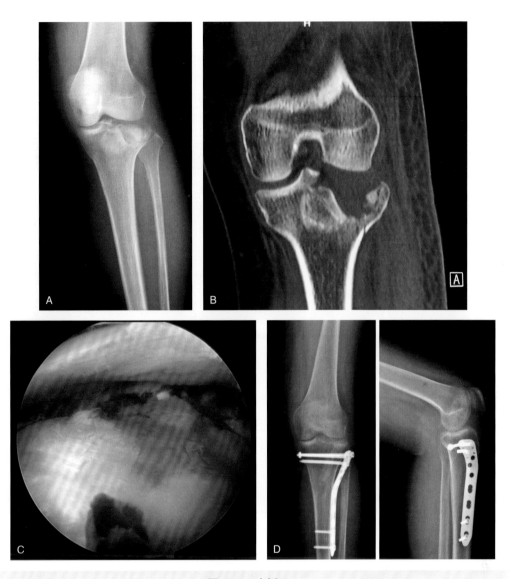

图 12-5 病例五

患者,女性,50 岁,致伤原因为打伤。A. 术前 X 线片显示胫骨平台骨折; B. 术前 CT 显示外侧胫骨平台骨折,入院后诊断为左胫骨平台骨折; C. 行左胫骨平台骨折闭合复位内固定术,骨折固定后关节镜探查见外侧胫骨平台骨折复位较好; D. 术后 5 个月复查显示骨折愈合良好。

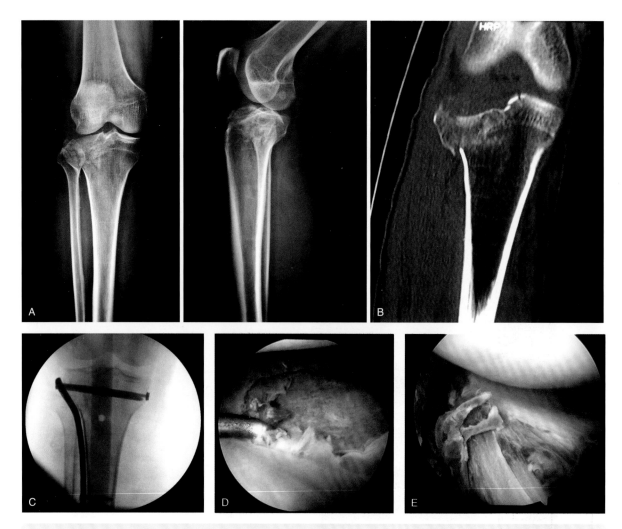

图 12-6 病例六

患者,男性,47 岁,致伤原因为车祸伤。A. 术前 X 线片显示胫骨平台骨折;B. 术前 CT 显示外侧胫骨平台骨折,入院后诊断为右胫骨平台骨折,右胫骨髁间棘骨折,右腓骨头骨折;C. 行右胫骨平台骨折闭合复位内固定术,术中透视显示复位良好;D. 骨折固定后关节镜探查见外侧平台骨折复位良好;E. 外侧半月板关节囊缘撕裂。

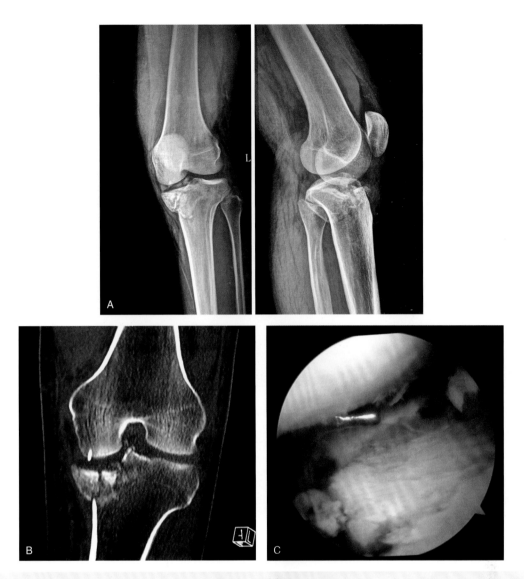

图 12-7　病例七

患者,男性,36 岁,致伤原因为车祸伤。A. 术前 X 线片显示胫骨平台骨折;B. 术前 CT 显示外侧胫骨平台骨折,入院后诊断为左胫骨平台骨折;C. 行左胫骨平台骨折闭合复位内固定术,骨折固定后关节镜探查见内侧平台骨折,关节面尚平,有小裂隙。

关节镜检查时发现部分患者关节内有游离骨块或骨软骨片,予以取出(图12-8)。

(二)半月板损伤

双反牵引闭合复位内固定治疗胫骨平台骨折后,行关节镜检查500个患者中,半月板损伤的结果如下:其中有56.8%(284/500)的患者合并有半月板损伤,其中以Schatzker Ⅵ型最多见占61.61%,(69/112);Schatzker Ⅰ型的半月板损伤40%(2/5);Schatzker Ⅱ型的半月板损伤57%(122/214);Schatzker Ⅲ型的半月板损伤为52.5%(21/40);Schatzker Ⅳ型的半月板损伤为46.43%(26/56);Schatzker Ⅴ型的半月板损伤为60.27%(44/73);半月板损伤主要在高能量等级

的Schatzker(Schatzker Ⅴ,Ⅵ型)中常见;胫骨平台骨折Schatzker Ⅱ型虽然属于低能量等级的骨折类型,但是半月板损伤的发生率也很高,达到了57%(图12-9)。

500例胫骨平台骨折患者中,我们将关节镜下半月板损伤的类型归为以下7种类型(图12-10):①纵行撕裂(靠近滑膜缘处,血供很丰富);②放射状撕裂(横行撕裂);③瓣状撕裂;④桶柄状撕裂(撕裂的半月板移位至髁间窝处);⑤水平状撕裂(半月板撕裂分为上下两个平面);⑥退变性撕裂;⑦复杂性撕裂(涉及多种类型的撕裂)。

半月板撕裂的患者,尤其是外侧半月板关节囊缘撕裂,应尽量予以缝合(图12-11)。

Schatzker Ⅰ型的半月板损伤发生率较低,仅为40%(2/5);半月板损伤类型分别为纵行撕裂(20%,1/5)和放射状裂(20%,1/5)(图12-12)。

Schatzker Ⅱ型的半月板损伤发生率为57%(122/214);Schatzker Ⅱ型最常见的半月板损伤类型为纵行撕裂(21.03%,45/214);其次为桶柄状撕裂(10.28%,22/214)(图12-13)。

Schatzker Ⅲ型的半月板损伤率为52.5%(21/40);半月板损伤类型主要为纵行撕裂(25%,10/40)和瓣状撕裂(7.5%,3/40),见图12-14所示。

Schatzker Ⅳ型的半月板损伤率为46.43%(26/56);Schatzker Ⅳ型最常见的半月板损伤类型为纵行撕裂(16.07%,9/56);其次为复杂撕裂(10.71%,6/56),见图12-15所示。

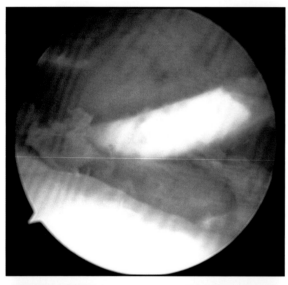

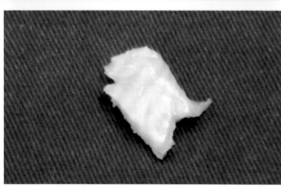

图12-8 病例八

患者,男性,36岁,致伤原因为摔伤,入院后诊断为左胫骨平台骨折,行左胫骨平台骨折闭合复位内固定术,骨折固定后关节镜探查见关节内有游离骨软骨片,予以取出。

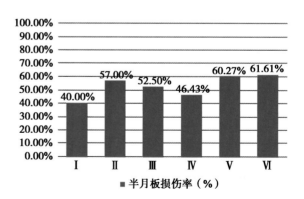

图12-9 500例胫骨平台骨折按照Schatzker分型发生半月板损伤的概率

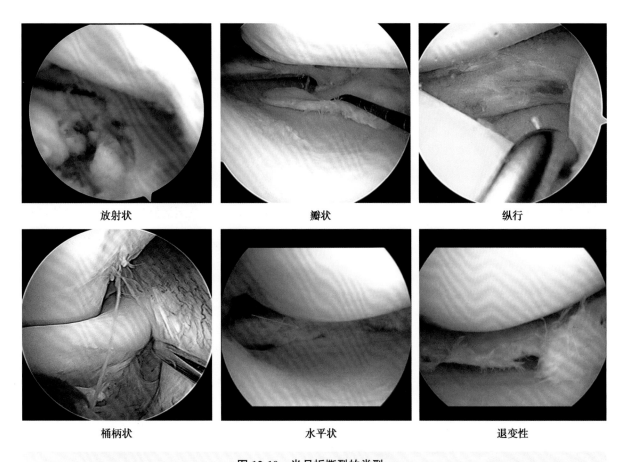

放射状	瓣状	纵行
桶柄状	水平状	退变性

图 12-10　半月板撕裂的类型

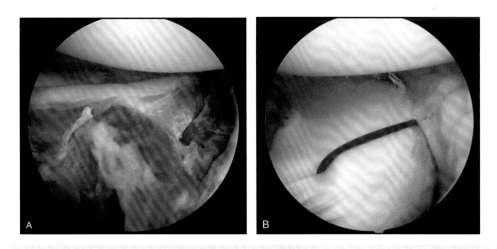

图 12-11　半月板撕裂病例

患者,女性,15 岁,致伤原因为车祸伤,入院后诊断为左胫骨平台骨折,行左胫骨平台骨折闭合复位内固定术。

A.骨折固定后关节镜探查见外侧半月板纵行撕裂;B.撕裂部位在与关节囊连接处,予以半月板缝合。

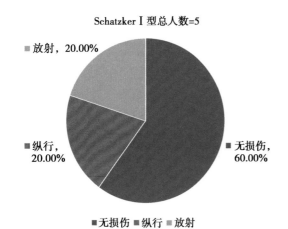
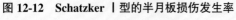

图 12-12 Schatzker Ⅰ型的半月板损伤发生率

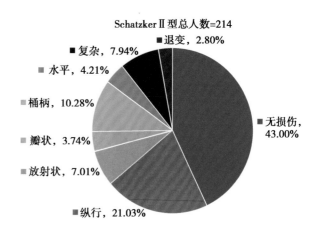
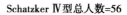

图 12-13 Schatzker Ⅱ型的半月板损伤发生率

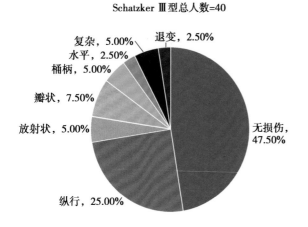

图 12-14 Schatzker Ⅲ型的半月板损伤率

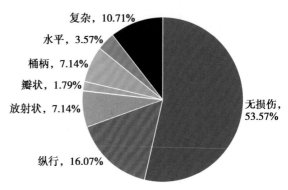

图 12-15 Schatzker Ⅳ型的半月板损伤率

Schatzker Ⅴ型的半月板损伤率为 60.27%（44/73）；Schatzker Ⅴ型最常见的半月板损伤类型为纵行撕裂（13.7%，10/73）；其次为复杂撕裂（10.96%，8/73）和水平撕裂（10.96%，8/73），见图 12-16 所示。

Schatzker Ⅵ型的半月板损伤率为 61.61%（69/112），Schatzker Ⅵ型最常见的半月板损伤类型为复杂撕裂（16.07%，18/112）；其次为桶柄状撕裂（14.29%，16/112），见图 12-17。

半月板纵形撕裂是半月板损伤最常见的类型，占 17%（85/500），撕裂部位常在与关节囊连接处，处于红 - 红区，最常发生在 Schatzker Ⅲ型；其次为复杂撕裂，占 10.2%（51/500），且最常发生在 Schatzker Ⅵ型；桶柄状撕裂占 10%（50/500），主要发生在 Schatzker Ⅵ型骨折，见图 12-18 所示。

（三）交叉韧带损伤

双反牵引闭合复位内固定治疗胫骨平台骨折后，行关节镜检查 500 个患者中，其中有 17.2%（86/500）的患者合并有交叉韧带损伤，其中在 Schatzker Ⅰ型（20%，1/5）和 Ⅲ型（20%，8/40）最常见；其次为 Schatzker Ⅵ型（19.64%，22/112），见图 12-19 所示。

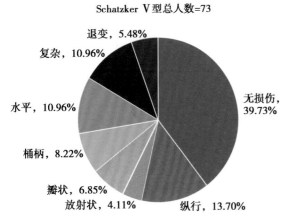

图 12-16 Schatzker Ⅴ型的半月板损伤率

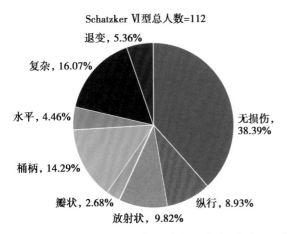

图 12-17 Schatzker Ⅵ型的半月板损伤率

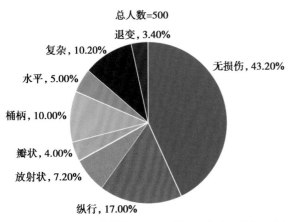

图 12-18 500 例胫骨平台骨折患者中半月板损伤类型

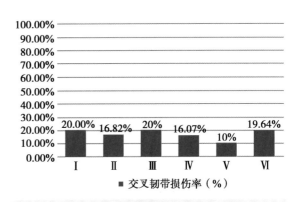

图 12-19 500 例胫骨平台骨折患者按照 Schatzker 分型发生交叉韧带损伤的发生率

在胫骨平台骨折合并交叉韧带损伤的患者中,其中前交叉韧带(anterior cruciate ligament, ACL)损伤最多见(12.6%,63/500),且最常发生在 Schatzker Ⅰ 型(20.0%),其次为 Schatzker Ⅵ 型(15.18%);ACL 损伤在 Schatzker Ⅰ~Ⅲ 型的发生率为 13.13%(34/259),在 Schatzker Ⅳ~Ⅵ 型的发生率为 12.03%(29/241),见图 12-20 所示。

ACL 损伤的 4 种类型中,以前交叉韧带胫骨止点撕脱损伤最多见(38.1%,24/63);其次为前交叉韧带部分损伤(31.74%,20/63);见图 12-21 所示。

后交叉韧带(posterior cruciate ligament,PCL)损伤率为 4.6%(23/500),PCL 且最常发生在 Schatzker Ⅲ型;损伤在 Schatzker Ⅰ~Ⅲ型的发生率为 4.25%

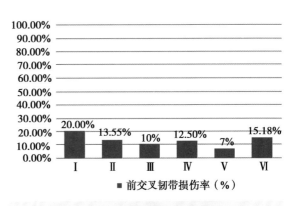

图 12-20 500 例胫骨平台骨折患者按照 Schatzker 分型发生前交叉韧带损伤的发生率

ACL损伤总人数=63

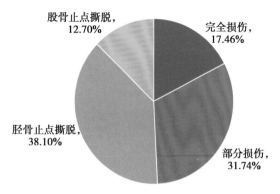

图 12-21　前交叉韧带损伤类型

PCL损伤总人数=23

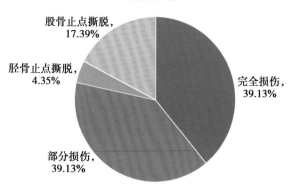

图 12-23　后交叉韧带损伤类型

（11/259），在 Schatzker Ⅳ~Ⅵ型的发生率为 4.98%（12/241），见图 12-22 所示。

　　PCL 损伤的四种类型中，以后交叉韧带部分损伤和完全损伤最多见（39.13%，9/23），胫骨止点撕脱损伤最少见（4.35%，1/23）；见图 12-23 及图 12-24 所示。

　　Jeong 等报道对胫骨平台骨折患者行切开复位内固定后立即行关节镜探查，可对合并的关节内病变早期诊断和治疗。其将 60 例患者分为 2 组，一组内固定后立即进行关节镜诊治，另一组只行切开复位内固定，不进行关节镜诊治。结果发现行关节镜诊治的患者中有 29% 合并关节内病变，需要同时进行处理。

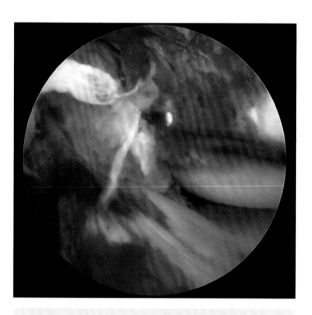

图 12-24　后交叉韧带损伤病例

患者，男性，32 岁，致伤原因为骑行电动车摔伤，入院后诊断为右胫骨平台骨折，右膝后交叉韧带损伤，行右胫骨平台骨折闭合复位内固定术，骨折固定后关节镜探查见后交叉韧带股骨止点处断裂。

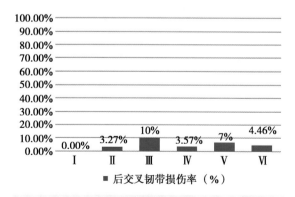

图 12-22　500 例胫骨平台骨折患者按照 Schatzker 分型发生后交叉韧带损伤的发生率

　　本研究发现胫骨平台骨折合并半月板损伤有较高的发生率，达到 56.8%（284/500）；其中在 Schatzker Ⅰ、Ⅳ型的发生率较低，而在 Schatzke Ⅱ 发生率为 57%，Schatzker Ⅵ型合并半月板损伤的发生率最高达到 61.61%；半月板损伤最常见的类型为半月板纵行撕裂，多靠近滑膜缘处（此处血供丰富，缝合后有较高

的愈合率），因此，在行关节镜探查骨折复位情
况的同时，应对该种类型的半月板损伤尽可能
进行缝合修复。

胫骨平台骨折合并交叉韧带损伤最常见的
是前交叉韧带损伤，以 Schatzker Ⅲ 型（20%）和
Schatzker Ⅵ 型（19.64%）最多见。ACL 损伤最常
见的类型分别为胫骨止点撕脱损伤（38.1%）和部
分损伤（31.74%），我们认为对于 ACL 胫骨止点
的撕脱损伤在一期平台骨折复位内固定后应尽
可能在关节镜下对撕脱骨折块进行固定；而对于
ACL 的实质部撕裂，二期是否重建应取决于膝关
节后期的稳定性。

PCL 损伤在胫骨平台骨折患者中的发生率
较低，仅为 4.6%；且主要发生在 Schatzker Ⅳ 型。

本组病例中关节镜下诊治时均未采用压力
泵，所有患者均未发生骨筋膜室综合征。顺势复
位固定后再行关节镜检查的优势：①骨折复位稳
定后，关节镜检查更容易；②清除关节内积血；
③明确及评估骨折复位情况；④明确关节内结构
损伤情况（半月板、交叉韧带、关节软骨等）；⑤处
理关节内病变（半月板部分切除、缝合，去除游离
碎屑等）。

三、关节镜在胫骨平台骨折治疗
随访中的应用

关节镜的优点为能够在视频监控下直接探
查关节腔内详细情况，因此，在胫骨平台骨折患
者复查随访过程中，通过关节镜能直接观察患者
关节面骨折愈合情况、软骨损伤后软骨再生状
态、半月板缝合后愈合效果、交叉韧带紧张度及
创伤性骨关节炎情况等，并可针对相应情况进行
处理。但由于关节镜探查属于有创操作，通常选
择与内固定取出手术时同时进行。部分患者一
年随访关节镜探查见胫骨平台骨折愈合良好，关
节软骨损伤部位呈纤维软骨再生，未发生创伤性
骨关节炎（图 12-25）。

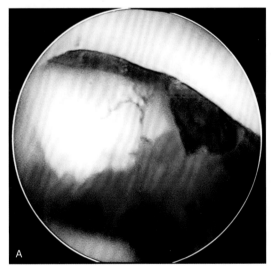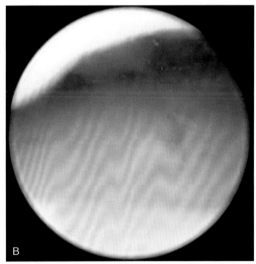

图 12-25 术后关节镜复查病例

患者，男性，40 岁，致伤原因为骑行电动车摔伤，入院后诊断为左胫骨平台骨折，行左胫骨平台骨折闭合复位内固定
术。A. 骨折固定后关节镜探查见外侧平台骨折线；B. 术后 1 年 3 个月复查骨折愈合良好，行内固定取出术，术中探
查见骨折愈合良好，纤维软骨再生。

参考文献

[1] CHEN W, LV H, LIU S, et al. National incidence of traumatic fractures in China: a retrospective survey of 512 187 individuals [J]. Lancet Glob Health, 2017, 5 (8): 807-817.

[2] CHAN Y S, YUAN L J, HUNG S S, et al. Arthroscopic-assisted reduction with bilateral buttress plate fixation of complex tibial plateau fractures [J]. Arthroscopy, 2003, 19 (9): 974-984.

[3] CHIU C H, CHENG C Y, TSAI M C, et al. Arthroscopy-assisted reduction of posteromedial tibial plateau fractures with buttress plate and cannulated screw construct [J]. Arthroscopy, 2013, 29 (8): 1346-1354.

[4] VANGSNESS C T Jr, GHADERI B, HOHL M, et al. Arthroscopy of meniscal injuries with tibial plateau fractures [J]. J Bone Joint Surg Br, 1994, 76 (3): 488-490.

[5] STANNARD J P, LOPEZ R, VOLGAS D. Soft tissue injury of the knee after tibial plateau fractures [J]. J Knee Surg, 2010, 23 (4): 187-192.

[6] GARDNER M J, YACOUBIAN S, GELLER D, et al. The incidence of soft tissue injury in operative tibial plateau fractures: a magnetic resonance imaging analysis of 103 patients [J]. J Orthop Trauma, 2005, 19 (2): 79-84.

[7] VAN GLABBEEK F, VAN RIET R, JANSEN N, et al. Arthroscopically assisted reduction and internal fixation of tibial plateau fractures: report of twenty cases [J]. Acta Orthop Belg, 2002, 68 (3): 258-264.

[8] HONKONEN S E. Degenerative arthritis after tibial plateau fractures [J]. J Orthop Trauma, 1995, 9 (4): 273-277.

[9] ABDEL-HAMID M Z, CHANG C H, CHAN Y S, et al. Arthroscopic evaluation of soft tissue injuries in tibial plateau fractures: retrospective analysis of 98 cases [J]. Arthroscopy, 2006, 22 (6): 669-675.

[10] COLLETTI P, GREENBERG H, TERK M R. MR findings in patients with acute tibial plateau fractures [J]. Comput Med Imaging Graph, 1996, 20 (5): 389-394.

[11] FISCHBACH R, PROKOP A, MAINTZ D, et al.[Magnetic resonance tomography in the diagnosis of intra-articular tibial plateau fractures: value of fracture classification and spectrum of fracture associated soft tissue injuries][J]. Rofo, 2000, 172 (7): 597-603.

[12] MUSTONEN A O, KOIVIKKO M P, LINDAHL J, et al. MRI of acute meniscal injury associated with tibial plateau fractures: prevalence, type, and location [J]. AJR Am J Roentgenol, 2008, 191 (4): 1002-1009.

[13] SCHATZKER J. Compression in the surgical treatment of fractures of the tibia [J]. Clin Orthop Relat Res, 1974 (105): 220-239.

[14] ELABJER E, BENčIć I, ĆUTI T, et al. Tibial plateau fracture management: arthroscopically-assisted versus ORIF procedure-clinical and radiological comparison [J]. Injury, 2017, 48 Suppl 5: S61-S64.

[15] WANG Z, TANG Z, LIU C, et al. Comparison of outcome of ARIF and ORIF in the treatment of tibial plateau fractures [J]. Knee Surg Sports Traumatol Arthrosc, 2017, 25 (2): 578-583.

[16] LE BARON M, CERMOLACCE M, FLECHER X, et al. Tibial plateau fracture management: ARIF versus ORIF-clinical and radiological comparison [J]. Orthop Traumatol Surg Res, 2019, 105 (1): 101-106.

[17] WARNER S J, GARNER M R, SCHOTTEL P C, et al. The Effect of Soft Tissue Injuries on Clinical Outcomes After Tibial Plateau Fracture Fixation [J]. J Orthop Trauma, 2018, 32 (3): 141-147.

第十三章

微创复位器械的改良与发明

自 20 世纪 80 年代微创理念提出以来,随着科学技术的不断进步,该理念已经深入人心,微创技术、设备及器械得到了快速发展,诸如各种骨科微创技术、外固定器、内植物、骨科机器人、术中导航系统、3D 打印等新兴技术相继问世并广泛应用于创伤骨科临床的诊断和治疗。与此同时,胫骨平台骨折的微创治疗已成为研究热点,微创治疗胫骨平台骨折是在顺应机体生理学特性和生物学特性的基础上复位骨折,可最大限度地避免或减少次生损伤。闭合复位微创固定早期个体化康复,已成为当今的共识与主流。在微创固定背景下,为治疗胫骨平台骨折衍生出各式各样的微创复位器械。主要包括关节镜辅助复位系统(闭合顶压技术)、经皮球囊扩张成形术、国际固定研究学会(Association for the Study of Internal Fixation,AO/ASIF)股骨撑开器和双反牵引复位器等,越来越多的微创复位器械实现了创新与转化。

一、闭合牵引复位技术

胫骨平台骨折闭合复位的常见方法包括手法复位和牵引复位。1988 年,Duwelius 团队率先报道了 73 例应用牵引床闭合复位的胫骨平台骨折病例。术者利用牵引床对患肢进行轴向大重量牵引,依靠韧带整复和关节囊的牵拉作用复位骨折块(图 13-1)。结果显示,患者术后功能满

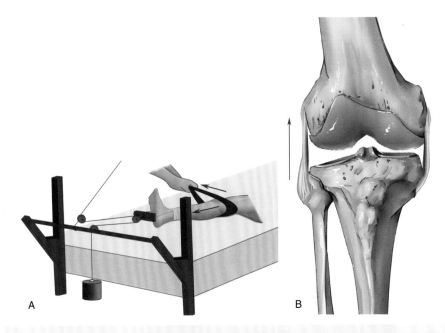

图 13-1　闭合牵引复位技术
A. 使用牵引床沿患肢长轴行大重量牵引,助手施加内翻负荷;B. 塌陷的外侧平台随韧带收缩或与之相连的关节囊和韧带的牵拉而复位。

意度达到 89%,但并发症发生率却高达 12%。考虑到牵引床属于偏心牵引,且单纯闭合牵引技术仅能改善关节面的部分塌陷,存在明显局限性,故该方法目前已基本被弃用。

二、关节镜辅助复位系统(闭合顶压技术)

20 世纪 60 年代,关节镜技术问世,被视为骨科领域内最早的微创技术。Caspari 团队则在 20 世纪 80 年代首次将该技术引入胫骨平台骨折的微创治疗中,该技术可广泛适用于 Schatzker Ⅰ、Ⅱ、Ⅲ 型骨折。与传统开放性术式相比,关节镜辅助复位技术的侵入性小,能够在直视下观察骨折块的形态、骨折塌陷及复位情况,并能够对积血和骨折碎屑进行清理,可在相对微创的条件下修复膝半月板、交叉韧带等软组织,有效降低手术创伤,缩短术后康复周期,实现精准复位,故该技术在胫骨平台骨折的治疗中得到了广泛应用。Fowble 等将关节镜辅助复位内固定术(ARIF)与切开复位内固定术(ORIF)治疗胫骨平台骨折进行了对比研究,结果证实前者的复位满意率达到 100%,高于后者的 55%。

20 世纪 90 年代,随着研究的深入,陆续有国外骨科医师发明和改良了针对简单胫骨平台塌陷骨折的闭合顶压复位器械。其复位方法旨在通过胫骨近端开放部分骨窗,并使用"顶棒"等工具经骨隧道将塌陷骨折块逐步顶起,进而恢复塌陷的关节面。该方案的优势在于骨折复位全程不破坏关节囊,有效降低术区软组织的医源性损伤。随着关节镜技术的发展和普及,经皮顶压复位技术得到广泛的认可和应用。1994 年,Holzach 团队报道了 16 例患者在关节镜辅助下使用空心复位系统经皮顶压复位治疗胫骨外侧平台骨折,整体疗效满意。通过将 2.5mm 克氏针钻入骨折塌陷中心,使用空心复位器锤击顶起塌陷骨块(图 13-2),并将自体松质骨填充至胫骨外侧干骺端的骨缺损处(图 13-3)。最后使用横向的 6.5mm 松质骨拉力螺钉或 7.0mm 空心螺钉

完成胫骨外侧缘和平台的固定。但该技术存在平台增宽、劈裂、骨折移位加重等风险,故未能广泛应用。

为解决实际应用过程中复位器尖端误穿进入关节和部分病例出现塌陷骨块复位困难、复位时间长的问题,Suganuma 团队于 2004 年在前有研究的基础上,设计改良了新型空心复位系统以用于塌陷骨块的定位、顶起和植骨,取得了满意的疗效。该复位系统由空心钻孔器(cannulated coring reamer,CCR)、空心加压器(cannulated impactor,CI)和空心植骨导向器(cannulated graft fixation guide,CGFG)组成。空心钻孔器由一个直径 12mm 的圆柱形空心钻、一个可在钻内自由滑动的克氏针导向器和一枚弹簧组成,其中弹簧可以不断地将克氏针的尖端向胫骨挤压。空心加压器则由一个直径 12mm 的圆柱形加压器和一个管状的握持器组成,并针对加压器设计出 3 种不同类型的尖端。其中加压器的尖端和手柄都是可拆卸的,所以当尖端绕器械长轴以某一固定角度为间隔旋转时,两者可以重新贴附。空心加压器的其中一个尖端是半凹面,此设计可以有效地将松质骨支撑固定、压缩并置入空心钻孔器提前钻取的孔道中。另外两种分别为 10° 和 20° 的倾斜尖端。每一个加压器都可以挤压松质骨,从而复位塌陷骨折块,并通过旋转尖端的平面以

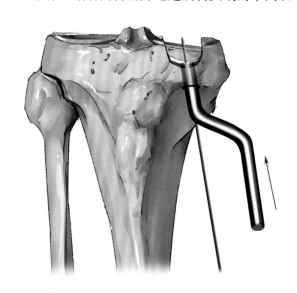

图 13-2 关节镜辅助下空心复位器顶起塌陷骨块

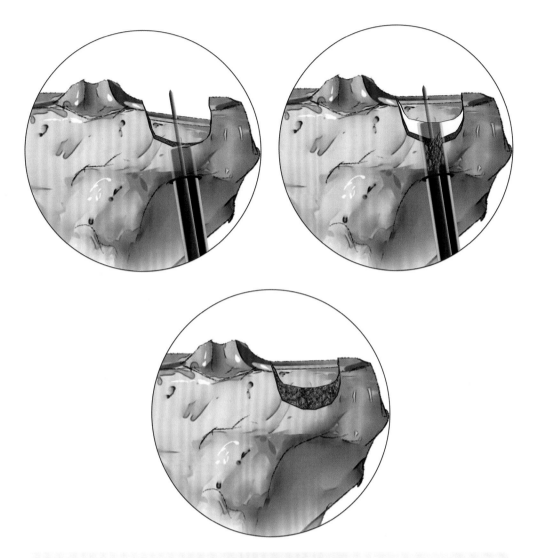

图 13-3　自体松质骨填充骨缺损

完成对关节面的解剖复位。空心植骨导向器由一个与移植物固定导向装置相结合的空心加压器组成，该器械可用于植骨后的尾帽（固定塞）置入，从而防止移植的松质骨从孔道中脱出，造成植骨失败。

　　该复位系统的具体操作过程如下：应用导向器将一枚 2mm 克氏针从胫骨干骺端置入到胫骨平台关节面的骨折塌陷中心。随后，用空心钻孔器在距塌陷骨块约 1cm 的胫骨髁上钻一圆柱形孔，并在该圆柱形骨通道中留下松质骨（图 13-4）。

　　使用凹面加压器缓慢锤击骨通道内的松质骨（必要时可选择斜面加压器），与此同时在关节镜下观察关节内塌陷部位的骨折复位情况（图 13-5）。

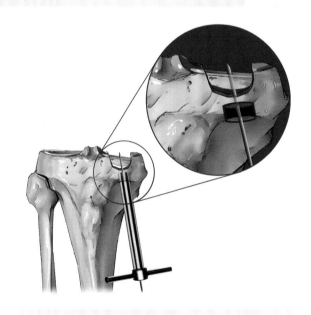

图 13-4　用空心钻孔器钻取圆柱形通道

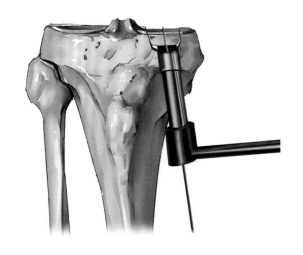

图 13-5　空心加压器锤击复位

最后,在完成植骨后,用空心植骨导向器和克氏针固定尾帽(固定塞),同时将尾帽在与关节面水平方向上加压,以防复位丢失(图 13-6)。此外,根据情况使用螺钉或接骨板固定骨折断端。该团队连续治疗了 26 名患者,亦无一例出现骨折的复位丢失。

虽然关节镜辅助技术在治疗胫骨平台单纯劈裂、塌陷以及边缘撕脱骨折中优势明显。但有学者认为,对于粉碎程度严重,尤其是伴有下肢力线改变或膝关节脱位的 Schatzker Ⅴ、Ⅵ型骨折优势不大。由于关节镜手术术中时常需要变换多种体位和角度,对术者要求较高,学习曲线长;并且该技术存在冲洗液外渗导致医源性骨筋膜

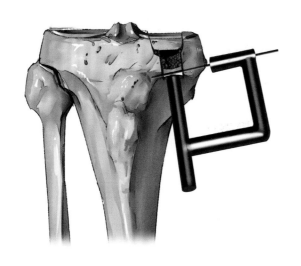

图 13-6　克氏针固定尾帽

室综合征的风险。故若非经验丰富的术者,并不推荐应用关节镜技术辅助复位治疗复杂胫骨平台骨折。

三、球囊充气扩张及骨水泥填充技术

椎体后凸成形术微创治疗椎体骨质疏松性骨折效果极佳,绝大多数患者术后即刻疼痛缓解。此外,这项技术成功应用在颌面部中额、上颌窦骨折复位手术中。近年来,国内、外学者开始将"球囊扩张联合骨水泥填充技术"引入胫骨平台塌陷骨折的微创治疗中(图 13-7)。

干骺端骨缺损一直是胫骨平台骨折治疗的热点和难点。Lobenhoffer 发现:通过自体或异体骨移植治疗胫骨平台骨折骨缺损,早期移植物区域生物力学性能差。此外,亦有羟基磷灰石制剂、珊瑚制剂等生物制剂被应用为填充物的报道,但上述材料因存在难以用于不规则缺损及力学性能相对脆弱等缺陷,不能广泛应用于临床。因此,该团队率先开展一项 26 例患者的前瞻性研究,使用一种新型快速固化且初始机械强度高的可注射磷酸钙骨水泥,将该材料填充于骨缺损处取得优良的治疗效果。而后,更多的骨科医师将骨水泥技术应用于胫骨平台骨折的治疗:Evangelopoulos 报道采用经皮骨水泥扩张术治疗 5 个伴骨质疏松的非创伤性胫骨平台骨折患者。在术中透视下经皮置入导针,再沿导针将套管打入至胫骨平台塌陷面下,锤击复位塌陷骨折后通过套管缓慢分次注入高黏度聚甲基丙烯酸甲酯水泥,确保骨水泥不渗透入关节后,夯实胫骨近端的松质骨。全部患者术后即刻负重,活动未见明显受限,均诉膝关节疼痛减轻,术后未发生手术相关并发症。Evangelopoulos 将该术式称作胫骨成形术(tibial angioplasty,tibiaplasty),术后治疗结果显示胫骨成形术是治疗老年骨质疏松性胫骨平台骨折的可靠选择,此手术甚至可以在局部麻醉下进行。

部分学者基于胫骨成形术进一步改良设计了球囊扩张胫骨成形术(balloon tibiaplasty)。

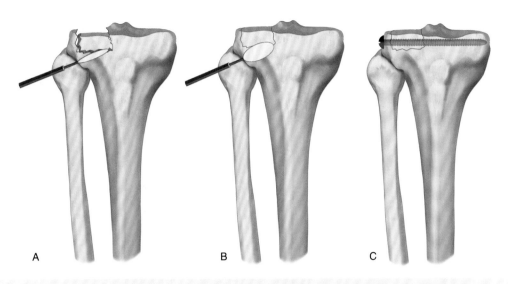

图 13-7 经皮球囊扩张治疗胫骨平台压缩骨折
A.经皮球囊置于平台外侧塌陷处；B.扩张球囊,撑开塌陷骨块,恢复关节面平整；C.螺钉固定骨折。

Broome 报道经 X 线透视下可膨胀球囊胫骨成形术复位固定胫骨平台塌陷性骨折,复位后空腔以可注射型羟基磷灰石材料进行填充,并根据实际情况选择接骨板支撑固定,结果显示此术式安全、有效且微创,可获取更大空腔骨填充物,以提供更加稳定的支撑。Broome 和 Ahrens 分别开展尸体实验证实球囊扩张胫骨成形术在操作过程中并未出现复位过度、球囊破裂和贯穿关节面等情况。针对关节内粉碎性塌陷骨折,球囊扩张复位手术微创,副反应小,似乎更优于传统金属顶棒复位(图 13-8)。Werner 等报道了 5 例经皮球囊扩张复位结合微创接骨板内固定治疗胫骨平台塌陷性骨折患者,获得满意的临床效果。Pizanis 在 X 线透视及关节镜直视下采用球囊扩张胫骨成形术治疗 5 例 Schatzker Ⅱ、Ⅲ型胫骨平台塌陷性骨折,复位后用陶瓷骨水泥填充局部空腔,术中无骨水泥泄漏,术后平均随访 1~3 年显示无复位丢失及创伤性骨关节炎表现(图 13-9)。

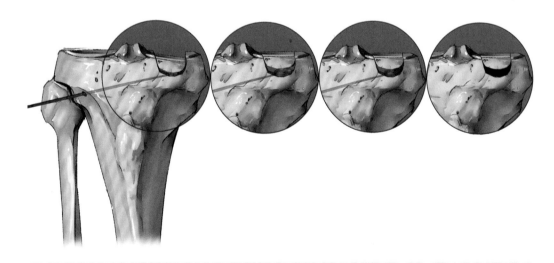

图 13-8 术中透视示球囊扩张及骨水泥注入

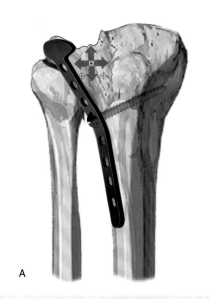
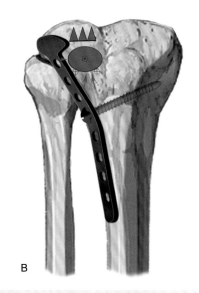

图 13-9 球囊扩张胫骨成形术

A.将充气骨夯放置在胫骨平台塌陷区下方,以便复位,充气过程中,外侧接骨板可有效防止过度膨胀,当骨质较差或复位效果不满意时,在红色靶形区置入克氏针辅助支撑球囊;B.球囊注入造影液后,由于外侧接骨板和克氏针从外侧及下方约束球囊(箭头处),压力将主要向塌陷方向传导。

前述研究大都仅限于尸体研究、病例报告和专家意见,仍未有前瞻性对照试验证明该微创技术的优越性和可靠性。Ollivier 首次报道了该技术的影像学和临床治疗结果,通过术后为期至少 1 年的随访,发现在 20 例 Schatzker Ⅱ、Ⅲ 型骨折中,95% 的患者术后胫骨平台关节面台阶 ≤5mm,且仅有一例发生骨水泥的关节内扩散。而 Mauffrey 则在一项回顾性研究中,充分讨论了球囊引导下复位技术的优势和潜在局限性。其优势包括:①经皮复位可有效保护软组织,降低医源性损伤;②通过 X 线或关节镜,满足手术全程可视化复位指导;③球囊扩张表面积大,易于实现微小骨折的可靠复位;④可在局部形成松质骨空腔,使流体骨水泥安全分布,避免其向周围组织渗透。然而该研究结果显示大多数患者(65%)发生了术中不良事件,其中较严重的并发症包括 4 例塌陷骨折顶起复位失败和 1 例骨替代物扩散入关节。此研究结果提示,在治疗胫骨平台塌陷性骨折方面,球囊扩张胫骨成形术并不能完全取代传统术式。

简言之,球囊扩张胫骨成形术在治疗胫骨平台塌陷性骨折中展现出其独特优势,但临床报道

的病例总数尚少,随访时间较短,故仍须进一步观察其相关并发症和中、远期疗效。在任何一项新技术被确立和验证前,我们需要在"求新"和"未知风险"之间谨慎权衡。

四、AO/ASIF 股骨撑开器

长骨撑开器在骨科手术中应用较为普遍,相较传统的人工牵引,长骨撑开器撑开持续性强,力度足够大并且稳定;此外,术中可以根据需要调节其撑开长度,有效撑开关节面,提供充分的手术操作视野。虽然在术中增加了安置撑开器的相关步骤,但其在撑开的状态下可以更加轻松地复位骨折块,明显缩短手术时间,减少手术并发症发生率。长骨撑开器早期主要用于长骨牵引状态的维持,随着临床医师对此类工具理解的不断深入,逐渐将其应用到关节周围骨折的手术治疗中。其主要缺点包括:①偏心牵引力的方向与下肢力线方向不一致,故难以完全恢复下肢力线;②牵引力量小,对于陈旧骨折等情况并不适用。

胫骨平台骨折属于关节内骨折,需严格探查并修复损伤部位,但膝关节是人体最强大的关

节之一,关节周围韧带及关节囊强韧,关节牵开困难。依靠人工牵引除存在牵引力量小、稳定性差、大幅增加手术人员工作量等缺陷之外,持续牵引状态下还容易导致其他组织的损伤,AO/ASIF 股骨撑开器(图 13-10)在胫骨平台骨折的手术治疗过程中,能够有效撑开关节面,提供持续、稳定的关节间隙牵开状态,以保证充分的手术操作视野。术中采用股骨撑开器牵拉膝关节,可恢复胫骨的长度,便于胫骨平台的复位,将复杂的胫骨近端骨折转变为相对简单的关节面塌陷骨折。

AO/ASIF 股骨撑开器主要由四部分组成:近端 Schanz 针、远端 Schanz 针、连杆、翼形螺丝(图 13-11)。术中自股骨髁中心点和骨折远端正常骨质处分边打入近端 Schanz 针和远端 Schanz 针,Schanz 针尽量贴近肢体冠状面,垂直于下肢长轴,然后平行下肢长轴安放撑开器连杆,将撑开器连杆安置于肢体后外或后内侧。旋转螺帽加压,撑开膝关节 5~10mm。由于股骨撑开器的 Schanz 针与连杆并非统一整体,仅依靠套筒与之相连,故二者间可以相互滑动,对关节屈伸活动影响较小。因此,在撑开状态下,膝关节依旧可

以围绕股骨中心点转动,术中仍然可以进行屈伸活动的动作。

20 世纪 80 年代,Johnson 曾对 5 例股骨远端关节面 T 形骨折患者采用 AO/ASIF 股骨牵开器辅助复位,95° 接骨板内固定,术后随访患者均获得良好的膝关节稳定性,实现关节面骨折的解

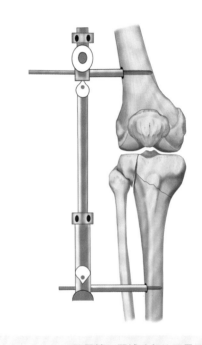

图 13-10　AO/ASIF 股骨撑开器辅助复位胫骨平台骨折

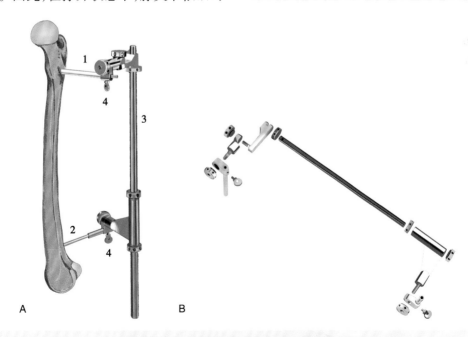

图 13-11　AO/ASIF 股骨撑开器全部配件
A. AO/ASIF 股骨撑开器全部配件(1:近端 Schanz 针;2:远端 Schanz 针;
3:连杆;4:翼形螺丝);B. AO/ASIF 股骨撑开器整体示意图。

剖复位。但该团队在术中发现两个问题：①仍有许多较小骨块不能复位固定困难，需要额外增加螺钉或克氏针数量；②过度地牵引增加了接骨板断裂的风险。类似地，Rosenkranz 通过术中 AO/ASIF 股骨撑开器联合 LISS 接骨板对 24 例股骨远端骨折患者进行治疗，并与其余 18 例未使用 AO/ASIF 股骨撑开器的患者进行对照，通过对比两组手术时间、骨折术后成角和旋转移位，发现 AO/ASIF 股骨撑开器组手术时间较未使用组减少约 13%。该团队提出 AO/ASIF 股骨撑开器可以减少术中对骨膜的剥离，有效避免了破坏局部血供，在联合 LISS 接骨板固定时，可完成对不同位置骨块的分别复位固定，同时也可防止术中因对骨折区域的不断固定加压所导致的接骨板内螺钉的松动脱出。此外，国内也有学者采用 AO/ASIF 股骨牵开器辅助复位胫骨平台骨折。姜新峰选取 29 例不稳定型胫骨平台骨折，术中先通过股骨撑开器牵开膝关节，复位固定内侧平台，然后将外侧平台复位并以锁定接骨板固定，结果显示膝关节功能优良率达到 86.2%，证明股骨撑开器辅助复位不仅可以简化不稳定型胫骨平台骨折的复位步骤，还显著减少膝关节周围软组织的剥离和暴露范围，为术后早期关节功能锻炼、降低并发症的发生提供有效的保障。张志伟同样采用长骨撑开器辅助治疗了 41 例胫骨平台骨折，结果显示全部病例均实现骨性愈合，研究证实在胫骨平台骨折手术治疗过程中，采用长骨撑开器能提高手术效率，缩短手术时间，降低手术并发症，有利于患者术后功能恢复。

需要注意的是，AO/ASIF 股骨撑开器的组装需要消耗一定时间，组装完成后亦存在手术入路、术中透视以及植入内固定等操作造成不便的问题。此外，由于撑开需要置入钢针，所以此方案对存在关节假体或骨质疏松的患者并不适用。

五、张氏骨折复位器（双反牵引复位器）

在国内、外专家学者的不懈努力下，胫骨平台骨折的手术治疗被不断优化，但传统手术方法治疗复杂平台骨折仍旧十分困难，手术操作时间长，甚至为了达到解剖复位而过度延长切口、剥离软组织，进而使得术后感染及术后关节僵硬等并发症的发生率增加。张英泽教授从"大禹治水，堵不如疏"中获得启发，结合中医骨折治疗理念，创新性地提出了顺势复位、仿生固定治疗体系，把握骨折复位符合肢体机械轴线原则，顺应肌肉运行轨迹，通过肌肉挤压牵拉复位，遵循机体骨与软组织的生理特性，有效地保护了骨折断端周围软组织。张英泽教授自主研发了一种具有快速精准复位、牵引力大、易于调整的双反牵引复位器，又名张氏骨折复位器。

在胫骨平台骨折手术治疗中，张英泽教授利用自主研发的双反牵引复位器实现骨与骨之间的牵引，牵引力量较人工牵引力量大，牵引方向与患者下肢力线一致，通过顺势牵引作用复位骨折。该装置利用膝关节周围软组织挤压牵拉复位作用可达到以下效果：①纠正力线，纠正膝关节内外翻畸形，复位膝关节脱位；②牵拉挤压分离骨折块使之复位；③打压骨块时防止骨折块向周围分离，防止平台变宽。

通过自制牵引架，一侧向膝关节远端牵引，一侧向膝关节近端牵引，形成以胫骨平台为中心，上下相反的两个牵引力，称为张氏牵引技术（图 13-12），这也是双反牵引复位器的核心技术。

双反牵引复位器的复位要点主要是膝关节周围软组织牵拉挤压复位，韧带牵拉移位骨折块复位，塌陷骨折块关节囊外顶压复位法（图 13-13），股骨内外髁作模板磨压复位，加压螺栓直接挤压恢复平台宽度（图 13-14）。双反牵引复位器的固定要点主要是螺钉平衡固定（与胫骨长轴垂直）（图 13-15）；单侧骨折应用单侧接骨板平衡固定（图 13-16）；复杂骨折应用双侧接骨板平衡固定（图 13-17）。

双反牵引复位器主要由旋转手柄、近端牵引弓、远端牵引弓、可折叠支架、碳纤维连接杆以及克氏针等组成（图 13-18）。手术过程中，先将直径 2.5mm 与 3.0mm 克氏针分别穿过胫骨远端和股骨上髁，每根克氏针连接一个牵引弓，碳纤维

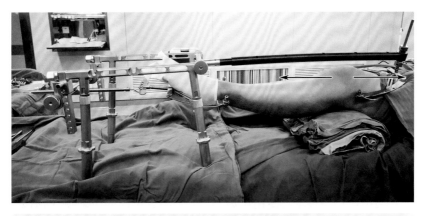

图 13-12　张氏牵引技术
以平台为中心,形成上下相反的两个牵引力。

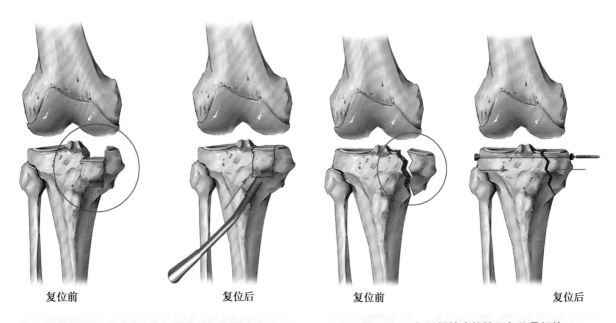

复位前　　　　　复位后　　　　　复位前　　　　　复位后

图 13-13　塌陷骨折块关节囊外顶压复位法　　　**图 13-14　加压螺栓直接挤压复位骨折块**

棒将近端牵引弓连接到横跨小腿的支架,远端牵引弓连接在可折叠支架的旋转手柄上(图 13-19)。操作过程中,连接杆的长度可以调整,以适应不同身材的病人。在确认双反牵引复位器的所有部件都连接牢固后,股骨远端、膝关节和胫骨远端连接到复位器上以形成一个闭环牵引系统。顺时针旋转手柄,整个牵引力将落在胫骨远端。同时,由于连接杆和支架的阻碍,在膝关节上方产生反向力。在透视引导下,通过韧带牵引和骨骼牵引,可初步矫正胫骨平台宽度、长度以及内翻

或外翻角度。C 型臂前后位和侧位透视检查复位满意后,复位器可以有效维持患肢复位位置。此外,整个牵引过程均在手术台上完成,无需调整任何特殊体位,有利于术中透视。

双反牵引复位器是治疗胫骨平台骨折的新型微创器械,目前基于该器械的复位固定体系已经完成,临床应用效果良好,具有良好的推广应用前景。张英泽教授及其团队成员现已应邀在全国 30 个省(自治区、直辖市)的 100 多所各级医院进行过复杂骨折疑难病例的微创手术治疗,

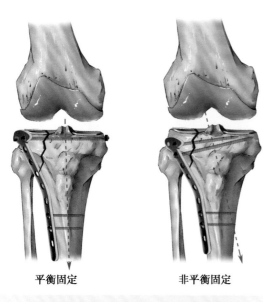

平衡固定　　　　　　　非平衡固定

图 13-15　螺钉平衡固定(与胫骨长轴垂直)

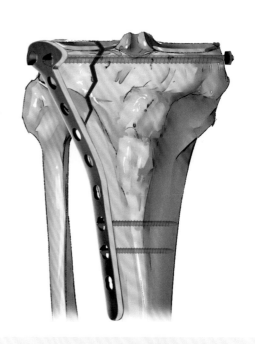

图 13-16　单侧骨折应用单侧接骨板平衡固定

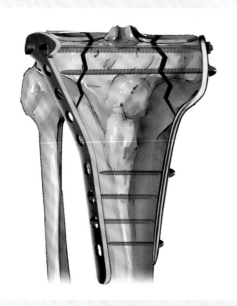

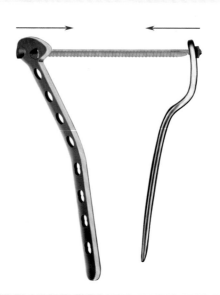

图 13-17　复杂骨折应用双侧接骨板平衡固定

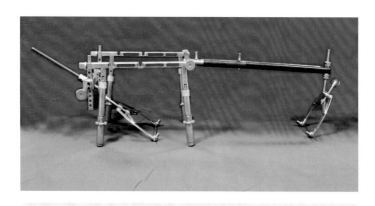

图 13-18　双反牵引复位器

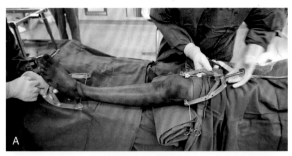

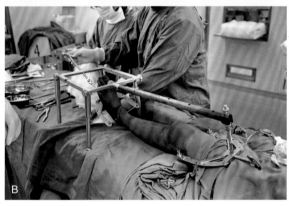

图 13-19　使用双反牵引复位器的手术过程
A. 首先将直径 2.5mm 与 3.0mm 克氏针分别穿过胫骨远端和股骨上髁,每根克氏针连接一个牵引弓;B. 碳纤维棒将近端牵引弓连接到横跨小腿的支架,远端牵引弓连接在可折叠支架的旋转手柄上。

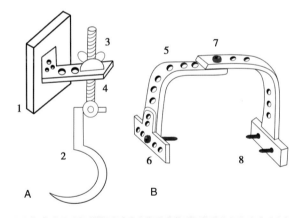

图 13-20　钩拉复位固定器
A. 钩拉器;B. 侧方挤压器;1:股骨夹板;2:拉钩;3:螺母;4:螺杆;5:直角钢板;6:蝶形钢板;7:螺栓;8:梯形钢针。

获得了良好的社会效益和国际影响力。张氏双反牵引复位器对胫骨平台骨折顺势复位技术已

在国内外 1 000 余家医院得到应用和推广,对我国微创手术发展和微创器械的改良与发明起到了积极的推动作用。

六、国内其他撑开器

除 AO/ASIF 股骨撑开器之外,国内还有一些其他撑开器、复位器的研究报道。20 世纪 90 年代,宋广献研发一种治疗胫骨平台骨折的钩拉复位固定器,用于治疗除骨折块向后移位的各型胫骨平台骨折。钩拉复位器由钩拉器和侧方挤压器两部分组成(图 13-20),前者用于钩拉下移的骨折块,后者则利用挤压力使侧方分离的骨折块复位并完成骨折固定。但是,钩拉复位固定器使用年代久远,查阅文献并无过多研究,故该装置对于不同类型的胫骨平台骨折复位的疗效有待进一步考证。

有研究表明应用长骨撑开器治疗不稳定型胫骨平台骨折虽疗效满意,但安全性不高,易造成软组织损伤。吴财等利用一种改良膝关节撑开器联合微创经皮接骨板内固定(MIPPO)治疗复杂胫骨平台骨折。区别于传统长骨撑开器仅单一方向撑开,该改良撑开器具有多方向、多角度转动旋转的特点,以便根据骨折类型选择合适的撑开方向以获得所需要的术野。该研究结果显示应用改良撑开器联合 MIPPO 技术治疗复杂胫骨平台骨折的疗效确切,可有效缩短手术时间、减少手术创伤、显著降低术后并发症发生率,是治疗复杂胫骨平台骨折的有效手段。

纵观骨折治疗的发展史,微创复位固定理念与技术已经成为一种不可阻挡的潮流,相关器械装置研发突飞猛进,技术手段和治疗体系日臻成熟。目前微创治疗胫骨平台骨折技术已被越来越多的骨科医生学习并掌握,被越来越多的患者了解和接纳。我们相信,随着科技的进步和技术的创新,未来会有更多的骨科手术可以在不切开或者有限切开的情况下完成,微创手术复位内固定必将成为骨科医生所追寻的终极目标。

参考文献

[1] 王亦璁. 骨折治疗的微创术式 [J]. 中华骨科杂志, 2002, 22 (3): 190-192.

[2] SHAO J, CHANG H, ZHU Y, et al. Incidence and risk factors for surgical site infection after open reduction and internal fixation of tibial plateau fracture: A systematic review and meta-analysis [J]. Int J Surg, 2017, 41: 176-182.

[3] RUFFOLO M R, GETTYS F K, MONTIJO H E, et al. Complications of high-energy bicondylar tibial plateau fractures treated with dual plating through 2 incisions [J]. J Orthop Trauma, 2015, 29 (2): 85-90.

[4] DUWELIUS P J, CONNOLLY J F. Closed reduction of tibial plateau fractures. A comparison of functional and roentgenographic end results [J]. Clin Orthop Relat Res, 1988 (230): 116-126.

[5] CASPARI R B, HUTTON P M, WHIPPLE T L, et al. The role of arthroscopy in the management of tibial plateau fractures [J]. Arthroscopy: the journal of arthroscopic & related surgery: official publication of the Arthroscopy Association of North America and the International Arthroscopy Association, 1985, 1 (2): 76-82.

[6] FOWBLE C D, ZIMMER J W, SCHEPSIS A A. The role of arthroscopy in the assessment and treatment of tibial plateau fractures [J]. Arthroscopy, 1993, 9 (5): 584-590.

[7] GUANCHE C A, MARKMAN A W. Arthroscopic management of tibial plateau fractures [J]. Arthroscopy: the journal of arthroscopic & related surgery: official publication of the Arthroscopy Association of North America and the International Arthroscopy Association, 1993, 9 (4): 467-471.

[8] MÜEZZINOĞLU U S, GÜNER G, GÜRFIDAN E. Arthroscopically assisted tibial plateau fracture management: a modified method [J]. Arthroscopy, 1995, 11 (4): 506-509.

[9] 常恒瑞. 胫骨平台骨折合并半月板与交叉韧带损伤的临床特征分析 [D]. 河北医科大学, 2017: 引用其综述.

[10] HOLZACH P, MATTER P, MINTER J. Arthroscopically assisted treatment of lateral tibial plateau fractures in skiers: use of a cannulated reduction system [J]. J Orthop Trauma, 1994, 8 (4): 273-281.

[11] SUGANUMA J, AKUTSU S. Arthroscopically assisted treatment of tibial plateau fractures [J]. Arthroscopy: the journal of arthroscopic & related surgery: official publication of the Arthroscopy Association of North America and the InterNATIONAL ARTHROSCOPY ASSOCIATION, 2004, 20 (10): 1084-1089.

[12] BELANGER M, FADALE P. Compartment syndrome of the leg after arthroscopic examination of a tibial plateau fracture. Case report and review of the literature [J]. Arthroscopy: the journal of arthroscopic & related surgery: official publication of the Arthroscopy Association of North America and the International Arthroscopy Association, 1997, 13 (5): 646-651.

[13] 张英泽. 胫骨平台骨折微创治疗策略与进展 [J]. 中华创伤骨科杂志, 2017, 19 (10): 829-832.

[14] HEINI P F. The current treatment—a survey of osteoporotic fracture treatment. Osteoporotic spine fractures: the spine surgeon's perspective [J]. Osteoporos Int, 2005, 16 Suppl 2: S85-92.

[15] FAIN J, PERI G, VERGE P, et al. The use of a single fronto-zygomatic osteosynthesis plate and a sinus balloon in the repair of fractures of the lateral middle third of the face [J]. J Maxillofac Surg, 1981, 9 (3): 188-193.

[16] MIKI T, WADA J, HARAOKA J, et al. Endoscopic transmaxillary reduction and balloon technique for blowout fractures of the orbital floor [J]. Minim Invasive Neurosurg, 2004, 47 (6): 359-364.

[17] 陈伟, 张奇, 郑占乐, 等. 经皮球囊扩张治疗胫骨平台压缩骨折初步报告 [J]. 河北医药, 2009, 31 (12): 1507-1508.

[18] LOBENHOFFER P, GERICH T, WITTE F, et al. Use of an injectable calcium phosphate bone cement in the treatment of tibial plateau fractures: a prospective study of twenty-six cases with twenty-month mean follow-up [J]. J Orthop Trauma, 2002, 16 (3): 143-149.

[19] DE PERETTI F, TROJANI C, CAMBAS P M, et al.[Coral as support of traumatic articular compression. A prospective study of 23 cases involving the lower limb][J]. Rev Chir Orthop Reparatrice Appar Mot, 1996, 82 (3): 234-240.

[20] ITOKAZU M, MATSUNAGA T. Arthroscopic resto-

ration of depressed tibial plateau fractures using bone and hydroxyapatite grafts [J]. Arthroscopy, 1993, 9 (1): 103-108.

[21] HORSTMANN W G, VERHEYEN C C, LEEMANS R. An injectable calcium phosphate cement as a bone-graft substitute in the treatment of displaced lateral tibial plateau fractures [J]. Injury, 2003, 34 (2): 141-144.

[22] EVANGELOPOULOS D S, HEITKEMPER S, EGGLI S, et al. Percutaneous cement augmentation for the treatment of depression fractures of the tibial plateau [J]. Knee Surg Sports Traumatol Arthrosc, 2010, 18 (7): 911-915.

[23] BROOME B, SELIGSON D. Inflation osteoplasty for the reduction of depressed tibial plateau fractures: description of a new technique [J]. European Journal of Orthopaedic Surgery & Traumatology, 2010, 20 (8): 663-666.

[24] BROOME B, MAUFFREY C, STATTON J, et al. Inflation osteoplasty: in vitro evaluation of a new technique for reducing depressed intra-articular fractures of the tibial plateau and distal radius [J]. J Orthop Traumatol, 2012, 13 (2): 89-95.

[25] AHRENS P, SANDMANN G, BAUER J, et al. Balloon osteoplasty—a new technique for reduction and stabilisation of impression fractures in the tibial plateau: a cadaver study and first clinical application [J]. International orthopaedics, 2012, 36 (9): 1937-1940.

[26] WERNER C M, SCHEYERER M J, SCHMITT J, et al.[Minimally invasive balloon-assisted reduction and internal fixation of tibial plateau fractures][J]. Unfallchirurg, 2012, 115 (12): 1126-1132.

[27] PIZANIS A, GARCIA P, POHLEMANN T, et al. Balloon tibioplasty: a useful tool for reduction of tibial plateau depression fractures [J]. J Orthop Trauma, 2012, 26 (7): e88-93.

[28] OLLIVIER M, TURATI M, MUNIER M, et al. Balloon tibioplasty for reduction of depressed tibial plateau fractures: Preliminary radiographic and clinical results [J]. Int Orthop, 2016, 40 (9): 1961-1966.

[29] MAUFFREY C, FADER R, HAMMERBERG E M, et al. Incidence and pattern of technical complications in balloon-guided osteoplasty for depressed tibial plateau fractures: a pilot study in 20 consecutive patients [J]. Patient Saf Surg, 2013, 7 (1): 8.

[30] MAUFFREY C, ROBERTS G, CUELLAR D O, et al. Balloon tibioplasty: pearls and pitfalls [J]. J Knee Surg, 2014, 27 (1): 31-37.

[31] ROBINSON Y, TSCHÖKE S K, STAHEL P F, et al. Complications and safety aspects of kyphoplasty for osteoporotic vertebral fractures: a prospective follow-up study in 102 consecutive patients [J]. Patient Saf Surg, 2008, 2: 2.

[32] 张志伟. 长骨撑开器于胫骨平台骨折手术中的应用 [J]. 中国医学工程, 2015, 23 (11): 71, 74.

[33] BANKS S A, MARKOVICH G D, HODGE W A. The mechanics of knee replacements during gait. In vivo fluoroscopic analysis of two designs [J]. Am J Knee Surg, 1997, 10 (4): 261-267.

[34] BABIS G C, EVANGELOPOULOS D S, KONTOVAZENITIS P, et al. High energy tibial plateau fractures treated with hybrid external fixation [J]. J Orthop Surg Res, 2011, 6: 35.

[35] JOHNSON E E. Combined direct and indirect reduction of comminuted four-part intraarticular T-type fractures of the distal femur [J]. Clin Orthop Relat Res, 1988 (231): 154-162.

[36] ROSENKRANZ J, BABST R. A special instrument: the LISS tractor [J]. Oper Orthop Traumatol, 2006, 18 (1): 88-99.

[37] 姜新峰, 陈华. 股骨撑开器辅助复位治疗不稳定型胫骨平台骨折疗效分析 [J]. 江苏医药, 2016, 42 (13): 1511-1512.

[38] 张英泽. 骨折顺势复位固定理论在创伤骨科中的应用 [J]. 中华创伤杂志, 2017, 33 (7): 577-580.

[39] 郑占乐, 张飞, 何泽阳, 等. 双向牵引闭合复位微创治疗胫骨平台骨折的初步临床应用 [J]. 河北医科大学学报, 2015 (4): 491-492.

[40] 郑占乐, 常恒瑞, 于沂阳, 等. 胫骨平台骨折微创复位固定要点 [J]. 河北医科大学学报, 2016, 37 (12): 1469-1472.

[41] 宋广献, 毛书歌. 钩拉复位固定器治疗胫骨平台骨折 30 例报告 [J]. 中医正骨, 1990, 2 (2): 5-6.

[42] 吴财, 罗田, 曾庆虎, 等. 改良膝关节撑开器联合微创经皮钢板固定治疗复杂胫骨平台骨折 [J]. 中国组织工程研究, 2020, 24 (27): 4305-4309.

第十四章

胫骨平台开放骨折的治疗

胫骨平台骨折多由高能量暴力引起,其中,开放骨折约占胫骨平台骨折的 1%~3%。胫骨平台开放骨折是指骨折处突出皮肤与外界环境相通,常伴有严重的软组织损伤(图 14-1),可合并周围血管神经损伤、软组织缺损等。与闭合胫骨平台骨折相比,开放骨折所遭受的暴力往往更为严重,常伴发其他重要部位(如头部、胸部、腹部)的严重损伤,对于此类患者应优先抢救生命,再关注局部损伤。

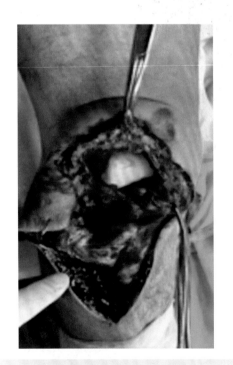

图 14-1　胫骨平台开放骨折合并股骨远端骨折

一、损伤评估

了解开放骨折部位周围组织(如:肌肉、筋膜、神经血管等)损伤程度对制定治疗方案至关重要。目前,创伤骨科医师普遍接受的损伤评估方法为 Gustilo 开放骨折分类法,即将开放骨折分为 3 型,Ⅰ 型:伤口长度小于 1cm,一般为比较干净的穿刺伤,骨折端自皮肤内部穿出,软组织损伤轻微,无碾挫伤,骨折较简单,多为横断或短斜形,无粉碎;Ⅱ 型:伤口长度超过 1cm,软组织损伤较广泛,但无撕脱伤,亦无形成组织瓣,软组织有轻度或中度碾挫伤,伤口有中度污染,中等程度粉碎性骨折;Ⅲ 型:软组织损伤广泛,包括:肌肉、皮肤及血管、神经,伤口多有严重污染。根据损伤严重程度(骨折外露范围、软组织覆盖情况、有无血管损伤)Ⅲ 型又可进一步分为 3 个亚型,Ⅲ A 型:尽管有广泛的撕脱伤及组织瓣形成,但骨折处有适当的软组织覆盖;Ⅲ B 型:广泛的软组织损伤和丢失,伴有骨膜剥脱和骨暴露,伴有严重的污染;Ⅲ C 型:除上述损伤外,还伴有需要修复的动脉损伤。

Brumback 对胫骨开放骨折的各个重要部分进行了定义,可以用于评估肢体创伤的损伤情况:外伤史和损伤机制、肢体的血管和神经情况、皮肤伤口的大小、肌肉的挤压或缺失、骨膜剥离或骨坏死、骨折形态和 / 或骨丢失、污染、骨筋膜室综合征。接诊医师在急诊室时,通常应尽可能对开放骨折受损软组织进行初步评估,对所有伤口的病史、范围和位置进行记录,对存在开放骨折的部位行 X 线检查以便评估骨折块的大小及位移方向,且 X 线检查亦可对开放伤口有无异物进行筛查。Egolka 报道约 18.7% 的胫骨近端开放骨折患者合并骨筋膜室综合征,一旦明确诊断,应急诊行筋膜室切开减张术,以免造成肢体坏死、致残等严重并发症。创伤骨科医生基于上述指标,可对患者胫骨平台开放骨折情况进行精准评估。其中的某些指标接诊当时即可作出评估,某些特殊指标则必须等到一期、二期清创后或更晚时才能进行准确的评价(如神经、血管损伤程度,远段肢体缺血、坏死情况),故损伤的评价是一个持续、动态的过程。接诊医师可通过监测脉搏、毛细血管灌注情况、损伤远端肢体颜色和温度以及是否存在伤口持续性出血等对血管的状态进行评价。对于肢体存在明显搏动性出血患者,即应于急诊室快速探查、夹闭血管;对于软组织创面广泛渗血的患者,可用纱布填塞包扎;对于怀疑存在血管损伤(断裂、痉挛)的患者,应用动脉造影技术可精准评估损伤部位、范围等情况,但造影检查可能会一定程度上延迟手术时间,较好的做法是在手术室术中进行动脉造影,一旦确定血管损伤部位,即可行血管探查吻合术(图14-2),对于血管大段缺损患者,必要时行大隐静脉血管移植。

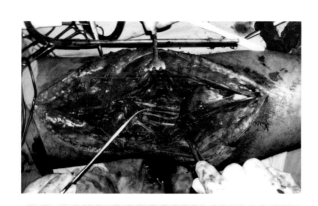

图14-2 合并血管损伤患者急诊行血管探查吻合术

二、治疗原则

胫骨平台开放骨折伴有周围重要血管神经(腘血管、胫神经等)损伤,是急症手术处理的绝对适应证,该型损伤的治疗目标是固定骨折、防止感染、恢复软组织覆盖,以期实现患肢功能的早期恢复。早期对损伤肢体进行彻底的清创、骨与软组织的重建与术后适当早期锻炼是患者良好功能预后的前提。

平台开放骨折创面感染可导致软组织瘢痕形成、骨折不愈合、畸形愈合、关节僵硬等严重后果,甚至永久性致残,因此预防感染是规范治疗的必要措施。在维持患者生命体征的同时,应于急诊室给予患者破伤风抗毒素及预防性抗生素。一般首选对革兰氏阳性菌和阴性菌均有效的抗生素,预防性抗生素应用不应超过72小时,以免导致菌群失调,必要时行药敏试验,根据结果选择敏感的抗生素控制感染。Ostermann研究表明,与单纯静脉用药相比,局部联合应用氨基糖苷类聚甲基丙烯酸甲酯(PMMA)链珠能够明显降低开放骨折的感染率,尤其是在降低软组织污染严重的Gustilo Ⅲ型骨折的感染率方面具有巨大的优势。局部应用"抗生素链珠囊"(图14-3)有诸多优势,包括损伤部位抗生素浓度高及避免全身用药对机体的毒害作用等。

严格且有逻辑的分期治疗是胫骨平台开放骨折患者获得良好预后的前提。一期手术干预集中在预防感染,主要措施是彻底清创和固定骨折;二期手术则着眼于软组织覆盖及重建、骨折的复位与固定,以期尽早通过锻炼活动恢复肢体

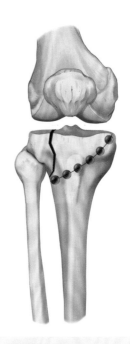

图14-3 局部应用"抗生素链珠囊"治疗开放平台骨折的感染

的功能(表14-1)。

表 14-1 开放骨折的分期治疗

初步评估	维持生命体征(呼吸、循环)
	急诊室处理
	伤口包扎、骨折夹板固定
一期手术	伤口彻底清创(必要时多次清创)
	骨折固定
二期手术	皮肤软组织重建
	骨重建
功能康复	关节功能恢复

(一) 是否保肢

接诊后首先应决定是否应该对患者进行保肢治疗,诸多相关因素应该进行考虑,若损伤部位合并严重的血管损伤,早期截肢可挽救患者的生命;若血管修复时间较长,需要使患者长期处于危险的麻醉状态,这对患者的预后是十分不利的;软组织如肌肉、皮肤的受损程度亦是评估能否保肢的重要因素;研究结果表明胫骨开放骨折患者约 60% 最终需要截肢。即使患者肢体得以保留,其功能也极差,故对于多器官损伤合并严重神经、血管损伤患者,保肢的风险远远大于给患者带来的好处。此外,患肢的状态需要持续、动态的评估,即使一期手术行保肢治疗,骨折复位、固定,血管、神经吻合状态良好,仍应定期复查患者相关指标。如远端肢体皮温、动脉搏动,肾功能(肌酐水平)、肌红蛋白水平等。一旦坏死物质吸收过多,患者出现急性肾衰竭等情况,应急诊行截肢术以挽救患者生命。开放胫骨平台的截肢平面一般应在股骨中下 1/3 处,游离结扎神经血管束,以线锯截除远端股骨,修剪截骨平面,保证充分的软组织覆盖。若确定患者进行保肢治疗,应该在麻醉下尽快彻底清创,以防止污染物扩散到未被污染的组织,可用肥皂水清洗并剃毛,将穿出皮肤外的骨折断端用毛刷进行彻底的清洗,待将异物等污染源彻底清除后,消毒铺单;于伤侧大腿根部捆绑止血带,在必要时(清创导致大面积出血引起血流动力学不稳)才可使用,以免加重软组织缺血,导致肢体坏死。

(二) 清创与软组织重建

一期清创的目的是保证患者生命安全,尽量保全患肢,伤口彻底清创,并初步稳定骨折。手术步骤包括评估肢体伤口情况、伤口处理、创伤刷洗、手术准备和铺单、伤口清创、伤口灌洗;骨折处理:再次刷洗,稳定骨折,伤口包扎及夹板固定。开放胫骨平台骨折是急诊手术,一般应在 6~8h 内进行手术治疗,早期清创可减少感染的风险。创伤灌洗包括用肥皂水和盐水对受损的肢体进行刷洗,以去除杂草、泥沙等污染物。全面了解伤口状况需要对损伤区域进行详细的评估,这往往需要扩大伤口,操作必须在仔细计划下进行,外科切除的目的是去除所有的异物,有血运及活性组织方可抵抗感染,血肿周围的软组织血运差,易发生坏死,是细菌良好的培养基,故清创时要将所有坏死的软组织去掉。清创时应首先对皮缘进行仔细修剪。然后有针对性地去除皮下组织、筋膜和坏死肌肉,使伤口变得清洁而有活力,对肌肉组织的颜色、连续性、血运状况及收缩性进行评估,对活力欠佳的组织予以切除,直至露出健康组织。大血管、神经尽可能予以保留并修复,对骨折断端应充分暴露并清洗(推荐使用 10L 温盐水及林格液)。Ⅰ 型开放损伤,损伤的位置决定了清创的范围,若伤口位于皮下,由于肌肉损伤较轻,无须术中延长伤口长度;若伤口由骨折断端穿出造成,手术伤口要进行足够的延长,将所有的挫伤组织充分暴露并彻底清除。所有 Ⅱ、Ⅲ 型开放伤必须仔细清创,将压力较大的筋膜室全部打开,并认真评估软组织的活性,出血、收缩和肌肉颜色变化是判断肌肉活性的重要指标,撕脱的肌肉、皮肤和皮下组织末端要予以完全切除;Ⅱ、Ⅲ 型伤口必须适当延长切口,以充分显露骨折断端,伤口延长的方法决定于创伤的位置及固定方式,内固定需要对创口整体或间断延长,若使用外固定,伤口仅需局部延长。对于 Gustilo Ⅲ 型开放伤口,可在 24~48 小时后行二期、三期清创,清创过程要持续灌洗,以免软组织干燥。伤口是否闭合取决于伤口的位置、大小和污染程度。如果伤口由骨折断端导致,且污染程度不严重,则应清创后关闭伤口。若伤口污染程度较重,建议将伤口开放引流,视伤口情况每隔几天再进行一次清创或二期闭合伤口。软组织严重缺损患者建议在彻底清创、控制感染的基础上早期植皮或皮瓣转移恢复软组织的覆盖,为骨重建(搬移或植骨)奠定基础。

(三) 骨折处理

胫骨平台开放骨折需急诊手术彻底清创,以便创造一个不利于细菌生长的环境,防止继发感染。造成开放性骨折的创伤亦可能造成其他部位的严重感染,在保住生命和肢体之后,优先考虑的是稳定骨折部位,减轻骨折断端不稳导致患者疼痛,降低断端活动引起的软组织继发损伤,减少感染率。对于开放骨折的复位和固定方式目前仍存在一定的争议,根据损伤的范围,骨折的结构和位置及患者基本情况可选择临时固定或终极固定。Gustilo Ⅰ 型损伤将伤口处理后可以参照闭合骨折处理,大多数患者创面清洁、断端污染不严重,可行断端切开复位、固定。Gustilo Ⅱ 型和 Gustilo Ⅲ 型开放骨折往往不可避免地出现骨块移位和不稳定,且创面范围广、污染严重,一期对骨折切开复位内固定,术后感染率高;然而,清创后恢复肢体的长度、矫正下肢畸形可有效降低伤口感染率,促进软组织的愈合,因此常选择的治疗策略为一期彻底清创、闭合复位外固定。手术过程中应尽量做到减少对软组织的刺激并恢复下肢力线,以减少断端无效腔及血肿的形成,这有利于控制出血、改善软组织的血运,为骨折的愈合创造良好的条件;所有游离的皮质骨片都是死骨,应予以去除,但包含关节面的大骨片对关节的稳定性和功能至关重要,建议将其保留。大面积骨缺损患者应在彻底清创基础上,骨水泥填充缺损处,待感染获得满意控制后,行骨移植或骨搬移以重建骨缺损。

(四) 一期固定

对于胫骨平台开放骨折患者,其固定的选择方面亦存在一定的争议,仔细的术前计划是必须

的,如手术入路、内植入物或外固定,均应在重建过程中加以考虑。术前应详细设计手术入路,尽量远离开放伤口,且可最有效的复位、固定骨折断端,为后期的功能康复奠定基础。胫骨平台骨折为关节内骨折,解剖复位、坚强固定、提高患者预后膝关节功能是治疗追求的目标。若单纯使用石膏固定,不利于软组织的护理及骨折断端的稳定;早期去除石膏,又易导致复位丢失,进一步造成软组织的损害,且单纯石膏固定感染率较高,易发生延迟愈合、畸形愈合及骨不连,治疗效果差。

对于骨折断端移位严重、骨折粉碎的患者,在清创完成之后,可选择跨膝关节外固定或 Hybrid 外固定技术。外固定架治疗是开放骨折一期固定的重要方法之一,尤其适用于软组织损伤严重的患者,该方法创伤较小,可避免对软组织和骨血运的进一步破坏,对术者的经验和技术要求相对较低。外固定通常是一种临时治疗措施,对于不稳定或复杂关节内骨折或者难以一期终极固定的关节脱位,亦是外固定架固定的适应证。另外,外固定架还可作为复位工具纠正骨折块的畸形。需要注意的是不稳定或太过坚强的固定效果均会影响骨折的愈合。对于胫骨近端创面污染轻,胫骨一侧软组织条件尚可,且膝关节稳定性完好的患者(较为少见),可行单边胫骨外固定架治疗(图 14-4)。对于膝关节周围软组织损伤严重,且伴有韧带损伤导致膝关节不稳的患者,跨越关节的外固定器行暂时性固定是最佳的治疗方法(图 14-5),固定器用以维持患肢的长度和解剖位置,直至患肢肿胀消退,软组织条件改善。理想状态下外固定架应放置在软组织损伤和骨折的手术入路区域之外,当软组织条件明显改善后再行终极固定。

外固定架固定性的影响因素:①螺钉距离骨折端的距离:越近固定效果越坚强;②置入每个骨折块的螺钉的间距:越大固定效果越坚强;③外连接杆与骨面的距离:越近固定效果越坚强;④外连接杆的数量:两个比一个更坚强;⑤外固定架的稳定性:单边<V 形<双边或三角形。

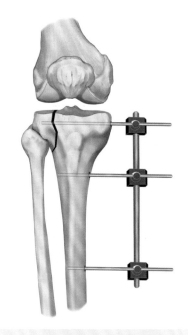

图 14-4 胫骨内侧单边外固定架临时固定胫骨平台开放骨折

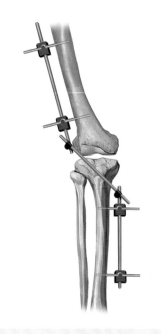

图 14-5 跨关节外固定架治疗开放胫骨平台骨折

应根据患者伤情的基本情况个体化选择外固定架构型。不稳定的外固定会导致断端不稳定,给骨折愈合带来负面影响;然而,过度坚强的外固定减少了断端微动对骨痂形成的刺激作用,在一定程度上也会延迟骨折愈合。胫骨平台开放骨折外固定架治疗方式繁多,下面简要介绍常

用的跨关节外固定架技术及 Hybrid 外固定支架技术。

跨膝关节外固定技术要点:麻醉满意后,患者取仰卧位,膝关节微屈;彻底清创,去除污染及坏死物质。于股骨髁上外侧或前侧平行置入 2 枚 Schanz 螺钉(螺纹穿过对侧皮质);于胫骨端骨折劈裂长度较小的一侧经胫骨前嵴内侧置入 2 枚 Schanz 螺钉,胫骨端螺钉应避开二期手术切口的范围,避免针道感染。同一骨折端的 2 枚 Schanz 螺钉的位置应尽量分开,而靠近胫骨平台骨折断端周围的 Schanz 螺钉应尽量靠近,以维持骨折固定的稳定性。连接杆应尽量贴近皮肤,减小固定螺钉的力臂以增加其固定稳定性,但应为术后换药留下足够的操作空间。将螺钉置入完成后,牵引患肢,复位并连接远、近端连接杆,为增加骨块的稳定性,可应用两个连接杆进行固定。恢复患肢的长度、恢复力学轴线、旋转畸形、锁定连接杆,完成外固定。对于膝关节腔开放的患者,应留置引流,缝合关节囊,争取一期闭合伤口,必要时进行皮瓣转移。术后使用纱布缠绕钉孔,防止感染,及时定期换药,给予适当抬高患肢,促进血液回流,利于组织消肿,定期复查 X 线及 CT 检查,评估初次手术的复位及固定情况,为二期手术治疗做准备,密切关注软组织肿胀消退情况,当皮肤组织出现皱纹,伤口感染获得控制,创面出现新鲜渗血,张力性水疱完全上皮化之后,方可进行切开复位、终极固定。

组合环形外固定架(Hybrid 外固定支架)的术前准备与跨关节外固定架类似,结合了关节部位的细针半环固定和骨干的 Schanz 螺钉固定(图 14-6)。它需要张力性克氏针用于环形固定关节周围骨折,Schanz 螺钉用于胫骨骨干固定,通常应用 3/4 周径固定环。胫骨平台骨折闭合复位 Hybrid 外固定支架固定术,经前内侧、前外侧小切口在半月板下方横向切开关节囊,直视下将关节面的骨折复位。牵引患肢,利用膝关节周围韧带的牵拉作用复位较大的骨折块,采用撬拨复位方法将塌陷骨块复位(必要时行二期植骨),恢复胫骨平台关节面的完整性及高度,避免出现

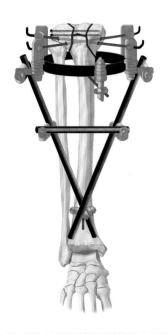

**图 14-6 使用 Hybrid 外固定技术固定治疗
胫骨平台开放骨折**

台阶；注意纠正患肢旋转移位，利用克氏针及复位钳临时固定，维持复位效果。近端环形外架的安装方法如下：胫骨后方走行腘动脉、胫神经等重要组织，故为避免上述组织的医源性损伤，导针的固定应尽量在胫骨平台前方完成。经外侧腓骨前缘处进针，由前内侧穿出，避免导针对肌肉组织的过度激惹，导针进针点应至少距离关节面 14mm，以免张力钢丝侵犯关节引起严重并发症，且进针时应避免误置而损伤腓总神经，引起同侧踝关节背伸障碍等严重并发症。采用橄榄针穿过环形外固定架的安全销，将橄榄针头留在安全销外侧，导针固定过程中维持外形外固定架在与关节面平行，操作过程中始终保持胫骨平台位于环形架的中心位置。沿导向器分别置入第 2、3 枚导针，尽量保证与第一组导针成最大夹角（50°~70°），以增加固定的稳定性，对导针预加负荷使张力钢丝上至少施加 1 200N 的负荷，其可对骨折复位起到一定的加压作用，尽量保持所有细针达到统一、平衡的张力。与跨关节外固定架类似，在胫骨平台骨折远端软组织损伤较轻的一侧置入 2 枚 Schanz 螺钉，复位后将其与环形外架相连稳定骨折断端，完成固定后使用乙醇纱布

缠绕钉孔，降低钉孔的感染风险。Hybrid 外固定技术使用环形外架及导针胫骨平台近端骨折块固定，并结合单边连接杆及 Schanz 螺钉固定胫骨平台骨折远端的骨干，该方法治疗胫骨平台开放骨折具有骨折局部加压、弹性固定、多层面固定、软组织刺激小、固定牢靠、允许早期下地活动并缩短住院时间等优点。

清创外固定操作完成后，伤口尽量保持开放状态，切勿将创面严密缝合，以抑制厌氧菌的生长，方便引流及再次清创。伤口的延迟闭合可在术后第 2~7 天内完成，一期处理完成后，可对创面进行暂时覆盖，直到二期清创和最终覆盖。清创时伤口被延长的部分若无张力，可以闭合，敷料包扎伤口，伤口既要保持引流，又要避免过于干燥。有学者推荐使用负压封闭引流（VSD）技术处理开放骨折的伤口，需要注意的是该技术的使用应在开放伤口彻底清创的基础上，VSD 技术使创面处于负压的密闭系统中，可以减少水肿，改善创面组织微循环，促进肉芽组织的生长（图 14-7）。无论何种方法覆盖创面，应定期换药观察伤口状态，必要时多次清创，直至坏死组织彻底清除。一般不建议一期行皮瓣转移覆盖伤口，因为创面感染控制不佳可导致转移的皮瓣坏死。对于外露的骨、关节软骨、肌腱及神经应尽早进行软组织重建，因为上述组织对干燥十分敏感，一旦组织外露极易造成坏死和感染，给创面愈合带来困难。若一周内未对裸露的胫骨完成软组织覆盖，可能会继发干燥、坏死、颜色变黄及感染。小腿近端的骨外露可用腓肠肌旋转肌骨瓣覆盖，但要注意避免腓肠肌挫伤，以免肌瓣坏死。

（五）二期切开复位内固定

对于外固定治疗后骨折复位固定效果差且对预后要求高的患者，在开放伤口获得满意处理效果后（无感染体征且张力性水疱重新上皮化）可行切开复位内固定术。二期手术的目的是切开复位断端，重建胫骨平台关节面的平整性、宽度和膝关节的稳定性，恢复正常的生物力线。手术要点如下：麻醉满意后，去除螺钉及外

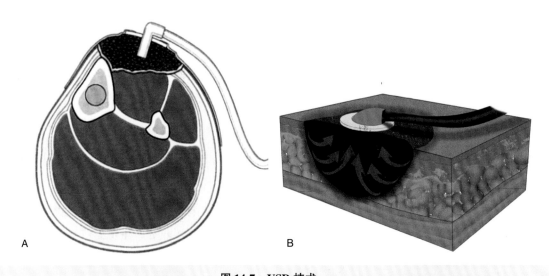

图 14-7　VSD 技术
清创、固定完成后,使用 VSD 技术覆盖保护创面。A. 术中使用 VSD 治疗大体照; B. 使用 VSD 示意图。

固定架,根据原有创伤伤口及骨折情况综合考虑设计手术切口。传统手术方法可根据骨块特点选择手术切口: Schatzker Ⅰ 型骨折推荐使用前外侧小切口,将劈裂骨块复位后,使用 2~3 枚直径为 6.5mm 或 7.0mm 的松质骨拉力螺钉加垫圈固定,若外侧骨折块较大、较粉碎或骨质较疏松,则使用外侧支撑钢板或防滑钢板; Schatzker Ⅱ 型骨折推荐采用前外侧切口,切开关节囊将塌陷的关节面撬拨复位,再将劈裂的外侧骨块钳夹复位,恢复平台的高度及宽度,推荐支撑钢板对骨块进行固定,使用多枚螺钉支撑塌陷的关节面,若骨折块完整且骨质较好,也可使用多枚拉力螺钉固定。Schatzker Ⅲ 型骨折推荐通过皮质骨开窗使其成为 Schatzker Ⅱ 型骨折,后续复位固定方法同上。Schatzker Ⅳ 型骨折推荐经内侧或后内侧切口行内固定治疗。若骨折非粉碎,宜采用有限切开复位,支撑钢板固定,不推荐单独使用螺钉固定。若关节脱位、关节面塌陷或骨折累及髁间,外侧半月板嵌入骨折间隙影响骨折复位时,应切开显露关节直视下复位和固定,必要时增加外侧辅助切口。Schatzker Ⅴ 型及 Ⅵ 型骨折往往需要内外侧切口双钢板进行固定,需要特别注意的是在恢复胫骨平台高度的同时,避免平台宽度增宽。传统手术方法需要切开关节囊,将半月板拉向近端,直视下暴露移位骨折块将其复位、固定,该方法具有操作创伤大、切开关节囊、术后感染风险高等诸多弊端。

为解决传统手术方法的弊端,张英泽教授团队根据顺势复位理论原创发明了双反牵引复位器械,也适用于胫骨平台开放骨折的微创治疗。需注意以下几点:①开放骨折彻底清创后使用双反牵引复位,在操作过程应绕过清创伤口且不再扩大原有伤口,微创植入钢板,减少对胫骨平台骨折端周围软组织的二次激惹;②可用双反牵引复位器持续牵引,直至伤口闭合;③尽量不植骨,如须植骨应避开伤口及骨折与外界相通处,否则一旦感染会导致植入骨块坏死硬化;④尽量不使用克氏针复位固定骨折块,以免造成感染;⑤合并血管损伤要探查是骨块压迫还是断裂,血管断裂影响远端血运一定要急诊一期吻合。如果不影响远端血运或是静脉损伤可进行结扎;⑥合并神经损伤时,如神经暴露在伤口处可彻底清创后一期吻合,如需要扩大伤口才能吻合的建议二期手术。双反牵引最大的优势就是能使粉碎的骨折块通过牵引达到完全或部分复位,从而减小因骨折块移位对软组织包括神经血管的压迫,有助于血运的改善。

(六) 术后治疗及康复
术后评估患膝的稳定程度,合并韧带损伤患者应石膏固定或佩戴带铰链式的膝关节支具固定。术后给予患者规范抗生素治疗预防伤口感染，抗凝预防血栓形成，主动功能锻炼防止关节僵硬及肌肉萎缩。定期复查骨折愈合情况，骨折线消失后（一般术后 10~12 周）开始负重功能锻炼。

参考文献

［1］田野, 王娟, 陈伟, 等. 2003 年至 2012 年河北医科大学第三医院成人胫骨平台骨折的流行病学分析 [J]. 中华创伤骨科杂志, 2015, 17 (5): 424-427.

［2］EGOL K A, TEJWANI N C, CAPLA E L, et al. Staged management of high-energy proximal tibia fractures (OTA types 41): the results of a prospective, standardized protocol [J]. J Orthop Trauma, 2005, 19 (7): 448-455; discussion 456.

［3］KEMPTON L B, DIBBERN K, ANDERSON D D, et al. Objective Metric of Energy Absorbed in Tibial Plateau Fractures Corresponds Well to Clinician Assessment of Fracture Severity [J]. J Orthop Trauma, 2016, 30 (10): 551-556.

［4］PRAT-FABREGAT S, CAMACHO-CARRASCO P. Treatment strategy for tibial plateau fractures: an update [J]. EFORT Open Rev, 2016, 1 (5): 225-232.

［5］HALAWI M J, MORWOOD M P. Acute Management of Open Fractures: An Evidence-Based Review [J]. Orthopedics, 2015, 38 (11): e1025-1033.

［6］KIM P H, LEOPOLD S S. Erratum to: In Brief: Gustilo-Anderson Classification [J]. Clin Orthop Relat Res, 2019, 477 (10): 2388.

［7］HE X, HU C, ZHOU K, et al. Clinical and radiological outcome of Gustilo type Ⅲ open distal tibial and tibial shaft fractures after staged treatment with posterolateral minimally invasive plate osteosynthesis (MIPO) technique [J]. Arch Orthop Trauma Surg, 2018, 138 (8): 1097-1102.

［8］BRUMBACK R J. The rationales of interlocking nailing of the femur, tibia, and humerus [J]. Clin Orthop Relat Res, 1996 (324): 292-320.

［9］BLICK S S, BRUMBACK R J, POKA A, et al. Compartment syndrome in open tibial fractures [J]. J Bone Joint Surg Am, 1986, 68 (9): 1348-1353.

［10］LANGE R H, BACH A W, HANSEN S T Jr, et al. Open tibial fractures with associated vascular injuries: prognosis for limb salvage [J]. J Trauma, 1985, 25 (3): 203-208.

［11］KUMAR P, SINGH G K, BAJRACHARYA S. Treatment of grade ⅢB opens tibial fracture by Ilizarov hybrid external fixator [J]. Kathmandu Univ Med J (KUMJ), 2007, 5 (2): 177-180.

［12］于明圣, 黄东, 牟勇, 等. 复杂开放性胫骨平台骨折的治疗体会 [J]. 广东医学, 2013, 34 (12): 1887-1889.

［13］GUSTILO R B, ANDERSON J T. Prevention of infection in the treatment of one thousand and twenty-five open fractures of long bones: retrospective and prospective analyses [J]. J Bone Joint Surg Am, 1976, 58 (4): 453-458.

［14］OSTERMANN P A, SELIGSON D, HENRY S L. Local antibiotic therapy for severe open fractures. A review of 1085 consecutive cases [J]. J Bone Joint Surg Br, 1995, 77 (1): 93-97.

［15］王谦, 路遥, 马腾, 等. 胫腓骨开放性骨折外固定支架分期治疗和终末治疗对患者预后的影响 [J]. 中华创伤骨科杂志, 2020, 22 (4): 286-291.

［16］王谦, 马腾, 李忠, 等. 开放性骨折的分期治疗 [J]. 中华创伤骨科杂志, 2015, 17 (11): 1012.

［17］杜玉勇, 尹芸生, 薛晓峰, 等. 软组织严重损伤胫腓骨开放骨折的分期治疗 [J]. 实用骨科杂志, 2007, 13 (7): 395-397.

［18］BOSSE M J, MACKENZIE E J, KELLAM J F, et al. An analysis of outcomes of reconstruction or amputation after leg-threatening injuries [J]. N Engl J Med, 2002, 347 (24): 1924-1931.

［19］HOWE H R Jr, POOLE G V Jr, HANSEN K J, et al. Salvage of lower extremities following combined orthopedic and vascular trauma. A predictive salvage index [J]. 1987, 53 (4): 205-208.

［20］PATZAKIS M J, WILKINS J, MOORE T M. Considerations in reducing the infection rate in open tibial fractures [J]. Clin Orthop Relat Res, 1983 (178): 36-41.

［21］陈大伟, 李兵, 俞光荣. 开放性骨折首次清创时机问题研究进展 [J]. 中华创伤杂志, 2009, 25 (11): 1050-1053.

［22］TEJWANI N, POLONET D, WOLINSKY PR. External fixation of tibial fractures [J]. J Am Acad Orthop Surg, 2015, 23 (2): 126-130.

［23］ MA C H, YU S W, TU Y K, et al. Staged external and internal locked plating for open distal tibial fractures [J]. Acta Orthop, 2010, 81 (3): 382-386.

［24］ MTHETHWA J, CHIKATE A. A review of the management of tibial plateau fractures [J]. Musculoskelet Surg, 2018, 102 (2): 119-127.

［25］ 王永会, 杨永良, 王大伟, 等. Hybrid 外固定支架治疗复杂开放性胫骨平台骨折 [J]. 中华创伤骨科杂志, 2016, 18 (12): 1022-1027.

［26］ 黎宇, 李春, 廖瑛. 临时跨膝外固定器在开放性胫骨平台骨折的应用 [J]. 中南医学科学杂志, 2011, 39 (3): 299-301.

［27］ KATSENIS D L, DENDRINOS G K, KONTOS S J. High energy tibial plateau fractures treated with hybrid fixation: is knee bridging necessary? [J]. Orthopedics, 2006, 29 (4): 355-361.

［28］ TAO X, CHEN N, PAN F, et al. External fixation combined with delayed internal fixation in treatment of tibial plateau fractures with dislocation [J]. Medicine (Baltimore), 2017, 96 (41): e8221.

［29］ TEJWANI N C, POLONET D, WOLINSKY P R. External fixation of tibial fractures [J]. Instr Course Lect, 2015, 64: 185-189.

［30］ BERTRAND M L, PASCUAL-LÓPEZ F J, GUERADO E. Severe tibial plateau fractures (Schatzker Ⅴ-Ⅵ): open reduction and internal fixation versus hybrid external fixation [J]. Injury, 2017, 48 Suppl 6: S81-S85.

［31］ ALI AM, YANG L, HASHMI M, et al. Bicondylar tibial plateau fractures managed with the Sheffield Hybrid Fixator. Biomechanical study and operative technique [J]. Injury, 2001, 32 (Suppl 4): SD86-91.

［32］ 张鑫, 孟乘飞, 汪国栋, 等. 负压封闭引流在胫腓骨骨折术后早期感染中的应用 [J]. 中华创伤杂志, 2015, 31 (4): 303-306.

［33］ MENGHI A, MAZZITELLI G, MARZETTI E, et al. Complex tibial plateau fractures: a retrospective study and proposal of treatment algorithm [J]. Injury, 2017, 48 Suppl 3: S1-S6.

［34］ 邵佳申, 郑占乐, 吕红芝, 等. 双反牵引微创治疗后外侧胫骨平台骨折的疗效分析 [J]. 中华老年骨科与康复电子杂志, 2017, 3 (5): 302-305.

［35］ 张英泽. 胫骨平台骨折微创治疗策略与进展 [J]. 中华创伤骨科杂志, 2017, 19 (10): 829-832.

［36］ 常恒瑞, 于沂阳, 邢欣, 等. 顺势牵引微创治疗胫骨平台骨折 [J]. 中华关节外科杂志 (电子版), 2017, 11 (1): 24-28.

［37］ 郑占乐, 张飞, 何泽阳, 等. 双向牵引闭合复位微创治疗胫骨平台骨折的初步临床应用 [J]. 河北医科大学学报, 2015, 36 (004): 491-492.

第十五章

陈旧性胫骨平台骨折畸形愈合的微创治疗

陈旧性胫骨平台骨折畸形愈合的治疗一直是创伤骨科领域的研究热点,至今尚未有统一的、令人满意的手术方式。胫骨平台骨折畸形愈合的诊断标准为:骨折复位丢失、关节面塌陷>5mm、膝内翻或外翻畸形>5°,其发生率并不低。陈旧性胫骨平台骨折畸形愈合的发生率在 Hohl 经典著作 *Tibial Plateau Fractures* 中统计为 28.38%,较多见于高能量损伤导致的 Schatzker Ⅴ 型及Ⅵ型患者,以膝外翻畸形最常见,原因为外侧平台骨折的发生率是内侧平台的 4 倍。内侧胫骨平台骨质强度高于外侧平台,其常见的骨折形式以大块骨质劈裂为主,外侧则以塌陷为主。精确的影像学测量应该在下肢站立位全长片上进行。CT 也有助于显示关节内的移位。在无症状的患者中,冠状面的畸形超过 10° 建议行手术治疗以预防膝关节退行性变。矢状面上的畸形愈合,尤其是外侧平台畸形愈合很少能看出对功能有影响。功能受限的评估和未来功能畸形的考虑(例如力线不齐和膝关节退行性疾病的风险)比单纯设定影像学测量的阈值更重要。

一、当前国内外流行病学特征

周炎对 187 例胫骨平台骨折患者进行了 18 个月的随访。最终发现 29 例患者发生膝内翻畸形,发生率为 15.5%,这些患者中术前 Schatzker 分型分别为:Ⅳ型骨折 5 例,Ⅴ型骨折 12 例,Ⅵ型骨折 12 例;其中 Schatzker Ⅴ、Ⅵ型骨折术后发生膝内翻畸形占 82.8%(24/29)。荷兰阿姆斯特丹创伤医学中心 Rademakers 对 109 例胫骨平台骨折切开复位内固定的患者经过长达 5~27 年随访,结果有 18 例出现膝关节外翻或内翻畸形<5°,8 例(7.3%)有 5°~10° 畸形。对 202 例患者随访 1 年时仅仅出现 6 例外翻畸形(2.97%)。英国利兹大学(University of Leeds)医学院创伤整形外科的 Manidakis 团队对 2003 年 1 月到 2006 年 12 月收治的 125 名患者(73 名男性,52 名女性,平均年龄 52 岁,范围 18~94 岁)术后随访 12~70 个月,平均 20 个月,其中手术治疗 101 例,保守治疗 24 例,最终随访结束时出现膝内翻 12 例(9.6%,8° 内翻 10 例,15° 内翻 2 例),膝外翻 10° 以上 11 例(8.8%)。5 例患者出现双下肢不等长(2 例为 2.0cm,2 例为 1.5cm,1 例为 1.0cm)。33 例存在放射性 OA 的证据(26.4%),10 名患者的所有间室均有关节炎改变,3 名患者为内侧,20 名患者为外侧骨性关节炎。Gaudinez 报道治疗的 18 个复合型(Schatzker Ⅴ型和Ⅵ型)骨折中,有 19% 患者发生内翻畸形。Bäumlein 对 83 例滑雪致伤胫骨平台骨折患者进行了分析,按 AO/OTA 分类,主要骨折类型为 B3 型 36 例(43.4%),B2 型 15 例(18.1%),C3 型 13 例(15.7%)。随访时间为(10.3±1.9)年,对受影响的膝关节进行的放射学评估显示,与手术时相比,膝关节各间隔部的 OA 分级明显更高。而且外侧间隙的 OA 分级显著高于内侧和髌后间隙。Berg 对 218 例胫骨平台骨折进行回顾性队列研究,中位随访时间为 45.5(24.9~66.2)个月,最终矢状面排列不良 47 例(21.6%)。Jagdev 对 60 例胫骨平台骨折手术患者随访 42~130 个月,平均 76.32 个月,年龄平均为 41.28 岁,最终内翻畸

形 8 例(13.33%),其中Ⅳ型 1 例,Ⅴ型 3 例,Ⅵ型 4 例,所有内翻畸形均小于 10 度。Van Dreumel 对 71 例胫骨平台骨折患者术后随访 6.17 年 (2.94~9.84 年),最终观察到 39 人(40.6%)出现了 骨性关节炎表现。在双侧胫骨平台者骨折中,比 例达到了 57.5%(23/40)。

河北医科大学第三医院的张英泽教授及其 团队自 2014 年开始采用顺势牵引微创治疗胫 骨平台骨折,该理论是以"双反牵引复位、软组 织挤压复位、原位撑顶复位、平衡加压复位、磨压 复位、互动复位和撬拨复位"为核心的微创复位 技术体系,迄今为止在全国范围内治疗 1 000 多 例胫骨平台骨折患者,目前随访显示疗效非常满 意,未见畸形愈合等并发症。

二、畸形愈合的主要原因

我们总结出现畸形愈合的主要原因包括复 位不佳、内固定不牢、植骨不充分及负重功能锻 炼过早。复位不佳的原因包括:①忽视了对胫骨 髁间棘的复位;②移位的骨折块本身有压缩而未 将其复位;③固定螺钉拧得过紧而造成关节再次 移位;④未发现、未清除胫骨平台骨折间的碎骨 块;⑤术中 X 线投照角度不佳造成复位良好的 假象;⑥在骨折端过多的填塞植骨造成骨折分离 移位。内固定不牢的常见原因包括:使用单纯拉 力螺钉固定单纯剪切骨折,使用单纯内侧支撑接 骨板固定粉碎性骨折等,均由于受力面积有限、 不能提供足够的力学稳定性而导致骨折移位。 植骨不充分体现在未采用具有切实支撑作用的 自体骨或者异体骨,而采用碎骨支撑关节面或者 未打压填塞结实。术后功能锻炼的原则为:早 锻炼、晚负重,一般在骨折完全愈合后才负重, 负重过早则易出现关节面塌陷甚至内固定断裂 等,远期出现内外翻畸形,有学者建议负重时间 一般不少于 4 个月,对于复杂粉碎性骨折不少 于 9 个月,我们认为应根据骨折的类型、固定的 牢固程度及术后骨折愈合程度综合决定开始负 重时间。

在胫骨平台近 120 年的切开手术史中,骨科 医师们一直在探索更新治疗方式,以期获得更佳 的疗效。研究主要集中在胫骨平台关节面的修 复和下肢力线的纠正两方面,其中对于关节面的 修复最为关键和困难,因为纠正下肢力线的主要 目的也是减轻关节面的磨损,推迟膝关节创伤性 关节炎的发病时间。本章节重点介绍一种修复 陈旧性胫骨平台骨折畸形愈合后胫骨平台关节 面的新方法,通过回顾比较当今世界上的主流方 法,我们认为这种方法更加简单易行、费用低廉, 可以在临床上快速推广。

三、胫骨平台关节面的修复方法

当今世界上修复陈旧性胫骨平台受损关节 面的主流方式包括以下几种:加拿大多伦多西奈 山医院(Mount Sinai Hospital)A.E.Gross 团队的新 鲜同种异体骨软骨移植、瑞典哥德堡大学和萨尔 格伦斯卡医学院(Sahlgrenska University Hospital) Beittberg 团队的自体软骨细胞移植、丹麦奥胡斯 医 院(Aarhus County Hospital)Niedermann 团 队 的骨膜移植、意大利博洛尼亚大学(University of Bologna)Rizzoli 骨科学院 Campanacci 团队的游 离整块髌骨翻转移植、南京军医学院解剖学教研 室的陈秀清开展了带血管蒂髌骨移植修复胫骨平 台关节面缺损以及河北医科大学第三医院张英 泽院士最新提出的髌骨部分关节面取骨翻转移 植修复胫骨平台关节面的方式。

(一)新鲜同种异体骨软骨移植

该方案最早于 1972 年在加拿大多伦多大学 的西奈山医院启动,目的是解决各种原因造成的 年轻患者大块骨软骨缺损的问题(直径>3cm、 深度>1cm),改善关节功能,延缓关节退变,以推 迟关节置换的时间。具体方法为:①选择符合 手术条件的患者:年龄小于 60 岁,胫骨平台关 节面软骨缺损直径>3cm,深度>1cm。按照就 诊时间先后顺序纳入手术等候名单上,直到有合 适的捐赠者(等待时间一般为 6~12 个月)。②同 种异体骨软骨的获得:通过加拿大安大略省的 多器官获取和交流(Multiple Organ Retrieval and Exchange)项目,按照美国组织库协会(American

Association of Tissue Banks)公布的标准,选择符合条件的 30 岁以下的捐献者。术前要对患者和捐献者的关节进行标准化的 X 线片检查,以便进行大小匹配;留取捐献者用于血清学检查和培养的血液样本,不必进行组织分型或匹配;在其死亡后 24 小时内(最好在 12 小时内)切除整个膝关节,然后将膝关节置于每升含有 1g 头孢唑林及 50 000 单位杆菌肽的乳酸林格液中,储存在 4℃冰箱中等待移植,在接下来的 48 小时内通知患者进行手术准备。③手术准备:需要两个手术小组,分别进行患者及供体骨软骨组织的准备。采用膝前皮肤正中直切口或内外侧髌旁入路,暴露待修复胫骨平台后,处理至松质骨出血,切取供体骨软骨移植物至少 10mm 厚,大小符合受体关节面损伤面积,最后用 3.5mm 或 4.0mm 松质螺钉将其固定在胫骨平台缺损处。根据 X 线片所见可能需矫正患肢力线。术后石膏或者支具固定患肢 2 周,2 周后开始膝关节伸屈功能锻炼和下地非负重行走,1 年内避免患肢完全负重,2~3 年避免剧烈的竞技活动,减少膝关节撞击损伤。

在随后长达 30~40 年的随访中,该团队陆续发表了多篇文章进一步证实了其有效性,分析显示异体骨软骨 5 年生存率(不需要二次翻修手术或者膝关节表面假体置换术)为 95%,10 年生存率为 80%,15 年生存率为 65%,同种异体骨软骨可以存活 25 年或更长时间,同时可以避免自体取材引起的供区相关并发症。该团队总结其成功的关键在于以下几点:选择来源于年轻捐献者的新鲜同种异体移植物,可以获得更多有活力的软骨细胞,并且可以提供更加牢固的软骨下支撑骨质;关节面单极损伤的年轻患者为最佳适应证,而应该避免应用于效果较差的老年、合并对应股骨关节面损伤者、未纠正下肢力线者、骨性关节炎以及类固醇类药物诱导的缺血性关节坏死者;移植物固定牢固,这样软骨表面有了稳定支撑,存活时间更长。但同时该团队也指出了其自身的一些不足,比如供体的不确定性:尽管对捐赠者进行了相关必要的筛查,但仍存在相应疾病传播的可能性,人类免疫缺陷病毒(HIV)风险

为 1/49.3 万,丙型肝炎风险为 1/1 万,乙型肝炎的风险是 1/6.3 万。

（二）自体软骨细胞移植

该术式 1987 年最早在瑞典实施,具体过程为:①取材:在全麻或椎管内麻醉下、患肢应用充气止血带,采用关节镜技术对患侧膝关节进行半月板、前后交叉韧带评估。对于半月板损伤,手术时对症处理,前后交叉韧带损伤可二期重建。记录胫骨平台软骨损伤的位置、大小和深度。然后从同侧的股骨髁非负重区(股骨内侧髁的上方)切取约 300~500mg 的软骨组织,用于培养和随后的植入。②软骨细胞的分离和体外培养:将软骨组织浸泡在冷冻的 0.9% 氯化钠液体中,确保在 2~5 小时分离出细胞。将软骨标本磨碎后,用含有 Ham's F12 培养基、硫酸庆大霉素、两性霉素 B 及抗坏血酸的液体洗涤三次,然后将其转移到含有芽孢杆菌胶原酶和脱氧核糖核酸酶培养基瓶中旋转酶解 16 小时。最后将这些细胞通过孔径为 0.25μm 的尼龙网过滤洗涤 3 次,计数(范围为 180 000~455 000 个细胞),悬浮在含有 15% 患者自体血清的培养基中,并以 5 000~10 000 个 /cm^2 的密度进行接种。每周更换两次培养基并检测血琼脂平板上的细菌浓度,在移植前 24 小时内保证培养基中无细菌生长。③移植手术:在初次手术后 14~21 天待软骨细胞数量增加到 10 倍后,将细胞悬液吸入 1ml 的注射器中(带 1.2mm 针头)备用。手术采取髌骨内侧或外侧切口,受损关节面处理范围应至正常软骨,深度至软骨下骨板,然后取胫骨近端内侧骨膜覆盖并间断缝合到正常软骨边缘,最后将培养的软骨细胞注入移植于该骨膜下。

该团队从 1987 年 10 月 27 日完成首例手术到 1998 年底,就有 590 例患者进行了该移植手术,至今发表多篇文章证实了其疗效。尤其是 Brittberg 在 1994 年在新英格兰杂志上发表的一篇高影响因子文章报道了对 23 名膝关节关节面缺损的患者进行了自体软骨细胞移植修复手术,平均随访 39 个月,随访结束时 16 例股骨髁损伤移植患者中,有 14 例随访结果为优良,2 例因为

移植物中心的严重磨损而出现绞索和疼痛，进行了第二次手术。7 例髌骨关节面移植的患者中，优良 2 例，尚可 3 例，较差 2 例，认为自体软骨细胞移植可以用于修复膝关节面的软骨缺损。并总结了 3 种可能的修复机制：①移植细胞中的软骨细胞能够重新填充缺陷区域并产生新的软骨基质，骨膜的功能只是为了封闭缺陷；②骨膜刺激了软骨细胞的复制；③可能为骨膜和移植细胞共同刺激了周围软骨中的软骨细胞，或者深部非钙化层和钙化层中的细胞，抑或是骨膜细胞本身进入缺陷区域，分化并修复缺陷。移植细胞对修复的重要性不言而喻，因为以前的动物实验研究证实单纯的骨膜不能修复缺损组织。另外的一篇文献则通过对 224 名患者长达 10~20 年（平均 12.8 年）的随访中，74% 的患者症状明显好转或者疗效没有明显减退，92% 的患者感到满意，如果必要则愿意接受第二次进行该类手术。手术的适应证可以扩展到任何高达 16cm^2 的全层软骨损伤，年龄超过 65 岁或长期骨关节炎被认为是软骨细胞移植的禁忌证。

（三）骨膜移植

丹麦奥胡斯医院的 Rubak 在 1982 年首次通过家兔实验证实了自体骨膜移植修复关节面缺损的疗效，1985 年该医院的 Niedermann 首次将该技术应用于人体，对 5 名患者切取胫骨近端内侧骨膜，然后移植于股骨髁部软骨面缺损，具体操作为：切除缺损关节面的异常软骨后，钻松质骨直至深度相当于缺陷直径的一半。将取自胫骨近端内侧面的骨膜用人免疫纤维蛋白胶固定到缺损关节面处。术后 2 周借助拐杖使患肢部分负重。术后关节镜下随访显示：3 个月时可见一层薄灰色的膜，形状粗糙、发红、有光泽；6 个月时缺损被一层厚厚的软骨覆盖，表面有些粗糙和不平整、高度和周围的软骨水平；12 个月后原软骨和新生成的软骨之间无明显分界线，新形成的软骨看起来和周围的软骨一样坚硬。其修复机制为根据环境条件的不同，骨膜的共生层细胞可能具有双重的分化优势，尤其在游离骨膜移植物中软骨形成先于骨，位于底部的骨膜组织由于贴近松质骨，处于血供丰富、含氧量高的环境中，可直接向成骨方向转化；而位于关节表面的软骨组织由于处于低氧环境中，往软骨方向转化。考虑软骨的营养来源于关节腔内的滑液，所以术后鼓励早期非负重下活动膝关节，有利于移植的骨膜组织向软骨方向转化。

（四）游离整块髌骨翻转移植

1985 年意大利博洛尼亚大学（University of Bologna）Rizzoli 骨科学院的 Campanacci 教授团队认为髌骨的大小和形状适合修复因肿瘤或外伤而切除损坏的股骨或胫骨髁，可提供良好的关节面，所以其首次实现了游离切除整块髌骨并翻转移植于因骨巨细胞瘤而切掉的股骨远端或胫骨近端关节面。19 例患者随访 2~9 年后显示移植物及关节稳定性较好，膝关节活动范围在 90 度以上者占 79%。以外侧胫骨平台为例具体操作过程为：将损伤的胫骨平台关节面处理后切除髌骨，如果髌骨较厚，则可以用摆锯和骨刀切除后方大部分髌骨，只留前方贴近肌腱较薄的一部分，这样可以保持伸膝装置的完整，对于自身髌骨较薄的患者则需要切除整个髌骨，然后将髌骨关节面朝关节腔方向固定在外侧胫骨平台，使其关节面尽可能准确地替换切除的外侧胫骨平台。由于髌骨外侧关节面比内侧关节面更宽、更平，所以将其置于胫骨平台前方成为负重面。髌骨内侧关节面较窄、较陡，使之位于平台后部，不承重。髌骨由两根克氏针临时固定。术中透视满意后螺钉固定，移植的髌骨与胫骨平台之间如果空隙必须植骨填塞。术后石膏固定 3~4 周，至少 1 年内避免患肢负重。相对于同种异体骨，自体髌骨的优势在于感染风险较低，可提供更好和更快的血管重建和骨质愈合，由于没有免疫反应引起的膝关节软组织纤维化，从而可获得更好的关节活动范围，并且与带蒂的髌骨移植相比，对愈合时间无影响，操作更加简单、时间更短，对伸膝装置干扰较小，术后辅助固定的时间短，降低了膝关节僵硬的概率。

天津肿瘤医院的宋金纲对 Campanacci 的方法进行了改良，采用自体游离髌骨加同侧带血管腓骨的方式修复膝关节关节面,经过随访证实了此方法可以加快骨愈合,提前半年负重,减少了髌骨缺血坏死的可能性。

（五）带血管蒂髌骨移植修复胫骨平台关节面缺损

1998年南京军医学院解剖学教研室的陈秀清开展了带血管蒂髌骨移植修复胫骨平台关节面缺损的应用解剖与临床研究,开展了对应的生物力学研究并发表了一系列文章,其理论基础为:膝下外血管、膝降血管髌下支和膝下内血管是髌骨的主要血供来源,可以借助髌周动脉环营养整个髌骨,以膝降血管髌下支或膝下内血管为蒂的髌骨移植可以重建修复胫骨内侧平台缺损,以膝下外血管为蒂的髌骨翻转移植可以重建修复胫骨外侧平台缺损,核心为保留移植髌骨的血供以降低髌骨的缺血性坏死率。具体操作过程为:①修复内侧平台时可采用膝关节前内侧入路,于缝匠肌前缘切开髌内侧支持带,可见行于内侧半月板或其上方关节囊表面的膝降血管髌下支及行于鹅足韧带与髌韧带之间骨膜表面的膝下内血管,选择较粗的血管为蒂,分离血管蒂时,可将血管蒂附近的关节囊或骨膜一起切取;②修复外侧胫骨平台时可采用膝前外侧入路,皮肤切口由髌骨外上方起,至腓骨头前方,切开皮肤、皮下组织和髌外侧支持带。于腓侧副韧带中段前缘的深面、外侧半月板水平的关节囊中,探查出横向走行的膝下外血管;③暴露髌骨、髌韧带及胫骨粗隆,凿取胫骨粗隆并将其提起,向上分离髌韧带至髌尖两侧,继续向上翻起髌骨前面宽约3cm的肌腱和骨膜,直达髌骨底上方,切离除血管蒂以外的全部髌周组织,将带血管蒂的髌骨移开备用,按照Campanacci的方法放置髌骨在胫骨平台上并固定,重建髌韧带。

同期开展的基于尸体研究的生物力学实验也证实了可以恢复正常的生物力学特性,6例髌骨分别移植于内外侧胫骨平台上,另6例正常尸体为对照组,采用万能材料试验机,100~600N分级加载,加载速度15mm/min进行实验,得出实验组和对照组在载荷-应变曲线、载荷-位移曲线及应力负荷变化方面无明显差异。但是该方法后续在临床上的具体应用效果如何,鲜有报道,可能与未能广泛推广有关。

结合当前我国的具体国情,以上方式存在明显不足:①新鲜同种软骨移植虽然可以修复大块的关节面缺损,但是来源困难,就算在该技术成熟的国家,由于来源的不确定性,患者亦需要等待较长时间并且远远不能满足需求;②自体软骨细胞和骨膜移植仅仅提供小面积的表面覆盖,未解决合并的骨缺损,且自体软骨细胞移植费用高达26万美元,费用高昂;③切除整块髌骨后虽然不会对膝关节的活动度产生太大的影响,但是术后需要较长时间的功能锻炼,才能通过增强股四头肌的力量来代偿伸膝力臂的短缩,而且还需要创伤较大的重建手术等。此外,国内只有零星几例带血管蒂髌骨移植修复关节面的报道,由于缺乏可靠的临床效果评价,目前尚难推广。

（六）髌骨部分关节面取骨翻转移植修复胫骨平台关节面

基于以上治疗方式的不足,通过对膝关节解剖及生物力学的系统深入研究,结合目前中国国情,张英泽院士首次创新性地提出了一种简单有效的修复方式——髌骨部分关节面取骨翻转移植修复胫骨平台关节面。我们认为该方法可以广泛推广,其理论基础包括:①髌骨本身具有骨和软骨两种组织成分,有利于修复胫骨平台的骨与软骨复合缺损;②髌骨关节面与胫骨平台的形态相似,选择髌骨中央部分为移植体,可以获得最大量的软骨下骨质,不但可以为平台关节面提供牢固的支撑,并且与植骨隧道的接触面增大有利于骨质更快、更牢固地愈合;③由于在髌骨中央部分取骨所以不破坏伸膝装置,原髌骨取骨处再次用自体髂骨填充,愈合后不影响髌骨的强度;④方法新颖但是操作简单,学习周期较短,便于广泛推广,对膝关节损伤相对较小,术后锻炼膝关节功能时间短,最大程度地恢复膝关节伸屈活动度。以下为该方法的操作步骤和要点:①患者的选择:严重的关节面塌陷（≥5mm）、膝关节力线不良（胫骨平台内翻角≥95°或≤80°）、下

肢冠状面成角畸形 ≥ 10°，年龄 ≤ 60 岁；

②在纠正患肢力线的基础上，采用髌骨部分关节面翻转移植修复的方式修复关节面：在膝关节两端合适位置各钻进 2.5mm 克氏针用于安装快速双反牵引复位器，使用复位器牵拉增加膝关节间隙并维持下肢正常力线，在透视下向塌陷胫骨平台处（内侧或外侧）钻入导向针，深度至骨折块下约 1cm，沿着导向针用环钻钻出直径约 16mm 的圆柱形孔道，采用顶起器顺通道顶起塌陷胫骨平台部分，术中透视复位满意后，延长切口或者另取髌前正中切口暴露髌骨中央部分，剔除髌前筋膜暴露骨质后，由前向后用环钻钻取一

规格为高约 22mm、直径约 15mm 的圆柱体，深度贯穿至髌骨的髌股关节面，将包含有关节面的圆柱体以关节面朝向胫骨平台的方式植入骨隧道，透视下确保塌陷之胫骨平台复位满意，残留胫骨通道和髌骨残腔用自体髂骨块打压填塞，最后以合适规格的锁定接骨板螺钉配合跨膝关节的外固定架牢固固定。我们认为跨关节外固定架的作用亦非常重要，其一在于其可以辅助维持患肢正确的力线，其二可以保证膝关节正确的间隙，使移植后的关节面带骨部分有充分的时间与周围骨质牢固愈合，降低远期再塌陷的概率。典型病例及治疗见图 15-1。

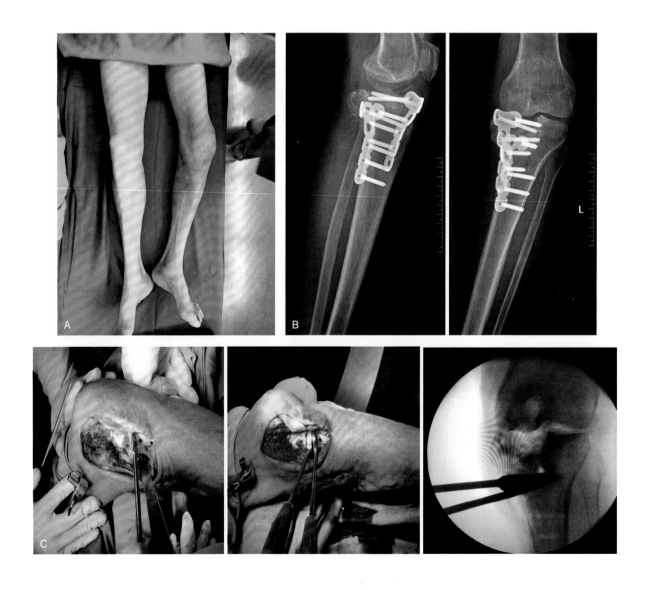

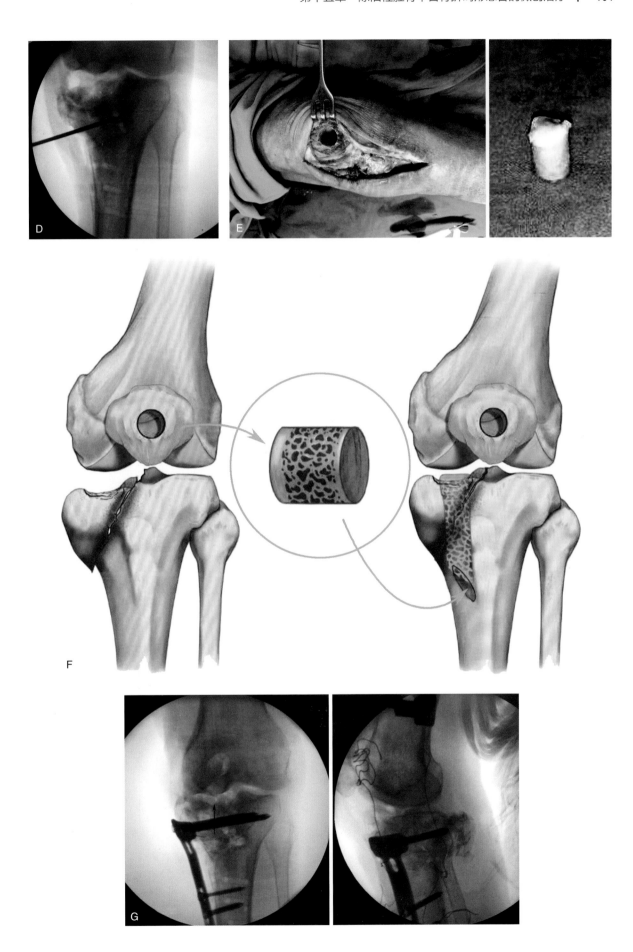

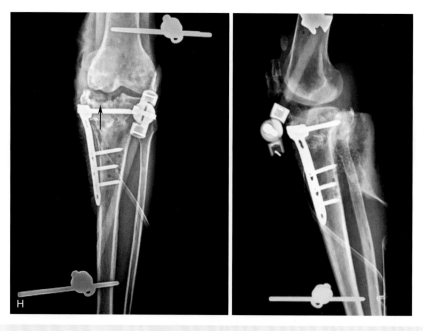

图 15-1 病例一

患者,男性,55 岁,左侧胫骨平台骨折术后 11 个月。A. 左膝内翻畸形伴疼痛,左膝关节屈曲最大幅度 90°;B. 术前左膝关节正侧位 X 线示后内侧胫骨平台明显塌陷移位;C. 关节外截骨过程及术中透视;D. 术中定位塌陷的平台,准备顺导针用环钻建立植骨隧道;E. 采用直径 16mm 的环钻从髌骨中央部钻取带有髌骨关节面的植骨块,规格为:高约 22mm、直径约 15mm;F. 髌骨部分取骨后胫骨平台植骨过程示意图;G. 复位植骨满意后锁定接骨板固定,术中透视显示:箭头所示为髌骨翻转植骨块,胫骨平台复位满意,膝关节间隙恢复。H. 外固定架固定后左膝关节正侧位 X 线示:箭头所示为髌骨翻转植骨块,关节间隙及下肢力线恢复满意,胫骨平台塌陷及移位纠正、固定良好。

四、膝关节内外翻畸形的截骨矫正方法

对于陈旧性胫骨平台骨折畸形愈合的患者在修复关节面之前需手术方式纠正下肢力线,可以恢复下肢正常的力线传导,有利于修复重建后的关节面恢复。截骨方法较多,从简单实用的角度出发,我们推荐采用胫骨近端内侧开放性高位截骨术(open wedge high tibia osteotomy,OWHTO)纠正膝内翻畸形,采用股骨内侧闭合楔形截骨术(femoral supracondylar osteotomy)纠正膝外翻畸形。

(一)膝内翻畸形的矫正

膝内翻畸形多见于内侧胫骨平台的大块劈裂畸形愈合,我们推荐的截骨方式为胫骨近端内侧开放性高位截骨术(OWHTO),因为其操作简单、矫正畸形范围大且精准、可以沿原来的手术切口进行。具体操作过程为:术前测量畸形角度,在胫骨近端髌旁内侧作一弧形切口,或者取原来的切口,如果有内固定物则取出,切开皮肤及皮下组织,暴露鹅足韧带止点,经鹅足韧带和髌韧带之间切开骨膜,在骨膜下剥离,充分暴露胫骨近端。于膝关节下方 3cm 的骨结构移行处向腓骨头方向置入 1 枚 3.5mm 克氏针,C 形臂透视验证导针的位置,获得满意结果后,在多孔导向器辅助下沿导针方向对胫骨钻孔,用骨凿将排孔贯通变为截骨间隙,从薄到厚将不同规格的试模(3~10mm)打入截骨间隙,将其顶开至合适高度,同时助手轻微外翻小腿,此时胫骨近端截骨处形成一活动的"合页"。将撑开器置入"合页"中,在助手外翻小腿的同时,在 C 形臂监视下转动撑开器螺母将"合页"撑开到合适高度,术后可见膝关节内侧间隙明显变宽,下肢力线内翻获得矫正,植骨后采用锁定接骨板螺钉固定。

另外术者也可以根据自身的手术操作经验而选择胫骨外侧闭合性高位截骨术(closed

wedge high tibia osteotomy，CWHTO），具体操作过程为：①腓骨截骨：在小腿外侧中部，距离腓骨头 15cm 的远端，沿腓骨长轴做长约 3~4cm 切口。暴露腓骨后，用小摆锯进行截骨，截骨长度等于或短于术前设计的胫骨楔形骨块的底边宽度。②于胫骨近端外侧做弧形切口，切口起自 Gerdy 结节外后方 2cm 水平，然后斜行向下至胫骨结节外侧，转而沿着胫骨前嵴外侧 1cm，顺着胫骨前嵴方向向远端切开，将胫前肌止点剥离暴露胫骨外侧皮质，用 2 根克氏针作为截骨导针，在 C 型臂 X 线机透视下，在胫骨结节远端 1/3 水平，平行于关节线打入近端 A 导针。按照术前设计好的距离，用无菌尺测量后，确定远端 B 导针的入针点，从该点向近端方向斜行打入 B 导针，与 A、B 导针在内侧皮质的出针点相交。A、B 导针确定了截骨的方向。先用小摆锯锯开外侧皮质，松质骨部分用骨刀进行截骨，移除楔形骨块，并确认胫骨后方无皮质骨块残留。顺着合页方向在内侧皮质上用 3.2mm 钻头钻一排孔后，轻柔而缓慢地闭合楔形间隙。确认力线纠正满意后锁定板螺钉固定。

以上截骨方法属于临床上最常用的矫正膝内翻技术，各有优缺点。OWHTO 优点包括：技术简单、切口损伤小、术中力线调整方便所以畸形矫正精确，缺点为造成胫骨后倾增加和髌骨位置下移，影响日后的膝关节置换；开放角度过大则可能需要植骨，骨质愈合时间较长。CWHTO 优点在于截骨面接触面大，利于愈合；缺点为需要截除腓骨，可能出现神经并发症、肢体短缩、改变了胫骨近端解剖结构、增加日后关节置换难度、难以矫正较大的畸形。

（二）膝外翻畸形的矫正

膝外翻畸形多伴有外侧胫骨平台的塌陷伴劈裂，我们推荐的截骨方式为股骨内侧闭合楔形截骨术，原因如下：①不用胫骨近端内翻截骨的原因为胫骨近端截骨虽然矫正了下肢的力学轴线，但无法纠正膝关节平面由外上向内下的倾斜，造成膝关节内侧的关节囊和韧带松弛，负重时胫骨平台向外侧移位，股胫关节半脱位，导致关节不稳和疼痛，加速骨性关节炎的发生和进展。②不用股骨远端外侧开放截骨的原因为虽然其操作简单且角度调整精确，但由于股骨髁上的生物力学环境不如胫骨近端稳定，有较高的不愈合率；外侧放置的接骨板与髂胫束之间易产生摩擦，引发刺激性炎症；截骨角度较大时，容易牵拉腓总神经引起症状。③该方法的优点为操作简单、效果确切，截骨端接触面大稳定性好且利于愈合。

具体操作步骤为：股骨远端内侧直切口，经股内侧肌和股大收肌之间的间隙，直达股骨远端内侧骨面。在透视下钻入两枚克氏针作为截骨线定位导针。远端克氏针从股骨髁上水平向着股骨外侧髁上缘的外侧皮质斜行钻入，与关节线约成 20° 夹角、距离股骨滑车软骨上缘约 1cm。在该导针近端钻入第二枚导针，与远端导针在股骨外侧髁上缘皮质内侧 5~10mm 处相交，两根导针的夹角和楔形底边宽度与术前设计保持一致。尖撬保护软组织，沿导针方向用小摆锯锯开股骨皮质，锯开过程中保持生理盐水冲洗降温，防止发生骨坏死。最后轻柔地闭合截骨线，接骨板固定。

虽然有学者对股骨远端截骨陆续进行了一些改良或者尝试关节内截骨、胫骨结节截骨等，但是由于研究样本量较小、随访时间短、疗效尚需验证、操作复杂，短时间内难以在临床广泛开展。

综上所述，对于不适合做膝关节置换的、年轻的陈旧性胫骨平台骨折患者采用上述的治疗流程具有操作简单、创伤小、临床效果确切等优势，值得在临床上广泛开展，后续我们会开展中长期随访，进一步验证其疗效及不断创新改进。

五、特殊类型陈旧性胫骨平台骨折的治疗

（一）合并感染

Hohl 报道胫骨平台骨折术后感染的发生率为 3.4%，其他人则报道为 5.7%~15.7%。原则为首先判断骨折是否愈合，愈合者则取出原内固定物、彻底清创；未愈合者则根据感染的严重程度

不同采取清创或者"取内固定＋清创＋外固定"的方式治疗。感染控制后,采用上述的截骨、修复关节面的方法进行二次手术治疗。

（二）患者年龄偏大（>65 岁）或局部骨质疏松明显或骨缺损严重

患者年龄偏大（>65 岁）或局部骨质疏松明显或骨缺损严重者应行全膝关节置换术,具体操作流程按照全膝关节置换进行,术中尤其注意勿损伤内外侧韧带,骨质缺损处用自体骨或钽金属块填充。

（三）胫骨平台骨折不愈合的微创治疗

由于胫骨近端主要为松植骨,所以远期的骨折不愈合情况较少见,尤其在低能量外力所致的胫骨平台骨折更加罕见,所以其最常见于严重外力所致的 Schatzker Ⅵ型骨折,骨折处于干骺端和骨干交界处,甚至延伸至骨干,手术难度较大,如果出现骨折后固定不牢固、未充分植骨、感染等因素,则容易出现不愈合。Weiner 等人手术治疗 48 位严重胫骨近端骨折的患者,随访观察 2 年后发现骨折不愈合率为 4%。Manidakis 报道的骨不连发生率为 1.6%,与其他人的研究结果相当。我院对于该类型的患者采用微创的治疗方式——张氏双反牵引辅助下复位、环钻微创建立隧道后特制金属顶棒复位塌陷骨块、双接骨板牢固固定,最后辅以跨膝关节的外固定架辅助固定。典型病例如图 15-2。

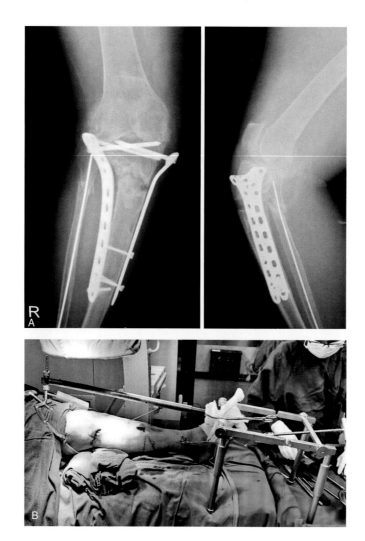

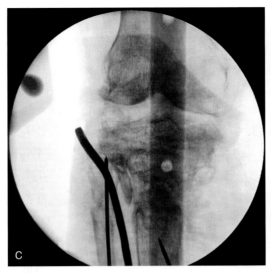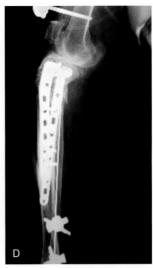

图 15-2　病例二

患者,女性,60 岁,胫骨平台骨折合并腓骨近端骨折内固定术后 1 年。A. X 线片显示骨折不愈合;B. 取出原有内固定物后安装张氏双反牵引架,辅助复位骨折;C. 双反牵引后显示骨折初步复位良好;D. 术后 X 线示骨折复位满意,植骨充分及外内固定稳妥。

参考文献

[1] 周炎, 瞿新丛, 易成腊, 等. 胫骨平台骨折术后膝内翻畸形机制探讨 [J]. 中国矫形外科杂志, 2013, 21 (2): 190-192.

[2] RADEMAKERS M V, KERKHOFFS G M, SIEREVELT I N, et al. Operative treatment of 109 tibial plateau fractures: five-to 27-year follow-up results [J]. J Orthop Trauma, 2007, 21 (1): 5-10.

[3] MANIDAKIS N, DOSANI A, DIMITRIOU R, et al. Tibial plateau fractures: functional outcome and incidence of osteoarthritis in 125 cases [J]. Int Orthop, 2010, 34 (4): 565-570.

[4] BEALS R K. The distal arthrogryposes: a new classification of peripheral contractures [J]. Clin Orthop Relat Res, 2005 (435): 203-210.

[5] BäUMLEIN M, HANKE A, GUEORGUIEV B, et al. Long-term outcome after surgical treatment of intra-articular tibial plateau fractures in skiers [J]. Arch Orthop Trauma Surg, 2019, 139 (7): 951-959.

[6] VAN DEN BERG J, REUL M, NUNES CARDOZO M, et al. Functional outcome of intra-articular tibial plateau fractures: the impact of posterior column fractures [J]. Int Orthop, 2017, 41 (9): 1865-1873.

[7] JAGDEV S S, PATHAK S, KANANI H, et al. Functional Outcome and Incidence of Osteoarthritis in Operated Tibial Plateau Fractures [J]. Arch Bone Jt Surg, 2018, 6 (6): 508-516.

[8] VAN DREUMEL R L, VAN WUNNIK B P, JANSSEN L, et al. Mid-to long-term functional outcome after open reduction and internal fixation of tibial plateau fractures [J]. Injury, 2015, 46 (8): 1608-1612.

[9] GROSS A E, KIM W, LAS HERAS F, et al. Fresh osteochondral allografts for posttraumatic knee defects: long-term followup [J]. Clin Orthop Relat Res, 2008, 466 (8): 1863-1870.

[10] HENDEL D. The unresolved problem of treating articular cartilage lesions [J]. Isr Med Assoc J, 2000, 2 (4): 306-307.

[11] GROSS A E, SHASHA N, AUBIN P. Long-term followup of the use of fresh osteochondral allografts for posttraumatic knee defects [J]. Clin Orthop Relat Res, 2005 (435): 79-87.

[12] AUBIN P P, CHEAH H K, DAVIS A M, et al. Long-term followup of fresh femoral osteochondral allografts for posttraumatic knee defects [J]. Clin

Orthop Relat Res, 2001, (391 Suppl): S318-327.

［13］ PETERSON L, VASILIADIS H S, BRITTBERG M, et al. Autologous chondrocyte implantation: a long-term follow-up [J]. Am J Sports Med, 2010, 38 (6): 1117-1124.

［14］ 陈秀清, 陈振光, 王以进. 用髌骨重建胫骨平台关节面缺损的生物力学研究 [J]. 中国临床解剖学杂志, 2001, 19 (1): 78-81.

［15］ 陈秀清, 汪爱国, 邹开军, 等. 带血管蒂髌骨移位修复膝关节面缺损的应用解剖 [J]. 南京军医学院学报, 2001, 23 (1): 1-3.

［16］ 楼新法, 陈秀清, 陈振光. 带血管蒂髌骨移位修复膝关节面缺损的应用解剖 [J]. 中国临床解剖学杂志, 2006, 24 (2): 136-138, 148.

［17］ 施建辉, 陈秀清, 邱大学. 带血管蒂髌骨移位修复胫骨外侧髁上关节面缺损的研究 [J]. 东南国防医药, 2009, 11 (6): 488-490.

［18］ 柳桢琥, 廖巧玲, 廖芝玲, 等. 带血管蒂的半髌骨移植修复胫骨外侧平台关节面骨折缺损 8 例 [J]. 中国优生优育, 2013, 19 (8): 638-640.

［19］ RUBAK J M, POUSSA M, RITSILÄ V. Effects of joint motion on the repair of articular cartilage with free periosteal grafts [J]. Acta Orthop Scand, 1982, 53 (2): 187-191.

［20］ SARAGAGLIA D, RUBENS-DUVAL B, PAILHÉ R. Intra-and extra-articular proximal tibia malunion [J]. Orthop Traumatol Surg Res, 2020, 106 (1): S63-S77.

［21］ 张瑞鹏, 李石伦, 尹英超, 等. 腓骨截骨＋胫骨高位截骨四点支撑接骨板撑开固定治疗重度骨性膝关节炎 [J]. 河北医科大学学报, 2018, 039 (010): 1224-1226, 封 3.

［22］ 郑占乐, 于沂阳, 高石军, 等. 胫骨高位截骨嵌入可吸收网状垫片治疗膝关节骨关节炎的初步临床应用 [J]. 河北医科大学学报, 2016, 37 (8): 988-989, 封 3.

［23］ 黄野, 杜辉, 顾建明, 等. 锁定接骨板固定的闭合楔形胫骨近端截骨术治疗膝内翻 [J]. 中国矫形外科杂志, 2014, 22 (15): 1359-1364.

［24］ 王兴山, 柳剑, 顾建明, 等. 改良闭合楔形胫骨高位截骨术治疗膝内翻畸形的疗效观察 [J]. 中华关节外科杂志 (电子版), 2016, 10 (5): 474-480.

［25］ 张纪, 杜辉, 黄野, 等. 胫骨高位截骨术: 闭合与开放楔形截骨对比 [J]. 临床军医杂志, 2016 (2): 128-132.

［26］ 王兴山, 黄野. 开放楔形胫骨高位截骨术的研究进展 [J]. 中华关节外科杂志 (电子版), 2016, 10 (5): 525-529.

［27］ 徐亚风, 罗从风. 胫骨平台骨折畸形愈合翻修术治疗进展 [J]. 国际骨科学杂志, 2015 (1): 40-44.

［28］ FAN J C. Open wedge high tibial osteotomy: cause of patellar descent [J]. J Orthop Surg Res, 2012, 7: 3.

［29］ SMITH T O, SEXTON D, MITCHELL P, et al. Opening-or closing-wedged high tibial osteotomy: a meta-analysis of clinical and radiological outcomes [J]. Knee, 2011, 18 (6): 361-368.

［30］ PUDDU G, CIPOLLA M, CERULLO G, et al. Which osteotomy for a valgus knee? [J]. Int Orthop, 2010, 34 (2): 239-247.

［31］ 黄野, 及松洁, 杜辉, 等. 锁定接骨板固定的股骨髁上不全截骨技术治疗膝外翻 [J]. 中国骨与关节杂志, 2014, 3 (7): 531-535.

［32］ JOSEPH SCHATZKER, 王宏. 膝关节周围骨折畸形愈合的晚期重建 [J]. 国外医学. 骨科学分册, 2004, 25 (5): 314-315.

［33］ BODE G, VON HEYDEN J, PESTKA J, et al. Prospective 5-year survival rate data following open-wedge valgus high tibial osteotomy [J]. Knee Surg Sports Traumatol Arthrosc, 2015, 23 (7): 1949-1955.

［34］ FORKEL P, ACHTNICH A, METZLAFF S, et al. Midterm results following medial closed wedge distal femoral osteotomy stabilized with a locking internal fixation device [J]. Knee Surg Sports Traumatol Arthrosc, 2015, 23 (7): 2061-2067.

［35］ 黄德勇, 张亮, 王达成, 等. 股骨远端楔形截骨结合锁定接骨板固定治疗膝外翻畸形 [J]. 中华骨与关节外科杂志, 2016, 9 (1): 22-25.

［36］ JACOBI M, WAHL P, BOUAICHA S, et al. Distal femoral varus osteotomy: problems associated with the lateral open-wedge technique [J]. Arch Orthop Trauma Surg, 2011, 131 (6): 725-728.

［37］ 顾建明, 王兴山, 杜辉, 等. 股骨内侧双平面闭合截骨治疗膝外翻 [J]. 中华关节外科杂志 (电子版), 2016, 10 (5): 487-492.

［38］ 柳剑, 黄野, 王兴山. 改良双平面股骨远端开放楔形截骨结合锁定接骨板固定技术要点及疗效评估 [J]. 中华关节外科杂志 (电子版), 2016, 10 (5): 481-486.

［39］ KERKHOFFS G M, RADEMAKERS M V, MARK A, et al. Combined intra-articular and varus opening wedge osteotomy for lateral depression and valgus malunion of the proximal part of the tibia. Surgical technique [J]. The Journal of Bone and Joint Surgery, 2009, 91 Suppl 2 Pt 1 (Supplement2Part1): 101-115.

［40］ RYU S M, CHOI C H, YANG H S, et al. Causes and treatment outcomes of revision surgery after open reduction and internal fixation of tibial plateau fractures [J]. Int Orthop, 2019, 43 (7): 1685-1694.

［41］ WU C C. Salvage of proximal tibial malunion or nonunion with the use of angled blade plate [J]. Arch Orthop Trauma Surg, 2006, 126 (2): 82-87.

［42］ KLOEN P, VAN WULFFTEN PALTHE O, NÜTZINGER J, et al. Early Revision Surgery for Tibial Plateau Fractures [J]. J Orthop Trauma, 2018, 32 (11): 585-591.

［43］ MASTROKALOS D S, PANAGOPOULOS G N, KOULALIS D, et al. Reconstruction of a Neglected Tibial Plateau Fracture Malunion with an Open-Book Osteotomy: A Case Report [J]. JBJS Case Connect, 2017, 7 (1): e21.

［44］ LI J, ZHU Y, LIU B, et al. Incidence and risk factors for surgical site infection following open reduction and internal fixation of adult tibial plateau fractures [J]. Int Orthop, 2018, 42 (6): 1397-1403.

［45］ GAUNDER C L, ZHAO Z, HENDERSON C, et al. Wound complications after open reduction and internal fixation of tibial plateau fractures in the elderly: a multicentre study [J]. Int Orthop, 2019, 43 (2): 461-465.

［46］ 卢志强, 杜胜利. 胫骨平台骨折术后并发症 [J]. 中国伤残医学, 2013, 21 (2): 4.

第十六章

胫骨平台骨折合并腓骨近端骨折的分型和治疗

腓骨头骨折是胫骨平台骨折常见的合并损伤,但目前常用的胫骨平台骨折分型包括Schatzker 分型均未描述合并腓骨头骨折的致伤因素、损伤特点以及与胫骨平台骨折的关系。张英泽教授团队提出了胫骨平台骨折综合分型,其中Ⅱ型即为外侧胫骨平台骨折同时合并腓骨头骨折。张英泽教授完成的 500 例胫骨平台手术中,有 7.6% 合并腓骨头骨折。关于胫骨平台骨折合并腓骨头骨折治疗的相关内容也少见报道,笔者根据国内外现有的研究资料和个人的临床经验总结如下。

一、腓骨头周围解剖及腓骨的生物力学

(一)腓骨头周围解剖

1. 腓骨头周围的骨性解剖 腓骨为致密的长管状骨,形态笔直,质地坚硬,位于小腿外侧部,分为一体两端。腓骨头与腓骨颈位于胫骨平台后外侧,腓骨头的截面通常是三角形。腓骨头近端扁圆形的关节面与胫骨近端外侧髁的后外侧腓关节面形成胫腓关节,当踝关节背伸或跖屈时,胫腓关节会有少量的活动。腓骨体上 1/3 附着比目鱼肌,下 2/3 附着踇长屈肌和腓骨短肌。在腓骨上 2/3 的前、外、后侧有趾长伸肌、腓骨长肌和胫骨后肌包绕,而下 1/3 少有肌肉附着。腓骨中上 1/3 交点及中下 1/3 交点均是两组肌肉附着区的临界点,也是相对活动与不动的临界点,承受的张应力较大,在肌肉强力收缩时可能损伤腓骨。腓骨远端向下延续与胫骨远端外侧切迹形成胫腓连结,与距骨共同构成踝关节。

2. 腓骨头的周围软组织连接 腓骨头与腓骨颈位于胫骨平台后外侧,股二头肌腱、腓侧副韧带、胫腓韧带及髂胫束部分均附着其上。腓骨近端移位性骨折会导致膝关节后外侧角韧带结构(posterolateral complex,PLC)损伤,常造成明显的膝关节外旋不稳定。PLC 由浅层的外侧副韧带、豆腓韧带、弓状韧带、腘肌腱及腘腓韧带,以及位于深层的后外侧关节囊组成。腘腓韧带为腘肌 - 腱 - 韧带功能单位的组成部分。Veltri研究腘腓韧带对膝关节的静态稳定作用时指出,腘腓韧带和腘肌腱胫骨附着部在对抗胫骨后移、内翻和外旋中起到重要作用。

腓骨近端移位性骨折属于不稳定骨折,由于外侧副韧带及股二头肌的牵拉作用,骨折即使一时复位,也很难稳定,久之导致骨折不愈合。此类骨折实际上为腓侧副韧带和股二头肌、腘腓韧带等膝关节支持结构损伤,如发生骨折不愈合,即可导致膝关节外侧不稳和屈膝无力。如果骨折位置偏低(位于腓骨颈时),亦可造成腓总神经卡压、损伤。故当此部位骨折移位时,应当予以手术修复,重建膝关节稳定性,避免骨折不愈合及可能继发的腓总神经损伤。

(二)腓骨的生物力学

1. 腓骨负重研究 以往多数学者认为腓骨无直接负重作用,仅仅具有组成踝关节、支撑胫骨的功能,成人腓骨缺损后对小腿负重无影响。Lambert 在下肢生物静力模型研究中发现,立位时腓骨在踝关节中承受 1/6 的体重,骨间膜在重力传递中无作用。也有观点认为在自然状态下

腓骨负重比例为 10%~20%，甚至达到 25%。我们认为人体重力分布是随着踝关节的运动和位置变化而变化的，腓骨作为下肢辅助承重结构，其承重比例也会随着下肢轴向重量的增加而增加。王前对下肢各运动时象下腓骨的负重功能进行了人体标本实验研究，发现当小腿载荷由 250N 增加到 1 500N 时，腓骨在踝中立位时平均承重比由 6.8% 增加至 17.2%，踝外翻位时由 11.2% 增至 24.8%，踝内翻位时由 4.8% 增至 7.2%，踝背伸位时由 15.2% 增至 30.4%；切除小腿骨间膜后，腓骨上下端的载荷差值消失。

胫腓关节、胫腓连结以及附着于腓骨的韧带在腓骨负重中发挥着重要的作用。胫腓关节面由外上斜向内下，外踝的关节面由内上斜向外下。膝关节重力负荷形成水平和向下两个方向的分力作用于腓骨，而踝关节的反作用力形成向上和水平两个方向的分力作用于腓骨。踝关节受外翻应力时，腓骨远端向外的分力在腓骨上产生杠杆力来对抗踝外翻应力，杠杆力的支点位于胫腓连结，应力近似水平方向牵拉膝关节冠状韧带，此时胫腓连结为牵拉性支点，腓骨受力最大。

2. 腓骨骨折合并胫骨骨折的生物力学研究　近年来越来越多的学者逐渐认识到腓骨在维持膝关节稳定中的重要性，但临床医生对腓骨骨折复位固定依然不够重视。Morin 进行了人体标本的生物力学实验，一组仅用髓内钉固定胫骨，另一组用髓内钉固定胫骨的同时用接骨板固定腓骨，施加应力试验后发现固定腓骨可以有效减少胫骨骨折端的旋转不稳定。Weber 发现固定腓骨可以提高非坚强固定（如外固定）的胫骨平台骨折断端稳定性。Shefelbine 在大鼠胫骨骨折模型中发现，完整的腓骨可以提高胫骨的抗扭转刚度并促进骨折愈合。随后 Horn 也通过动物试验，测量胫骨骨密度、骨矿物质含量以及力学特性等指标，证明腓骨骨折在早期会影响胫骨的愈合，完整的腓骨可以给胫骨平台提供额外的支撑和更好的愈合条件。

二、胫骨平台骨折合并腓骨近端骨折的分型和治疗

（一）胫骨平台骨折合并腓骨头骨折的流行病学特点

从 2010 年开始，徐强分析 340 例胫骨平台骨折患者的影像学资料发现，32.1%（109/340）的胫骨平台骨折合并腓骨头骨折。他们将腓骨头骨折按照影像学形态划分为压缩型及撕脱型，腓骨头压缩型骨折常见于只损伤外侧平台的胫骨平台骨折；腓骨头撕脱型骨折常见于只损伤内侧平台的胫骨平台骨折。

2015 年，笔者研究发现胫骨平台骨折合并腓骨头骨折的发病率占胫骨平台骨折的 32.2%（19/58），男女比例为 1.6∶1，多为交通损伤。显示最常见的损伤类型为腓骨头劈裂骨折 26.3%（5/19）及腓骨头粉碎骨折 31.6%（6/19），且腓骨头骨折与胫骨平台 Schatzker Ⅱ、Ⅴ、Ⅵ型骨折有密切关系，89.5%（17/19）的腓骨头骨折发生于上述 3 种平台骨折。另有学者报道，在胫骨平台双髁骨折（Schatzker Ⅴ 和 Ⅵ型）的病例中，有 63.41% 合并有腓骨头骨折。

2019 年，笔者进一步回顾性分析了 502 例胫骨平台骨折病例发现，胫骨平台骨折中腓骨头骨折的发生率为 29.9%（150/502）。在 150 例胫骨平台骨折合并腓骨头骨折病例中，单髁受累 71 例（47.3%），双髁受累 79 例（52.7%）（表 16-1）。

（二）胫骨平台骨折合并腓骨头骨折的分型

目前常用的胫骨平台骨折分型均未描述腓骨近端骨折的致伤因素、损伤特点以及与胫骨平台骨折的关系。随着影像学技术的发展，基于 CT 薄层扫描与三维重建技术的"三柱分型"以及"改良 Schatzker 分型"相继提出。虽然这些分型阐述了后侧平台骨折的损伤特点，但腓骨头骨折与胫骨平台骨折的关系未被提及，且很少有学者探讨腓骨头骨折的复位方法和手术指征。

我们根据腓骨头骨折的损伤机制提出一种新的腓骨头骨折分型（图 16-1~ 图 16-5）。腓骨

表 16-1 150 例胫骨平台骨折合并腓骨头骨折分型结果

分型	损伤机制	胫骨平台单髁骨折 (例数,%)	胫骨平台双髁骨折 (例数,%)	合计 (例数,%)
A 型:腓骨头撕脱骨折	内翻应力	12,16.90%	1,1.27%	13,8.67%
B 型:腓骨头劈裂骨折	外翻应力	27,38.08%	22,27.85%	49,32.46%
C 型:腓骨头塌陷骨折	垂直混合暴力	16,22.54%	11,13.95%	27,18.00%
D 型:腓骨头粉碎性骨折	垂直混合暴力	10,14.08%	37,46.84%	47,31.33%
E 型:腓骨颈骨折	垂直混合暴力	6,8.45%	8,10.13%	14,9.33%
合计		71,100%	79,100%	150,100%

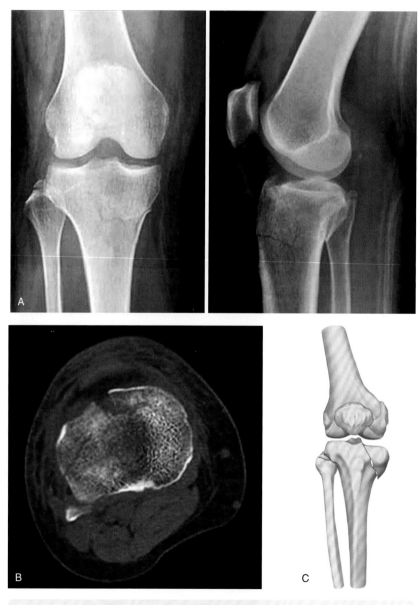

图 16-1 腓骨头骨折 A 型:腓骨头撕脱骨折
A. X 线正侧位片；B. CT；C. 示意图。

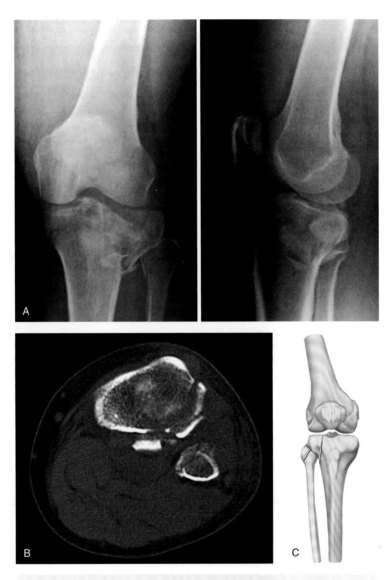

图 16-2　腓骨头骨折 B 型：腓骨头劈裂骨折
A. X 线正侧位片；B. CT；C. 示意图。

头近端有股二头肌肌腱相连，在强大内翻应力作用下，股二头肌受到牵拉，从而引起腓骨头撕脱骨折（A 型）。腓骨近端与胫骨近端之间有韧带与关节囊相连，两者之间活动度很小，在功能上可视为一个整体。当骨折外翻暴力较小时，仅表现为外侧平台塌陷骨折；当暴力较大时，产生明显的外侧剪切应力，首先造成胫骨平台劈裂骨折，若力量进一步加强，胫骨平台外侧劈裂骨折块挤压腓骨头，造成腓骨头劈裂骨折（B 型）。当胫骨平台受到垂直混合暴力打击时，腓骨头受到外侧胫骨平台垂直方向的压力，当暴力较轻时表现为腓骨头压缩骨折（C 型），暴力较大时表

现为腓骨头粉碎骨折（D 型）和腓骨颈骨折（E 型）。为了深入研究腓骨头骨折的临床特点，我们对胫骨平台骨折合并腓骨头骨折的病例进行了初步总结，502 例胫骨平台骨折中有 150 例合并腓骨头骨折，各型腓骨头占比及损伤机制详见表 16-1。

（三）胫骨平台骨折合并腓骨头骨折的治疗

1. 是否固定腓骨头骨折对于胫骨平台骨折愈合的影响　近年来越来越多的学者逐渐认识到腓骨在维持膝关节稳定中的重要作用，但是对腓骨骨折复位固定依然缺少足够的重视。临床上对于外踝以外的腓骨合并胫骨平台骨折，多

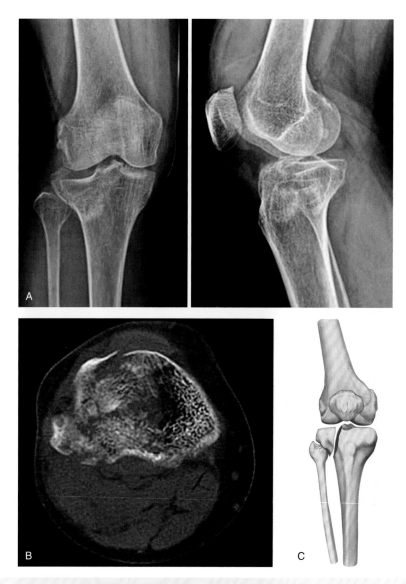

图16-3 腓骨头骨折C型：腓骨头塌陷骨折
A.X线正侧位片；B.CT；C.示意图。

数情况下仅复位固定胫骨,术中腓骨不做复位固定。Egol发现对于髓内钉固定的胫骨干骺端骨折,同时接骨板固定腓骨可以改善胫骨的力线。但是也有学者持不同的观点。Taylor研究发现腓骨未固定组并没有明显的胫骨愈合不良,固定组与未固定组无显著差异,认为固定腓骨对术后短期及长期的力线维持无影响。

2. 胫骨平台骨折合并腓骨头骨折的手术适应证 笔者认为胫骨平台骨折合并A、C、D型的腓骨头骨折通常不需要处理腓骨头,因为随着胫骨平台骨折的复位,上述三型腓骨头骨折多数也会随之复位。但是,对于胫骨平台骨折合并B、E型(劈裂型和经颈型)有移位的腓骨颈骨折造成明显的膝关节外旋不稳定,我们通常选择手术治疗。此外,有的胫骨平台骨折通过复位腓骨头即可实现复位。因此,我们在微创治疗胫骨平台骨折时应注意腓骨头的骨折类型和移位程度。

手术治疗的目的是维持膝关节后外侧结构的稳定。针对腓骨近端骨折的手术目的一般有两种：其一是探查伴有腓总神经损伤表现的腓骨近端骨折；其二是重建关节的稳定性。在骨折复位后,可能导致骨折端再移位的外力主要来自于股二头肌腱的牵张力。所以,只要抵消了股二头肌腱的牵张力,骨折断端发生再移位的可能性大

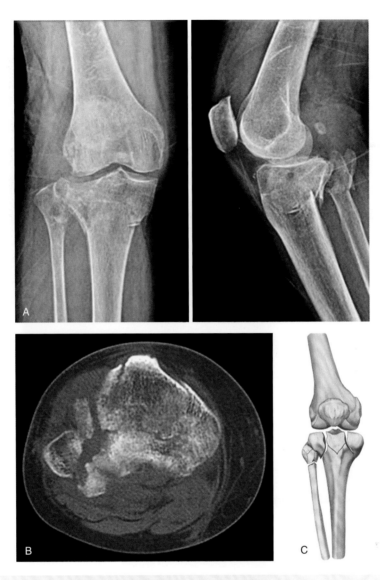

图 16-4 腓骨头骨折 D 型：腓骨头粉碎性骨折

A. X 线正侧位片；B. CT；C. 示意图。

大降低。

3. 胫骨平台骨折合并腓骨头骨折的手术治疗方法 由于腓骨头与外侧平台之间有关节囊及韧带相连，解剖关系紧密。在微创复位外侧胫骨平台骨折时，移位明显的腓骨近端骨折会在一定程度上妨碍手术操作，影响复位效果。在我们治疗胫骨平台骨折合并腓骨头骨折时，均采取闭合复位微创克氏针髓内固定技术。现总结如下：

（1）克氏针撬拨闭合复位腓骨头术：目前，微创治疗胫骨平台骨折已成为主流。在临床工作中，笔者发现当腓骨近端向外侧移位明显时，由于胫骨外侧骨折块与腓骨近端关系紧密，之间有关节囊及韧带相连，移位的腓骨近端骨折将影响胫骨平台骨折的微创复位。故应在复位胫骨平台骨折前首先闭合复位腓骨近端骨折。笔者在临床实践中发现，通过经皮撬拨法将腓骨近端骨折块复位至解剖位置，可以明显放松腓骨头对外侧平台的牵张力，使外侧平台骨折的闭合复位操作更容易实现。

具体操作步骤：首先将克氏针经皮置入腓骨头内，双反牵引下，在 C 形臂透视下进行闭合撬拨复位，置入过程中注意避开腓总神经。复位满意后采用克氏针临时固定腓骨头，闭合复位胫骨平台骨折后微创置入接骨板（图 16-6）。

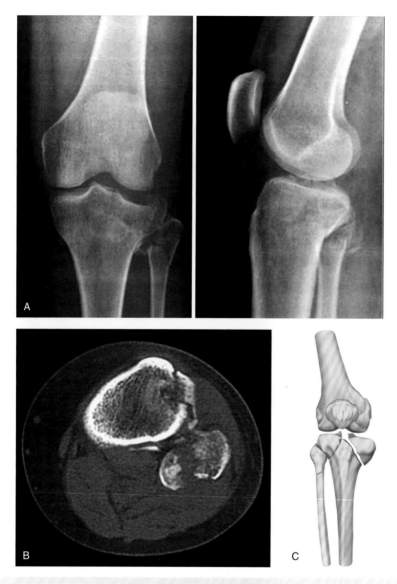

图16-5 腓骨头骨折E型：腓骨颈骨折
A. X线正侧位片；B. CT；C. 示意图。

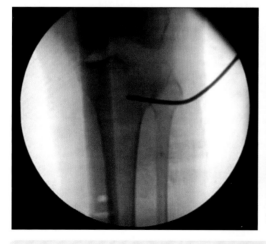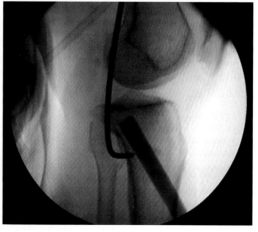

图16-6 克氏针撬拨闭合复位腓骨头术

（2）双反牵引复位克氏针髓内固定腓骨头术：具体操作步骤为：①电钻加直径 3.0mm 克氏针，于外踝尖为进针点闭合进针，在 C 臂透视确认克氏针在腓骨髓腔内（图 16-7）；②安装双反牵引装置，C 臂透视下观察到胫骨平台骨折及腓骨头复位良好，继续进针直至克氏针穿过骨折线到达腓骨头近端，起到髓内固定作用（图 16-8）。

（3）典型病例：男性患者，56 岁，车祸伤。膝关节正侧位片提示：胫骨平台骨折（Schatzker Ⅵ型）合并腓骨颈骨折（E 型）（图 16-9、图 16-10）

1）电钻于外踝尖为进针点，沿着腓骨头长轴，从远端向近端闭合进针（图 16-11）。

2）电钻加直径 3.0mm 克氏针，于进针点闭合进针。透视下确定克氏针位置，保持进入腓骨远端髓腔（图 16-12）。

3）把持器固定克氏针，进一步进针。透视下确定克氏针进一步深入腓骨骨折远端髓腔（图 16-13）。

4）透视下确定克氏针位于腓骨骨折远端髓腔。安装双反牵引复位器（图 16-14）。

5）双反牵引复位器牵引下，使腓骨头顺势复位。进一步向近端的腓骨头端打入克氏针，起到髓内固定作用（图 16-15、图 16-16）。

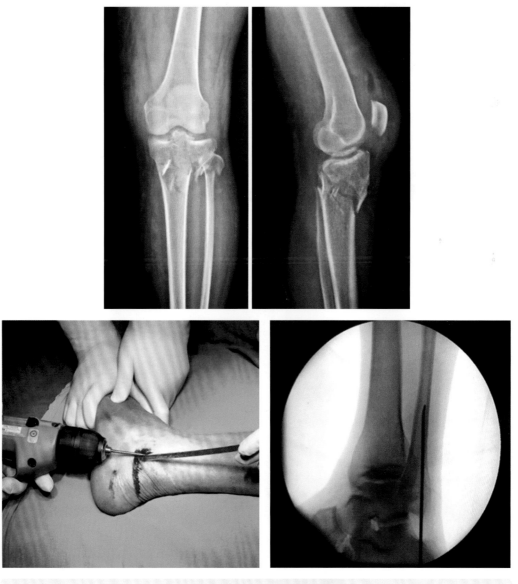

图 16-7　克氏针髓内固定腓骨头术

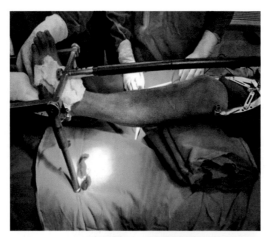

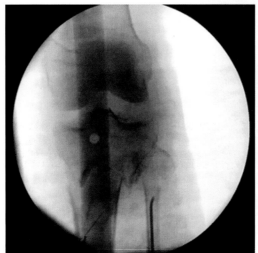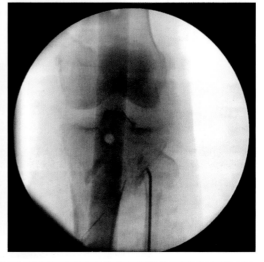

图 16-8　C 臂透视下克氏针穿过骨折线到达腓骨头近端

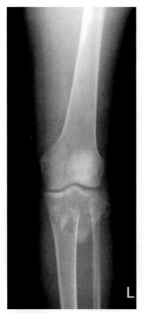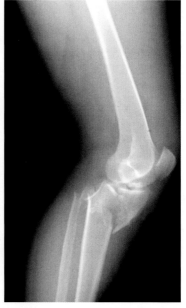

图 16-9　术前膝关节正侧位片

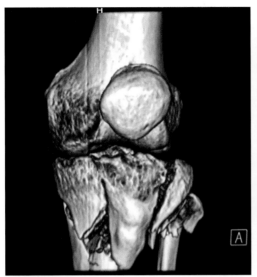
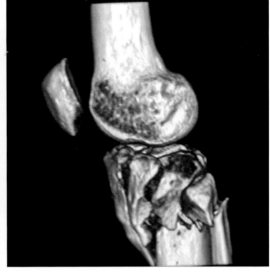

图 16-10　术前 CT 三维重建

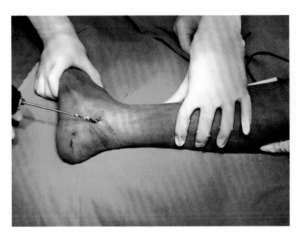
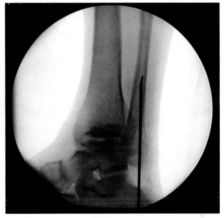

图 16-11　电钻于外踝尖进针沿着腓骨头长轴，从远端向近端闭合进针

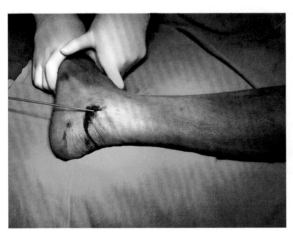
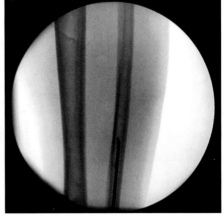

图 16-12　电钻加克氏针，进入腓骨远端髓腔

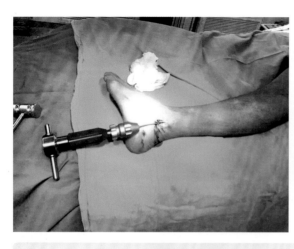
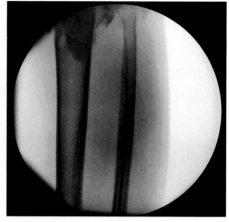

图 16-13 把持器固定克氏针,克氏针进一步深入腓骨骨折远端髓腔

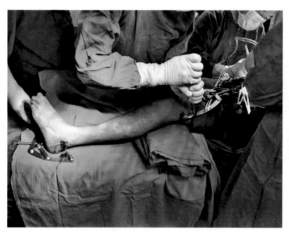
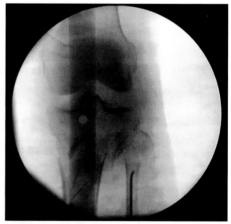

图 16-14 透视下确定克氏针位于腓骨骨折远端髓腔

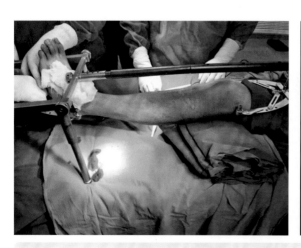
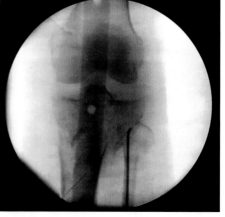

图 16-15 双反牵引复位器牵引下使腓骨头顺势复位

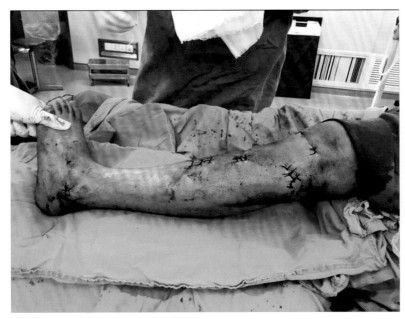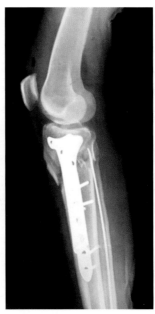

图 16-16　术后切口大体相及 X 线片

　　总之,我们在微创治疗胫骨平台骨折时应注意腓骨头是否存在骨折。由于目前应用例数有限,尚需要更多临床病例来验证该分型及治疗方法的有效性及正确性。

参考文献

[1] SCHATZKER J, MCBROOM R, BRUCE D. The tibial plateau fracture. The Toronto experience 1968—1975. Clin OrthopRelat Res. 1979;(138): 94-104.

[2] 徐强, 肖鹏, 张建亮, 王小兵. 胫骨平台骨折十字类型与腓骨小头骨折类型的相关性研究 [J]. 中国骨与关节损伤杂志, 2015, 30 (10): 1062-1064.

[3] 郑占乐, 常恒瑞, 孟德飞, 等. 胫骨平台骨折合并腓骨近端骨折的相关研究 [J]. 河北医科大学学报, 2016, 37 (6): 722-724.

[4] ZHU Y, MEILI S, DONG M J, et al. Pathoanatomy and incidence of the posterolateral fractures in bicondylar tibial plateau fractures: a clinical computed tomography-based measurement and the associated biomechanical model simulation [J]. Arch Orthop Trauma Surg, 2014, 134 (10): 1369-1380.

[5] ZHENG Z L, YU Y Y, CHANG H R, et al. Establishment of Classification of Tibial Plateau Fracture Associated with Proximal Fibular Fracture [J]. Orthop Surg, 2019, 11 (1): 97-101.

[6] LAMBERT K L. The weight-bearing function of the fibula. A strain gauge study [J]. J Bone Joint Surg Am, 1971, 53 (3): 507-513.

[7] FARHADI J, VALDERRABANO V, KUNZ C, et al. Free fibula donor-site morbidity: clinical and biomechanical analysis [J]. Ann Plast Surg, 2007, 58 (4): 405-410.

[8] 王前, KENWRIGHT J, WHITTLE M, 等. 腓骨及其韧带和踝关节稳定性的力学测评 [J]. 中国临床解剖学杂志, 1990 (3): 175-178, 191.

[9] MORIN P M, REINDL R, HARVEY E J, et al. Fibular fixation as an adjuvant to tibial intramedullary nailing in the treatment of combined distal third tibia and fibula fractures: a biomechanical investigation [J]. Can J Surg, 2008, 51 (1): 45-50.

[10] WEBER T G, HARRINGTON R M, HENLEY M B, et al. The role of fibular fixation in combined fractures of the tibia and fibula: a biomechanical investigation [J]. J Orthop Trauma, 1997, 11 (3): 206-211.

[11] SHEFELBINE S J, AUGAT P, CLAES L, et al. Intact fibula improves fracture healing in a rat tibia

osteotomy model [J]. J Orthop Res, 2005, 23 (2): 489-493.

[12] HORN J, STEEN H, REIKERÅS O. Role of the fibula in lower leg fractures: An in vivo investigation in rats [J]. J Orthop Res, 2008, 26 (7): 1027-1031.

[13] EGOL KA, WEISZ R, HIEBERT R, et al. Does fibular plating improve alignment after intramedullary nailing of distal metaphyseal tibia fractures? [J]. J Orthop Trauma, 2006, 20 (2): 94-103.

[14] TAYLOR BC, HARTLEY BR, FORMAINI N, et al. Necessity for fibular fixation associated with distal tibia fractures [J]. Injury, 2015, 46 (12): 2438-2442.

[15] CHANG J, ZHU Z, LIAO Z, et al. A novel method for assessing proximal tibiofibular joint on MR images in patients with knee osteoarthritis [J]. Osteoarthritis Cartilage, 2018, 26 (12): 1675-1682.

第十七章

胫骨平台骨折合并股骨髁骨折的治疗

一、概述

胫骨平台合并股骨髁骨折属于浮膝损伤中最复杂的 Fraser ⅡC 型骨折,即胫骨侧和股骨侧骨折均为关节内骨折。同侧股骨和胫骨同时骨折后导致膝关节处于漂浮状态,称为浮膝损伤,这一概念最早由 Blake 于 1975 年提出。目前应用较多的分型为 Fraser 分型,分为 Ⅰ 型和 Ⅱ 型。Ⅰ 型:股骨干及胫骨干的损伤;Ⅱ 型分为 Ⅱa、Ⅱb、Ⅱc 型。Ⅱa 型:胫骨平台骨折和股骨干骨折;Ⅱb 型:胫骨干和股骨髁骨折;Ⅱc 型:股骨髁和胫骨平台骨折。浮膝损伤是一种比较少见的骨折,发病率仅为成人全身骨折的 0.4%,胫骨平台合并股骨髁骨折的发病率则更低。张英泽教授团队治疗了 500 余例胫骨平台骨折,其中仅有 3 例胫骨平台骨折合并股骨髁骨折。

(一) 受伤机制

此类损伤常见于车辆迎面相撞,驾乘人员或是摩托车驾驶人员膝部受到直接暴力,使膝关节与股骨及胫骨的连续性发生中断,残余能量常波及髋关节或踝关节。

(二) 临床表现及诊断

此类损伤为高能量损伤,可能是全身多发伤的一个方面。这类损伤常合并脑、胸腹脏器损伤,从而易继发休克及脂肪栓塞综合征等危险状况。

膝关节周围肿胀畸形明显,活动受限,部分患者可能为开放性损伤,一般不易漏诊,结合细致的体格检查和影像学辅助检查一般可以确诊。在体格检查时应注意检查是否合并血管和神经损伤。

(三) 治疗原则

治疗上应遵循先抢救生命,后保存肢体、恢复功能的治疗原则。先预防和治疗所有威胁生命安全的损伤,如休克、脂肪栓塞综合征、脑外伤、胸腹部脏器损伤等。随后对骨折进行处理,早期患肢制动,防止骨折不稳定而加重对软组织的损伤。根据骨折的部位、是否涉及关节面、软组织损伤程度及是否为开放骨折而采取不同的固定方法。一般可采用股骨和胫骨髓内钉和 / 或接骨板,合并髌骨骨折可行髌骨固定或部分切除术,合并韧带肌肉损伤的可采用股四头肌或髌腱固定术。如果软组织损伤严重,可行外固定治疗。

对于固定顺序,学者意见也并不一致。有学者认为应先固定股骨,后固定胫骨;有学者则倾向于先固定胫骨,更换牵引床,再使用髓内钉固定股骨,但实际操作难度较大。重新摆体位需要将包扎好的胫骨伤口打开,增加感染风险。此外,骨科牵引床操作较复杂,需要较长的术前准备时间,术中更换牵引床改变体位容易导致次生损伤发生,由于牵引力与机械轴线不一致导致的术后并发症发生率更高,如会阴处损伤等。笔者认为应用双反牵引顺势复位技术可将浮膝损伤分成股骨骨折及胫骨骨折分别治疗,两个相反方向的牵引力分别作用在股骨及胫骨,对其中一处骨折操作时无需考虑另一处骨折,将同一肢体两处复杂骨折转化为两个部位单独的骨折以简化手术方法,无需考虑固定顺序。可持续有效维持骨折两端牵引力,复位和固定其中一处骨折时,不会影响同侧肢体其他部位,减少了医源性次生损伤的发生。另外,顺势双反牵引复位器的牵引力与肢体的机械轴线一致,是骨对骨的直接牵引,力量大且均衡持续,利于下肢力线的复位。最后检查膝关节韧带、半月板的损伤情况,如有韧带半月板损伤应及时修复,避免造成术后膝关节不稳定。

(四)传统手术治疗缺点

对于合并胫骨平台和股骨髁关节内损伤,常规术式均为切开关节囊以暴露关节面,直视下复位固定移位的骨折,再应用接骨板或髓内钉等内固定物固定骨折,破坏了关节周围韧带和软组织,术后发生关节粘连和切口感染的概率较高。

接骨板内固定物的缺点:术中软组织剥离大,破坏了断端血运,术后应力遮挡易发生骨不连、内固定物断裂等现象,与固定物紧密接触的骨皮质由于哈弗斯系统加速重塑而出现骨质疏松,除去内固定物后易发生再骨折。

交锁髓内钉的缺点:胫骨上三分之一髓腔宽大,在胫骨上段骨折应用交锁髓内钉时容易产生骨折对位对线不良,造成移位 10mm 以上及 5° 以上的成角畸形。逆行股骨髓内钉有引起创伤性关节炎的可能;应用扩髓髓内钉治疗多发骨折及长骨骨折时有增加脂肪栓塞发生的可能;应用不扩髓髓内钉又易发生固定失效等不良后果。

二、胫骨平台骨折合并股骨髁骨折的微创治疗

张英泽教授发明的双反牵引复位器治疗胫骨平台骨折合并股骨髁骨折,可微创复位,减少软组织剥离,有效降低了术中及术后并发症,增加愈合率。

(一)手术步骤

1. 复位固定股骨髁间骨折,麻醉成功后取仰卧位,顺势双反牵引复位器近端叉状顶杆安装于髂前上棘。

2. 此时胫骨平台骨折尚未复位固定,牵引器远端需根据胫骨平台骨折的类型,Schaztker Ⅰ、

Ⅱ、Ⅲ、Ⅳ 型安装于胫骨结节,Schaztker Ⅴ、Ⅵ 型安装于胫骨平台关节面远端 1cm 处。适当牵引,靠周围关节囊、韧带和肌肉挤压复位股骨髁间骨折,透视见股骨髁间骨折复位良好(图 17-1、图 17-2)。

3. 若此时股骨髁上骨折未复位,于股骨远端钻入一直径 3.0mm 克氏针,放置牵引弓,适当牵引(图 17-3)。

4. 若此时仍未复位,可于股骨前方插入一直径 4.0mm 克氏针撬拨即可解剖复位(图 17-4～图 17-6)。于髌骨外侧切开一长约 3cm 切口,经皮微创置入外侧接骨板,于股内侧肌与股中间肌之间切开一长约 3cm 的切口,微创置入内侧接骨

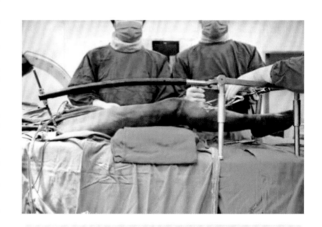

图 17-1 安装双反牵引复位器

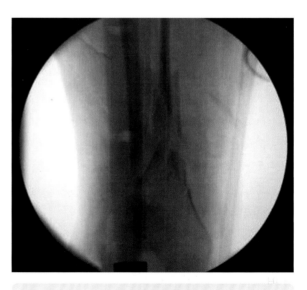

图 17-2 股骨髁间骨折复位良好

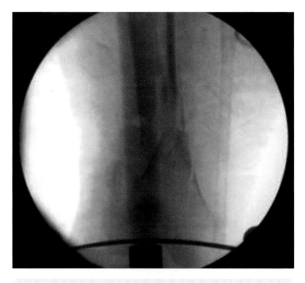

图 17-3　钻入克氏针并放置牵引弓

于股骨远端钻入一直径 3.0mm 克氏针,放置牵引弓,适当牵引,股骨髁间骨折复位良好。

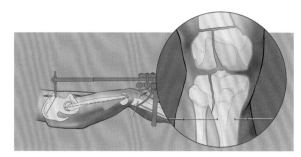

图 17-4　胫骨结节牵引复位股骨髁间骨折

此时股骨髁上骨折向后成角。

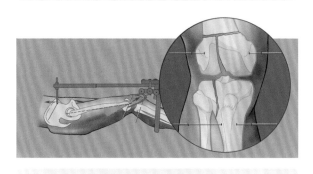

图 17-5　股骨髁牵引

股骨髁牵引可改善股骨髁上骨折向后成角。

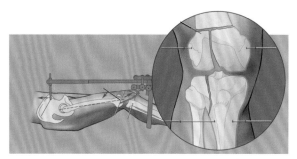

图 17-6　克氏针撬拨解剖复位

板,应用一枚加压螺栓同时通过内外侧接骨板,加压复位股骨髁间骨折。

5. 复位固定胫骨平台骨折　由于股骨髁已复位固定,胫骨平台侧可按照常规双反牵引微创治疗胫骨平台骨折的方法治疗。不同之处在于,顺势双反牵引复位器近端安装于股骨髁,钻入直径 3.0mm 克氏针一枚,需要避开内固定物。

（二）操作要点和注意事项

笔者在治疗胫骨平台骨折合并股骨髁骨折中发明了一些操作技巧,对于切口的定位,微创复位和固定骨折均有一定帮助。

1. 针头定位法　治疗浮膝损伤时,利用 5ml 注射器针头精准定位膝关节间隙,可以减少透视次数,节省手术时间;利用两枚针头将接骨板固定在皮肤表面上,切皮前透视,可实现接骨板的精确定位,指导微创手术切口。

2. 研磨复位法　Fraser Ⅱ型浮膝损伤的胫骨平台侧微创治疗中,有时会将胫骨平台塌陷骨块顶压复位略高于关节面,此时只需将牵引架拆卸,过伸过屈膝关节,下肢伸直位锤击足跟,膝关节内外翻,即可在股骨内外髁挤压作用下复位高出关节面的骨折块。

3. 内加压螺栓的应用　胫骨平台骨折和股骨髁间骨折,骨折块往往分离增宽,应用内加压螺栓,通过螺栓的挤压作用,使增宽的关节恢复原来宽度(图 17-7)。

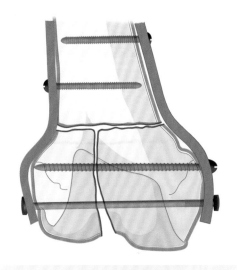

图 17-7 加压螺栓的应用
加压螺栓通过内外侧接骨板,将两块接骨板
连接在一起,环抱股骨髁。

4. 单双接骨板的选择 Fraser ⅡC 型浮膝损伤的股骨髁间微创治疗中,主张应用内外侧双接骨板内加压固定。单独应用股骨外侧接骨板固定,易造成骨折不愈合或延迟愈合,甚至接骨板断裂。双接骨板固定更坚强可靠,将加压螺栓同时通过内外侧接骨板,将两块接骨板连接在一起,环抱股骨髁(图 17-7),共同维持骨折稳定。

三、典型病例

笔者 2016 年 11 月至 2020 年 1 月采用微创复位和固定治疗了 2 例胫骨平台骨折合并股骨髁骨折,获得了满意疗效(图 17-8、图 17-9)。

(一)病例特点

1. 性别年龄分布 2 例病人均为老年女性。

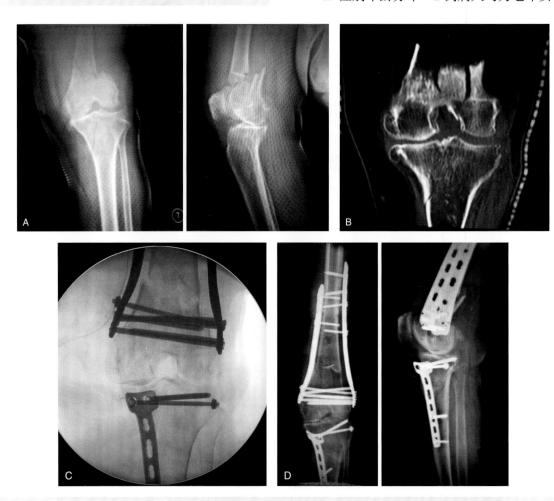

图 17-8 病例一
患者,女性,82 岁,下楼梯摔倒致左侧胫骨平台骨折合并股骨髁间骨折。A. 术前 X 线示左侧股骨髁间、胫骨平台骨折;B. 术前 CT 示股骨侧和胫骨侧均为关节内骨折;C. 术中各应用一枚加压螺栓恢复股骨髁和胫骨平台宽度;D. 术后正侧位 X 线示骨折已复位,下肢力线良好。

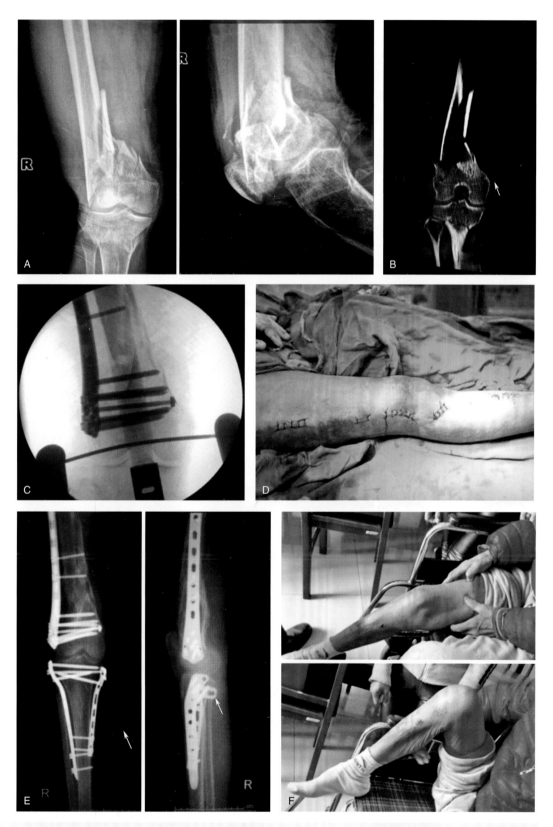

图 17-9　病例二

患者,女性,62 岁,车祸伤致右侧胫骨平台骨折合并股骨髁间骨折。A. 术前 X 线示右侧股骨髁间、胫骨平台骨折;B. 术前 CT 示股骨侧和胫骨侧均为关节内骨折;C. 术中应用一枚加压螺栓恢复股骨髁宽度;D. 术后微创伤口照片;E. 术后 5 个月正、侧位 X 线片示骨折愈合,下肢力线良好;F. 术后 5 个月大体照片。

2. 致伤原因 病例一由低能量损伤引起，病例二为高能量损伤引起。

3. 骨折类型分析 胫骨平台骨折合并股骨髁骨折的胫骨平台侧按 Schatzker 分型均为较复杂的骨折类型，一例Ⅳ型，一例Ⅵ型。股骨髁侧按 AO 分型两例均为股骨髁间髁上粉碎骨折（AO=33C2）。两例病人的股骨侧和胫骨侧均为复杂骨折类型（表 17-1）。

4. 骨折移位程度分析 胫骨平台骨折合并股骨髁间骨折的骨折移位较大的部位在股骨髁，为股骨髁上为粉碎骨折；股骨髁间关节内骨折为两部分骨折，移位程度较小。胫骨平台侧移位程度不大。胫骨平台骨折合并 Hoffa 骨折移位较大的部位在胫骨平台侧，胫骨平台累及胫骨干粉碎骨折，Hoffa 骨折移位较小。

表 17-1 胫骨平台骨折合并股骨髁骨折的基本资料和特征

编号	性别	年龄	致伤原因	侧别	胫骨平台骨折综合分型	胫骨平台骨折 Schatzker 分型	股骨髁骨折类型
1	女	82	下楼梯摔倒	左	Ⅲ型	Ⅳ型	AO=33C2
2	女	62	交通事故	右	Ⅳ型	Ⅵ型	AO=33C2

参考文献

［1］LETTS M, VINCENT N, GOUW G. The "floating knee" in children [J]. J Bone Joint Surg Br, 1986, 68 (3): 442-446.

［2］BLAKE R, MCBRYDE A Jr. The floating knee: Ipsilateral fractures of the tibia and femur [J]. South Med J, 1975, 68 (1): 13-16.

［3］FRASER R D, HUNTER G A, WADDELL J P. Ipsilateral fracture of the femur and tibia [J]. J Bone Joint Surg Br, 1978, 60-B (4): 510-515.

［4］张飞, 董天华, 陈伟, 等. 河北医科大学第三医院 2008—2012 年成人浮膝损伤的流行病学调查 [J]. 中华解剖与临床杂志, 2015 (2): 102-105.

［5］VALLIER H A, MANZANO G W. Management of the Floating Knee: Ipsilateral Fractures of the Femur and Tibia [J]. J Am Acad Orthop Surg, 2020, 28 (2): e47-e54.

［6］ZHANG Y. Clinical epidemiology of orthopaedic trauma [M]. New York: Thieme, 2012: 157-218.

［7］CHEN W, LV H, LIU S, et al. National incidence of traumatic fractures in China: a retrospective survey of 512, 187 individuals [J]. Lancet Glob Health, 2017, 5 (8): e807-e817.

［8］张英泽. 临床创伤骨科流行病学 [M]. 北京: 人民卫生出版社, 2018: 181-250.

［9］郑占乐, 常恒瑞, 王素凯, 等. 针头定位法在骨科微创中的应用 [J]. 河北医科大学学报, 2016, 37 (2): 226-227, 封 3.

［10］郑占乐, 常恒瑞, 吕红芝, 等. 胫骨平台骨折张氏微创手术中研磨复位技术处理过度复位的临床研究 [J]. 中华老年骨科与康复电子杂志, 2017, 3 (3): 157-161.

［11］王博, 郑占乐, 刘欢, 等. 张氏加压骨栓治疗胫骨平台骨折的初步临床应用 [J]. 河北医科大学学报, 2018, 39 (7): 851-852.

［12］SANDERS R, SWIONTKOWSKI M, ROSEN H, et al. Double-plating of comminuted, unstable fractures of the distal part of the femur [J]. J Bone Joint Surg Am, 1991, 73 (3): 341-346.

［13］KHALIL E S, AYOUB M A. Highly unstable complex C3-type distal femur fracture: can double plating via a modified Olerud extensile approach be a standby solution? [J]. Journal of Orthopaedics & Traumatology, 2012, 13 (4): 179-188.

第十八章

胫骨平台骨折合并髁间嵴骨折的分型及治疗

一、胫骨平台骨折合并髁间嵴骨折的分型

髁间嵴骨折最早报道于 1875 年，被认为是一种主要发生于儿童的类似于成年人前交叉韧带损伤的创伤，常由运动损伤及交通事故等高能量暴力导致，属于关节内骨折，保守治疗常难以使骨折块完全复位，易发生骨折不愈合或畸形愈合，出现韧带松弛、膝关节疼痛、伸直受限等问题，影响膝关节功能，因而需要积极地临床干预与治疗。

（一）概述

1. 临床解剖　髁间区是一个大致呈三角形的区域，位于胫骨两髁关节面之间，其两侧边缘稍向上突起，分别为内、外侧髁间嵴，是膝关节的重要结构之一。髁间嵴基底部位于前方，顶部位于后方，其顶点突入内外侧股骨髁之间。髁间嵴的前后方髁间区变宽，前方有内、外侧半月板前角及前交叉韧带附着，后方有内、外侧半月板的后角及后交叉韧带附着。髁间嵴的存在可防止股骨及胫骨向侧方移动。内侧半月板的前止点位于前交叉韧带止点前内侧，外侧半月板的前止点位于前交叉韧带止点的外侧，内侧髁间嵴基底部的后方有一凹陷，为内侧半月板后角附着处，外侧半月板后角附着于外侧髁间嵴后方的倾斜面上。髁间后区在内外侧半月板后角后方向下倾斜，为后交叉韧带所附着。各止点之间是相互独立的。胫骨骨骺完全骨化之前，髁间嵴的表面为软骨，而胫骨骨骺骨化后，髁间嵴的表面为皮质骨。

2. 流行病学特点　单纯髁间嵴骨折与合并胫骨平台骨折的髁间嵴骨折在本质上属于两种不同骨折，其好发人群、受伤机制及处理原则均存在较大区别。为了更好地区分和理解这两种骨折，张英泽教授团队提出了广义和狭义髁间嵴骨折的概念。

狭义的髁间嵴骨折是指单纯型髁间嵴骨折，又称单独髁间嵴骨折、原发性髁间嵴骨折或髁间嵴骨折 A 型，不伴有胫骨平台骨折。单纯型髁间嵴骨折比较少见，占膝关节损伤的 2%~5%，男女比为 1.8∶1，患者平均年龄为 30.6 岁（5~75 岁），青少年和儿童患者占骨折总人数的 31.9%。

广义的髁间嵴骨折包括单纯型和复合型髁间嵴骨折。复合型髁间嵴骨折是指合并胫骨平台骨折的髁间嵴骨折，又称继发性髁间嵴骨折或髁间嵴骨折 B 型。复合型髁间嵴骨折相对多见，占膝关节损伤的 5%~10%，占胫骨平台骨折的 19.3%~20.3%，占髁间嵴骨折的 84.3%，男女比为 3∶1；平均年龄为 43.4 岁（12~66 岁），成年患者占总骨折人数的 94.3%。按照 Schatzker 分型，各型胫骨平台骨折合并有髁间嵴骨折的发病率为 Ⅰ 型：11.9%；Ⅱ 型：39.2%；Ⅲ 型：9.4%；Ⅳ 型：70.6%；Ⅴ 型：69.5%，Ⅵ 型：68.2%。提示复杂胫骨平台骨折相对于简单胫骨平台骨折合并有髁间嵴骨折的概率明显增加。

3. 受伤机制　单纯型髁间嵴骨折通常见于运动伤、摔伤，机动车事故伤相对少见，其损伤机制与前交叉韧带（anterior cruciate ligament，ACL）损伤类似，成人与儿童、青少年有所不同。一般认为，儿童和青少年的 ACL 胫骨附着点区域尚

未完全骨化,胫骨端骨骺尚有大量软骨,ACL 胶原纤维和胫骨髁间嵴软骨膜相连的结构较为松软,而交叉韧带的强度、韧性和弹性则相对较大,因此在暴力作用下,易发生撕脱性骨折,但很少累及周围组织。成人 ACL 胫骨附着点区域完全骨化,ACL 与骨结合紧密,暴力作用下膝关节处于过伸或过度内旋时,肌肉强力收缩导致交叉韧带过度拉伸,超过髁间嵴的松质骨承受能力,造成胫骨髁间嵴撕脱骨折,常合并半月板、关节囊及侧副韧带损伤。

复合型髁间嵴骨折大多由直接暴力损伤引起,超过 85% 的复合型髁间嵴骨折由交通伤或高处坠落伤所致,且多数与 Schatzker IV~ VI型胫骨平台骨折同时发生。直接暴力迅速作用于胫骨平台,导致多发粉碎骨折,骨折块之间的间距大,骨折线延伸广,髁间嵴区域粉碎程度高,从而造成髁间嵴被动骨折,甚至游离,常合并多个周围组织损伤。

(二)临床分型

1. 单纯髁间嵴骨折

(1)Meyers-McKeever 分型:1959 年和 1970年,Meyers 和 McKeever 通过对洛杉矶综合医院与洛杉矶儿童医院的 45 例髁间嵴骨折病人的诊断与治疗进行了系统报道,并提出了经典的 Meyers-McKeever 分型(图 18-1)。该分型通过膝关节 X 线片,将髁间嵴骨折分为: I 型,骨折块无移位或骨折块前缘轻度移位; II 型,骨折块前缘的 1/3~2/5 抬高,呈鸟嘴状,后方铰链侧完整; III 型,骨折块完全移位; IV型,完全移位的骨折块发生翻转。

(2)Zaricznyj 分型:1977 年,Zaricznyj 提出,在 Meyers-McKeever 分型基础上将 III 型髁间嵴骨折进一步细化,总共分为五型(图 18-2): I 型和 II 型同 Meyers-McKeever 分型; III A 型骨折块完全移位; III B 型骨折块完全移位伴有翻转; IV型为髁间嵴粉碎性骨折合并移位。

(3)磁共振分型:磁共振(magnetic resonance imaging,MRI)的出现对于发现隐匿骨折、评估骨折块与交叉韧带的关系及半月板损伤有较

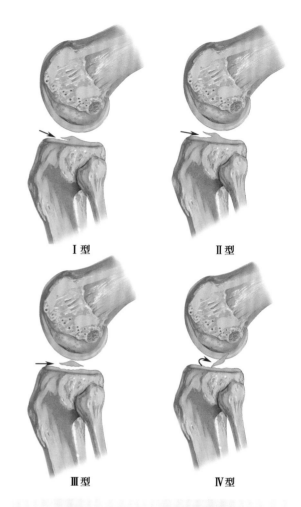

I 型   II 型

III 型   IV 型

图 18-1　Meyers-McKeever 分型

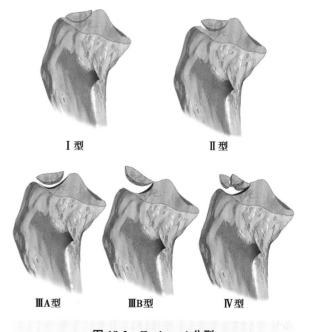

I 型   II 型

III A型   III B型   IV 型

图 18-2　Zaricznyj 分型

大帮助,基于此,Green 提出了髁间嵴撕脱骨折的 MRI 分型(图 18-3):Ⅰ型,骨折块无移位或移位 ≤2mm;Ⅱ型,骨折块前缘移位>2mm,后缘与基底相连或移位 ≤2mm;Ⅲ型,骨折块后缘移位>2mm,骨折线延伸至内、外侧平台且移位>2mm,半月板或板间韧带嵌入骨折间隙。该分型提出了更为量化的标准,为制定更合理的治疗方案提供了更多的周围软组织信息。

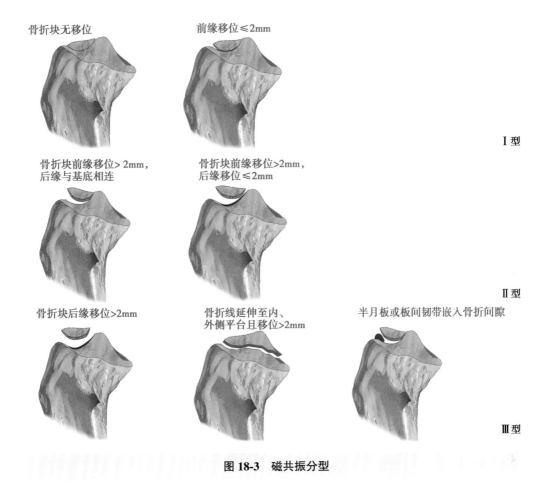

骨折块无移位　　前缘移位≤2mm

骨折块前缘移位>2mm,　骨折块前缘移位>2mm,
后缘与基底相连　　　后缘移位≤2mm

Ⅰ型

Ⅱ型

骨折块后缘移位>2mm　骨折线延伸至内、外侧平台且移位>2mm　半月板或板间韧带嵌入骨折间隙

Ⅲ型

图 18-3　磁共振分型

2. 复合型髁间嵴骨折　目前,临床上并无针对胫骨平台骨折合并髁间棘骨折的分型系统,仍旧以经典的胫骨平台骨折 Schatzker 分型为参考,但该分型对髁间嵴骨折是否移位及移位程度未做详细描述,无法针对性指导复合型髁间嵴骨折的治疗,给临床医生造成一定困扰。

张英泽教授团队从 2015 年 1 月至 2018 年 12 月期间在河北医科大学第三医院收治的胫骨平台骨折合并髁间嵴骨折患者中抽取 200 例,基于 X 线片、CT 和 MRI 资料进行综合分析,初步将其分为四型(图 18-4):Ⅰ型,髁间嵴部分骨折,部分骨折块仍与胫骨相连接;Ⅱ型,髁间嵴完全骨折,骨折块无移位;Ⅲ型,髁间嵴骨折分离移位,移位 ≤2mm;Ⅳ型,髁间嵴骨折块完全分离移位>2mm。

二、胫骨平台骨折合并髁间嵴骨折的治疗

无论单纯型还是复合型髁间嵴骨折,其总的治疗原则一致:①尽力使髁间嵴骨折块解剖复位;②对于不稳定的骨折块,复位后要进行有效固定,可采取关节镜下复位固定,也可采取关节外丝线或螺钉倒拉固定;③固定牢靠者可不采用外固定,固定不牢靠者一定要采用外固定。

成人与儿童、青少年在单纯型髁间嵴骨折治疗方面存在差异。儿童单纯型髁间嵴骨折,

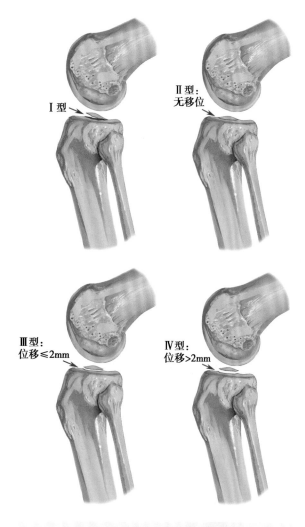

I型

II型：
无移位

III型：
位移≤2mm

IV型：
位移>2mm

图 18-4 髁间嵴骨折综合分型

移位 ≤5mm 者,不建议手术治疗,采取支具固定;>5mm 者,在关节镜下进行微创复位固定。成人单纯型髁间嵴骨折,根据患者的年龄和工作性质综合考虑:青壮年,尤其是体力劳动者,移位>2mm 即考虑手术治疗;中老年人、脑力劳动者或运动量较小者,移位>3mm,考虑微创复位治疗,术后患者积极主动进行下肢肌肉收缩运动,防止血栓形成。

复合型髁间棘骨折多见于 Schatzker IV~ VI 型平台骨折,髁间棘骨折综合分型 I 型、II 型、III 型由于骨折无明显移位或移位较小术中可不做特殊处理;IV 型因骨折块移位明显,保守治疗效果差,应在固定平台同时固定髁间棘,尽可能恢复膝关节稳定性及功能。髁间嵴骨折主要采用切开复位固定和关节镜辅助复位固定,关节镜下

复位固定髁间嵴骨折疗效确切,应用较为成熟,而经皮克氏针筏状撬压复位内固定术由于其较强的实用性,应用前景广阔。张英泽教授团队使用双反牵引闭合复位器经皮克氏针筏状撬压复位内固定术治疗成人复合型髁间嵴骨折患者,对分离移位>2mm 的游离髁间嵴骨折块采用空心螺钉固定,效果良好,实现了"复杂骨折、微创固定"的治疗理念。

（一）关节镜下复位固定髁间嵴骨折

髁间嵴骨折往往合并严重的软组织损伤,特别是前交叉韧带损伤等,因此在制定手术计划时需要考虑到这一因素。对于髁间嵴发生移位的胫骨平台骨折,除了固定胫骨平台骨折块,还需要固定髁间嵴以恢复膝关节前交叉韧带的稳定性,减少未来创伤性骨关节炎发生的可能性。受时代所限,Meyers 推荐的髁间嵴骨折手术方法主要为切开复位内固定术,切开手术存在切口大、关节内结构暴露不清楚、软组织损伤重、剥离广泛等问题,术后出现膝关节感染和关节僵硬的发生率较高。而相对于切开复位内固定术,关节镜下复位内固定术具有住院时间短、康复快、感染和膝关节活动功能受限等并发症较少等一系列的优点,并具有诊断价值,可以清除关节内血肿,还能够清除小的碎骨块。髁间嵴骨折往往合并有前交叉韧带、半月板损伤等,使得关节镜下治疗髁间嵴骨折的优势进一步凸显。越来越多的研究者采用关节镜作为治疗髁间嵴骨折的手术方式,Huang 等治疗 41 例胫骨平台骨折（Schatzker 分型为 II、IV、V、VI 型）合并髁间嵴骨折,采用切开复位内固定治疗胫骨平台骨折,关节镜下固定髁间嵴骨折,术后 5 年随访临床功能优良率达到 98%,无骨关节炎发生。Di Caprio 报道了 21 例胫骨平台骨折合并髁间嵴骨折（Meyers-McKeever 分型为 II、III 型）的病人,通过联合应用经皮螺钉固定胫骨平台骨折和关节镜下复位缝线固定法（pull-out suture technique）固定髁间嵴骨折,取得了较好的手术效果。

关节镜下复位固定髁间嵴骨折采取的固定方式有多种,包括钢丝固定、螺钉固定、缝线固

定、带线锚钉、endobutton 带袢钢板、克氏针固定等方法。

1. 钢丝固定　钢丝固定是通过前交叉韧带重建导向器向髁间嵴两侧钻出骨隧道，在硬膜外导管的引导下通过骨隧道导入钢丝，利用钢丝复位骨折块，确定复位良好后在伸膝位逐步拉紧钢丝。该复位方法具有经济、适用证广、固定物易于获取等优点，能够提供可靠的固定，骨折愈合后可在局部麻醉下取出固定物，不易发生内固定物与髁间窝撞击，利于早期功能锻炼。但由于该固定方法对手术技巧要求较高，操作难度大，存在切割骨块及损伤骨骺等缺点，该固定方法在临床上的应用率有降低的趋势。

2. 螺钉固定　应用螺钉治疗胫骨髁间嵴骨折原理较简单。在关节镜引导下经膝关节间隙打入克氏针固定骨折块，后经导针打入空心螺钉固定骨折块，固定位置选择在骨折块最厚的位置，并尽量与前交叉韧带的走行方向垂直，可打入一枚或多枚空心螺钉固定。Senekovic 用单枚空心钉治疗髁间嵴骨折取得较好的疗效，手术过程简洁，对膝关节内部结构破坏少，对骨折块固定牢靠，患者术后进行功能康复训练后未出现明显骨折移位，有一例患者术后出现无菌性滑膜炎。也有研究报道经股四头肌肌腱入路打入空心螺钉治疗髁间嵴骨折，此入路的优点为可使导针垂直于骨折平面，操作方便，可实现破碎骨折块的直接压迫。另外，导针经此入路可垂直进入胫骨，还可减少术中神经血管损伤的可能性。D'Ambrosio 回顾性分析了使用可调节的锁定螺钉治疗 34 例儿童髁间嵴骨折的结果，该术式方法简便，并可避免儿童骨骺的损伤，术后平均随访时间为 8.8 年，虽然有较多数患者膝关节功能恢复较好，但仍有四分之一患者发生了前交叉韧带松弛，此外，膝关节不稳的发生率也接近 16%。Gigante A 报道了 3 例使用可吸收的镁螺钉固定髁间嵴骨折块的病例，磁共振显示：术后 6 个月，螺钉被人体完全吸收；术后 12 个月，螺钉部位被新生骨组织填充。患者膝关节功能恢复良好，无并发症发生，这项技术可能为螺钉固定髁间嵴

折块提供了一个新的方向。螺钉固定胫骨髁间嵴骨折，其费用较低，可对骨折块进行坚强固定，术中操作简洁，是治疗胫骨髁间嵴骨折的经典方式。但是螺钉固定适用于骨折块较大的骨折，对骨折严重粉碎、骨折块较小的类型很难实现完全固定，在打入螺钉过程易将骨折块挤碎，为内固定造成更大的困难。如术中定位操作不佳也可造成内固定术后钉尾撞击股骨髁间窝等并发症。

3. 缝线固定　缝线分为可吸收缝线与不可吸收缝线，用缝线固定胫骨髁间嵴骨折与钢丝固定相似。经胫骨结节内侧做骨隧道，以钢丝做引导将缝线导入，在关节镜下对骨折块进行缝扎。缝线固定分为缝线套扎和缝线穿扎，两者区别在于前者是通过缝线对前交叉韧带与骨折块连接处进行套扎牵拉，后者为缝线穿过前交叉韧带与骨折块连接处进行固定，相对于套扎来说，穿扎易切割前交叉韧带，造成韧带损伤。有研究者运用可吸收缝线及不可吸收缝线治疗髁间嵴骨折，两者均获得满意效果。两名患者发生关节纤维化，其余患者膝关节稳定性都接近正常。缝线固定相对于金属内固定物而言质地柔软，不会对内部结构造成硬性伤害，而且不需要加压穿过骨折块，不易造成完整骨片破碎，术后无须取出，对术后进行磁共振检查无影响，对大小骨块的适应证较广，即使对于粉碎性骨折或者小的骨折块，缝线固定法也能够通过固定前交叉韧带基底部提供牢靠的固定，除此之外，拉线固定技术还可以为外科医生提供较为理想的前交叉韧带张力。拉线固定技术具备方法简单、无须移除内植物、不会对髁间嵴骨折块造成进一步破坏、对骨折块进行精准复位与固定等优势。由于缝线的材料特性，缝线固定康复训练过程可出现骨折块微动，骨折块与缝线之间易产生切割作用，术后膝关节不稳情况时有发生，关节纤维化的情况也有报道（图 18-5）。

4. 带线锚钉固定　带线锚钉固定胫骨髁间嵴骨折需从关节间隙进入关节，在胫骨平台骨面打入锚钉，将缝线穿插入前交叉韧带，然后复位固定骨折块。Sawyer 应用带线锚钉治疗胫骨髁

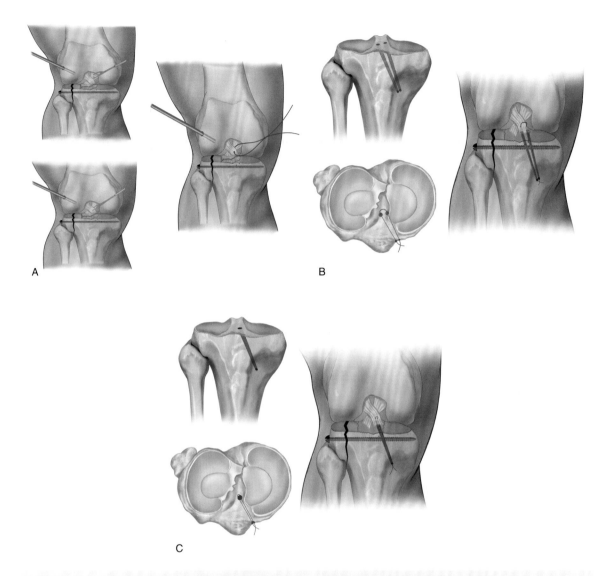

图 18-5　应用关节镜下缝线固定治疗合并胫骨平台骨折的髁间嵴骨折示意图
A. 关节镜监视下,缝线穿过前交叉韧带与骨块连接处; B. 双隧道前交叉韧带胫骨止点撕脱骨折缝线穿扎固定;
C. 单隧道前交叉韧带胫骨止点撕脱骨折缝线穿扎固定。

间嵴骨折,无论是较大的骨折块或者严重粉碎的较小骨块都能达到良好的固定,并发症少,术后可早期进行功能康复训练。Yu 使用推锁带线锚钉治疗 8 例成人髁间嵴骨折,手术入路简单,创伤小,可像张力带一样固定骨折块,无术中术后并发症的发生,患者术后 1 年随访时膝关节功能均恢复良好。带线锚钉治疗胫骨髁间嵴骨折,可实现良好的复位固定,固定骨折块时受力均匀,很少出现切割现象,更贴合髁间嵴解剖结构,符合生物力学原理。锚钉深埋骨头内,不会出现脱落风险,术后患者无需取出,可早期进行

功能康复锻炼,恢复效果好。但是带线锚钉缝线固定于前交叉韧带上,待患者骨折愈合后,缝线对韧带的损伤仍不可避免地存在。此方法对术者技术经验有一定要求,内固定材料价格相对较贵。

5. Endobutton 带袢钛板固定　利用编织缝线将 Endobutton 带袢钛板通过胫骨隧道带入关节腔,关节镜下复位骨折块并将钛板稳定放置于骨折块位置,并在隧道外将另一块钛板固定。该方法能够获取比其他固定方式更为强大的初始固定强度,早期就可开始功能锻炼。但该术式可

能会导致股骨髁间的机械撞击,因此,骨折愈合后需取出 Endobutton 带袢钛板。Philippe Loriaut 报道了 5 例利用双扣带袢钛板固定髁间嵴骨折的病例,该技术可在术中解剖复位并固定骨折块,且术后不必取出内固定。术后 2 年随访,患者膝关节功能恢复良好,骨折愈合好,无术后并发症发生。但该技术可能会损伤骨骺,故不适用于未成年人。Kaya Memisoglu 则报道了 11 例利用带袢钛板治疗发生在平均年龄 12.2 岁儿童身上的髁间嵴骨折,手术入路简单,术后不必取出内固定,且对骨骺损伤极小。患者术后恢复好,骨折块固定稳定。这提示术者的技术和带袢钛板的型号可能是决定能否在儿童身上施行该术式的重要因素。

6. 克氏针固定　关节镜下克氏针固定操作简单,在镜下利用探针复位骨折块后,定位后打入克氏针,弯折克氏针顶部固定骨折块,然后牵拉克氏针确保复位牢靠,剪断并折弯克氏针尾端。该方法具有操作简单、手术时间短、创伤小等优点,但也存在固定不牢固的缺点,需酌情使用。插入克氏针的角度过小(克氏针与水平面的夹角),不仅会导致骨折块固定不牢固,也易出现针尖滑向后方,增加神经、血管损伤风险。固定时,应尽可能屈曲膝关节,克氏针沿髌骨边缘接近垂直插入骨折块。

（二）微创治疗——经皮克氏针筏状撬压复位内固定术

对于髁间嵴骨折,常用的复位方法有切开复位和关节镜下辅助复位。切开复位技术手术切口大,膝周围软组织剥离较为广泛,在治疗骨折的同时可能造成膝关节感染和关节僵硬等并发症。关节镜辅助手术需要使用关节镜,在基层医院难以实现。我们团队分析了既往的复位方法,提出了经皮克氏针筏状撬压复位内固定术的微创术式,可以实现微创复位胫骨髁间嵴骨折,该方法具有创伤小、对膝关节周围软组织的影响轻、术后效果理想的优势。撬压复位法得以完成的重要原因是通过张氏牵引复位器将股骨和胫骨的间隙牵开并将股骨和胫骨维持在相对稳定的位置上,使筏状克氏针可以具有撬压复位的空间和支点,从而使撬压复位得以实现。

经皮克氏针筏状撬压复位内固定术手术方法(图 18-6):透视下沿关节间隙股骨髁下缘穿入 3 至 4 枚 2.5mm 直径克氏针(事先将克氏针的头端锐尖磨钝,防止损伤关节面和半月板),克氏针头端要通过髁间嵴骨折块的上方。透视下观察克氏针要排成一排,形成一个筏状结构,向股骨侧推挤克氏针的尾端,根据骨折块移位程度决定推挤的力度,透视下观察髁间嵴的复位情况,

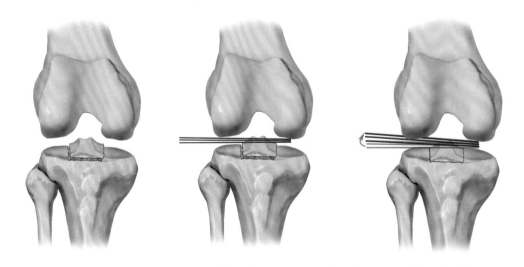

图 18-6　经皮克氏针筏状撬压复位内固定术

根据透视结果进一步进行调整,力争实现胫骨髁间嵴的解剖复位。复位完成后自胫骨前面或内侧面斜向上在透视监测下植入 1 枚导针,导针方向指向复位后的骨折块中点。到达正确位置后要确保导针没有自骨面穿出,沿导针拧入 3.0mm 直径空心钉,如果骨块较大可以再拧入 1 枚空心钉,空心钉不能突破髁间嵴骨质,拧入过程要注意克氏针始终保持加压状态,防止空心钉将骨块顶起。术后常规应用抗生素预防手术切口感染,鼓励手术患者尽早开始进行足踝部运动,术后第 3 天开始膝关节功能恢复练习,扶拐下地行走。术后拍摄 X 线片。

在张英泽教授团队的一项应用经皮克氏针筏状撬压复位内固定术治疗髁间嵴骨折的研究中,结果显示 5 例病人的手术时间平均为 50 分钟,出血量平均为 53ml,置入髁间嵴导针所需透视次数平均为 12.6 次,末次随访时膝关节活动度为 0°~136°,所有患者切口均为一期愈合。术后 X 线示髁间嵴骨折获得解剖复位,胫骨平台骨折对位、对线良好,塌陷骨折获得复位,螺钉固定良好,关节面平整,所有患者术后均未出现感染。住院时间为 7~15 天,平均 10.5 天,5 例患者术后获 2~6 个月随访,所有患者骨折均获愈合,无畸形愈合、骨不连、骨折部位再次移位等问题发生(图 18-7)。

髁间嵴骨折多采用切开复位自近端向远端置入螺钉或关节镜辅助复位下置入螺钉,由于逆行螺钉在通过胫骨髁间嵴骨折线时会将骨折块顶起,造成螺钉把持力不足,因此大多数学者不建议使用从远端到近端的螺钉置入方式。但经皮克氏针筏状撬压复位内固定术能够很好地解决这一问题,通过克氏针撬压维持复位,使得逆行螺钉能够在不顶起骨折块的情况下通过骨折线,固定牢固,使得撬压复位固定得以实现。

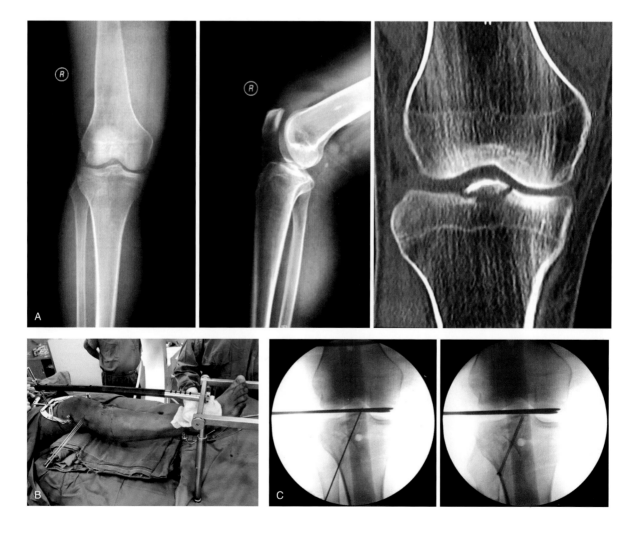

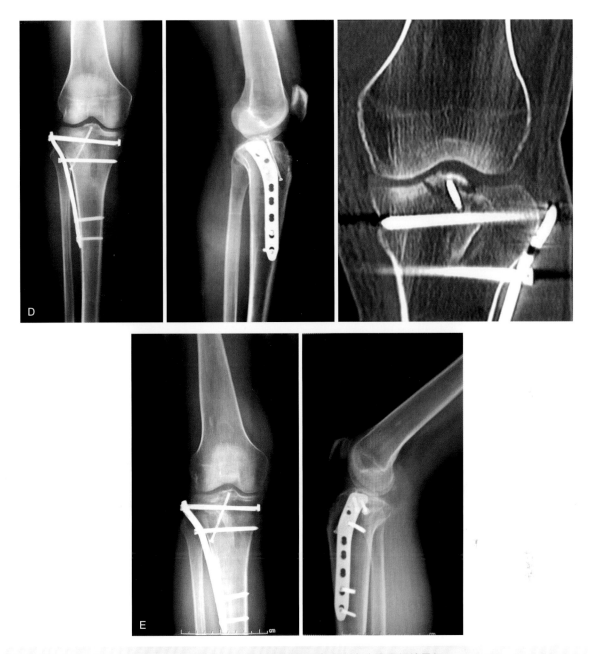

图 18-7　经皮克氏针筏状撬压复位内固定术治疗髁间嵴骨折

A. 男性,35 岁,X 线及 CT 示右膝胫骨平台骨折合并髁间棘骨折;B. 术中撬压复位骨块置入导针;C. 术中拧入空心钉;D. 术后膝关节 X 线检查和 CT 图像,可见骨折复位良好,内固定物位置理想;E. 术后四个月随访显示骨折愈合良好。

经皮克氏针筏状撬压复位内固定术手术技巧:克氏针之间要完全平行,形成筏状,使复位力量更加均匀,下压效果更加理想;在拧入螺钉过程中要一直维持克氏针尾部的压力,直至空心钉完全拧入;在克氏针植入关节间隙的过程中,建议使用针头定位法确定股骨髁下缘位置,防止伤及半月板。

经皮克氏针筏状撬压复位内固定术的优点:①关节囊外植入螺钉能够避免损伤关节结构,减少理化刺激;②采用多枚克氏针筏状排列,利用股骨髁作为支点撬拨,复位力量更大,效果更好;③微创手术,减少骨折端周围血运破坏,减少并发症的发生。

经皮克氏针筏状撬压复位内固定术的缺点:

①克氏针需要进入关节腔进行操作，具有一定的关节内感染的风险；②有术中损伤髁间嵴造成进一步骨折和损伤前交叉韧带的风险；③术中只能通过透视确定骨折复位情况，术者与患者接受辐射照射较多。

参考文献

［1］ KENDALL N S, HSU S Y, CHAN K M. Fracture of the tibial spine in adults and children. A review of 31 cases [J]. J Bone Joint Surg Br, 1992, 74 (6): 848-852.

［2］ WATTS C D, LARSON A N, MILBRANDT T A. Open Versus Arthroscopic Reduction for Tibial Eminence Fracture Fixation in Children [J]. J Pediatr Orthop, 2016, 36 (5): 437-439.

［3］ Meyers MH, Mc KF (1959) Fracture of the intercondylar eminence of the tibia. The Journal of bone and joint surgery American volume 41-A (2): 209-220; discussion 220-202.

［4］ HARGROVE R, PARSONS S, PAYNE R. Anterior tibial spine fracture-an easy fracture to miss [J]. Accid Emerg Nurs, 2004, 12 (3): 173-175.

［5］ LUBOWITZ J H, ELSON W S, GUTTMANN D. Part Ⅱ: arthroscopic treatment of tibial plateau fractures: intercondylar eminence avulsion fractures [J]. Arthroscopy, 2005, 21 (1): 86-92.

［6］ DI CAPRIO F, BUDA R, GHERMANDI R, et al. Combined arthroscopic treatment of tibial plateau and intercondylar eminence avulsion fractures [J]. J Bone Joint Surg Am, 2010, 92 Suppl 2: 161-169.

［7］ LV H, ZHANG Q, CHEN W, et al. Epidemiological Study of Tibial Plateau Fractures Combined with Intercondylar Eminence Fractures [J]. Orthop Surg, 2020, 12 (2): 561-569.

［8］ 张英泽. 髁间嵴骨折的广义与狭义概念及其临床意义 [J]. 中华创伤骨科杂志, 2020, 22 (3): 185-186.

［9］ MEYERS M H, MCKEEVER F M. Fracture of the intercondylar eminence of the tibia [J]. J Bone Joint Surg Am, 1970, 52 (8): 1677-1684.

［10］ ZARICZNYJ B. Avulsion fracture of the tibial eminence: treatment by open reduction and pinning [J]. J Bone Joint Surg Am, 1977, 59 (8): 1111-1114.

［11］ GREEN D, TUCA M, LUDEROWSKI E, et al. A new, MRI-based classification system for tibial spine fractures changes clinical treatment recommendations when compared to Myers and Mckeever [J]. Knee Surg Sports Traumatol Arthrosc, 2019, 27 (1): 86-92.

［12］ ZHAO C, BI Q, BI M. Management of a type two avulsion fracture of the tibial intercondylar eminence in children: arthroscopic suture fixation versus conservative immobilization [J]. Int Orthop, 2018, 42 (6): 1363-1369.

［13］ SENEKOVIC V, VESELKO M. Anterograde arthroscopic fixation of avulsion fractures of the tibial eminence with a cannulated screw: five-year results [J]. Arthroscopy, 2003, 19 (1): 54-61.

［14］ DORAL M N, ATAY O A, LEBLEBICIOĞLU G, et al. Arthroscopic fixation of the fractures of the intercondylar eminence via transquadricipital tendinous portal [J]. Knee Surg Sports Traumatol Arthrosc, 2001, 9 (6): 346-349.

［15］ DELCOGLIANO A, CHIOSSI S, CAPORASO A, et al. Tibial intercondylar eminence fractures in adults: arthroscopic treatment [J]. Knee Surg Sports Traumatol Arthrosc, 2003, 11 (4): 255-259.

［16］ SAWYER G A, HULSTYN M J, ANDERSON B C, et al. Arthroscopic suture bridge fixation of tibial intercondylar eminence fractures [J]. Arthrosc Tech, 2013, 2 (4): e315-318.

［17］ HAPA O, BARBER F A, SÜNER G, et al. Biomechanical comparison of tibial eminence fracture fixation with high-strength suture, EndoButton, and suture anchor [J]. Arthroscopy, 2012, 28 (5): 681-687.

［18］ KESHET D, ZAIDMAN M, EIDELMAN M. Treatment of avulsion fractures of the intercondylar eminence by medial parapatellar approach, open reduction and cross wire fixation [J]. J Pediatr Orthop B, 2015, 24 (4): 321-325.

［19］ 王娟, 周汇霖, 邢欣, 等. 张氏复位器克氏针撬压复位治疗胫骨髁间棘骨折 [J]. 中华创伤骨科杂志, 2019, 21 (5): 384-387.

第十九章

胫骨平台骨折合并交叉韧带损伤的治疗

　　胫骨平台骨折是一种常见的关节内骨折，其中交叉韧带损伤的发生率为 10%~33%，但大多数医生常忽视这一点，从而导致交叉韧带损伤的漏诊，严重影响膝关节伤后功能恢复。因此，在处理胫骨平台骨折时，既要进行骨性结构的重建，又要及时正确处理交叉韧带损伤，最大限度地挽救膝关节功能，恢复膝关节稳定性，降低致残率。本节将围绕胫骨平台骨折合并交叉韧带实质损伤相关问题进行归纳总结。

一、临床解剖

　　胫骨平台是由胫骨近端两个膨大较平的面构成，与股骨内外侧髁相关节。两个平面被髁间嵴分开，髁间嵴前部与后部为交叉韧带与半月板附着点。

　　前交叉韧带胫骨止点位于胫骨平台，韧带远端呈扇形张开附着于股骨外侧髁的内侧，呈三角形或卵圆形。平均矢状直径为 17mm，平均冠状直径为 11mm，面积为 136~150mm^2。膝中动脉是前交叉韧带血供的主要来源，而前交叉韧带的骨性附着区域几乎不对其提供血供。后交叉韧带由较大的前侧主体韧带与较小的后侧部分构成，其胫骨侧止点位于胫骨平台后下方凹迹，并与外侧半月板后角相融合。

　　交叉韧带是膝关节重要的稳定装置，可为膝关节正常或异常的旋转运动提供类似旋转轴的作用，并可限制胫骨在股骨上的前后移动，有助于控制胫骨在股骨上的旋转。当胫骨平台发生内旋时，前、后交叉韧带发生交缠。胫骨平台骨折伴有交叉韧带损伤时，常导致膝关节排列关系紊乱，必须通过解剖复位胫骨平台骨折与重建受损韧带才能最大限度地恢复膝关节的功能。

二、韧带损伤分度

　　根据美国医学会运动医学委员会的《运动损伤的标准命名法》的描述，扭伤即为韧带损伤。因此，按照扭伤的严重程度，将韧带损伤分为三度：一度损伤，有少量韧带纤维发生撕裂，伴有局部压痛，无关节不稳；二度损伤，较多韧带纤维发生断裂，伴有严重的功能障碍与关节反应，出现轻度或中度关节不稳；三度损伤，韧带纤维完全断裂，出现明显的关节不稳。

三、韧带愈合过程

　　韧带愈合过程较骨折愈合更为漫长，可分为 4 个时期（图 19-1）。

　　1. 炎性期　韧带断裂后最初两周内，交叉韧带残端出现肿胀和水肿，韧带纤维脆弱散乱，形如"拖把头"，滑膜组织破坏严重。少量血痂覆盖于两侧韧带残端，但无法连接两侧残端。

　　2. 韧带外再生期　在韧带断裂后的 4~8 周内，交叉韧带残端出现"蘑菇样"新生韧带外组织与滑膜组织，新生组织仍无法连接两侧残端。

　　3. 增殖期　至韧带断裂后第 8 周，滑膜组织呈"鞘状"将交叉韧带残端完全包绕。

　　4. 重塑与成熟期　韧带断裂后的 1~2 年内，交叉韧带残端纤维致密，并有少量肥厚的滑膜覆盖，两侧残端之间仍无组织相连。

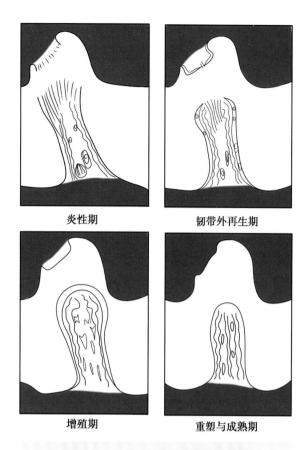

炎性期　　　　　　韧带外再生期

增殖期　　　　　　重塑与成熟期

图 19-1　前交叉韧带愈合过程示意图

四、诊断

前、后交叉韧带损伤有着不同的损伤机制。前交叉韧带最常见的损伤机制是非接触性的扭转或减速损伤,典型的前交叉韧带损伤发生于跳起落地以致膝关节过伸时,或足固定做膝关节旋转、外翻动作时。后交叉韧带损伤最常见的损伤机制是外力直接作用于胫骨近端,如机动车事故中的"仪表板损伤",过屈膝关节伴内旋也可导致后交叉韧带损伤。运动员足跖屈位跌倒跪地所致的胫骨前方与地方撞击也可造成后交叉韧带损伤。

常用于诊断前交叉韧带损伤的方法有前抽屉试验、拉赫曼(Lachman)试验、轴移试验等。Lachman 试验对于检验胫骨前移最为敏感,可通过对比健侧膝关节,如出现前方移位增加并且缺乏终点的抵抗感提示前交叉韧带损伤。在放松且内侧副韧带完整时,可进行轴移试验。麻醉状

态下的前交叉韧带损伤患者,轴移试验较容易引出。KT-1000/2000 膝关节稳定性测量可以辅助诊断前交叉韧带损伤。

常用于诊断后交叉韧带损伤的方法有后抽屉试验、后向 Lachman 试验、胫骨后沉试验、股四头肌主动收缩试验等。试验表明,切断后交叉韧带会导致胫骨后移 15~20mm。行后抽屉试验检查时,检查者要注意试验的假阴性结果,虽然后交叉韧带断裂后抽屉试验应该阳性,但是胫骨的真正移位方向容易混淆检查者的判断。后交叉韧带断裂后胫骨出现后沉,即肌肉放松状态下胫骨处于中立位的后方,此时做后抽屉试验胫骨后移不明显,容易错误判断为后抽屉试验阴性。而前抽屉试验胫骨前移距离较大,从而错误判断为前交叉韧带损伤。因此,对于胫骨平台骨折怀疑伴有后交叉韧带损伤患者,检查者应充分意识到胫骨可能只是从后松弛位移位到中立位,而非从中立位移位到前松弛位。

正侧位、斜位 X 线片有助于确定胫骨平台骨折类型,CT 检查有助于评估关节面骨折块的大小及压缩情况。需注意的是,由于胫骨平台存在 10°~15° 的后倾,拍摄 X 线片时,建议将照射线束倾斜 10°~15° 以便观察胫骨平台骨折情况。对于胫骨平台骨折脱位患者,MRI 检查对于诊断交叉韧带损伤的可靠性更高。因为前交叉韧带以轻度的倾斜角度穿过膝关节,所以在 MRI 正中矢状位的单一图像上并不能完整显示整条韧带,需结合多层图像进行综合判断。此外,膝关节镜下可以直接评估交叉韧带连续性及张力情况,以获得更全面的膝关节内部情况。

五、治疗策略

笔者治疗的大多数胫骨平台骨折脱位多伴有交叉韧带损伤,治疗原则可归纳为三点:①微创解剖复位固定胫骨平台骨折;②根据交叉韧带损伤部位及损伤程度选择治疗方式;③对于交叉韧带Ⅱ度损伤者,应充分考虑患者年龄、运动时间及膝关节稳定性,选择合理治疗方式(图 19-2)。

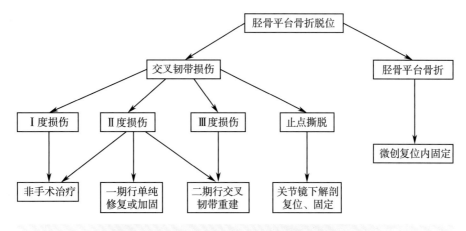

图 19-2　胫骨平台骨折合并交叉韧带损伤诊疗策略

（一）前交叉韧带损伤的处理

由于前交叉韧带损伤后自然愈合能力弱的特点，手术医生必须根据不同患者选择最为合适的治疗，主要包括非手术治疗，前交叉韧带单纯修复或加固修复，以及前交叉韧带重建手术。

1. 非手术治疗　适用于对生活方式改变容易接纳且受伤后可以减少或避免进行能够造成关节反复不稳活动的患者。尽管如此，根据笔者经验，低龄、伤前运动时间较长及膝关节前方严重不稳的患者，不建议采用非手术治疗。对于接受非手术治疗的患者，手术医生应当对其伤后生活方式及运动水平提出合理建议，患者也应当积极进行康复锻炼，尽早适应伤后生活方式及运动状态，避免远期并发症的发生。

2. 关节镜下前交叉韧带重建

（1）移植物的选择：目前可供选择的交叉韧带移植物材料较多，以自体组织更为常用，如骨 - 腱 - 骨、腘绳肌腱、股四头肌肌腱、腓骨长肌肌腱等。自体骨 - 腱 - 骨曾被认为是 ACL 重建的金标准，是唯一能够实现骨性愈合的移植材料，其主要优点在于骨 - 腱 - 骨移植物具有与自体前交叉韧带相似的生物力学性质。然而，金标准并非十全十美，骨 - 腱 - 骨移植物使用量占总体前交叉韧带使用量的 23%，使用骨 - 腱 - 骨移植物仍然存在较高的术后供区并发症，如髌骨骨折、髌腱断裂、膝前痛、跪姿痛及伸膝受限。自体腘绳肌腱是当前使用最广泛的前交叉韧带

移植物，占所有前交叉韧带重建移植物的 53%，四股腘绳肌最大失败负荷可达 4 090N。膝前痛是使用自体腘绳肌腱最常见的并发症，但是其症状会随时间而逐渐缓解。同种异体移植物可用于无法获取自体移植物或者自体移植物无法满足前交叉韧带重建要求的患者，可以有效地避免术后供区并发症的发生。同种异体移植物取材广泛，常见的同种异体移植物材料包括腘绳肌腱、髌腱、股四头肌腱、跟腱、胫前肌腱和胫后肌腱等。目前，同种异体移植物在初次前交叉韧带重建手术中的使用占 42.4%。杂交移植物（联合使用自体腘绳肌腱及异体肌腱）虽然解决了胫骨平台骨折患者移植物不足的问题，笔者发现使用杂交移植物重建前交叉韧带术后移植物愈合时间漫长，且膝关节稳定性与患者主观评价较差，基于此情况，不建议胫骨平台骨折合并交叉韧带实质部分损伤患者使用杂交移植物重建前交叉韧带。

（2）移植物固定方式的选择：移植物固定可采用直接固定与间接固定两种方式。直接固定包括界面螺钉、门型钉、垫圈和横穿钉。间接固定包括悬吊钛板与纽扣钛板固定。也可采用多种固定方式相结合，如：使用界面螺钉将软组织移植物挤压固定至骨隧道，联合门型钉增加移植物抓持力。

（3）手术技术：通过对患者长期随访研究，笔者推荐使用自体腘绳肌腱进行前交叉韧带重建。

（4）手术主要操作

1）腘绳肌腱获取：在膝前胫骨结节内侧鹅足体表投影处，做长约 3cm 的纵行切口，在其深面逐层探寻半腱肌肌腱与股薄肌肌腱，分别沿其走形向近端方向游离，充分游离后向外牵拉保持肌腱张力，同时膝关节屈曲 90°，使用取腱器潜行切取肌腱全长。需注意的是，应先取股薄肌肌腱，后取半腱肌肌腱，取腱器的方向应与肌腱平行，以防肌腱被从中部切断。游离肌腱周围肌肉组织，将肌腱对折为长 8~10cm，直径 7~9mm 的四股移植物，并在其两端 3cm 处使用不可吸收缝线捆扎缝合，置于预牵张器上进行预张。

2）骨隧道钻取：钻取胫骨隧道时，为了最大限度地保留胫骨止点残端滑膜完整性，胫骨隧道定位在前交叉韧带胫骨止点足印区中心。股骨隧道经前内侧入路钻取，定位于印迹中心。使用与移植物直径相匹配的隧道钻钻取骨隧道。

3）导入移植物：将移植物沿胫骨隧道拉入骨隧道内，翻转带袢钛板；反复屈伸膝关节，在膝关节屈曲 30° 位时拉紧肌腱，后抽屉位使用界面挤压钉将肌腱固定于胫骨隧道内。

（二）后交叉韧带损伤的处理

通常后交叉韧带不稳定程度和任何症状的严重性之间没有直接的相关性。有些患者尽管后交叉韧带损伤或缺失，但仍然没有关节不稳的症状。对于Ⅰ度和Ⅱ度损伤的患者，非手术治疗效果满意。胫骨平台骨折脱位时，后交叉韧带有时会从股骨附着点撕脱，手术修复效果良好。对于后交叉韧带实质部分损伤的治疗方法，目前尚存在争议。但是，仅对断裂的后交叉韧带进行缝合并不能恢复后交叉韧带张力，其强度无法满足膝关节应力要求。此外，仅修复后交叉韧带或加强半腱肌也不能提供足够的稳定性。

后交叉韧带胫骨附着点撕脱骨折可选择钢丝、克氏针、可吸收螺钉、松质骨螺钉及带线锚钉等进行固定。可吸收螺钉或松质骨螺钉固定是目前最常用的固定方式，但是对于骨折碎裂严重患者，应采用加压垫片加压固定，必要时还应使用高强度缝合线固定无法被螺钉固定的骨折块

及韧带远端。锚钉固定操作简单且固定牢固，拉力缝线可提供 300~400N 的拉力，操作时将螺钉钉入骨内，使用不可吸收拉力缝线将撕脱骨折块及后交叉韧带固定，术后可早期活动，有利于功能恢复，锚钉不需二次手术取出。

1. 常用手术技术 关节镜下后交叉韧带重建术常采用自体移植物或同种异体移植物。后交叉韧带重建要求韧带移植物更为粗壮，直径达 8~10mm。

2. 手术主要操作

1）获取移植物：取自体腘绳肌腱，如较为纤细，则取腓骨长肌肌腱的一部分或异体肌腱，缝合成为后交叉韧带移植物，长 8~10cm，直径 8~10mm。

2）骨隧道钻取：建立膝关节后内侧入路，关节镜监视下，推开胫骨后髁后方的关节囊及血管，胫骨隧道的出口位于胫骨后髁平面向下 15mm、后正中偏外 1mm 处，打入导针，沿导针建立与移植物直径相匹配的骨隧道；股骨隧道中心点距软骨缘 12~15mm，瞄向股骨髁内上方钻入导针，沿导针建立骨隧道。

3）移植物植入与固定：引牵引线入隧道，顺序为胫骨隧道→胫骨后方关节囊→髁间窝→股骨隧道。将肌腱移植物经胫骨隧道牵引入股骨隧道，股骨端使用带袢钛板悬吊固定，胫骨端使用界面螺钉挤压固定，必要时使用门型钉或带线锚钉加强固定。

（三）多发韧带损伤的处理

胫骨平台骨折合并多发韧带损伤脱位的诊治应遵循创伤诊治的"救命、保肢、功能恢复、创伤程度评估、创伤分期治疗"的大原则。改良 Schenck 分型是当前最常用的创伤程度评估标准（表 19-1）。

1. 治疗时机 肢端血管情况、侧副韧带损伤严重程度及复位稳定程度均决定胫骨平台骨折合并多发韧带损伤脱位手术时机。急诊期（≤24 小时）、开放性膝关节脱位合并多发韧带损伤、伴有危及肢体存活的动静脉血管损伤以及手法复位失败的膝关节脱位作为急诊期手术指征，

表 19-1 改良 Schenck 分型

分型		韧带损伤
KD-Ⅰ		ACL/PCL 断裂
KD-Ⅱ		ACL+PCL 断裂
KD-Ⅲ		
	KD-Ⅲ-M	ACL+PCL 断裂合并后内侧结构断裂
	KD-Ⅲ-L	ACL+PCL 断裂合并后外侧结构断裂
KD-Ⅳ		ACL+PCL 断裂合并后内侧+后外侧结构断裂
KD-Ⅴ		
	KD-Ⅴ1	ACL/PCL 断裂伴骨折
	KD-Ⅴ2	ACL+PCL 断裂伴骨折
	KD-Ⅴ3M	ACL+PCL 断裂合并后内侧结构断裂伴骨折
	KD-Ⅴ3L	ACL+PCL 断裂合并后外侧结构断裂伴骨折
	KD-Ⅴ4	ACL+PCL 断裂合并后内侧+后外侧结构断裂伴骨折
	C	膝关节脱位类型合并动脉损伤
	N	膝关节脱位类型合并神经损伤

C:动脉损伤;N:神经损伤。

越早治疗越好。急性期(≤3周)、纽扣卡锁式旋转脱位、伴有内侧和(或)外侧结构断裂以及骨折脱位均是急性期手术指征。陈旧期(>3周)手术指征主要包括两方面:非手术治疗导致的(限制性非手术治疗中合并感染或重要脏器损伤;非限制性非手术治疗中止点骨面剥离所致内外侧副韧带单纯损伤)及手术治疗转化而来的择期补救或翻修。

2. 手术治疗 目前治疗胫骨平台骨折合并膝关节多发韧带损伤脱位的手术方式存在诸多争议。笔者建议先行处理骨折,待关节活动度恢复、骨折愈合良好后,重新评估膝关节稳定性。对既有韧带松弛,又有不稳定症状者,则建议行韧带重建手术。

对合并的侧副韧带损伤,如果仅简单修复,可在胫骨平台固定时进行修复。如不对侧副韧带处理,将导致异常应力作用于已修复的关节面,从而使膝关节后期发生冠状面明显不稳。如损伤的侧副韧带需要重建,应考虑到软组织创伤耐受程度,建议分期手术。如一期重建韧带,则建议优先重建后交叉韧带,随后重建内侧副韧带和后外侧复合体,前交叉韧带则可留待二期处理。

六、并发症

胫骨平台骨折合并交叉韧带损伤患者的并发症可由术前、术中和术后三方面因素造成。

1. 术前因素 胫骨平台骨折严重程度决定了交叉韧带重建的时机,目前虽然对胫骨平台骨折合并交叉韧带损伤进行交叉韧带修复或重建的时机缺少研究,但为了早期恢复活动,获得更满意的临床效果,降低晚期骨关节炎的发生率,笔者提倡早期进行交叉韧带重建或修复,即一期进行交叉韧带修复或加固,在拆除骨折内固定物后尽早进行二期交叉韧带重建。

2. 术中因素 移植物直径不足、骨道位置欠佳是胫骨平台骨折合并交叉韧带损伤患者重建交叉韧带的常见术中并发症。胫骨平台骨折患者常伴有膝关节软组织损伤,骨折复位后膝关节长期制动肌腱萎缩,加之患者之间肌腱组织尺寸存在个体化差异,使得部分患者的自体移植物无法满足交叉韧带重建所需的尺寸。胫骨平台骨折复位不良或内固定装置失败所导致的胫骨平台畸形愈合大大增加了手术医生对交叉韧带重建中骨隧道位置判断的难度,常导致骨隧道定位不准确及隧道周围骨折。

3. 术后因素 关节活动受限胫骨平台骨折合并交叉韧带损伤的最常见并发症。骨道位置不正确或移植物过紧或撞击,常导致膝关节伸直功能受限。膝前痛是最顽固的并发症,虽然其原因尚不清楚,但是有研究证实,关节疼痛与持续的屈曲挛缩和股四头肌肌力减弱有关。

七、康复

在康复过程中应注意患者的特殊性,包括损

伤的结构、修复方式,及合并损伤等,制定适合患者情况的康复方案。康复过程中要强调恢复肢体肌肉力量与协调性的重要性,并结合主动与被动锻炼,快速康复原则。

术前应指导患者进行股四头肌及踝泵运动训练。术后予以支具固定患肢3~4周。在支具固定期间,对于前交叉韧带损伤患者,建议在胫骨近端前方使用毛巾折叠后进行衬垫;对于后交叉韧带损伤患者,建议在胫骨近端后方使用毛巾折叠进行衬垫,用以降低交叉韧带术后张力。麻醉苏醒后即可开始进行股四头肌肌力训练、直腿抬高及踝泵训练,促进肌力恢复、防止关节僵硬。术后第3周进行本体感受器训练,去除支具后进行膝关节CPM机功能锻炼,术后第6周开始身体部分负重扶拐辅助行走,并逐渐开始灵活性训练;术后6~8周膝关节屈曲达120°,于术后第8周患肢开始完全负重行走。

八、总结

随着微创复位胫骨平台骨折技术的不断进步,以往需要关节切开进行直视手术方式被逐渐替代,然而,关节腔内受伤状况易被忽视。因此,手术医生应掌握胫骨平台骨折术后关节镜探查技术,以便详细掌握关节腔内交叉韧带、软骨和半月板等软组织受伤状况,并以此来选择合理的治疗方式。尤其是对于胫骨骨折脱位患者,手术医生应警惕交叉韧带实质部分损伤漏诊导致术后膝关节功能不良的可能。

参考文献

[1] MCGONAGLE L, CORDIER T, LINK B C, et al. Tibia plateau fracture mapping and its influence on fracture fixation [J]. Journal of orthopaedics and traumatology, 2019, 26; 20 (1): 12.

[2] ZANTOP T, PETERSEN W, FU F H. Anatomy of the anterior cruciate ligament [J]. Operative Techniques in Orthopaedics, 2005, 15 (1): 20-28.

[3] MURRAY M M, MARTIN S D, MARTIN T L, et al. Histological changes in the human anterior cruciate ligament after rupture.[J]. Journal of Bone & Joint Surgery American Volume, 2000, 82-A (10): 1387.

[4] MURRAY M M, MARTIN S D, MARTIN T L, et al. Histological changes in the human anterior cruciate ligament after rupture [J]. J Bone Joint Surg Am, 2000, 82 (10): 1387-1397.

[5] WANG H D, GAO S J, ZHANG Y Z. Hamstring Autograft Versus Hybrid Graft for Anterior Cruciate Ligament Reconstruction: A Systematic Review [J]. Am J Sports Med, 2020, 48 (4): 1014-1022.

[6] VOOS J E, MAURO C S, WENTE T, et al. Posterior cruciate ligament: anatomy, biomechanics, and outcomes [J]. Am J Sports Med, 2012, 40 (1): 222-231.

第二十章

胫骨平台骨折的康复训练

一、胫骨平台骨折早期康复的起源和发展

19世纪70年代以前,骨科医师多采用石膏、牵引、支具固定膝关节来治疗胫骨平台骨折,一直固定到骨折愈合才允许膝关节活动。下肢长期制动易造成肌肉萎缩、肌腱缩短、关节挛缩;制动还可能会造成膝关节软骨发生萎缩、坏死、纤维化,使关节腔狭窄和关节粘连,从而导致膝关节活动度下降;一般制动时间超过3~4周可造成膝关节某种程度不可逆的永久性僵硬,治疗后膝关节功能几乎难以恢复正常或接近正常,糟糕的膝关节功能给骨科医师和患者造成了极大的困扰。因此,为使膝关节功能能够尽可能地得以恢复,不少骨科学者进行了大量的研究和探索。

早在1825年,Cooper在其专著中曾对胫骨平台骨折进行了清晰的描述,认为在膝关节得到有效固定的前提下,尽早地进行被动活动有助于后期膝关节的功能恢复,预防膝关节发生粘连、僵硬,其提出的平台骨折后应早期活动理念一直延续至今。1941年,Dobelle发现胫骨平台骨折后,使用前后两个石膏铰链固定其膝关节,既能纠正患者的下肢力线防止膝关节发生内翻畸形,又能使膝关节保留一定的活动范围,实现了膝关节的早期活动,有效降低胫骨平台骨折后膝关节僵硬的发生率。1952年,Badgley研究了一种治疗胫骨平台骨折的牵引装置,该装置既能使膝关节处于外翻位,同时又可以实现膝关节的早期活动;1959年,Hohl应用大重量牵引进行治疗胫骨平台骨折,并鼓励患者在牵引下早期进行膝关节训练,大大降低了胫骨平台骨折并发症的发生率,使平台骨折患者的膝关节功能得到一定程度的恢复(图20-1)。

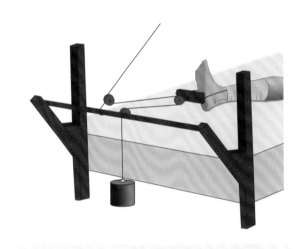

图20-1 大重量牵引治疗胫骨平台骨折

20世纪50至60年代,手术治疗胫骨平台骨折取得了较好的效果,大大鼓舞了骨科学者开展手术治疗的信心,尽可能地完全恢复膝关节功能成为学者们追求的最终目标。1980年,Salter提出胫骨平台骨折在坚强固定后,可采用早期持续被动活动(continuous passive motion,CPM)机对膝关节进行早期主被动间歇训练,有利于关节功能的恢复和关节软骨的修复,在临床中一直被广泛应用。在对胫骨平台骨折后进行良好固定的前提下,尽早开始膝关节功能训练已经成为治疗的标准之一。

对胫骨平台骨折患者进行早期康复训练,能有效提高其临床治疗效果,促进骨折迅速愈合,最大程度恢复膝关节功能,已经成为创伤骨科领

域研究的热点之一。

二、胫骨平台骨折围手术期康复训练

目前,我国还依然存在"重手术、轻康复"的现象,围手术期常常采取由骨科医师和护理人员向患者交代康复训练要点、具体步骤和方法,叮嘱患者在住院期间及家中自行康复的治疗模式。随着社会的进步和经济的发展,人们对骨科康复训练的内涵有了新的认识,对术后功能的要求也变得越来越高。因此,重视胫骨平台骨折的早期处理、预防并发症的发生以及加强围手术期康复训练的观念逐渐被接受和采纳。本节重点阐述胫骨平台骨折后的早期处理、并发症的预防、围手术期康复训练时机的选择以及具体康复训练方法。

(一)胫骨平台骨折后早期处理

胫骨平台骨折属于高能量损伤,骨折发生后应即刻对受伤部位进行保护,在条件允许的情况下,尽可能使用支具或夹板进行临时固定,避免因搬运不当引起骨折部位发生医源性次生损伤。院前急救医师或骨科急诊医师应迅速判断平台骨折患者生命体征是否平稳以及患肢是否存在较大血管、神经损伤,除合并多发伤、复合伤及神经血管损伤患者需进行紧急处理外,多数胫骨平台骨折患者治疗的重点是对患肢进行有效固定、减少髓腔内出血和水肿。

1. 闭合胫骨平台骨折处理

(1)早期固定制动:尽可能地减少或避免患肢活动,使患侧膝关节保持制动,避免骨折块发生继发性移位造成血管、神经及软组织损伤,减轻组织液渗出、髓内出血和肿胀,缓解疼痛,并在条件允许的情况下,尽可能使用跨膝关节外固定架、支具或夹板进行临时有效固定。

(2)冷敷降温:适度降低患侧膝关节周围组织的温度,可有效减轻骨折部位的炎性反应和肌肉挛缩,缓解疼痛,减轻肿胀。通常情况下,在胫骨平台骨折发生后1~2天内均可对患肢进行间断性冷敷,每隔3~4小时冷敷一次,每次冰敷10~20分钟,冷敷时切忌直接将冰袋带敷在膝关节周围,应使用毛巾或敷料将皮肤与冰袋带隔开,以免冻伤皮肤(图20-2)。

(3)抬高患肢:适度包扎后,应尽可能使患者患肢整体垫高,可促进患肢静脉血液和淋巴回流,以减轻肿胀以及因肿胀引起的疼痛。为达到减少静脉瘀滞,促进静脉、淋巴回流以及减少患肢水肿的目的,应利用重力作用安排体位:患肢应高于心脏水平,一般情况下,平卧时患肢应抬高30°左右(图20-3)。

2. 疼痛管理 骨折后的疼痛感严重影响患者的心理和躯体,使患者对早期康复训练产生恐惧感。因此,制定一套合理、有效、实用的操作流程能够有效减轻患肢的痛苦,降低治疗费用,促进创伤后的康复。统一的疼痛评估方法和标准,

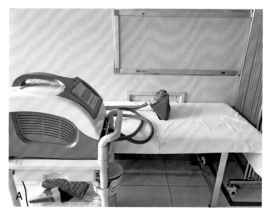
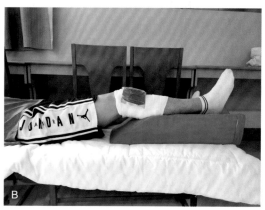

图 20-2 冷敷降温
A. 对平台骨折患者膝关节进行冷疗;B. 对平台骨折患者膝关节进行冰袋间断冰敷。

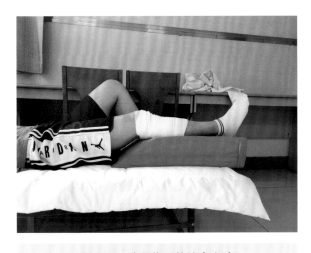

图 20-3　应用楔形垫抬高患肢

合理正确地使用镇痛药物是疼痛管理的基础。在良好的疼痛管理模式下，平台骨折患者可以酌情进行相邻关节（踝关节、髋关节）的主被动活动，能够预防下肢静脉血栓形成及压疮的发生，有利于下肢静脉回流促进肿胀消退。

（二）胫骨平台骨折围手术期康复训练有效预防并发症

1. 预防下肢深静脉血栓　下肢深静脉血栓（DVT）是指血液在静脉内不正常地凝结，引起下肢静脉血液回流障碍。国内外有关文献报道：DVT 是骨折患者常见的并发症之一，发病率在 20%~50% 之间。临床上胫骨平台骨折患者围手术期常需要卧床、下肢制动静养。长期卧床制动导致肢体活动减少，影响血液循环，易发生下肢血栓。一旦下肢深静脉血栓形成，常会遗留下肢深静脉阻塞或静脉瓣膜功能不全等后遗症影响患者

的生活质量，严重者甚至会因血栓脱落而导致肺栓塞的发生，甚至危及生命。目前，对围手术期预防下肢深静脉血栓较为公认的观点有：①术前心理疏导、健康宣教；②围手术期的康复指导及训练；③围手术期皮下注射预防血栓药物；④指导患者围手术期合理膳食，降低血液黏稠度。下面重点对围手术期康复指导及训练进行阐述。

康复指导及训练应由专业的康复医师来完成，应根据患者骨折严重程度及受伤时间来规划训练部位和强度。胫骨平台骨折患者围手术期在诊断明确、镇痛良好的前提下，应鼓励患者积极主动进行踝关节活动、下肢肌肉等长收缩、被动进行下肢足底静脉泵治疗等。具体操作如下：

（1）患侧踝关节进行踝泵练习：双腿伸直，缓慢用力、全范围最大限度地勾脚尖（向上勾）和绷脚尖（向下踩）屈伸踝关节，每次持续 2 秒钟，每小时练习 5~10 分钟，每 2 小时练习 1 次，功能锻炼活动范围从小到大，次数逐渐增加，在不增加疼痛的前提下尽量多做（图 20-4）。

（2）股四头肌（大腿前侧肌群）等长收缩练习：即大腿肌肉用力及放松，7~8 组 / 天，10 次 / 组，每次肌肉持续 10 秒，休息 10 秒，再进行下一组练习，在不增加疼痛的前提下尽可能多做（图 20-5）。

（3）下肢足底静脉泵训练：脉冲压力 60mmHg（8.0~26.7kPa），调节步长 10mmHg（1.33kPa），单次脉冲持续时间 3 秒，脉冲间隔时间 20 秒，患者应用足底泵 20 分钟 / 次，2 次 / 天（图 20-6）。

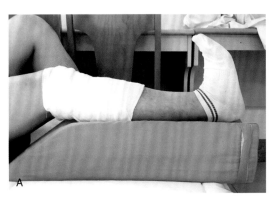
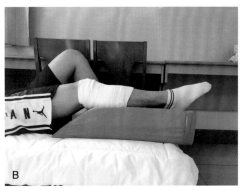

图 20-4　踝泵练习
A. 踝关节跖屈；B. 踝关节背伸。

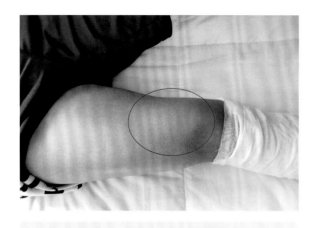

图 20-5　股四头肌等长收缩练习

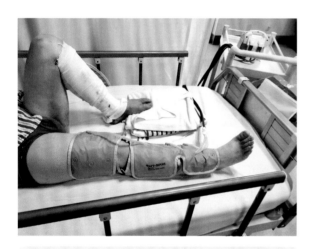

图 20-6　下肢足底或小腿泵康复训练预防
下肢静脉血栓

上述康复训练操作可促进下肢血液循环，消除血栓形成的三大诱因之一，达到预防静脉血栓形成和消除肢体肿胀的效果。

2. 预防小腿急性骨筋膜室综合征　骨筋膜室综合征是下肢骨折最严重的并发症之一，其病程发展快，一旦发生后果极其严重，如未能及时干预可造成肌肉和神经的严重缺血。因此，在胫骨平台骨折围手术期，应认真观察患者的生命体征变化，患肢皮肤张力变化，局部温度、感觉、运动的变化，积极锻炼以消除肿胀。具体康复训练方法为：①密切观察患者下肢皮肤、运动及感觉变化，条件允许情况下定期进行骨筋膜室压力测量；②平卧位时患肢抬高 30° 左右，高于心脏水平，有利于静脉、淋巴回流以及减少患肢水肿和

疼痛，并进行间断性冰敷；③主动活动踝关节进行踝泵练习（具体操作见前文）。

3. 预防腓总神经损伤　腓总神经是由坐骨神经在腘窝上角分出，在股二头肌内侧向外下移行，在腓肠肌浅部，移行于股二头肌与腓肠肌外侧头之间，绕经腓骨颈，支配小腿及足部皮肤感觉；支配小腿足背伸及趾背伸肌群。腓总神经损伤后症状表现为：患者小腿及足部皮肤感觉障碍、足下垂、踝关节不能背伸及外翻（图 20-7）。腓总神经损伤分为断裂和挫伤（或受压），腓总神经断裂应手术探查修复；如压迫所致者（如石膏外固定压迫），解除压迫，观察 3 个月，观察期间注意肢体功能锻炼，超过 3 个月的腓总神经损伤无恢复者，可选择手术治疗，行胫后肌腱前移。

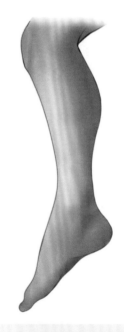

图 20-7　腓总神经损伤后足下垂示意图

预防胫骨平台骨折后腓总神经损伤的具体康复训练方法为：①术前密切观察石膏或支具是否固定过紧、是否有填充物间隔、是否对腓骨颈区有卡压及患肢皮肤感觉和足踝活动等情况；②内固定术后为便于消肿通常会将患肢垫高，在垫高同时注意是否存在对腓骨颈区长时间卡压，定时变换下肢体位，避免医源性损伤；③进行适度的按摩改善局部神经的血运。

4. 预防术后复位丢失、畸形愈合　复杂胫骨平台骨折（Schazker Ⅳ~Ⅵ型），其治疗仍是创伤骨科的难点，如术前缺乏细致的评估、规划，术中未能进行有效固定，术后往往会发生复位丢失、畸形愈合、创伤性关节炎等严重并发症，影响预后。对于复杂不稳定的胫骨平台骨折在术后进行功能锻炼时，应在专业康复医师或创伤骨科医师的指导下进行，由于复杂胫骨平台骨折骨块较为粉碎、移位程度较大，复位内固定术后仍不够牢固。对于这些类型的患者在进行康复锻炼时应注意以下几点：①鼓励患者早期床上活动、主动进行邻近关节的运动；②在进行非负重位膝关节屈伸训练活动时，应佩戴铰链式支具，保证下肢机械轴线的正常，在休息位时也应保证下肢力线在正常范围内（图 20-8）；③该类患者应较晚负重，在进行负重前必须复查 X 线片，依据骨折愈合情况进行具体训练。

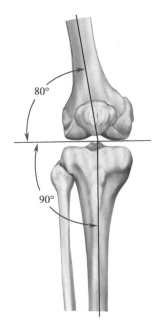

图 20-8　下肢机械力线维持在正常范围内

5. 预防关节粘连、僵硬　胫骨平台骨折属于关节内骨折，骨折后由于血肿机化、创伤性纤维素渗出，长时间膝关节制动必然会导致膝关节周围肌肉萎缩、肌腱短缩和关节挛缩；此外，长期制动还会导致关节软骨萎缩、坏死、纤维化，使关节腔狭窄而导致关节粘连，活动度下降。如膝

关节制动超过 3~4 周，常可造成膝关节某种程度上不可逆的永久性僵硬。因此，胫骨平台骨折术后应尽早开始关节活动训练，如：膝关节术后第 1 天即开始被动活动，3 周后在铰链支具固定下开始主动活动训练。CPM 机可在平台骨折术后早期使用，膝关节持续被动活动可以促进血液循环、减轻疼痛、消除肿胀、防止粘连及防止深部静脉血栓的形成等，维持和改善关节活动度。

（三）围手术期锻炼时机的选择

胫骨平台骨折后容易发生下肢功能障碍，尽早进行围手术期康复训练可减少肌肉萎缩、肌力下降、关节粘连、下肢静脉血栓形成、骨质疏松等并发症的发生，促进骨折愈合及关节功能恢复，对提高生活质量有巨大作用。然而，胫骨平台骨折患者何时进行康复训练仍然是骨科康复治疗的关键环节。目前，学者们对于锻炼时机的选择各持己见，还没有形成统一标准，更多的是依据患者骨折严重程度和术中骨折固定情况及是否合并有韧带、半月板损伤及其处理情况决定何时开始康复锻炼。

1. 胫骨平台骨折术前锻炼时机的选择　胫骨平台骨折属于关节内骨折，多由高能量损伤引起，常合并有软组织损伤，外侧平台骨折常合并有内侧副韧带或前交叉韧带损伤，而内侧平台骨折常合并外侧副韧带、交叉韧带、腓总神经或血管损伤。因此，胫骨平台骨折患者锻炼时机应由专业康复医师和术者据骨折固定及合并损伤综合情况来决定，患者切不可盲目进行活动锻炼，以免造成其他损伤。医护人员在处理膝关节外伤患者时，也应遵循一定的处理原则和顺序，首先应判断是否是开放性骨折，是否存在韧带、较大血管、神经损伤；然后立即进行有效临时固定（有开放伤者应进行加压包扎）；入院后进行系列影像学检查，明确诊断；诊断明确后立刻进行早期处理（具体内容见后文“胫骨平台早期处理”）。当诊断明确、无韧带及神经血管损伤后，临床医护人员应密切观察患肢肿胀程度，在无明显肿胀、有效镇痛的前提下，应尽早开始进行循序渐进的康复训练（包括踝关节的踝泵练习、下肢肌肉的等张收缩等）。如患肢或膝关节周围软组织肿胀严重、皮肤张力较大,则需要抬高患肢,先进行脱水消肿治疗,待肿胀消退后再进行康复训练(包括踝关节的踝泵练习、下肢肌肉的等张收缩等);如合并较大神经、血管损伤,则需优先处理;如合并有韧带撕裂及撕脱骨折块,则需要待韧带修复或重建后再进行康复训练。

2. 胫骨平台骨折术后锻炼时机的选择 胫骨平台骨折术后膝关节康复锻炼开始的时间也应由专业且熟悉患者病情的医护人员决定。以往的康复模式认为应在平台骨折及周围软组愈合后再开始康复训练,因而开始康复的时间较晚,易发生关节僵硬、肌肉萎缩、骨质疏松等并发症。现阶段胫骨平台骨折术后尽早康复治疗已成为众多研究者的共识。一般认为,如患者单纯或合并半月板损伤行部分或全部切除的胫骨平台骨折固定可靠者,术后 3~7 天开始进行康复训练,骨折固定欠可靠者,可于术后 2 周开始康复训练;如患者合并有韧带损伤带有撕脱骨块行钢丝固定者,术后 2~4 周开始康复训练;合并韧带体部断裂修补者,术后 4~6 周开始康复训练;如患者骨折部位术中固定牢固,康复治疗应该在内固定术后,立即开始循序渐进的锻炼,骨折术后 1 个月是康复治疗的黄金时期,如骨折块粉碎严重,固定效果不佳,则应较晚活动。

有研究表明 Schazker Ⅰ~Ⅳ型胫骨平台骨折患者,应在术后第 1 天即开始进行踝泵练习,大腿前、后侧肌群肌肉(主要是股四头肌、腘绳肌)静力性收缩训练,膝关节主被动屈伸训练;在术后第 1 周内逐渐开始进行早期下肢肌力训练(直腿抬高练习、侧抬腿练习)和不负重下开始扶双拐行走训练;术后第 2 周即开始进行膝关节活动度训练和中期下肢肌力训练;术后第 2~3 个月视骨折愈合情况开始逐步进行患肢部分负重站立行走练习;当膝关节被动屈曲角度与健侧腿相差不多且骨骼愈合强度足够时,患者可以开始在保护下进行蹲起练习,但所有的康复训练均需要在专业人员的指导下进行。

Schazker Ⅴ~Ⅵ型胫骨平台骨折患者,应该术后第 1 天即开始进行踝泵练习,大腿前、后侧肌群肌肉(主要是股四头肌、腘绳肌)静力性收缩训练;在术后第 1 周内逐渐开始进行早期下肢肌力训练(直腿抬高练习、侧抬腿练习)和不负重下开始扶双拐行走训练;术后第 2 周即开始进行膝关节主被动屈伸训练;术后第 3 周即开始进行膝关节活动度训练和中期下肢肌力训练;术后第 3~4 个月视骨折愈合情况开始逐步进行患肢部分负重站立行走练习;当膝关节被动屈曲角度与健腿相差不多且骨骼愈合良好强度足够时,患者可以开始保护下进行蹲起练习,但所有的康复训练均需要在专业人员的指导下进行(训练方法具体操作内容见下文)。

(四)围手术期的训练方法

1. 胫骨平台骨折术前训练方法 在良好镇痛管理前提下,尽早进行胫骨平台骨折的术前康复训练,能够有效加速血液流动,从而起到预防下肢静脉血栓的形成、减轻肿胀和缓解疼痛的作用。胫骨平台骨折术前训练方法包括:主被动进行踝关节踝泵练习、下肢肌肉等长收缩、被动进行下肢足底静脉泵治疗。

2. 胫骨平台骨折传统切开复位内固定与微创复位内固定术后训练方法的对比 由于传统胫骨平台骨折切开复位内固定手术切口较长,对膝关节周围软组织损伤较为严重,而且术中出血较多。因此,多数患者术后刀口疼痛明显,难以耐受早期康复训练,而且过早活动可能会加重刀口渗血、渗液,延迟伤口愈合的风险。一般情况下,传统术后患者通常在术后 2~3 天才能开始康复训练,训练强度和频次也比较低。与传统手术相比,微创复位内固定手术切口较小,对膝关节周围软组织损伤小,术中出血少,且手术时间短,术后伤口疼痛不明显、愈合快。微创术后大多数患者能够在术后 6~8 小时即进行康复训练,且能耐受较大的训练强度和频次。胫骨平台骨折术后训练方法主要包括:相邻关节屈伸训练、下肢肌力训练、膝关节屈伸训练、膝关节活动度训练和患肢负重训练,具体操作内容如下:

(1)相邻关节屈伸训练:踝关节的踝泵练习(操作同前);髋关节屈伸训练,主被动伸屈髋

关节训练,术后早期被动伸屈髋关节训练,需在他人辅助下患者处仰卧或俯卧位平托患肢抬高

5~15cm,抬高后保持 25 秒,10 次 / 组,4~6 次 / 天(图 20-9)。

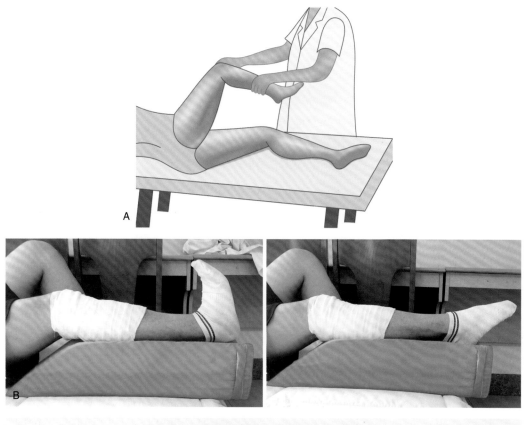

图 20-9 胫骨平台骨折后相邻关节主动训练
A. 髋关节康复训练;B. 踝关节康复训练。

(2)肌力练习:胫骨平台骨折术后,膝关节周围肌肉力量训练对膝关节的稳定性极为重要,膝关节损伤后由于疼痛、局部制动和活动减少使患肢肌力减退,易引起肌肉萎缩。因此,术后在良好的疼痛管理模式下,早期增强肌力训练对预防失用性肌肉萎缩、膝关节粘连发生及促进血液循环意义重大。患者在术后第 1 天即开始进行低强度的踝泵练习、下肢肌肉等长收缩、被动进行下肢足底静脉泵治疗。术后 6~8 小时至 1 周,如疼痛不明显可开始抬腿练习以避免腿部肌肉萎缩,疼痛明显则可推迟数天。

1)直腿抬高练习:患者仰卧位,患肢屈髋伸膝作直腿抬高,抬高至足跟离床 15cm,与床面成 30°~90° 保持至力竭,6~8 次 / 天,在不增加疼痛的前提下尽量多做(图 20-10)。

2)侧抬腿练习:5~10 次 / 组,保持 10~5 秒 / 次,

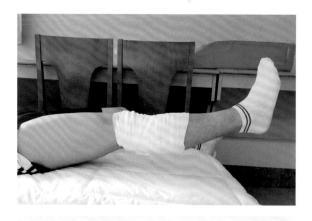

图 20-10 直腿抬高练习

每次间隔 5 秒,4~6 组 / 天(图 20-11)。

3)后抬腿练习:俯卧(脸向下趴在床上),患腿伸直向后抬起至足尖离床面 5cm 为 1 次,30 次 / 组,组间休息 30 秒,连续 4~6 组为一轮,每日练习 4~6 轮次(图 20-12)。

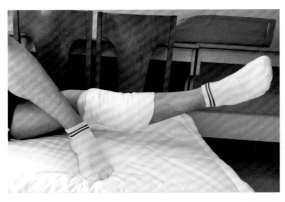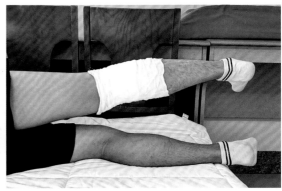

图 20-11　侧抬腿练习

肌力练习可分为早期、中期和晚期三个阶段，早期及初期因肌力水平较低，组织存在较为明显的炎性反应，应以静力练习为主（即负重保持某一姿势直至疲劳的练习方法），10 次 / 组，保持 10~15 秒 / 次，每次间隔 5 秒，组间休息 30 秒，连续 4~6 组为一轮，每日进行 1~2 轮，或选用轻负荷（完成 30 次动作即感疲劳的负荷量），30 次 / 组，组间休息 30 秒，连续 4~6 组为一轮，每日进行 1~2 轮；中期肌力练习应以耐力 - 力量的练习为主，选用中等负荷（完成 20 次动作即感疲劳的负荷量），20 次 / 组，组间休息 45 秒，连续 4~6 组为一轮，每日进行 1~2 轮；后期肌力练习以提高力量为目的，选用较大负荷（完成 12 次动作即感疲劳的负荷量），8~12 次 / 组，组间休息 90 秒，连续 4~6 组为一轮，每日进行 1~2 轮。

（3）膝关节屈伸训练

1）俯卧牵伸：坐位抱腿时感觉角度进展困难时开始练习。患者俯卧位（脸向下趴于检查床上），双腿自然伸展，自行握患腿踝关节，使膝关节屈曲（可用长毛巾或宽带子系于脚腕处，以便于牵拉），或由他人帮助，操作时力量应均匀、适度，且不可使用暴力（图 20-13）。

2）膝关节的主动屈伸练习：若患者休息时，膝关节无明显疼痛，则可在被动屈曲后开始进行主动练习，以提高膝关节灵活性。患者处坐位，足不离开床面，下肢缓慢用力，最大限度屈膝，后缓慢伸直，20~100 次 / 组，1~2 组 / 天（图 20-14）。

3）膝关节伸展练习：伸展练习中肌肉及后关节囊的牵拉感及轻微疼痛为正常，不可收缩肌肉对抗，应完全放松，否则将会无效，练习中采用负荷的重量不宜过大，应无明显疼痛，并使患膝敢

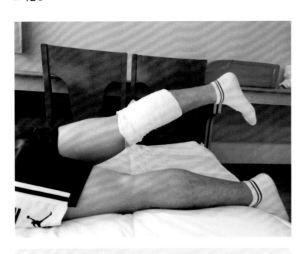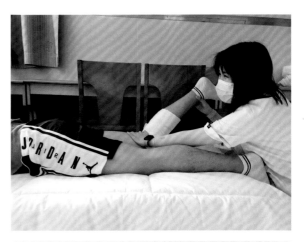

图 20-12　后抬腿练习　　　　　　图 20-13　在他人辅助下进行俯卧牵伸训练

于放松,持续至 30 分钟有明显牵拉感为宜,练习尽量持续连贯,否则将影响效果(图 20-15)。

4)坐位伸膝练习:患者坐位,足部垫高,于膝关节以上处加重物,完全放松肌肉,保持 30 分钟,30 分 / 次,1~2 次 / 天(图 20-16)。

5)当膝关节被动屈曲角度与健侧腿相差不多且骨骼愈合良好强度足够时,患者可以开始在保护下进行蹲起练习,手扶物体保护下全蹲,身体正直,足跟不离开地面,尽可能使臀部接触足跟,3~5 分 / 次,1~2 次 / 天(图 20-17)。

(4)膝关节活动度练习:膝关节活动度训练应遵循手术医师和康复医师的医嘱执行,不可盲目进行训练。

1)器械 CPM 辅助练习:如采用器械 CPM 辅助练习,则应在专业人员指导下进行练习。有学者认为 CPM 可增加关节的营养代谢能力,并刺激间质细胞分化成关节软骨,加速关节软骨与其周围组织愈合,同时 CPM 可防止关节粘连和僵硬,早期 CPM 运用和避免过早下地负重是影响胫骨平台骨折预后的重要因素,可在术后 2~3 天开始做关节活动。具体操作:训练之前确保仪器正常工作,让患者的膝关节和 CPM 机带刻度的转动部位维持在相同水平上,训练初期患侧膝关节至于屈曲角度以 30°~45° 位,从无或微痛角度开始,缓慢进行(5 次往复 / 分钟),1~2 小时 / 次,1~2 次 / 天,练习后即刻冰敷 20~30 分钟,1~2 周后可逐渐加大膝关节活动范围。

2)坐位垂腿练习:坐或仰卧位垂腿练习(适用于 0°~90° 范围),患者坐或躺于床边,膝以下悬于床外,保护下放松大腿肌肉,使小腿自然下垂,

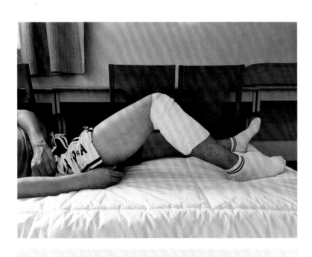

图 20-14　膝关节主动屈伸训练

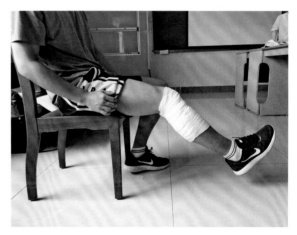

图 20-15　膝关节伸展训练

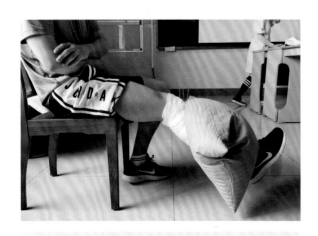

图 20-16　坐位伸膝练习

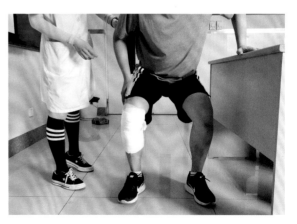

图 20-17　保护下蹲起练习

至极限处保持 10 分钟,必要时可于踝关节处加负荷(图 20-18)。

3)仰卧垂腿练习:屈曲角度大于 90° 后开始,仰卧于床上,大腿垂直于床面(双手抱腿以固定),放松大腿肌肉,使小腿自然下垂,必要时可于踝关节处加负荷,应注意负荷不应过大(图 20-19)。

4)坐位抱腿练习:患者坐于床上,双手抱住脚踝,使脚跟缓慢接近臀部,开始前测量脚跟与臀部间距离,逐渐使距离缩短至与健侧腿角度相同(此练习应循序渐进,切忌盲目练习或畏痛不敢练习)(图 20-20)。

以上练习应按顺序进行,每次角度稍有进步即可,一般术后 3 个月膝关节被动屈曲角度基本恢复正常活动范围即可,训练进度过快将会影响骨折的愈合,屈曲练习中产生一些疼痛属正常现象,练

习结束后 30 分钟疼痛消退至练习前的程度即不会对组织造成影响,应尽量克服,若连续 2 周屈曲角度无进展即可能会造成关节粘连。因此膝关节活动度训练必须循序渐进,逐渐增大屈曲角度。

(5)负重练习:关于胫骨平台骨折术后负重训练,目前不同骨科学者之间还存在很大的分歧,没有统一标准:多数临床医师担心过早负重可能带来关节面塌陷,采取延迟负重。通常情况下,术后 2~3 个月复查 X 线片显示骨折线模糊时,开始指导患者扶双拐行患肢不负重的功能锻炼,根据骨折愈合情况,逐渐双拐变单拐增加负重,术后 5~6 个月行 X 线检查示骨折愈合则可去掉拐杖行走使患肢完全负重。但因胫骨平台骨折及复位固定情况不同,具体下地及负重情况依据个体伤情酌情调整(图 20-21)。

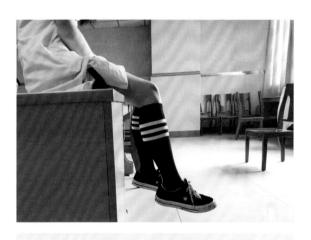

图 20-18 坐位垂腿练习

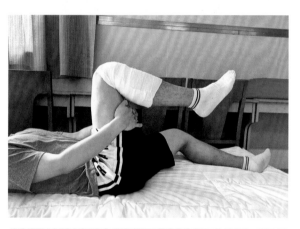

图 20-19 仰卧垂腿练习

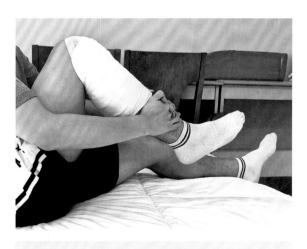

图 20-20 坐位抱腿练习

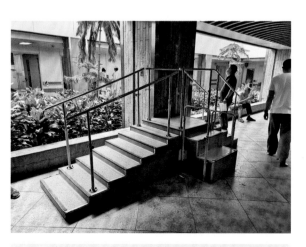

图 20-21 多功能梯辅助进行负重训练

对于患肢负重问题,传统观点认为:胫骨平台骨折术后 3 个月内建议负重不超过 50%,最早训练不要早于 2 个月,初始训练负重不超过 25%,每 2~3 周增加 25% 负重,直到完全单腿全负重,如果能单腿站 2~3 分钟无不适的话,可以尝试进行脱拐行走。此外,也有学者认为,胫骨平台骨折所有类型在术后 6~8 周均应保持患肢不负重,Ⅱ~Ⅳ型骨折 6~8 周后扶双拐患肢逐渐负重 50%,术后 12~14 周完全负重;Ⅴ~Ⅵ型骨折负重延迟至术后 12 周。国外一些报道称,如果 X 线片显示关节骨折固定稳固,术后 6~8 周则开始进行 50% 的部分负重训练。可见,目前国内外临床上对于胫骨平台骨折术后的康复多采用延迟负重的做法,6~8 周时才开始部分负重训练。然而,还有一些学者认为适宜负重有利于骨痂形成,促进骨折愈合对于内固定牢靠的病例可以考虑术后 2~4 周开始负重训练,开始时负重量为体重的 10%,而不是 25%,负重量按每周 10% 递增,至骨折基本愈合后达到 50% 负重。

3. 陈旧性胫骨平台骨折术后训练方法　陈旧性胫骨平台骨折畸形愈合通常是由外侧髁塌陷、膝关节有外翻畸形、胫骨平台关节面不平整、股胫关节的应力对应关系改变引起,易导致创伤性关节炎,进行关节内截骨钢板固定、胫骨高位内侧开放楔形双平面截骨、关节面移植截骨固定术甚至关节置换术成为改善胫股关节的应力对应关系重要方法。为恢复关节面的平整,术中夯实植骨、坚强固定至关重要,有利于内固定物置入、骨折愈合及早期关节功能锻炼。由于陈旧性胫骨平台骨折患者长期制动,多伴有关节粘连,即便术中进行膝关节松解,术后同样需要经过艰苦的训练,才能恢复膝关节的功能。

陈旧性胫骨平台骨折术后锻炼时机的选择:对于术中夯实植骨、固定牢固者,术后当日即行股四头肌功能锻炼及踝泵锻炼,并开始进行低强度膝关节被动功能锻炼,术后 2~3 天鼓励患者进行膝关节主动屈伸功能锻炼和挂拐不负重下地活动,术后 3~5 天复查 X 线片,观察骨折复位及固定情况,术后 12 周依据骨折愈合情况,逐步调

整负重量进行负重训练(具体训练操作同上);对于术中植骨不充分、固定欠牢固者,为避免术后骨折块再次移位可进行石膏、支具或跨关节外固定架固定骨折 1~2 周,术后当日即行股四头肌功能锻炼及踝泵锻炼,每隔 3~5 天观察骨折复位及固定情况,视骨折愈合情况去除外固定物,开始进行膝关节功能锻炼、不负重训练,术后 12~16 周依据骨折愈合情况,逐步调整负重量进行负重训练。

总之,胫骨平台骨折围手术期康复训练是关节功能恢复的重要组成部分。胫骨平台骨折的康复治疗,不论是何损伤类型,应贯穿骨折治疗的整个过程,遵循循序渐进、持之以恒、主动参与、全面锻炼的原则,选择合适的锻炼时机,不能急于求成。康复治疗的具体操作一定要因人而异,制定出因人、因病、因时的康复运动治疗方案。骨科康复训练的早期介入及循序渐进的运动训练可有效预防和减轻膝关节功能障碍,重视和加强术后功能锻炼指导,是提高疗效的关键。

三、胫骨平台骨折康复训练的不足及挑战

虽然胫骨平台骨折术后患者围手术期早期康复训练已经被认为是促进受损关节功能恢复的有效方法,但患者对康复训练的认可度和依从性较差,现阶段真正接受康复训练的人数远远低于应进行康复训练的人数。因此,全面实施胫骨平台骨折康复训练仍然面临很多挑战。

目前,我国胫骨平台骨折患者术后功能恢复及手术治疗效果与发达国家相比还有一定差距,其主要原因是骨科手术治疗与术后康复治疗存在脱节,骨科手术医师偏向于重视手术、轻视康复训练,专业康复人员缺乏且不能早期介入患者围手术期的康复评定及康复治疗。其次,中国传统观念"伤筋动骨一百天"至今影响着普通百姓,术后多数患者选择回家疗养,家庭康复训练成为目前术后功能康复的主要模式,患者不能在医院里接受专业康复训练,这对患者的康复是非常不利的,已有学者对家庭康复训练的效果提出

质疑。此外,康复治疗转诊机制仍有待完善,只有临床科室与康复科室之间建立畅通的转诊机制,才能有效地消除上下游科室之间的转诊阻碍,打消患者与家属的顾虑,从而鼓励患者及时接受康复训练。另外,由于术后疼痛,患者对康复训练的依从性差,许多患者不愿意配合术后进行早期功能康复锻炼或不能长期坚持,导致训练无法定量细化,膝关节功能恢复缓慢,不能达到预期治疗效果,未来的研究应着重于提高患者自我效能,增加依从性,制定合适规范的康复计划。

未来骨科康复治疗必然会成为骨科治疗领域不可或缺的一部分。我们不仅要注重硬件设备的研发还应该关注医务人员业务水平的提高。同时,应和相关科室通力合作,建立较为健全完善的一体化治疗模式。我国的骨科康复训练较其他发达国家还有一定差距,未能发挥骨科医师、康复医师、护理人员等有效结合的效能。当然,康复过程中,也应适当配合物理治疗等方法,以达到康复的目的。

参考文献

[1] 杨桦. 骨科康复学的内涵和发展趋势 [J]. 生物技术世界, 2015 (12): 264.

[2] 樊代明. 医学发展考 [M]. 第四军医大学出版社, 2014.

[3] 白跃宏. 骨科康复研究进展与展望 [J]. 中国矫形外科杂志, 2013, 21 (09): 849.

[4] 励建安. 康复医学在 21 世纪的发展趋势 [J]. 实用医院临床杂志, 2007, 004 (004): 1-3.

[5] 杨康骅, 戴闽. 胫骨平台骨折内固定术后功能康复 [J]. 中国矫形外科杂志, 2012, 20 (02): 147-148.

[6] 申永秀. 胫骨平台骨折内固定及术后康复治疗 [J]. 中国冶金工业医学杂志, 2006, 23 (2): 179-180.

[7] 戴闽. 骨科运动康复 [M]. 北京: 人民卫生出版社, 2008: 20-21.

[8] 王梦媛, 周谋望. 膝关节周围骨折围手术期康复研究进展 [J]. 中国康复医学杂志, 2018, 33 (12): 1483-1488.

[9] 权松涛, 蔡利涛, 杨明路. 胫骨高位内侧开放楔形双平面截骨治疗陈旧性胫骨平台骨折内翻畸形 [J]. 中医正骨, 2020, 32 (05): 62-64.

[10] SCOTT C E, DAVIDSON E, MACDONALD D J, et al. Total knee arthroplasty following tibial plateau fracture: a matched cohort study [J]. Bone Joint J, 2015, 97-B (4): 532-538.

第二十一章

胫骨平台骨折术后随访

胫骨平台骨折占成人所有骨折的1%~2%，通常是由轴向外力和膝关节内翻或外翻联合而造成。为了恢复关节一致性并使膝关节可以早期活动，对于关节内移位或塌陷>2mm或完全伸展时膝关节不稳定的患者，通常建议进行手术治疗。解剖复位和有效固定骨折块对于获得良好的膝关节功能和尽可能防止早期创伤后骨关节炎等并发症的发生至关重要。

针对胫骨平台骨折，外科医生已经开发了多种外科入路，其中切开复位接骨板螺钉内固定（ORIF）是治疗胫骨平台骨折最常用的方法，并在临床中取得了良好的效果。然而，ORIF存在一些缺陷，如过度的骨与软组织损伤、感染风险高、术后功能康复困难、活动延迟和形成瘢痕僵硬等。随着骨科微创技术的进步，许多治疗胫骨平台骨折的微创手术技术（MIS）已经在骨科医生中得到应用，如球囊成形技术、关节镜和金属棒顶压复位技术等。然而，开发一种最佳的方法来治疗所有类型的胫骨平台骨折，并最大限度地改善膝关节功能和防止创伤后关节炎的进展仍是困难的。张英泽教授团队开发了一种微创手术技术即双反牵引微创复位技术，并已经在各种平台骨折类型中应用。通过使用双反牵引复位器、锁定接骨板和自断式加压螺栓实现移位骨折块的复位和固定；如果有明显塌陷，则采用隧道顶压技术对塌陷的关节内骨块进行反向顶压，使其抬高、复位。本章将比较胫骨平台骨折患者在使用微创手术（MIS）和切开复位内固定技术（ORIF）治疗后的临床和放射学结果。

一、方法

（一）材料与方法

对2015年1月至2018年3月，基于Ⅰ级创伤中心前瞻性数据库的513例接受手术治疗的成年平台骨折患者进行了评估。纳入标准：①诊断为闭合性胫骨平台骨折；②接受MIS手术或ORIF手术治疗；③至少有3年完整的术后影像资料，包括术前、术后即刻和末次随访的CT结果和每次随访X线片。排除标准：①未成年患者；②病理性或同侧多发骨折；③采用外固定架或其他非手术方法治疗的骨折；④住院记录不完整；⑤随访时间少于3年。本研究共纳入187例（189侧）胫骨平台骨折患者，根据手术方式分为两组：第1组包括84例（84侧）平台骨折患者，接受MIS治疗；第2组包括103例（105侧）平台骨折患者，接受ORIF治疗。

（二）术前管理

所有患者术前均行损伤膝关节的X线片（正位和侧位片）和CT检查（冠状位、轴位和矢状位）。根据影像学数据结果，根据Schatzker分型和骨科创伤协会（OTA）分级系统对损伤严重程度进行分级。待膝关节肿胀消退后，进行手术治疗。

（三）手术技术

术中采用仰卧位，患肢近端使用止血带。如果观察到明显的关节内塌陷，则准备自体骨或异体骨移植。两组手术步骤如下。

第1组微创手术（MIS）组患者采用双反向牵引复位器、隧道顶压技术、锁定加压接骨板和自断式加压螺栓,通过 MIPO 技术进行复位内固定(图 21-1)。步骤如下:①双反向牵引复位器是主要由旋转手柄、近端牵引弓、远端牵引弓、可折叠支架、碳纤维连接杆以及克氏针等组成。手术过程中,先将两枚直径 2.5mm 克氏针穿过胫骨远端和股骨髁上。然后将两个牵引弓固定在克氏针上,通过尾部旋转杆对克氏针施加张力。碳纤维杆连接近端牵引弓和膝关节上方的折叠支架。远端牵引弓与支架的旋转手柄连接。通过旋转折叠支架手柄对患肢进行双侧反向牵引,将膝关节间隙增宽至 8~10mm,便于术中透视观察复位情况。通过双反牵引复位器平行于下肢机械轴施加反向骨骼牵引力,对关节周围软组织的挤压和牵引,可以部分恢复胫骨平台宽度,纠正部分下肢力线。②如果胫骨平台有明显塌陷(塌陷台阶>2mm),采用隧道顶压复位技术复位胫骨平台。首先,用 2.5mm 克氏针定位关节内骨折塌陷区。沿导向针方向应用环钻开窗,将塌陷骨折块顶起器置入骨隧道内,调整顶起器方向使之指向塌陷骨块,以小锤轻轻敲击,将骨块顶起。复位后,用自体双皮质髂骨填充残余骨隧道。③根据塌陷关节骨块的位置,将专门设计的内侧

和外侧锁定接骨板和加压螺栓通过 MIPO 技术置入对骨折块进行固定(Schatzker Ⅰ~Ⅲ型,通过前外侧入路单接骨板固定;Schatzker Ⅳ型,通过内侧入路单接骨板固定;Schatzker Ⅴ~Ⅵ型,通过双入路双接骨板固定)。自断式加压螺栓可以通过增加横向压力来对平台骨块进行再次加压,使之恢复正常宽度。术中再次行 C 臂透视确认复位效果,完全止血后缝合伤口。

对于第 2 组切开复位内固定(ORIF)组患者,骨折端通过常规前外侧、内侧或双切口暴露(图 21-2)。切开后,使用克氏针和复位钳在直视下复位劈裂的骨折块,并通过骨折线,将塌陷的关节面抬高。采用自体或异体骨移植物作为术后残腔的填充物。第 2 组患者与第 1 组患者使用相同的接骨板和螺钉固定,但不使用加压螺栓。术中透视后分层缝合伤口。

(四)术后管理与评价

两组患者均采用相同的术后康复方案。术后第 2 天,通过膝关节正侧位 X 线片和 CT 扫描评估术后即刻复位情况。术后第 1 天开始连续被动运动。在前 8 周内限制负重活动。如果在 10~12 周时经临床和放射学证实骨折愈合,则

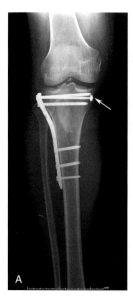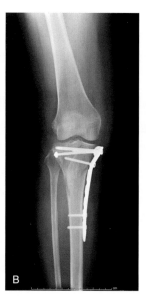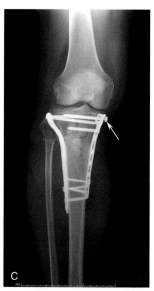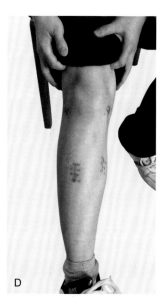

图 21-1　MIS 治疗后不同类型平台骨折的正位 X 线片和切口照片

白色箭头表示自断式加压螺栓。A. Schatzker Ⅰ~Ⅲ型(外侧板);B. Schatzker Ⅳ型(内侧接骨板);
C. Schatzker Ⅴ~Ⅵ型(双接骨板);D. 术后随访 1 年的切口照片。

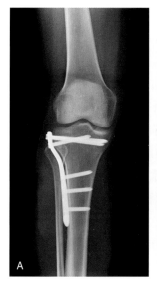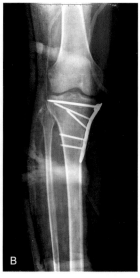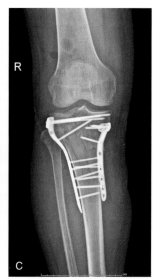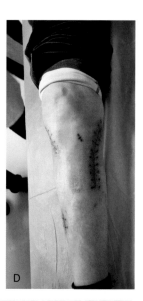

图 21-2　ORIF 治疗后不同类型平台骨折的正位 X 线片和切口照片
A. Schatzker Ⅰ~Ⅲ型（外侧板）；B. Schatzker Ⅳ型（内侧板接骨板）；C. Schatzker Ⅴ~Ⅵ型（双接骨板）；
D. 术后随访 1 年的切口照片。

允许其进行部分负重活动。所有患者都接受术后常规第 1、2、3 和 6 个月及每 12 个月的 X 线检查，至少随访了 3 年。并在最后一次随访时接受膝关节 CT 扫描检查。主要测量结果包括临床功能和影像学结果。在最后一次随访中获得 HSS 和 SF-36 评分，以评估膝关节功能和整体健康状态。HSS 和 SF-36 评分范围为 0~100 分，评分越高表示功能越好，预后越好。采用 WOMAC 评分和 Kellgren-Lawrence（K-L）分级评估膝关节炎的严重程度。较高的 HSS 和 SF-36 评分和较低的 WOMAC 和 K-L 评分表明患者预后改善，并且这些量表已经进行了广泛的可信度和有效性测试。通常情况下，手术医生会亲自对患者进行评估。依据术后即刻和最终随访时的 X 线片和 CT 扫描结果，2 名独立的评审员对所有患者的骨折愈合时间、术后即刻复位丢失率和继发性复位丢失率进行评估。根据术后即刻 X 线片和 CT 扫描，术后即刻复位丢失定义为关节内台阶移位 2mm 及以上，平台增宽 5mm 及以上，内侧胫骨平台角（MTPA）≥95° 或 ≤80°，或后倾角（PSA）≥15° 或 <-5°。与术后即刻 X 线片和 CT 扫描相比，关节内台阶移位大于 3mm、平台增宽大于 5mm 以及最终随访时下肢力线对齐不良增加 5° 被定义为继发性复位丢失。此外，骨愈合定义为随访过程中正侧位 X 线片视图中至少 3 个皮质显示愈合。

次要结果参数为手术相关信息和术后并发症发生率，包括手术记录信息、住院天数、随访时间和术后并发症情况。所有术后不良事件包括感染、深静脉血栓形成（DVT）、外侧腓神经麻痹、慢性局部疼痛综合征、骨筋膜室综合征、粘连及不愈合等。浅表感染定义为皮下组织感染。深层感染被定义为任何需要手术清创的感染。采用下肢深静脉超声检测有无深静脉血栓。外侧腓神经麻痹的定义为：由于腓总神经损伤，足背或脚趾无法背屈，足背皮肤感觉减退或丧失。

使用 SPSS 统计版本 22.0 软件进行统计分析。连续变量用平均值 ± 标准差（SD）和范围表示，分类变量用数字和百分比（%）表示。如果连续变量为正态分布，则采用独立样本 Welch's t 检验；否则，采用 Mann-Whitney U 检验。分类变量采用卡方检验或 Fisher 检验确定。此外，对具有偏态分布的连续数据按参考值进行分类。$P<0.05$ 被认为差异具有显著统计学意义。

二、结果

(一) 患者特征

应用排除标准后,513 例符合纳入标准的平台骨折患者中,共有 187 例(189 侧,左侧 103 例,右侧 86 例)纳入分析,其中男性 140 例,女性 47 例,年龄在 18~72 岁之间,平均年龄(44.7±11.9)岁。其中 106 例(56.1%)平台骨折是由高能损伤引起的,Schatzker Ⅰ、Schatzker Ⅱ、Schatzker Ⅲ、Schatzker Ⅳ、Schatzker Ⅴ 和 Schatzker Ⅵ 型分别为 11、70、16、19、45 和 28 例。平均随访时间为(54.2±10.4)个月。根据相关手术资料,1 组有 84 例(84 侧平台骨折,44.4%)患者接受 MIS 治疗,2 组有 103 例(105 侧平台骨折,55.6%)接受 ORIF 治疗。本研究中两组患者的人口学数据、损伤机制和骨折特征无显著差异(表 21-1)。

(二) 主要测量结果

表 21-2 显示,从本研究的临床结果、术后即刻复位和术后长期复位维持来看,MIS 是一种令人满意的治疗平台骨折的手术技术。临床上,两组在 WOMAC 评分中疼痛与僵硬、HSS 评分、SF-36 评分方面有显著统计学差异(疼痛,$P=0.001$;僵硬,$P<0.001$;HSS,$P=0.003$;SF-36 评分,$P=0.001$)。影像学上,两组患者术后即刻复位丢失率分别为 11.9% 及 16.2%,无显著差异($P=0.403$)。继发性复位丢失率分别为 17.9% 及 35.2%($P=0.008$)、骨关节炎征象(K-L 级)($P=0.037$)和骨折愈合时间($P<0.001$)组间差异均有统计学意义。

(三) 次要测量结果

与 ORIF 技术相比,MIS 治疗组患者在从受伤到手术所需天数($P=0.008$)、手术时间($P<0.001$)、术中出血量($P<0.001$)和住院天数($P=0.015$)方面具有明显优势(表 21-2)。1 组和 2 组浅表感染发生率分别为 2.4% 和 9.5%($P=0.045$);腘外侧神经麻痹 1 组未发生,2 组发生 6 例($P=0.026$);组间差异有统计学意义。两组在深感染、深静脉血栓形成、慢性局限疼痛综合征、骨筋膜室综合征、粘连、不愈合等并发症方面无明显差异(表 21-3)。常规治疗后相关症状均消失。

三、讨论

与任何关节内骨折一样,胫骨平台骨折治疗的最终目标是获得良好的功能结果,恢复下肢力线及关节活动,预防早期创伤性关节炎。目前,已经有多种方法和手术技术应用于平台骨折的治疗,如 ORIF 和 MIS 技术(球囊技术、关节镜和隧道顶压复位技术)。此前,ORIF 的出现对治疗平台骨折很有前景,并取得了良好的效果。然而,仍存在一些缺点:创伤大、感染、骨不连、疼痛、僵硬、复位不良和创伤性关节炎风险等。在一项关于 ORIF 技术的研究中,20% 的患者发生了浅表或深部感染,但功能预后可接受。据报道,高达 50% 的并发症与软组织有关。此外,Kim 发现 ORIF 处理的平台骨折的复位丢失率高达 29.0%,双髁平台骨折的复位丢失率更高,为 34.5%。

最近,关节镜下辅助螺钉固定已被推广为一种间接复位平台骨折和精确处理关节内病变的方法。然而,大多数纳入患者为 Schatzker Ⅰ~Ⅲ 型平台骨折。Siegler 的一项研究显示,46% 的 Schatzker Ⅱ 型骨折患者在长期随访中发展为膝关节骨关节炎。通常,MIPO 技术主要应用于劈裂而非塌陷的平台骨折,球囊技术和骨夯法主要用于复位塌陷的骨折碎片。因此,迫切需要找到一种安全、微创、有效和适合所有类型平台骨折的治疗方法。

双反牵引微创体系是一种新型的手术方法,可以治疗几乎所有类型的胫骨平台骨折,实现了真正的微创复位固定胫骨平台骨折。双反牵引复位器可在术中提供持续、有效的牵引作用,其牵引力线与下肢机械轴线一致,将纵向牵引力转变为横向挤压力即实现纵向和横向全方位的牵拉与挤压,符合人体正常生理特性。在牵引作用下,不仅能够依靠软组织挤压作用间接复位侧方移位骨折块,还可以快速纠正下肢力线及关节脱位。塌陷的骨折块须采用隧道顶压复位、隧道植

骨、横向加压钉加压固定,这样不但能确保增宽的平台变窄,而且增加了骨折块间的牢固程度和

稳定性。我们的研究结果也证实了 MIS 组骨折愈合时间比 ORIF 组短($P<0.001$)。

表 21-1　比较每组患者的人口统计和损伤特征

变量	1组	2组	P 值
患者	**n=84**	**n=103**	
年龄(岁),mean ± SD(range)	45.0 ± 12.1(19~72)	44.4 ± 11.8(18~65)	0.699
性别(男),n(%)	60,(71.4)	78,(75.7)	0.506
BMI(kg/m²),mean ± SD(range)	26.3 ± 3.1(19.2~34.0)	26.5 ± 3.3(18.5~37.2)	0.781
侧别(左),n(%)	47,(56.0)	63,(61.2)	0.471
吸烟,n(%)	15,(17.9)	21,(20.4)	0.662
酗酒,n(%)	9,(10.7)	16,(15.5)	0.335
高血压,n(%)	16,(19.0)	16,(15.5)	0.526
糖尿病,n(%)	9,(10.7)	13,(12.6)	0.687
损伤机制,n(%)			0.315
高能量	51,(60.7)	55,(53.4)	
低能量	33,(39.3)	48,(46.6)	
ASA 分级,n(%)			0.731
Ⅰ	12,(14.3)	17,(16.5)	
Ⅱ	51,(60.7)	65,(63.1)	
Ⅲ 或以上	21,(25.0)	21,(20.4)	
胫骨平台骨折	**n=84**	**n=105**	
Schatzker 分型,n(%)			0.784
Ⅰ 型	3,(3.6)	8,(7.6)	
Ⅱ 型	32,(38.1)	38,(36.2)	
Ⅲ 型	9,(10.7)	7,(6.7)	
Ⅳ 型	9,(10.7)	10,(9.5)	
Ⅴ 型	19,(22.6)	26,(24.8)	
Ⅵ 型	12,(14.3)	16,(15.2)	
OTA/AO 分型,n(%)			0.244
41-B1	9,(10.7)	14,(13.3)	
41-B2	10,(11.9)	6,(5.7)	
41-B3	34,(40.5)	43,(41.0)	
41-C1	14,(16.7)	10,(9.5)	
41-C2	4,(4.8)	11,(10.5)	
41-C3	13,(15.4)	21,(20.0)	
冠状面骨折,n(%)	20,(23.8)	29,(27.6)	0.553
粉碎性骨折,n(%)	28,(33.3)	33,(31.4)	0.781

表 21-2　两组手术资料及临床结果

变量	1组	2组	P值
患者	***n*=84**	***n*=103**	
从受伤到手术所需时间（天），mean ± SD（range）	5.6 ± 2.3,（1~14）	6.8 ± 2.9,（1~15）	0.008
麻醉方式,n（%）			0.103
椎管内麻醉	34,（40.5）	54,（52.4）	
全身麻醉	50,（59.5）	49,（47.6）	
手术时间（分钟），n（%）			<0.001
1~120	71,（84.5）	48,（46.6）	
>120	13,（15.5）	55,（53.4）	
术中失血量（ml），n（%）			<0.001
1~200	58,（69.0）	36,（35.0）	
201~400	22,（26.2）	50,（48.5）	
>400	4,（4.8）	17,（16.5）	
住院时间（days），mean ± SD（range）	14.6 ± 4.2,（6~26）	16.6 ± 6.2,（7~32）	0.015
随访时间（months），mean ± SD（range）	52.7 ± 7.0,（36~71）	55.4 ± 12.5,（36~74）	0.080
§ SF-36 评分，mean ± SD（range）	90.1 ± 7.6（68~99）	84.0 ± 13.2（35~98）	0.001
胫骨平台骨折	***n*=84**	***n*=105**	
植骨,n（%）	38,（45.2）	41,（39.0）	0.391
内固定物取出,n（%）	36,（42.9）	51,（48.6）	0.434
骨折愈合时间（月），n（%）			<0.001
1~3	71,（84.5）	39,（37.1）	
4~6	13,（15.5）	62,（59.0）	
>6	0,（–）	4,（3.8）	
术后即刻复位丢失,n（%）	17,（20.2）	47,（44.8）	<0.001
术后继发性复位丢失,n（%）	15,（17.9）	37,（35.2）	0.008
平台增宽（>5mm）	7,（8.3）	24,（22.9）	0.009
关节内台阶移位（>3mm）	5,（6.0）	19,（18.1）	0.013
胫骨平台角（>5°）	2,（2.4）	10,（9.5）	0.045
后倾角（>5°）	4,（4.8）	11,（10.5）	0.149
关节炎征象（K-L 分级），n（%）			
1 级	6,（7.1）	9,（8.6）	0.037
2 级	4,（4.8）	19,（18.1）	
3 级	2,（2.4）	6,（5.7）	
4 级	1,（1.2）	1,（1.0）	
WOMAC 评分,mean ± SD（range）	3.5 ± 8.4（0~50）	7.1 ± 13.1（0~64）	0.078
疼痛	0.3 ± 0.8（0~4）	1.6 ± 3.0（0~14）	0.001
僵硬	0.3 ± 0.8（0~5）	1.3 ± 2.1（0~8）	<0.001
功能	2.8 ± 7.0（0~48）	4.2 ± 9.0（0~64）	0.372
HSS 评分,mean ± SD（range）	94.4 ± 6.5（69~100）	89.2 ± 11.5（54~100）	0.003

表21-3　两组患者随访 3 年过程中并发症情况

变量	1组(平台骨折, n=84)	2组(平台骨折, n=105)	P 值
浅表感染, n(%)	2,(2.4)	10,(9.5)	0.045
深部感染, n(%)	0,(0)	2,(1.9)	0.203
DVT, n(%)	7,(8.3)	11,(10.5)	0.618
外侧腘神经麻痹, n(%)	0,(0)	6,(5.7)	0.026[*]
慢性局限性疼痛综合征, n(%)	0,(0)	1,(1.0)	0.370
筋膜室综合征, n(%)	0,(0)	0,(0)	1.000
骨折不愈合, n(%)	0,(0)	2,(1.9)	0.203
粘连松解, n(%)	0,(0)	3,(2.9)	0.118

在本研究中,MIS 组患者的 HSS 得分和 SF-36 得分优于 ORIF 组患者,获得了满意的膝关节功能,这与复位质量相关。MIS 组患者软组织问题和并发症发生率较低,疗效优于 ORIF。此外,微创技术可以减少术后疼痛,促进早期活动,改善关节功能,促进骨折愈合。同时,瘢痕形成较少,可以减少关节粘连和僵硬的发生。WOMAC 评分和 K-L 评分也证实了这一点(见表 21-2)。1 组患者 WOMAC 平均评分显著低于 2 组(P=0.001),尤其是疼痛和僵硬;MIS 组患者关节炎发生率为 15.5% 显著低于 ORIF 组的 33.4%(P=0.037),表明能够延缓膝关节骨性关节炎的发展。与 ORIF 相比,MIS 治疗有效地降低了继发性复位丢失率(从 35.2% 降低到 17.9%)。从长期维持复位效果来看,MIS 在防止平台变宽、关节面复位和 MPTA 损失方面发挥了重要作用,这可能与使用双反向牵引复位器、顶棒和加压螺栓有关。

此外,MIS 联合双牵引装置的使用显著减少了从受伤到手术的平均时间、平均手术时间、平均术中出血量、平均住院天数和术后并发症发生率。MIS 组患者无深部感染、外侧腘神经麻痹、慢性区域疼痛综合征、骨不连并发症的发生。MIS 在预防浅表感染(P=0.045)和腘外侧神经麻痹(P=0.026)方面有明显优势。所有这些发现可能是由于我们的新方法所具有的微创优势。

本研究仍存在一定局限性。首先,没有评估骨质量对复位丢失影响,而且很难评估所有患者的骨密度。(年龄、性别、BMI 或损伤机制在两组之间没有显著差异,这足以支持研究结果)。其次,由于 MRI 检查资料不完整,无法评估关节内可能的病变。最后,CT 扫描可以更准确地评估骨折愈合和复位丢失,但在每次随访中都进行 CT 扫描是不现实的;因此,我们仅在术前、术后即刻和末次随访时进行膝关节 CT 扫描来评估复位丢失情况。

总之,胫骨平台骨折是一种关节内骨折,通常需要接受尽可能小的侵入性治疗。与 ORIF 相比,MIS 联合双反向牵引复位器治疗平台骨折是一种令人满意的手术技术,术后临床和影像学结果良好,具有创伤小、手术时间短、并发症少的优点。

参考文献

［1］ PRALL W C, RIEGER M, FÜRMETZ J, et al. Schatzker Ⅱ tibial plateau fractures: Anatomically precontoured locking compression plates seem to improve radiological and clinical outcomes [J]. Injury, 2020, 51 (10): 2295-2301.

［2］ PHAN T M, ARNOLD J, SOLOMON L B. Rehabilitation for tibial plateau fractures in adults: a scoping review protocol [J]. JBI Database System Rev Implement Rep, 2017, 15 (10): 2437-2444.

［3］ PARKKINEN M, MADANAT R, MUSTONEN A, et al. Factors predicting the development of early osteoarthritis following lateral tibial plateau fractures: midterm clinical and radiographic outcomes of 73 operatively treated patients [J]. Scand J Surg, 2014, 103 (4): 256-262.

［4］ STÖBE C, HOECHEL S, MÜLLER-GERBL M, et al. Systematic effects of femoral component rotation and tibial slope on the medial and lateral tibiofemoral flexion gaps in total knee arthroplasty [J]. J Orthop Translat, 2020, 24: 218-223.

［5］ GONZALEZ L J, HILDEBRANDT K, CARLOCK K, et al. Patient function continues to improve over the first five years following tibial plateau fracture managed by open reduction and internal fixation [J]. Bone Joint J, 2020, 102-B (5): 632-637.

［6］ GAVASKAR A S, GOPALAN H, TUMMALA N C, et al. The extended posterolateral approach for split depression lateral tibial plateau fractures extending into the posterior column: 2 years follow up results of a prospective study [J]. Injury, 2016, 47 (7): 1497-1500.

［7］ GOSLING T, SCHANDELMAIER P, MULLER M, et al. Single lateral locked screw plating of bicondylar tibial plateau fractures [J]. Clin Orthop Relat Res, 2005, 439: 207-214.

［8］ VENDEUVRE T, MONLEZUN O, BRANDET C, et al. Comparative evaluation of minimally invasive 'tibial tuberoplasty' surgical technique versus conventional open surgery for Schatzker Ⅱ-Ⅲ tibial plateau fractures: design of a multicentre, randomised, controlled and blinded trial (TUBERIMPACT study)[J]. BMJ Open, 2019, 9 (8): e026962.

［9］ VENDEUVRE T, GRUNBERG M, GERMANEAU A, et al. Contribution of minimally invasive bone augmentation to primary stabilization of the osteosynthesis of Schatzker type Ⅱ tibial plateau fractures: Balloon vs bone tamp [J]. Clin Biomech (Bristol, Avon), 2018, 59: 27-33.

［10］ WANG J Q, JIANG B J, GUO W J, et al. Arthroscopic-assisted balloon tibioplasty versus open reduction internal fixation (ORIF) for treatment of Schatzker Ⅱ-Ⅳ tibial plateau fractures: study protocol of a randomised controlled trial [J]. BMJ Open, 2018, 8 (8): e021667.

［11］ RAZA H, HASHMI P, ABBAS K, et al. Minimally invasive plate osteosynthesis for tibial plateau fractures [J]. J Orthop Surg (Hong Kong), 2012, 20 (1): 42-47.

［12］ CHANG H, ZHENG Z, YU Y, et al. The use of bidirectional rapid reductor in minimally invasive treatment of bicondylar tibial plateau fractures: preliminary radiographic and clinical results [J]. BMC Musculoskelet Disord, 2018, 19 (1): 419.

［13］ WANG Z, WANG Y, TIAN S, et al. Dual plating or dual plating combined with compression bolts for bicondylar tibial plateau fractures: a retrospective comparative study [J]. Sci Rep, 2021, 11 (1): 7768.

［14］ ADAMS D, PATEL J N, TYAGI V, et al. A simple method for bone graft insertion during Schatzker Ⅱ and Ⅲ plateau fixation [J]. Knee Surg Sports Traumatol Arthrosc, 2019, 27 (3): 850-853.

［15］ SEVENCAN A, ŞENOL M S, MıSıR A, et al. Comparison of cannulated lag screws and lateral locking plate in the treatment of Schatzker type Ⅱ tibial plateau fractures [J]. Jt Dis Relat Surg, 2020, 31 (1): 130-136.

［16］ STEVENS D G, BEHARRY R, MCKEE M D, et al. The long-term functional outcome of operatively treated tibial plateau fractures [J]. J Orthop Trauma, 2001, 15 (5): 312-320.

［17］ KEIGHTLEY A J, NAWAZ S Z, JACOB J T, et al. Ilizarov management of Schatzker Ⅳ to Ⅵ fractures of the tibial plateau: 105 fractures at a mean follow-up of 7. 8 years [J]. Bone Joint J, 2015, 97-B (12): 1693-1697.

［18］ ALI A M, YANG L, HASHMI M, et al. Bicondylar tibial plateau fractures managed with the Sheffield Hybrid Fixator. Biomechanical study and operative technique [J]. Injury, 2001, 32 Suppl 4: SD86-91.

［19］BAREI D P, NORK S E, MILLS W J, et al. Compli-
cations associated with internal fixation of high-
energy bicondylar tibial plateau fractures utilizing a
two-incision technique [J]. J Orthop Trauma, 2004,
18 (10): 649-657.

［20］MATSUMURA T, NAKASHIMA M, TAKAHASHI
T, et al. Clinical outcomes of open reduction and
internal fixation for intra-articular complex tibial
plateau non-union with 3-year minimum follow-up
[J]. J Orthop Sci, 2021, 26 (3): 403-408.

［21］KIM C W, LEE C R, AN K C, et al. Predictors of
reduction loss in tibial plateau fracture surgery:
Focusing on posterior coronal fractures [J]. Injury,
2016, 47 (7): 1483-1487.

［22］SIEGLER J, GALISSIER B, MARCHEIX P S, et
al. Percutaneous fixation of tibial plateau fractures
under arthroscopy: a medium term perspective [J].
Orthop Traumatol Surg Res, 2011, 97 (1): 44-50.

［23］CHEN W, ZHANG T, WANG J, et al. Minimally
invasive treatment of displaced femoral shaft frac-
tures with a rapid reductor and intramedullary nail
fixation [J]. Int Orthop, 2016, 40 (1): 167-172.

［24］YUAN Y, DING X, JING Z, et al. Modified tibial
transverse transport technique for the treatment of
ischemic diabetic foot ulcer in patients with type 2
diabetes [J]. J Orthop Translat, 2021, 29: 100-105.

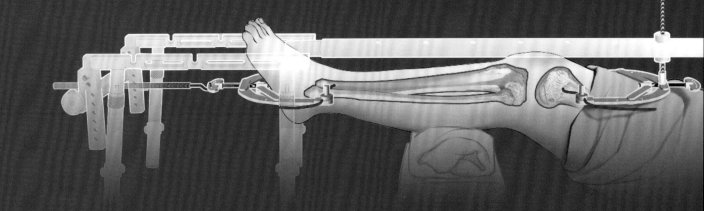

下篇

经典病例篇

第二十二章

Schatzker 分型 II 型经典病例

病例 1 右侧胫骨平台骨折

【病历摘要】

基本信息：男性，34岁；

主诉：外伤致右膝部疼痛、肿胀、活动受限 2 天余；

诊断：右侧胫骨平台骨折。

【辅助检查】

膝关节 X 线及 CT 检查示右侧胫骨平台骨折。

骨折分型：Schatzker 分型 II 型，综合分型 I 型。

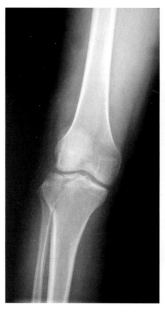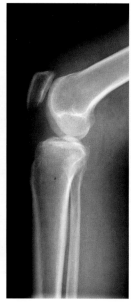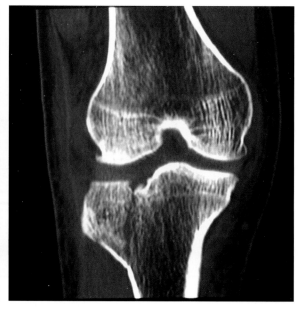

【手术过程】

第1步　术中应用双反牵引复位器。

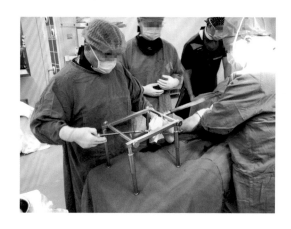

第2步　术中行 O 形臂 CT 检查明确塌陷位置。

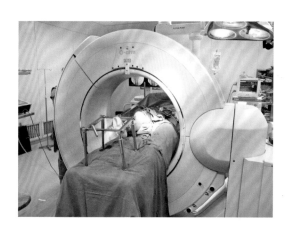

第3步　经皮于胫骨结节下方置入导针,导针指向平台塌陷位置。

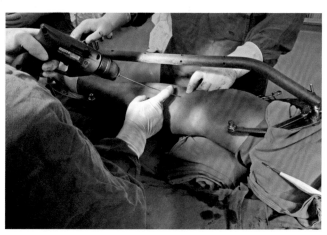
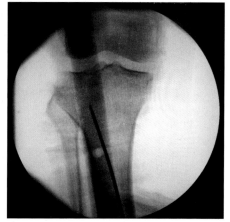

第4步 以自制的骨块顶起器进行多角度塌陷部位顶起。

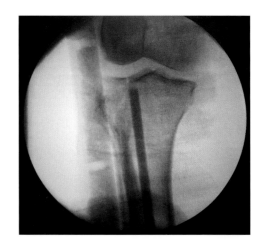

第5步 将双皮质髂骨条置入骨隧道内。

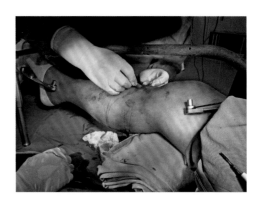

第6步 微创置入接骨板。

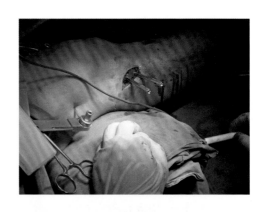

第7步 术中C形臂扫描示关节面平整。

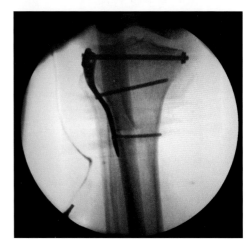

　　术后切口大体相如图。手术历时 105 分钟,术中出血约 200ml,术中未出现相关并发症。

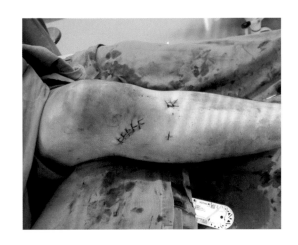

【术后检查】

　　术后 X 线检查示胫骨平台关节面平整,宽度恢复良好。

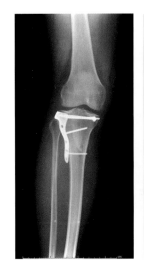
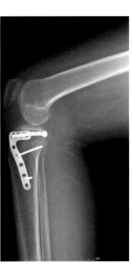

【随访】

　　患者于术后 6 个月随访 HSS 评分为 87 分,术后 12 个月评分为 96 分。术后 6 个月 X 线检查如图。

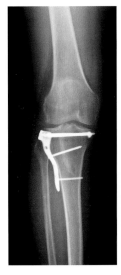
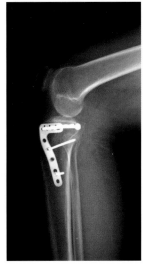

术后 12 个月随访,功能恢复良好。

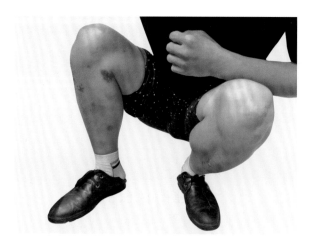

术后 2 年 X 线检查如图。

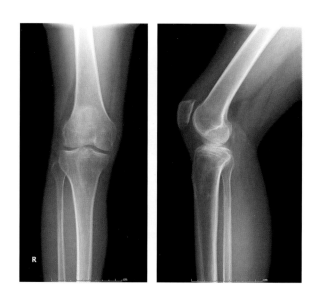

术后 2 年随访,功能恢复良好。

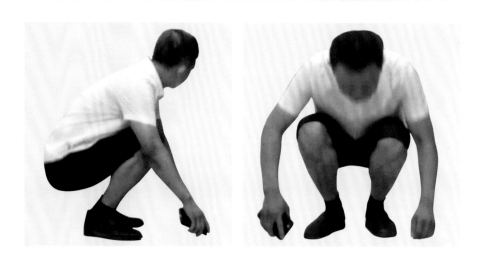

病例 2　左侧胫骨平台骨折

【病历摘要】

基本信息：男性，21 岁；
主诉：外伤致左膝部疼痛、肿胀、活动受限 4 小时入院；
诊断：左侧胫骨平台骨折。

【辅助检查】

膝关节 X 线及 CT 检查示左侧胫骨平台骨折。
骨折分型：Schatzker 分型 Ⅱ型，综合分型Ⅱ型。

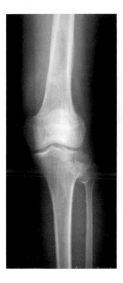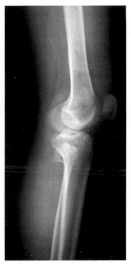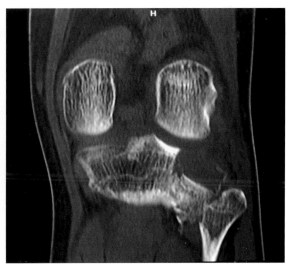

【手术过程】

第 1 步　术中应用双反牵引复位器。

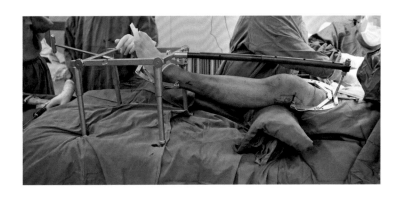

第2步 经皮于胫骨结节下方置入导针,导针指向平台塌陷位置。

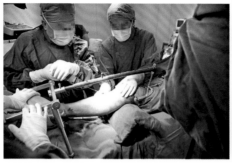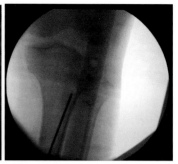

第3步 使用阶梯钻头沿导针方向扩髓。

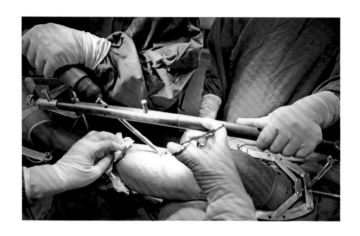

第4步 以自制的骨块顶起器进行多角度塌陷部位顶起。

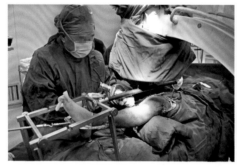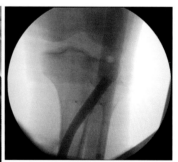

第5步 微创置入接骨板并拧入加压骨栓恢复胫骨平台高度、宽度。

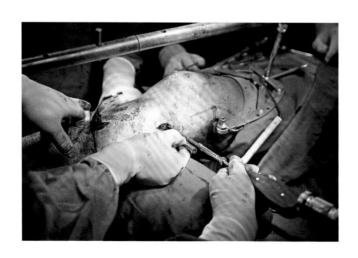

　　术后切口大体相如图。手术历时 120 分钟，术中出血约 200ml，未出现相关术中并发症。

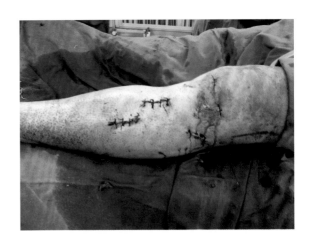

【关节镜探查膝关节】

　　镜下可见关节面平整、复位良好，骨折线对齐。

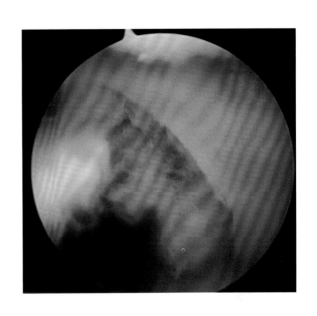

【术后检查】

　　术后 X 线及 CT 检查示胫骨平台关节面平整，宽度恢复良好。

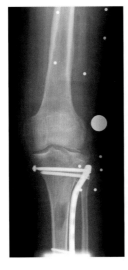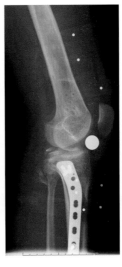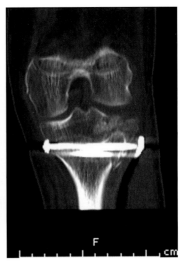

【随访】

患者术后 18 个月随访 HSS 评分为 97 分。术后 18 个月 X 线检查如图。

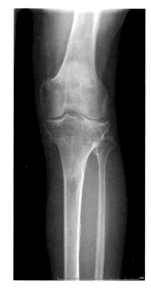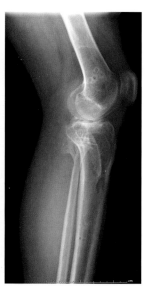

术后 18 个月随访，功能恢复良好。

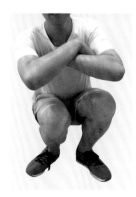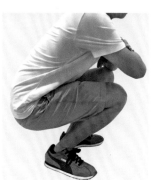

病例 3 左侧胫骨平台骨折

【病历摘要】

基本信息：女性，50 岁；
主诉：外伤致左膝部疼痛、肿胀、活动受限 6 小时；
诊断：左侧胫骨平台骨折。

【辅助检查】

膜关节 X 线及 CT 检查示左侧胫骨平台骨折。
骨折分型：Schatzker 分型 II 型，综合分型 I 型。

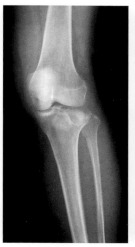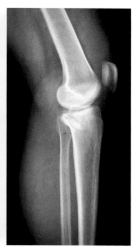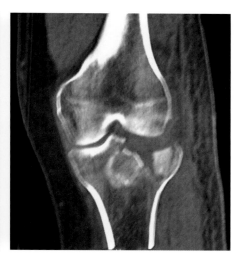

【手术过程】

第1步　术中应用双反牵引复位器。

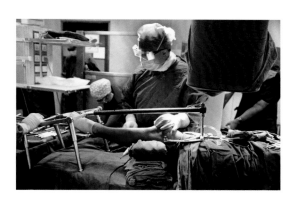

第2步　经皮于胫骨结节下方置入导针，
导针指向平台塌陷位置。

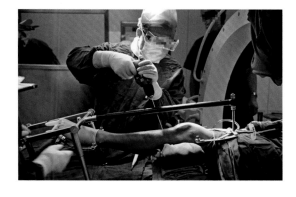

第3步 使用阶梯钻头沿导针方向扩髓，尺寸由 9mm 递增至 16mm。

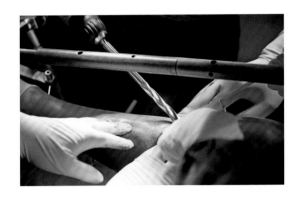

第4步 以自制的骨块顶起器进行多角度塌陷部位顶起。

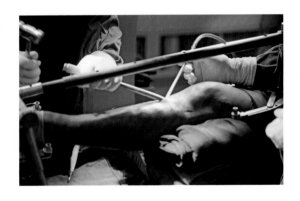

第5步 微创置入接骨板并拧入加压骨栓恢复胫骨平台宽度。

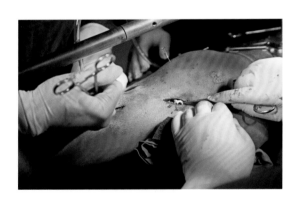

术后切口大体相如图。手术历时 120 分钟，术中出血约 200ml，术中未出现相关并发症。

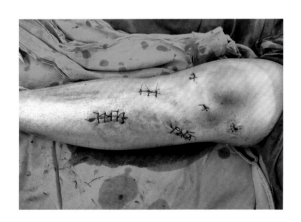

【关节镜探查膝关节】

　　镜下可见关节面平整、复位良好,骨折线对齐。

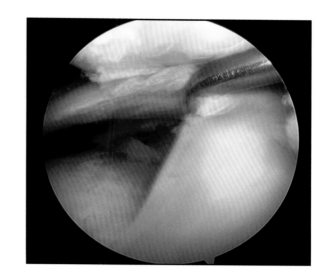

【术后检查】

　　术后 X 线检查示胫骨平台关节面平整,宽度恢复良好。

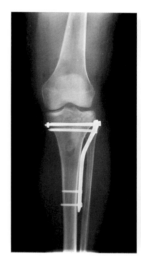
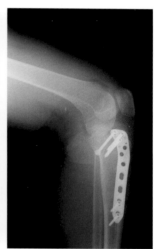

【随访】

　　患者术后 6 个月随访 HSS 评分为 95 分,术后 2 年随访 HSS 评分为 100 分。术后 6 个月 X 线检查如图。

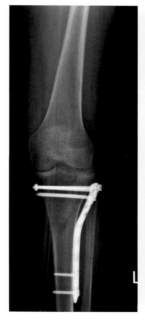
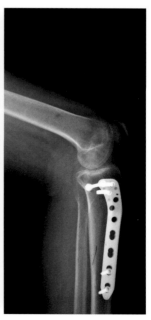

术后 6 个月随访，功能恢复良好。

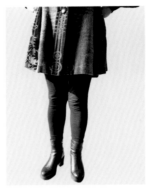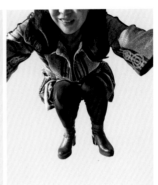

术后 2 年 X 线检查如图。

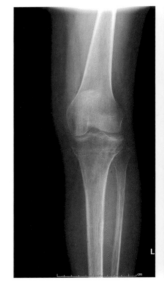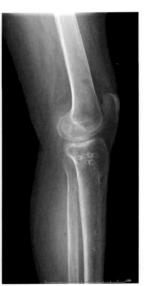

术后 2 年随访，功能恢复良好。

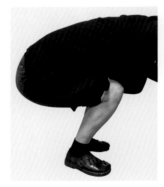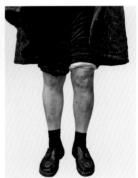

病例 4　右侧胫骨平台骨折

【病历摘要】

基本信息：女性，46 岁；

主诉：主因摔伤致右膝部疼痛、肿胀、活动受限 23 小时；

诊断：右侧胫骨平台骨折。

辅助检查

膝关节 X 线及 CT 检查示右侧胫骨平台骨折。

骨折分型：Schatzker 分型 Ⅱ 型，综合分型 Ⅰ 型。

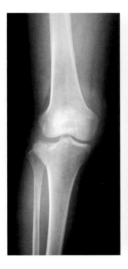 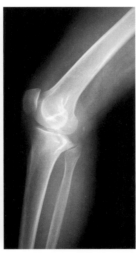 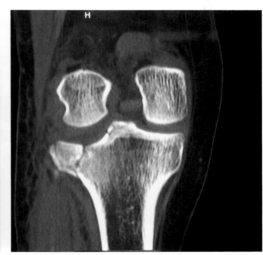

【手术过程】

第1步　术中应用双反牵引复位器。

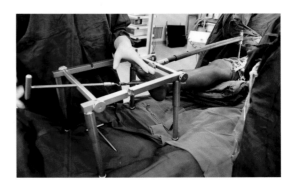

第2步 经皮于胫骨结节下方置入导针，导针指向平台塌陷位置。

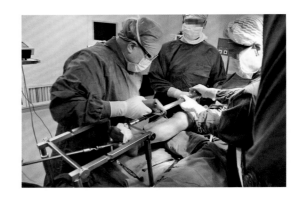

第3步 使用阶梯钻头沿导针方向扩髓。

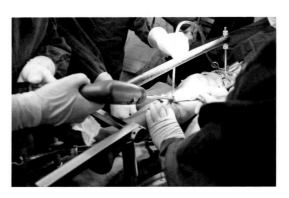

第4步 以自制的骨块顶起器进行多角度塌陷部位顶起。

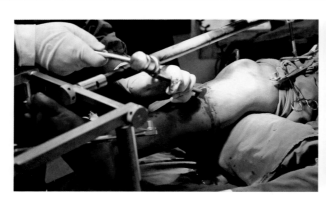 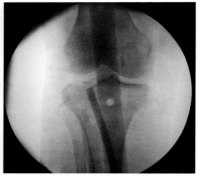

第5步 将双皮质髂骨条置入骨隧道内。

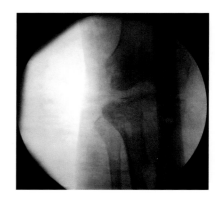

第 6 步　微创置入接骨板并拧入加压骨栓恢复胫骨平台高度、宽度。

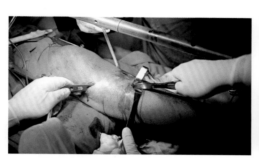
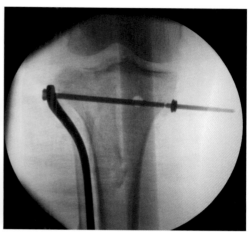

术后大体相如图。手术历时 120 分钟,术中出血约 250ml,术中未出现相关并发症。

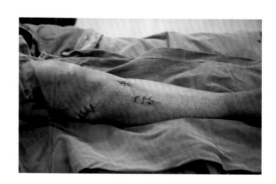

【关节镜探查膝关节】

镜下可见关节面平整、复位良好,骨折线对齐。

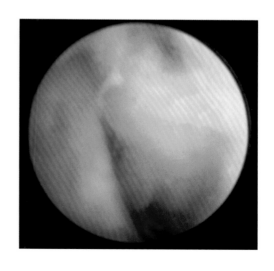

【术后检查】

术后 X 线检查示胫骨平台关节面平整，宽度恢复良好。

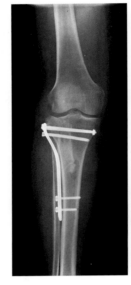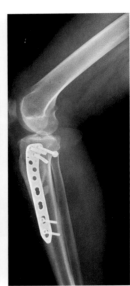

【随访】

术后 3 个月 X 线检查如图。

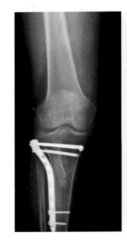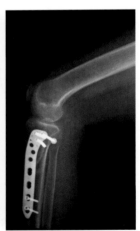

术后 17 个月随访 HSS 评分为 98 分。术后 17 个月 X 线检查如图。

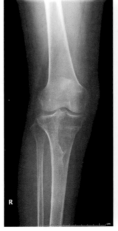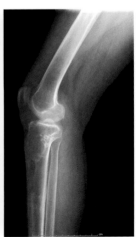

术后 17 个月随访,功能恢复良好。

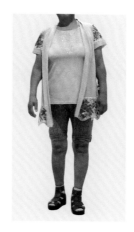
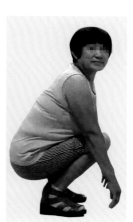

病例 5　右侧胫骨平台骨折

【病历摘要】

基本信息:女性,33 岁;
主诉:外伤致右膝部疼痛、肿胀、活动受限 1 天;
诊断:右侧胫骨平台骨折。

【辅助检查】

膝关节 CT 检查示右侧胫骨平台骨折。
骨折分型:Schatzker 分型 Ⅱ 型;综合分型
Ⅰ 型。

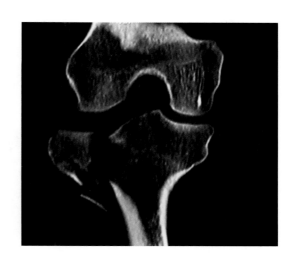

【手术过程】

第1步 术中应用双反牵引复位器。

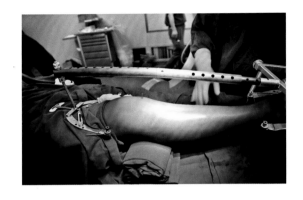

第2步 经皮于胫骨结节下方置入导针，导针指向外侧平台塌陷。

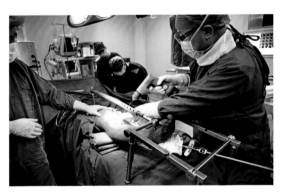

第3步 使用阶梯钻头沿导针方向扩髓，尺寸由9mm递增至16mm。

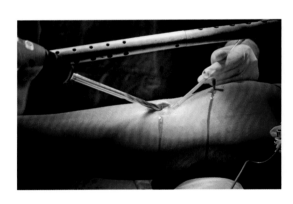

第4步 以自制的骨块顶起器进行多角度塌陷部位顶起。

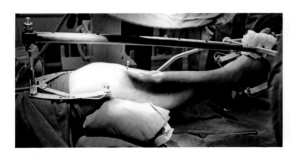
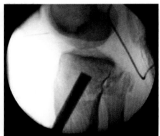
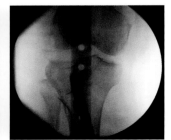

第5步　将双皮质髂骨条置入骨隧道内。

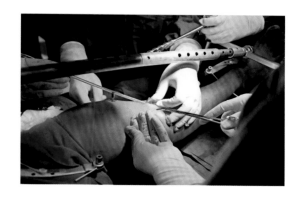

第6步　微创置入接骨板并拧入加压骨栓恢复胫骨平台宽度。

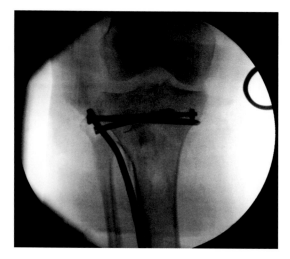

术后切口大体相如图,手术历时 120 分钟,术中出血约 200ml,术中未出现相关并发症。

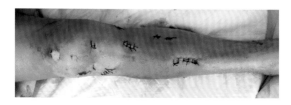

【关节镜探查膝关节】

镜下可见关节面平整、复位良好,骨折线对齐。

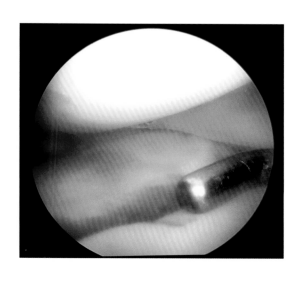

【术后检查】

术后 X 线检查示胫骨平台关节面平整，宽度恢复良好。

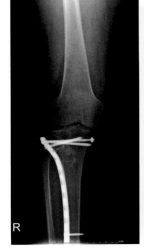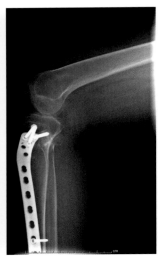

【随访】

术后 3 个月 X 线检查如图。

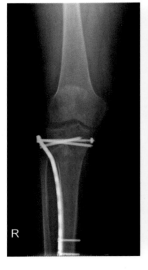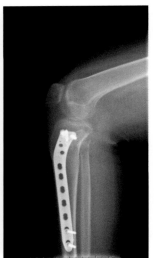

患者术后 12 个月随访 HSS 评分为 98 分。术后 12 个月 X 线检查如图。

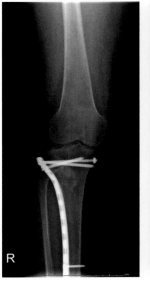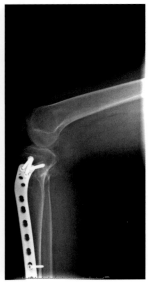

术后 12 个月随访，功能恢复良好。

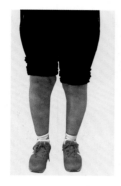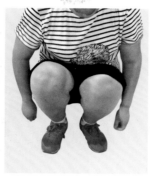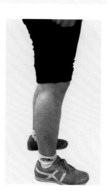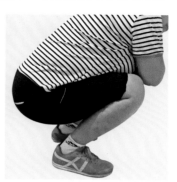

病例 6　右侧胫骨平台骨折

【病历摘要】

基本信息：男性，28 岁；
主诉：撞伤致右下肢疼痛、出血、肿胀，活动受限 4 小时；
诊断：右侧胫骨平台骨折。

【辅助检查】

膝关节 X 线及 CT 检查示右侧胫骨平台骨折。

骨折分型：Schatzker 分型 II 型；综合分型 I 型。

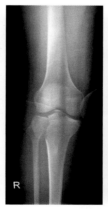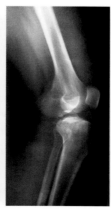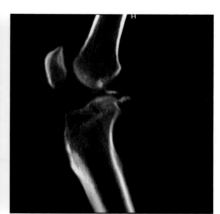

【手术过程】

第1步 术中应用双反牵引复位器。

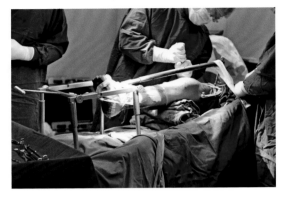

第2步 经皮于胫骨结节下方置入导针，导针指向平台塌陷位置。

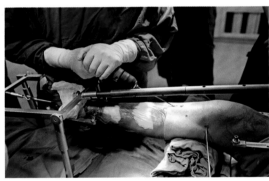

第3步 使用阶梯钻头沿导针方向扩髓，尺寸由9mm递增至16mm。

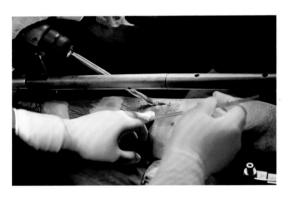

第4步 以自制的骨块顶起器进行多角度塌陷部位顶起。

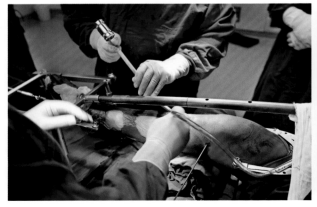 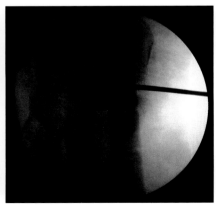

第5步　将双皮质髂骨条置入骨隧道内。

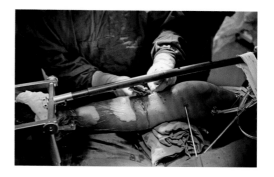

第6步　微创置入接骨板并拧入加压骨栓恢复胫骨平台宽度。

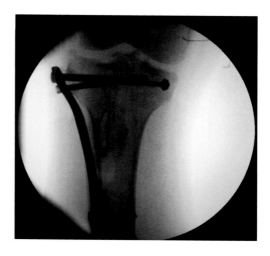

术后切口大体相如图。手术历时 120 分钟,术中出血约 200ml。

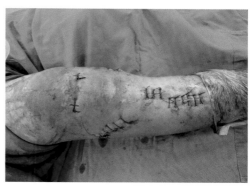

【关节镜探查膝关节】

镜下可见关节面平整、复位良好,骨线对齐。

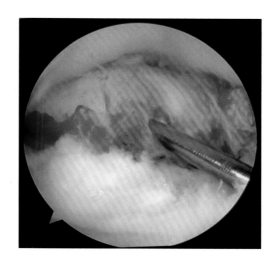

【术后检查】

术后 X 线检查示胫骨平台关节面平整，宽度恢复良好。

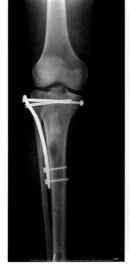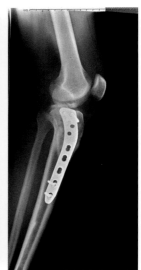

【随访】

术后 3 个月 X 线检查如图。

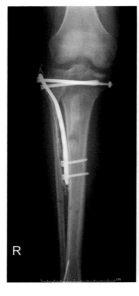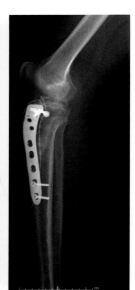

患者术后 12 个月随访 HSS 评分为 95 分。术后 12 个月 X 线检查如图。

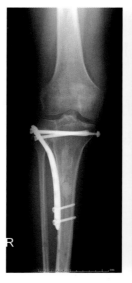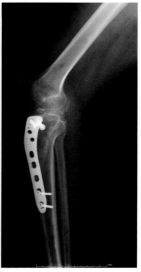

病例 7　右侧胫骨平台骨折

【病历摘要】

基本信息：男性，52 岁；
主诉：外伤致右前臂、右膝部疼痛、肿胀伴活动受限 7 天；
诊断：右尺桡骨骨折、右侧胫骨平台骨折。

【辅助检查】

膝关节 X 线及 CT 检查示右侧胫骨平台骨折。
骨折分型：Schatzker 分型 II 型；综合分型 I 型。

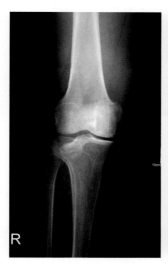
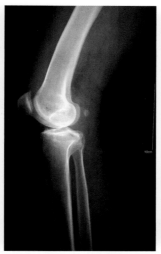
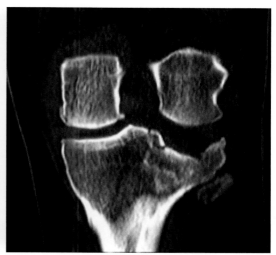

【手术过程】

第 1 步　术中应用双反牵引复位器。

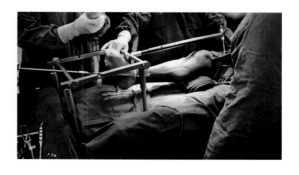

第2步 经皮于胫骨结节下方置入导针，导针指向平台塌陷位置。

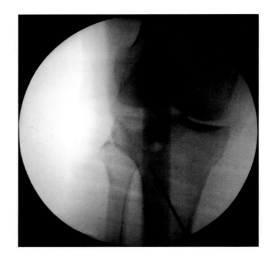

第3步 使用阶梯钻头沿导针方向扩髓，尺寸由9mm递增至16mm。

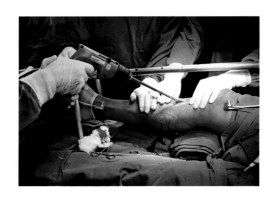

第4步 以自制的骨块顶起器进行多角度塌陷部位顶起。

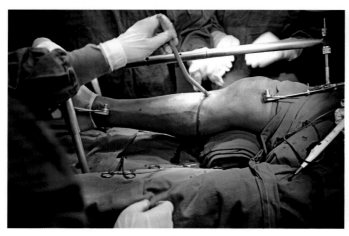

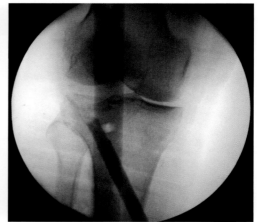

第5步 将双皮质髂骨条置入骨隧道内。

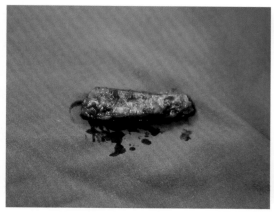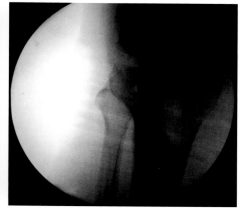

第6步 微创置入接骨板并拧入加压骨栓恢复胫骨平台宽度。

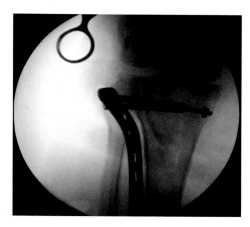

术后切口大体相如图。手术历时 150 分钟,术中出血约 200ml,术中未出现相关并发症。

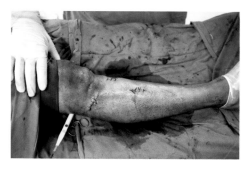

【关节镜探查膝关节】

镜下可见关节面平整、复位良好、骨折线对齐。

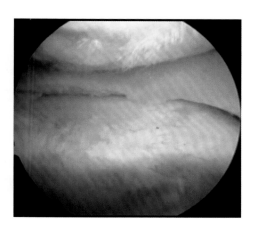

【术后检查】

术后 X 线检查示胫骨平台关节面平整，宽度恢复良好。

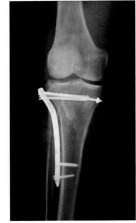
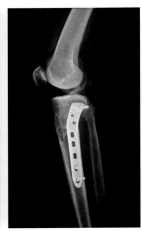

【随访】

患者术后 12 个月随访 HSS 评分为 100 分。术后 12 个月 X 线检查如图。

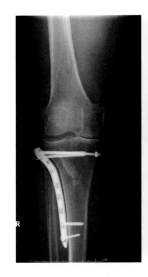
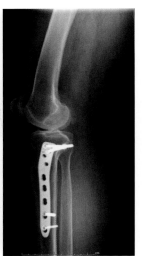

术后 12 个月随访，功能恢复良好。

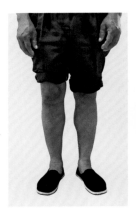
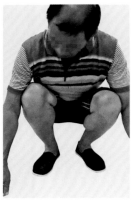
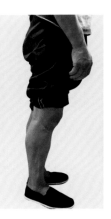
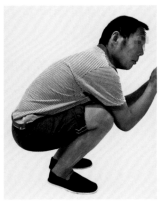

病例 8　左侧胫骨平台骨折

【病历摘要】

基本信息：女性，63 岁；
主诉：左下肢疼痛肿胀 9 小时；
诊断：左侧胫骨平台骨折。

【辅助检查】

膝关节 X 线 CT 检查示左侧胫骨平台骨折。
骨折分型：Schatzker 分型 II 型；综合分型 II 型。

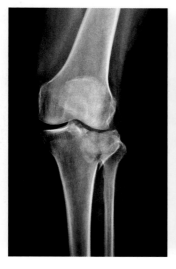
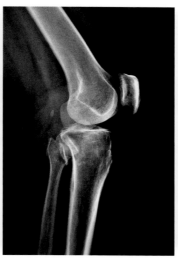
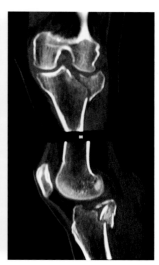

【手术过程】

第 1 步　术中应用双反牵引复位器。

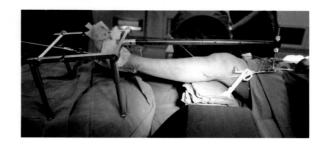

第2步 经皮于胫骨结节下方置入导针，导针指向外侧平台塌陷。

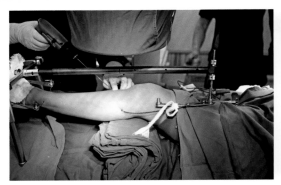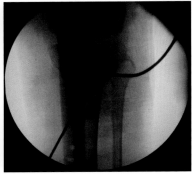

第3步 使用阶梯钻头沿导针方向扩髓，尺寸由9mm递增至16mm。

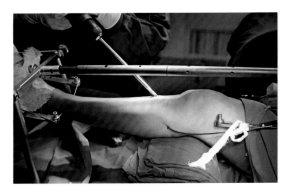

第4步 以自制的骨块顶起器进行多角度塌陷部位顶起。

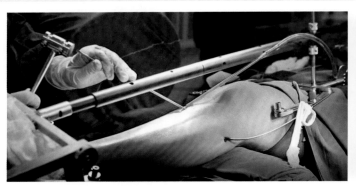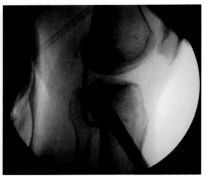

第5步 将双皮质髂骨条置入骨隧道内。

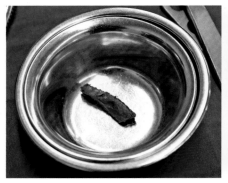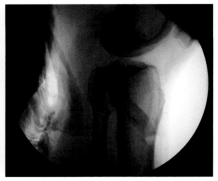

第 6 步　微创置入接骨板并拧入加压骨栓恢复胫骨平台宽度。

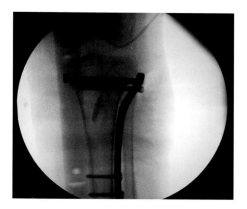

术后切口大体相如图。手术历时 120 分钟,术中出血约 200ml,术中未出现相关并发症。

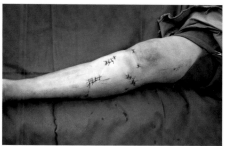

【关节镜探查膝关节】

镜下可见关节面平整、复位良好、骨折线对齐。

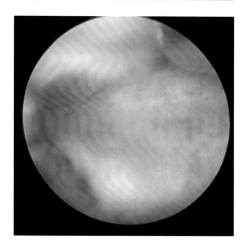

【术后检查】

术后 X 线检查示胫骨平台关节面平整,宽度恢复良好。

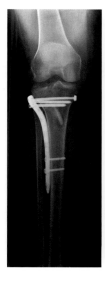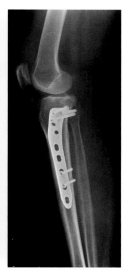

【随访】

患者术后 12 个月随访 HSS 评分为 97 分。术后 12 个月 X 线检查如图。

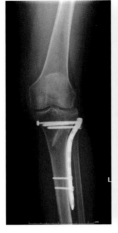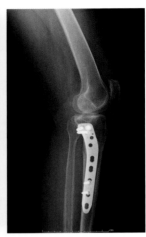

术后 12 个月随访,功能恢复良好

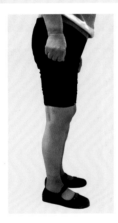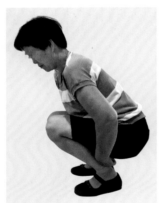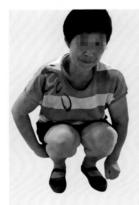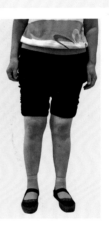

病例 9　左侧胫骨平台骨折

【病历摘要】

基本信息:男性,43 岁;

主诉:摔伤致左膝关节、右跟部肿胀、活动受限 4 小时;

诊断:左侧胫骨平台骨折、右跟骨粉碎性骨折。

【辅助检查】

膜关节 X 线 CT 检查示左侧胫骨平台骨折。
骨折分型：Schatzker 分型 II 型，综合分型 I 型。

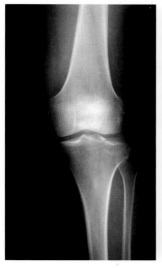 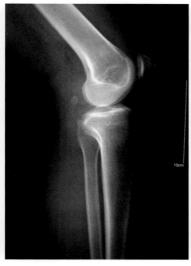 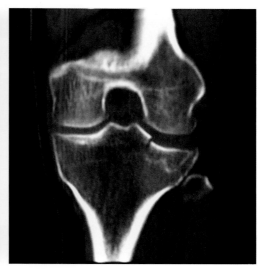

【手术过程】

第1步　经皮于胫骨结节下方置入导针，导针指向平台塌陷位置。

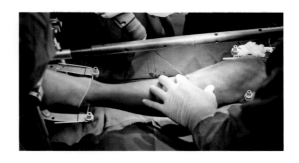

第2步　使用阶梯钻头沿导针方向扩髓，尺寸由 9mm 递增至 16mm。

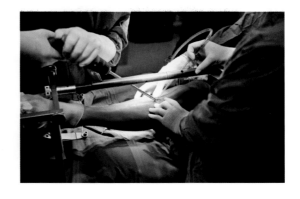

第3步　以自制的骨块顶起器进行多角度塌陷部位顶起。

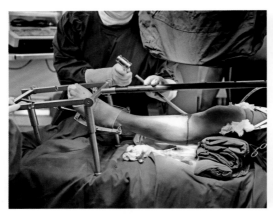 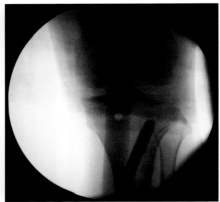

第4步　将双皮质髂骨条置入骨隧道内。

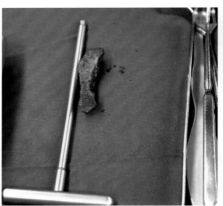 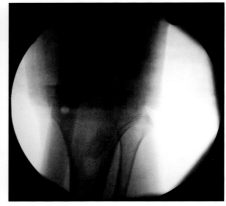

第5步　微创置入接骨板并拧入加压骨栓恢复胫骨平台宽度。

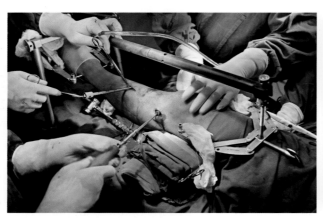 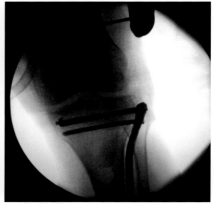

术后切口大体相如图。手术历时 120 分钟，术中出血约 200ml。

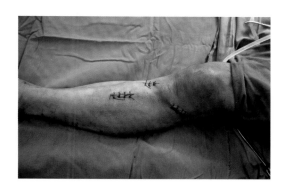

【关节镜探查膝关节】

镜下可见关节面平整、复位良好、骨折线对齐。

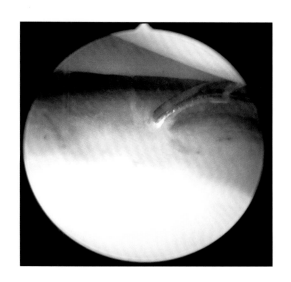

【术后检查】

术后 X 线检查示胫骨平台关节面平整，宽度恢复良好。

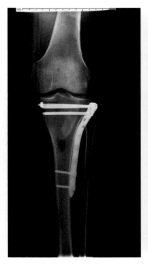
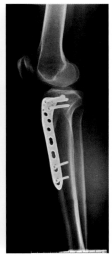

【随访】

术后 3 个月 X 线检查如图。

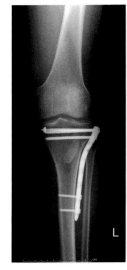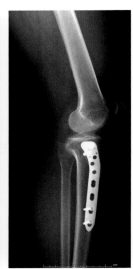

患者术后 12 个月随访 HSS 评分为 100 分。术后 12 个月 X 线检查如图。

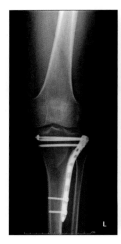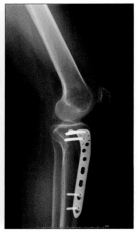

术后 12 个月随访，功能恢复良好。

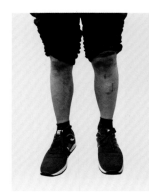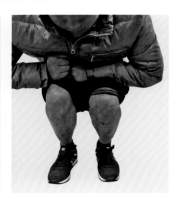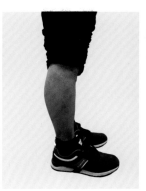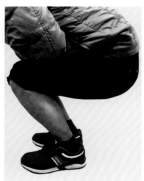

病例 10　左侧胫骨平台骨折

【病历摘要】

基本信息：男性，52 岁；
主诉：外伤致左膝疼痛、肿胀伴活动受限 15 小时；
诊断：左侧胫骨平台骨折。

【辅助检查】

膝关节 X 线 CT 检查示左侧胫骨平台骨折。
骨折分型：Schatzker 分型 II 型，综合分型 I 型。

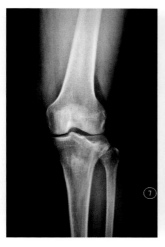
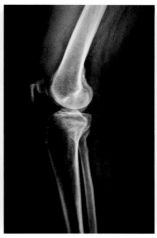
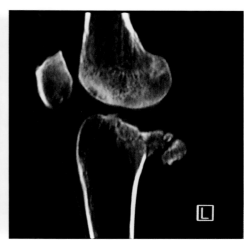

【手术过程】

第1步　术中应用双反牵引复位器。

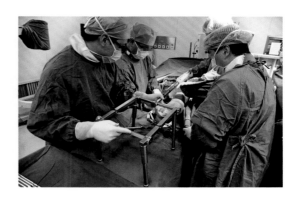

第2步 经皮于胫骨结节下方置入导针，导针指向平台塌陷位置。

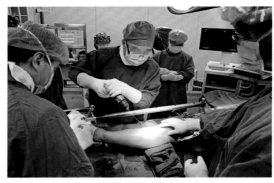

第3步 使用阶梯钻头沿导针方向扩髓，尺寸由 9mm 递增至 16mm。

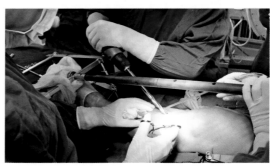

第4步 以自制的骨块顶起器进行多角度塌陷部位顶起。

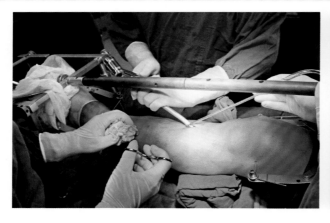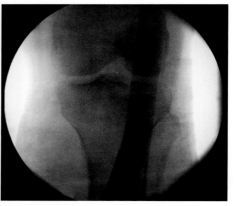

第5步 将双皮质髂骨条置入骨隧道内。

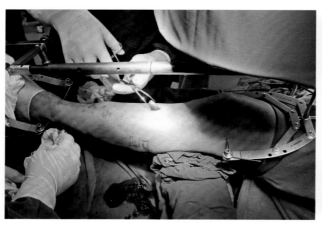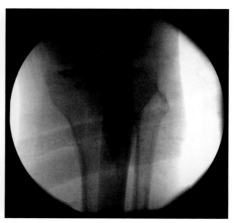

第6步　微创置入接骨板并拧入加压骨栓恢复胫骨平台宽度。

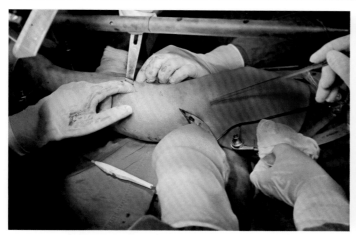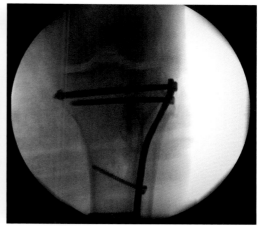

　　术后切口大体相如图。手术历时 120 分钟,术中出血约 200ml,术中未出现相关并发症。

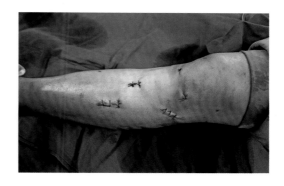

【关节镜探查膝关节】

　　镜下可见关节面平整、复位良好,骨折线对齐。

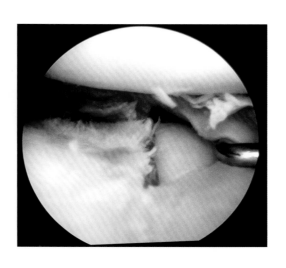

【术后检查】

术后 X 线及 CT 检查示胫骨平台关节面平整,宽度恢复良好。

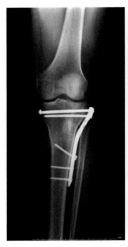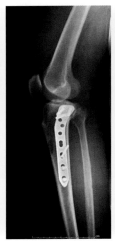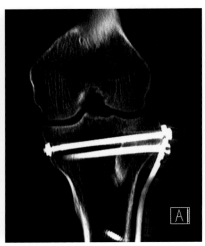

【随访】

术后 12 个月随访 HSS 评分为 100 分。术后 12 个月 X 线检查如图。

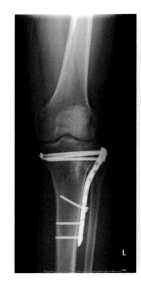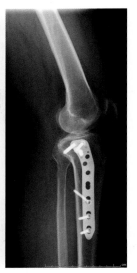

术后 12 个月随访,功能恢复良好。

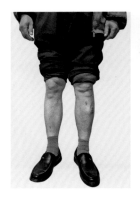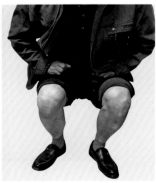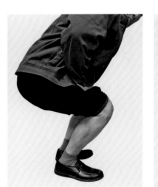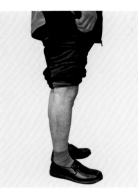

病例 11 左侧胫骨平台骨折

【病历摘要】

基本信息：女性，41 岁；
主诉：摔伤致左膝疼痛、肿胀、活动受限 10 天；
诊断：左侧胫骨平台骨折。

【辅助检查】

膝关节 X 线 CT 检查示左侧胫骨平台骨折。
骨折分型：Schatzker 分型 Ⅱ 型；综合分型 Ⅰ 型。

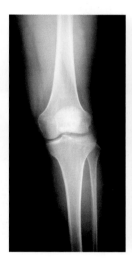 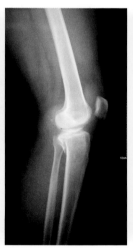 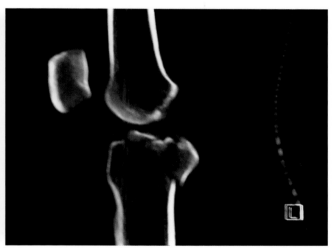

【手术过程】

第 1 步 术中应用双反牵引复位器。

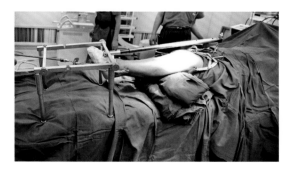

第2步 微创置入接骨板并拧入加压骨栓恢复胫骨平台宽度。

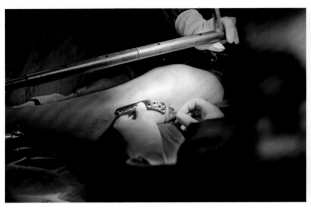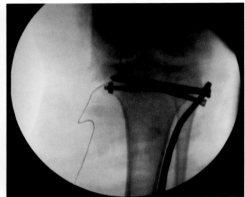

【关节镜探查膝关节】

镜下可见关节面平整、复位良好，骨折线对齐。手术历时 90 分钟，术中出血约 100ml，术中未出现相关并发症。

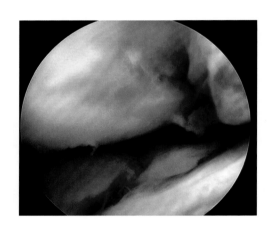

【术后检查】

术后 X 线检查示胫骨平台关节面平整，宽度恢复良好。

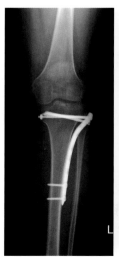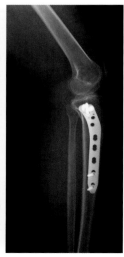

【随访】

患者术后 12 个月随访 HSS 评分为 100 分。术后 12 个月 X 线检查如图。

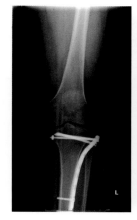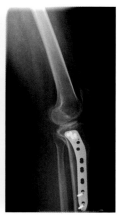

术后 12 个月随访,功能恢复良好。

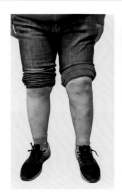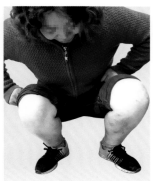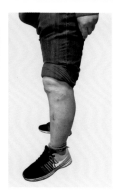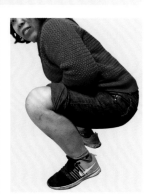

病例 12　右侧胫骨平台骨折

【病历摘要】

　　基本信息:男性,47 岁;
　　主诉:摔伤致右膝关节疼痛肿胀,活动受限 8 小时;
　　诊断:右侧胫骨平台骨折。

【辅助检查】

> 膝关节 X 线及 CT 检查示右侧胫骨平台骨折。
> 骨折分型：Schatzker 分型 II 型，综合分型 I 型。

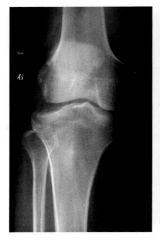
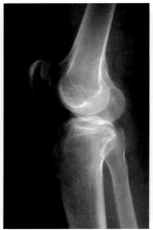
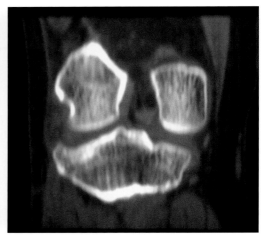

【手术过程】

> 第 1 步　经皮于胫骨结节下方置入导针，导针指向平台塌陷位置。

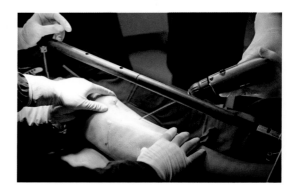

> 第 2 步　使用阶梯钻头沿导针方向扩髓，尺寸由 9mm 递增至 16mm。

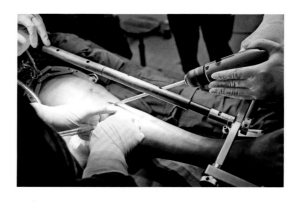

第 3 步 以自制的骨块顶起器进行多角度塌陷部位顶起。

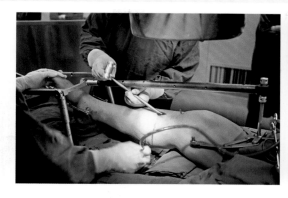 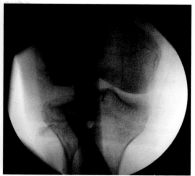

第 4 步 将双皮质髂骨条置入骨隧道内。

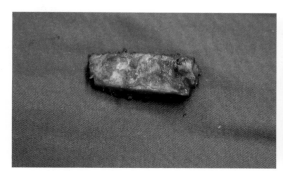 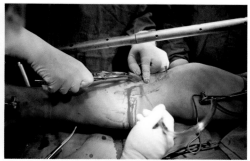

第 5 步 微创置入接骨板并拧入加压骨栓恢复胫骨平台宽度。

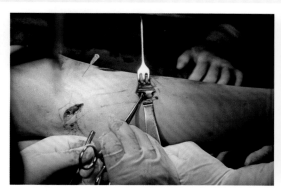 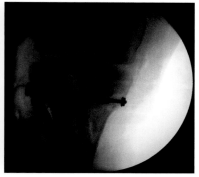

术后切口大体相如图。手术历时 150 分钟,术中出血约 100ml,术中未出现相关并发症。

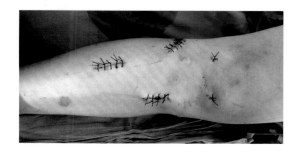

【关节镜探查膝关节】

镜下可见关节面平整、复位良好,骨折线对齐。

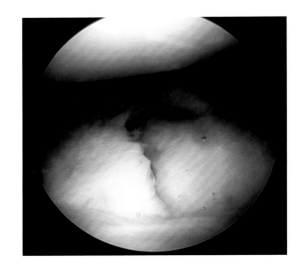

【术后检查】

术后 X 线检查示胫骨平台关节面平整,宽度恢复良好。

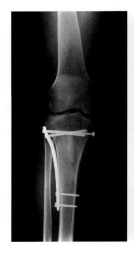
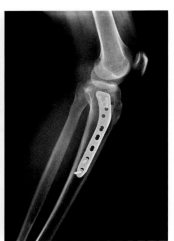

【随访】

患者术后 3 年随访 HSS 评分为 95 分,术后 3 年随访功能良好。

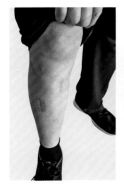
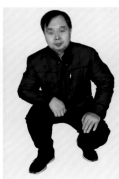
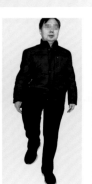
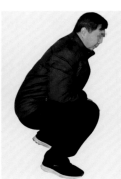

病例 13 左侧胫骨平台骨折

【病历摘要】

基本信息:女性,32 岁;

主诉:车祸致左膝部疼痛、肿胀、活动受限约 5 天;

诊断:左侧胫骨平台骨折。

【辅助检查】

膝关节 X 线及 CT 检查示左侧胫骨平台骨折。

骨折分型:Schatzker 分型 Ⅱ 型;综合分型 Ⅰ 型。

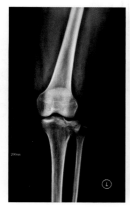 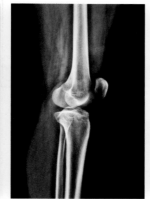 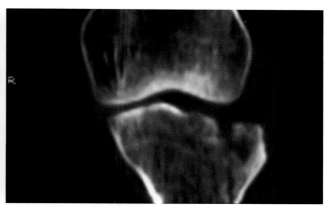

【手术过程】

第 1 步 术中应用双反牵引复位器。

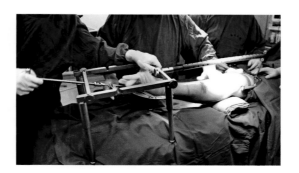

第2步 经皮于胫骨结节下方置入导针,导针指向平台塌陷位置。

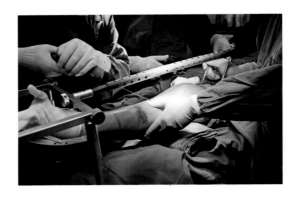

第3步 使用阶梯钻头沿导针方向扩髓,尺寸由 9mm 递增至 16mm。

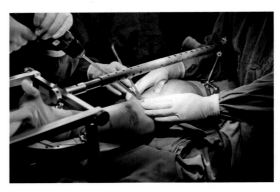

第4步 以自制的骨块顶起器进行多角度塌陷部位顶起。

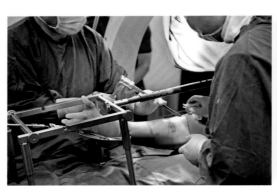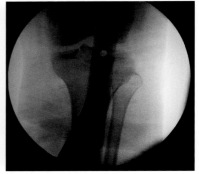

第5步 将双皮质髂骨条置入骨隧道内。

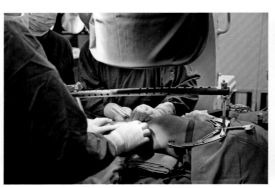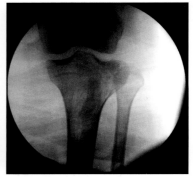

第6步　微创置入接骨板并拧入加压骨栓恢复胫骨平台宽度。

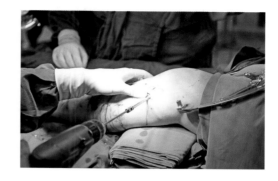

术后切口大体相如图。手术历时 120 分钟，术中出血约 150ml。

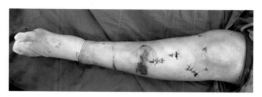

【关节镜探查膝关节】

镜下可见关节面平整、复位良好，骨折线对齐。

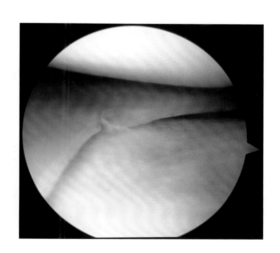

【术后检查】

术后 X 线检查示胫骨平台关节面平整，宽度恢复良好。

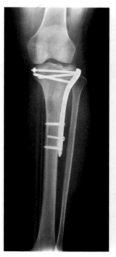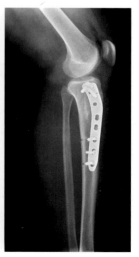

【随访】

患者术后 24 个月随访 HSS 评分为 96 分。术后 24 个月 X 线检查如图。

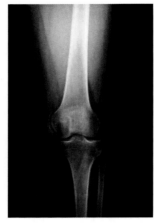
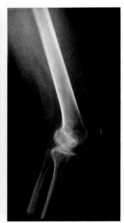

术后 24 个月随访,功能恢复良好。

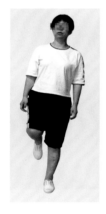
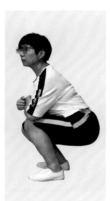
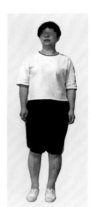
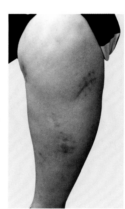
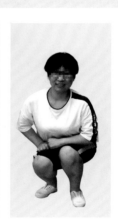
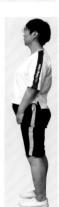

病例 14　左侧胫骨平台骨折

【病历摘要】

基本信息:男性,49 岁;

主诉:外伤致左膝部疼痛、肿胀、活动受限 1 小时;

诊断:左侧胫骨平台骨折。

【辅助检查】

膝关节 X 线 CT 检查示左侧胫骨平台骨折。

骨折分型：Schatzker 分型 Ⅱ 型；综合分型 Ⅰ 型。

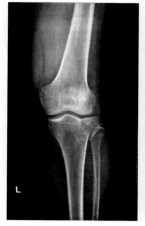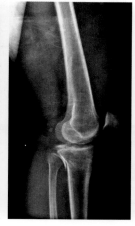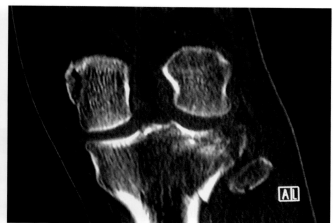

【手术过程】

第 1 步　术中应用双反牵引复位器。

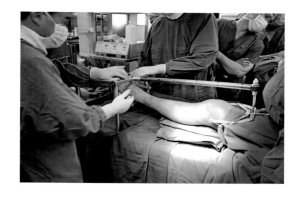

第 2 步　经皮于胫骨结节下方置入导针，导针指向平台塌陷位置。

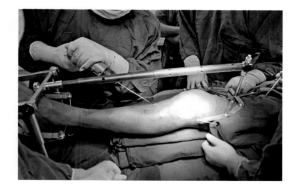

第3步　使用阶梯钻头沿导针方向扩髓，尺寸由 9mm 递增至 16mm。

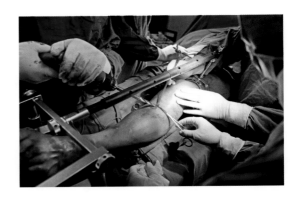

第4步　以自制的骨块顶起器进行多角度塌陷部位顶起。

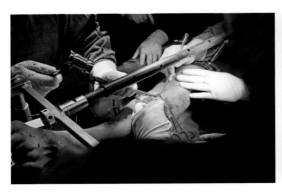 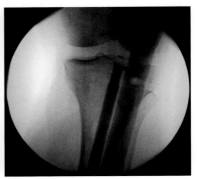

第5步　将双皮质髂骨条置入骨隧道内。

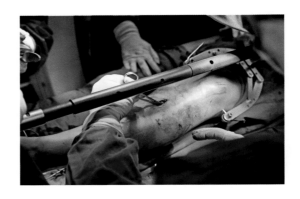

第6步　微创置入接骨板并拧入加压骨栓恢复胫骨平台宽度。

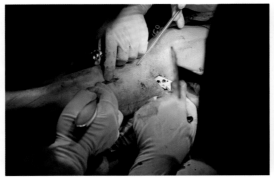 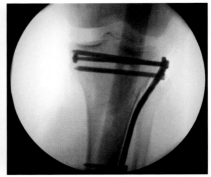

术后切口大体相如图。手术历时 120 分钟,术中出血约 300ml,术中未出现相关并发症。

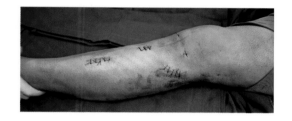

【关节镜探查膝关节】

镜下可见关节面平整、复位良好,骨折线对齐。

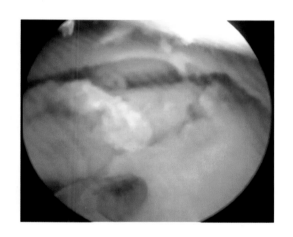

【术后检查】

术后 X 线及 CT 检查示胫骨平台关节面平整,宽度恢复良好。

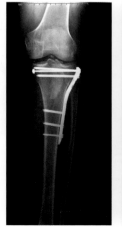 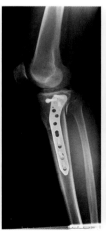 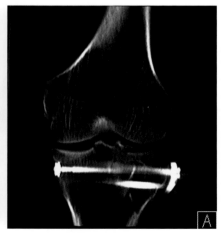

【随访】

患者术后 12 个月 X 线检查如图。

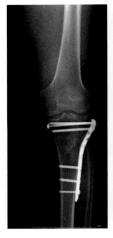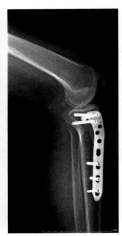

患者术后 3 年随访 HSS 评分为 100 分。
患者术后 3 年 X 线检查如图。

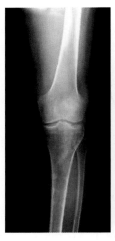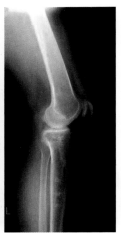

患者术后 3 年随访,功能恢复良好。

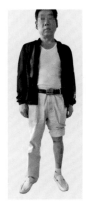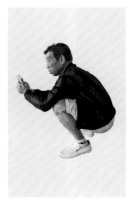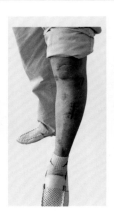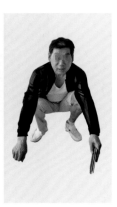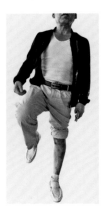

病例 15　左侧胫骨平台骨折

【病历摘要】

基本信息：男性，43 岁；

主诉：外伤致左下肢疼痛、肿胀 9 小时；

诊断：左侧胫骨平台骨折。

【辅助检查】

膝关节 X 线及 CT 检查示左侧胫骨平台骨折。

骨折分型：Schatzker 分型 II 型，综合分型 I 型。

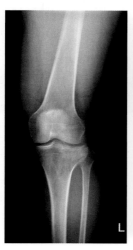
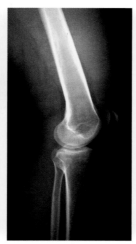
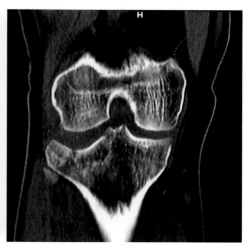

【手术过程】

第 1 步　经皮于胫骨结节下方置入导针，导针指向平台塌陷位置。

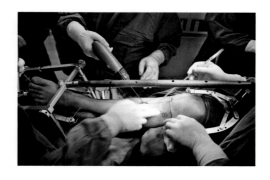

第2步　使用阶梯钻头沿导针方向扩髓，尺寸由9mm递增至16mm。

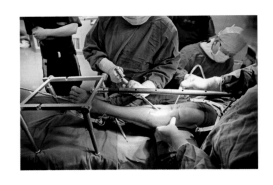

第3步　以自制的骨块顶起器进行多角度塌陷部位顶起。

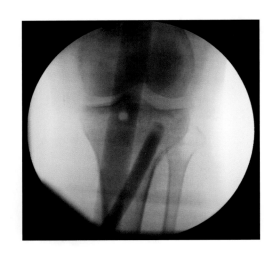

第4步　微创置入接骨板并拧入加压骨栓恢复胫骨平台宽度。

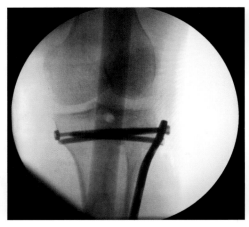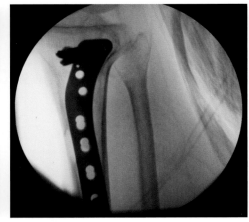

【关节镜探查膝关节】

镜下可见关节面平整、复位良好,骨折线对齐;手术历时 150 分钟,术中出血约 200ml,未出现相关术中并发症。

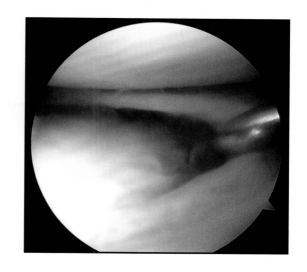

【术后检查】

术后 X 线检查示胫骨平台关节面平整,宽度恢复良好。

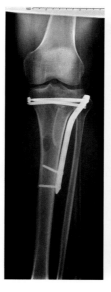
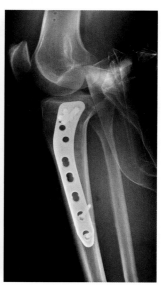

【随访】

患者术后 12 个月随访 HSS 评分为 100分。术后 12 个月 X 线检查如图。

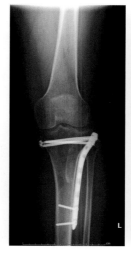
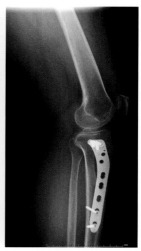

术后 12 个月随访,功能恢复良好。

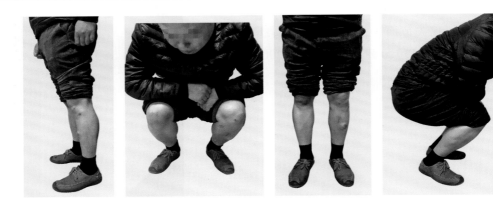

病例 16　左侧胫骨平台骨折

【病历摘要】

基本信息:男性,43 岁;
主诉:车祸致左髋部、左膝关节疼痛、肿胀伴活动受限 4 天;
诊断:左侧胫骨平台骨折。

【辅助检查】

膝关节 X 线及 CT 检查示左侧胫骨平台骨折。
骨折分型:Schatzker 分型 Ⅱ 型;综合分型 Ⅰ 型。

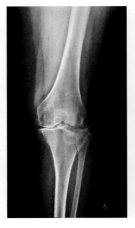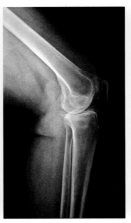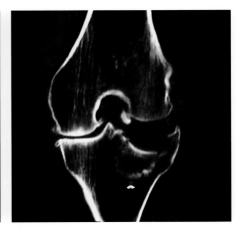

【手术过程】

第1步　术中应用双反牵引复位器。

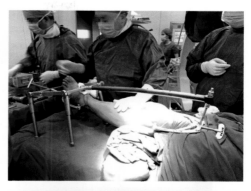

第2步　经皮于胫骨结节下方置入导针，导针指向平台塌陷位置。

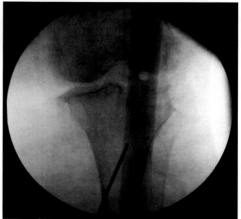

第3步　使用阶梯钻头沿导针方向扩髓，尺寸由 9mm 递增至 16mm。

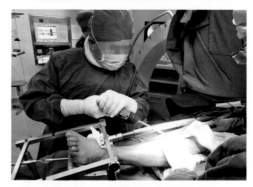

第4步　以自制的骨块顶起器进行多角度塌陷部位顶起。

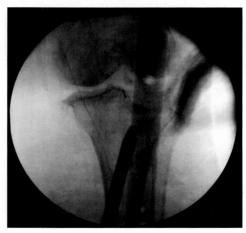

第5步 将双皮质髂骨条置入骨隧道内。

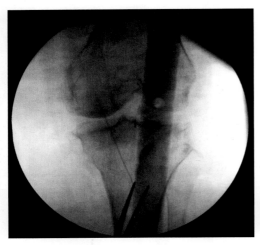
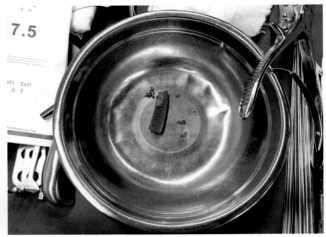

第6步 微创置入接骨板并拧入加压骨栓恢复胫骨平台宽度。

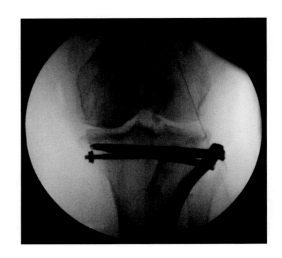

【关节镜探查膝关节】

镜下可见关节面平整、复位良好,骨折线对齐。手术历时180分钟,术中出血约200ml,未出现相关术中并发症。

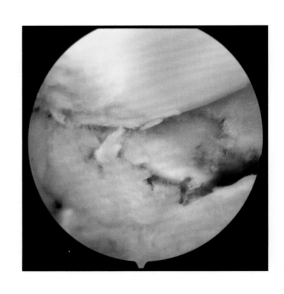

【术后检查】

术后 X 线检查示胫骨平台关节面平整，宽度恢复良好。

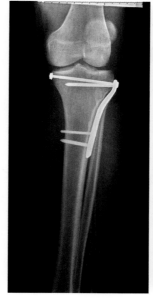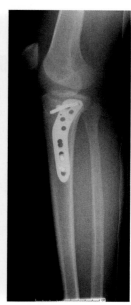

【随访】

患者术后 12 个月随访 HSS 评分为 100 分。术后 12 个月 X 线检查如图。

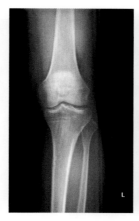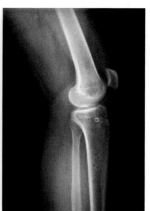

术后 12 个月随访，功能恢复良好。

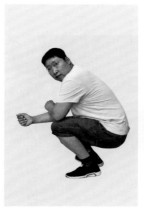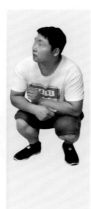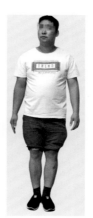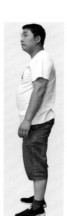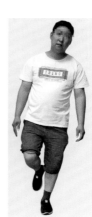

病例 17　左侧胫骨平台骨折

【病历摘要】

基本信息：女性，72 岁；
主诉：撞击伤致左膝疼痛，肿胀，活动受限 3 小时；
诊断：左侧胫骨平台骨折。

【辅助检查】

膝关节 X 线及 CT 检查示左侧胫骨平台骨折。
骨折分型：Schatzker 分型 Ⅱ 型；综合分型 Ⅰ 型。

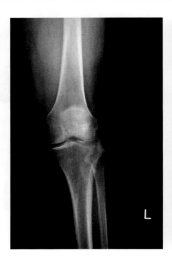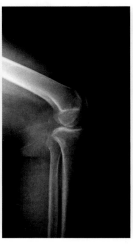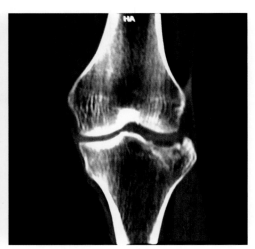

【手术过程】

第 1 步　术中应用双反牵引复位器。

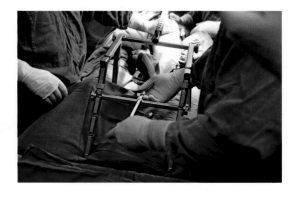

第2步　以自制的骨块顶起器进行多角度塌陷部位顶起。

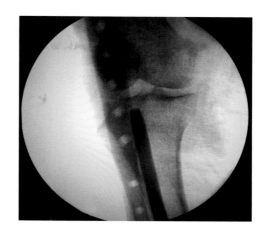

第3步　将双皮质髂骨条置入骨隧道内。

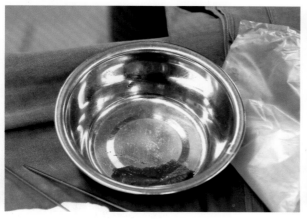

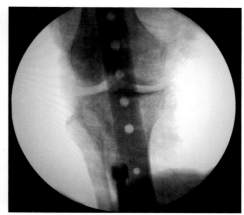

第4步　微创置入接骨板并拧入加压骨栓恢复胫骨平台宽度。

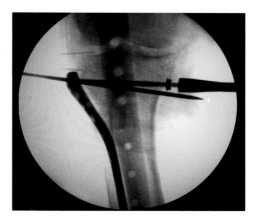

术后切口大体相如图。手术历时90分钟，术中出血约100ml，未出现相关术中并发症。

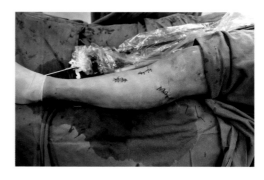

【关节镜探查膝关节】

　　镜下可见关节面平整、复位良好,骨折线对齐。

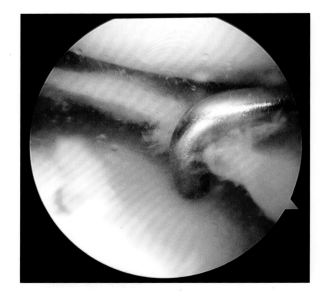

【术后检查】

　　术后X线检查示胫骨平台关节面平整,宽度恢复良好。

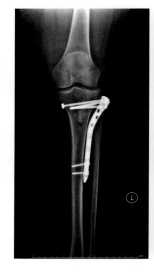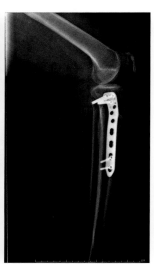

【随访】

　　术后40天X线检查如图。

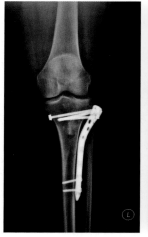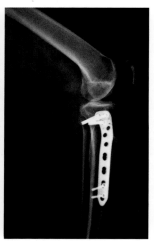

患者术后 12 个月随访 HSS 评分为 90 分。术后 12 个月 X 线检查如图。

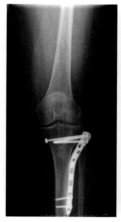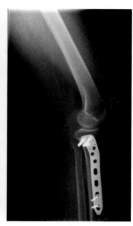

病例 18　右侧胫骨平台骨折

【病历摘要】

基本信息：男性，47 岁；

主诉：外伤致右膝部及右小腿疼痛，肿胀，活动受限 3 小时；

诊断：右侧胫骨平台骨折。

【辅助检查】

膝关节 X 线及 CT 检查示右侧胫骨平台骨折。

骨折分型：Schatzker 分型Ⅱ型；综合分型Ⅱ型。

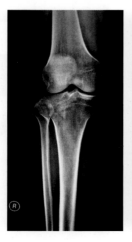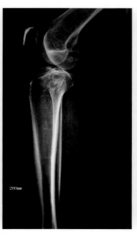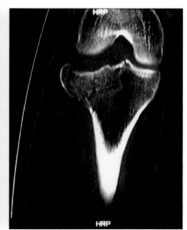

【手术过程】

第1步 术中应用双反牵引复位器。

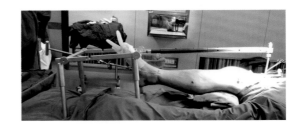

第2步 术中透视明确塌陷位置。

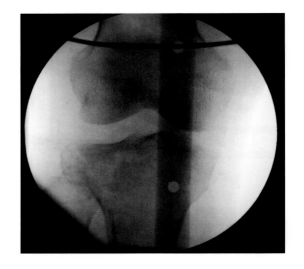

第3步 经皮于胫骨结节下方置入导针，导针指向平台塌陷位置。

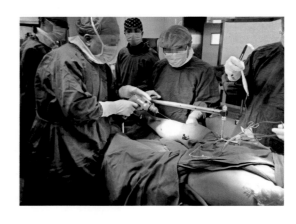

第4步 使用阶梯钻头沿导针方向扩髓，尺寸由 9mm 递增至 16mm。

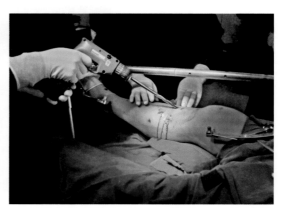

第5步　以自制的骨块顶起器进行多角度塌陷部位顶起。

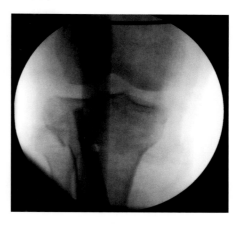

第6步　微创置入接骨板并拧入加压骨栓恢复胫骨平台宽度。

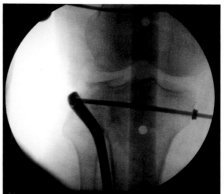

术后切口大体相如图。手术历时 100 分钟,术中出血约 100ml,术中未出现相关并发症。

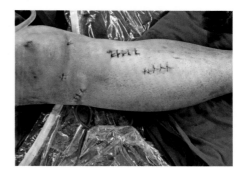

【关节镜探查膝关节】

镜下可见关节面平整、复位良好,骨折线对齐。

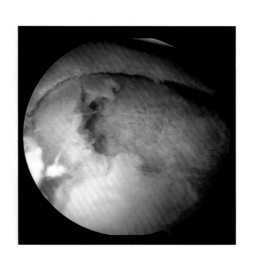

【术后检查】

术后 X 线检查示胫骨平台关节面平整,宽度恢复良好。

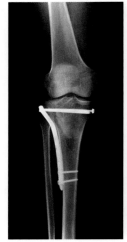
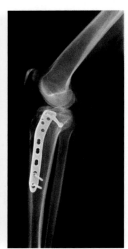

【随访】

患者术后 2 年随访 HSS 评分为 96 分。术后 2 年 X 线检查如图。

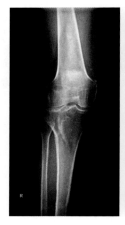
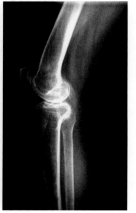

术后 2 年随访,功能恢复良好。

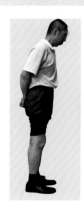
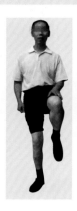
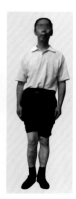
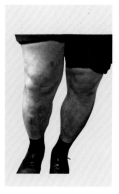
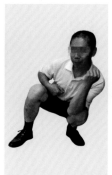
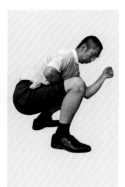

病例 19　右侧胫骨平台骨折

【病历摘要】

基本信息：男性，31 岁；

主诉：车祸致右下肢疼痛、肿胀、活动受限 3 小时；

诊断：右侧胫骨平台骨折、右足多发骨折。

【辅助检查】

膝关节 X 线及 CT 检查示右侧胫骨平台骨折。

骨折分型：Schatzker 分型 Ⅱ 型；综合分型 Ⅰ 型。

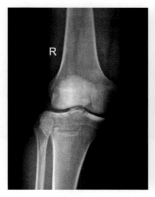 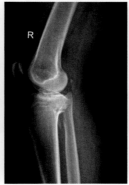 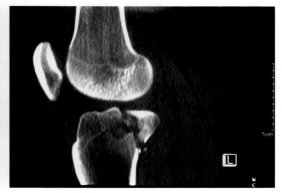

【手术过程】

第1步　术中应用双反牵引复位器。

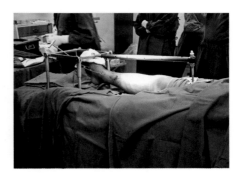

第2步 经皮于胫骨结节下方置入导针，导针指向平台塌陷位置。

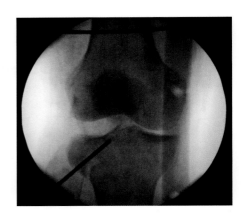

第3步 微创置入接骨板并拧入加压骨栓恢复胫骨平台宽度。

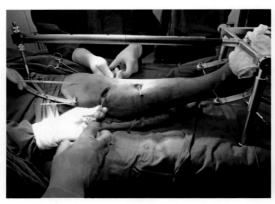 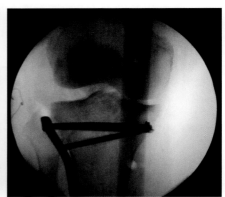

【关节镜探查膝关节】

镜下可见关节面平整、复位良好，骨折线对齐。手术历时150分钟，术中出血约200ml，术中未出现相关并发症。

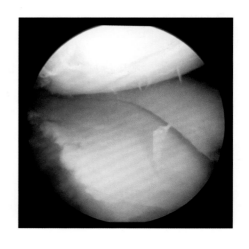

【术后检查】

术后 X 线检查示胫骨平台关节面平整，宽度恢复良好。

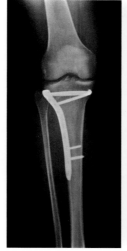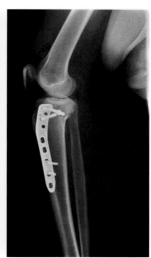

【随访】

患者术后 12 个月随访 HSS 评分为 93 分。术后 12 个月 X 线检查如图。

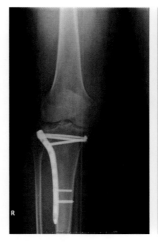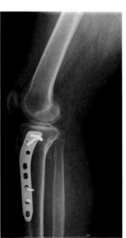

术后 12 个月随访，功能恢复良好。

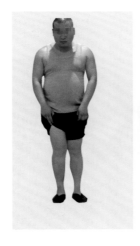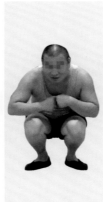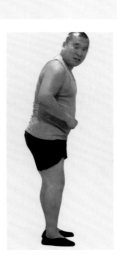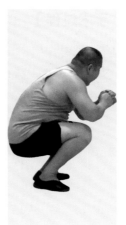

病例 20 左侧胫骨平台骨折

【病历摘要】

基本信息：男性，45 岁；

主诉：外伤致左膝疼痛、肿胀，活动受限 2 天；

诊断：左侧胫骨平台骨折。

【辅助检查】

膝关节 X 线及 CT 检查示左侧胫骨平台骨折。

骨折分型：Schatzker 分型 II 型；综合分型 II 型。

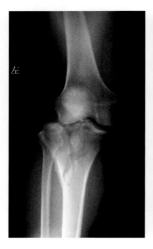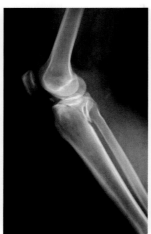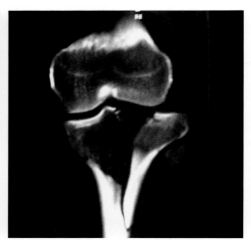

【手术过程】

第 1 步　术中应用双反牵引复位器。

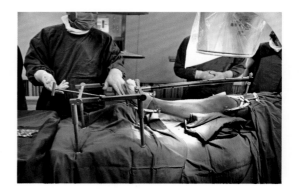

第 2 步　术中行 C 形臂检查明确塌陷位置。

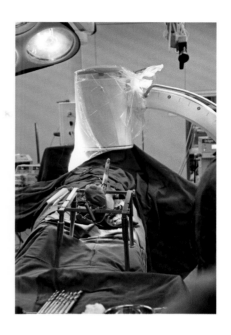

第 3 步　经皮于胫骨结节下方置入导针，导针指向平台塌陷位置。

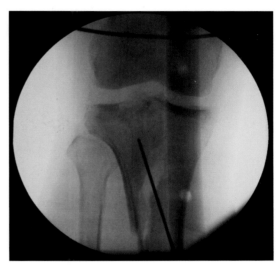

第 4 步　以自制的骨块顶起器进行多角度塌陷部位顶起。

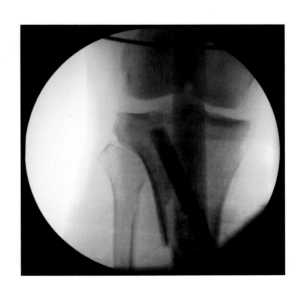

第5步 微创置入接骨板并拧入加压骨栓恢复胫骨平台宽度。

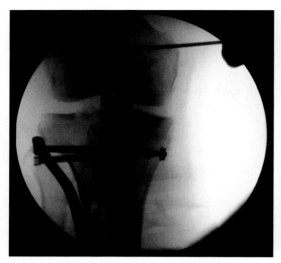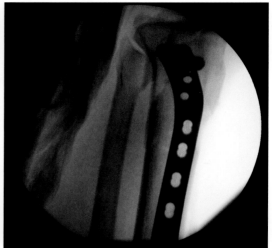

术后切口大体相如图。手术历时120分钟,术中出血约200ml,术中未出现相关并发症。

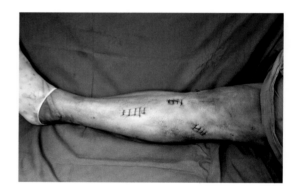

【关节镜探查膝关节】

镜下可见关节面平整、复位良好,骨折线对齐。

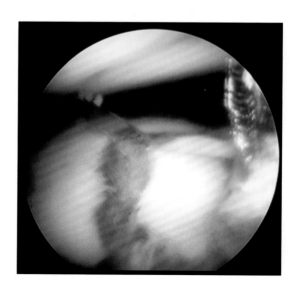

【术后检查】

术后 X 线检查示胫骨平台关节面平整，宽度恢复良好。

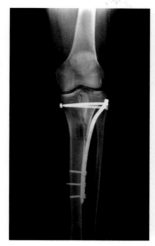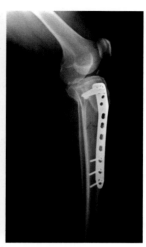

【随访】

患者术后 12 个月随访 HSS 评分为 97 分。术后 12 个月 X 线检查如图。

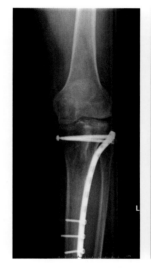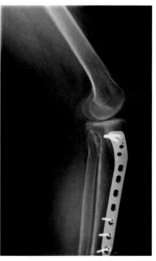

术后 12 个月随访，功能恢复良好。

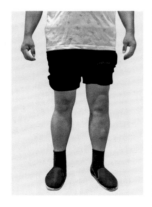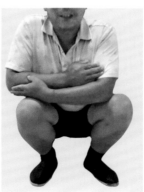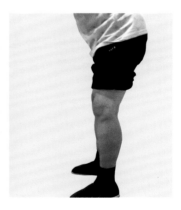

病例 21 左侧胫骨平台骨折

【病历摘要】

基本信息：男性，29 岁；

主诉：摔伤致膝关节疼痛、肿胀、活动受限 5 小时；

诊断：左侧胫骨平台骨折。

【辅助检查】

膝关节 X 线及 CT 检查示左侧胫骨平台骨折。

骨折分型：Schatzker 分型 Ⅱ 型；综合分型 Ⅰ 型。

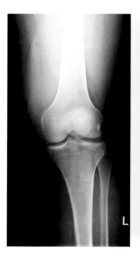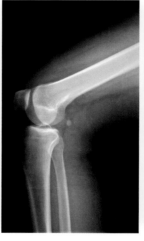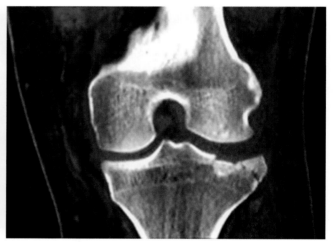

【手术过程】

第 1 步　经皮于胫骨结节下方置入导针，导针指向平台塌陷位置。

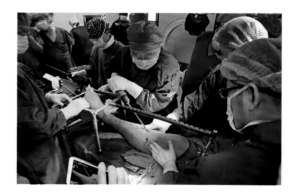

第 2 步　以自制的骨块顶起器进行多角度塌陷部位顶起。

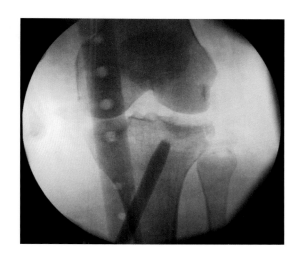

第 3 步　将双皮质髂骨条置入骨隧道内。

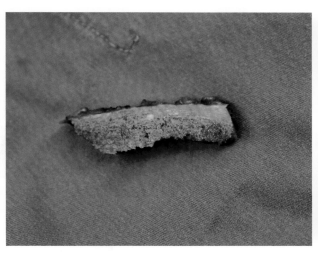

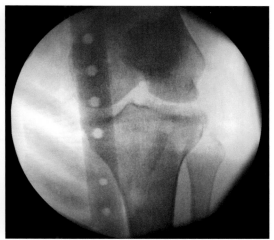

第 4 步　微创置入接骨板并拧入加压骨栓恢复胫骨平台宽度。

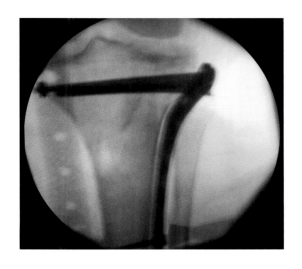

术后切口大体相如图。手术历时 90 分钟，术中出血约 50ml,术中未出现相关并发症。

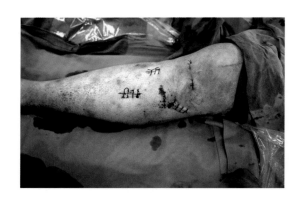

【关节镜探查膝关节】

镜下可见关节面平整、复位良好,骨折线对齐。

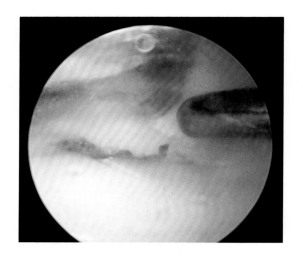

【术后检查】

术后 X 线检查示胫骨平台关节面平整,宽度恢复良好。

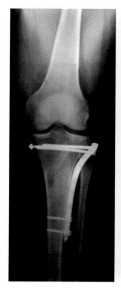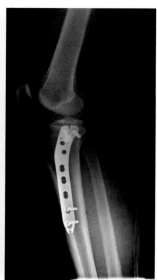

【随访】

患者术后 12 个月随访 HSS 评分为 100 分。术后 12 个月随访,功能恢复良好。

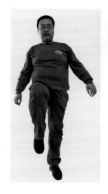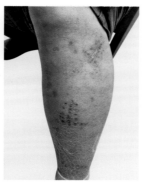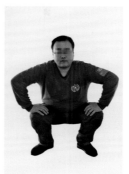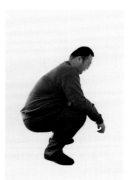

病例 22　右侧胫骨平台骨折

【病历摘要】

基本信息:女性,60 岁;

主诉:车祸致右膝疼痛、肿胀 5 小时;

诊断:右侧胫骨平台骨折。

【辅助检查】

膝关节 X 线及 CT 检查示右侧胫骨平台骨折。

骨折分型:Schatzker 分型 Ⅱ 型,综合分型 Ⅰ 型。

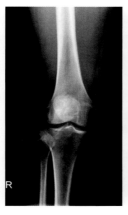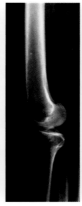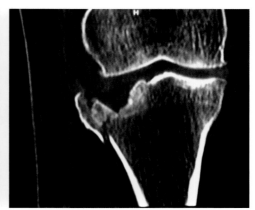

【手术过程】

第1步 术中应用双反牵引复位器。

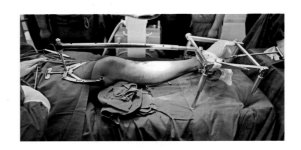

第2步 使用阶梯钻头沿导针方向扩髓，尺寸由 9mm 递增至 16mm。

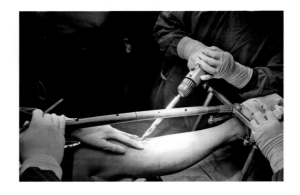

第3步 以自制的骨块顶起器进行多角度塌陷部位顶起。

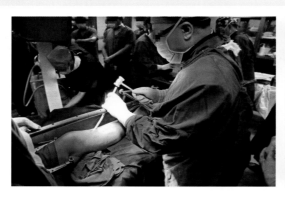 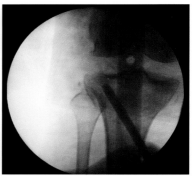

第4步 将双皮质髂骨条置入骨隧道内。

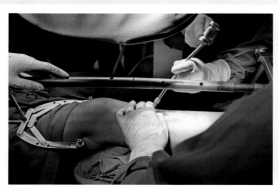 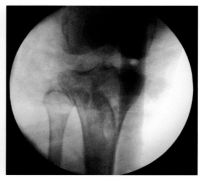

第 5 步　微创置入接骨板并拧入加压骨栓恢复胫骨平台宽度。

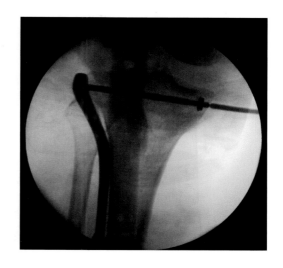

【关节镜探查膝关节】

　　镜下可见关节面平整、复位良好,骨折线对齐。手术历时 135 分钟,术中出血约 200ml,术中未出现相关并发症。

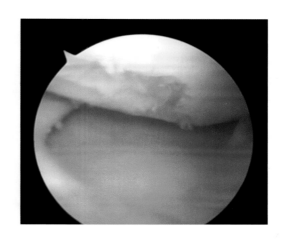

【术后检查】

　　术后 X 线检查示胫骨平台关节面平整,宽度恢复良好。

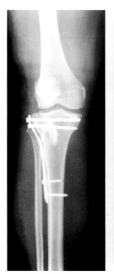
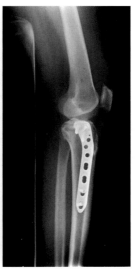

【随访】

患者术后 12 个月随访 HSS 评分为 100 分。患者术后 12 个月 X 线检查如图。

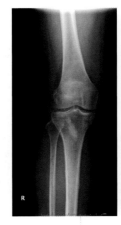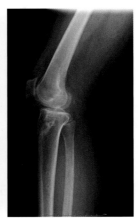

患者术后 12 个月随访,功能良好。

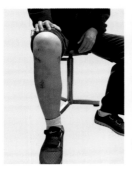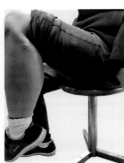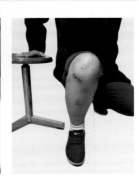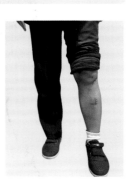

病例 23　左侧胫骨平台骨折

【病历摘要】

基本信息:男性,37 岁;

主诉:外伤致左跟骨、左膝疼痛,肿胀,活动受限 6 小时;

诊断:左侧胫骨平台骨折、左跟骨骨折。

【辅助检查】

膝关节 X 线及 CT 检查示左侧胫骨平台骨折。
骨折分型：Schatzker 分型 II 型；综合分型 I 型。

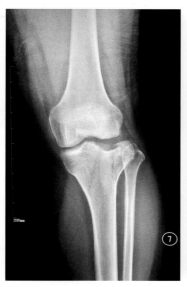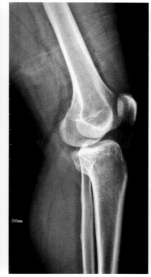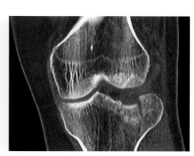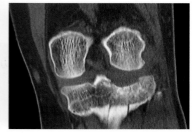

【手术过程】

第 1 步 经皮于胫骨结节下方置入导针，导针指向平台塌陷位置。

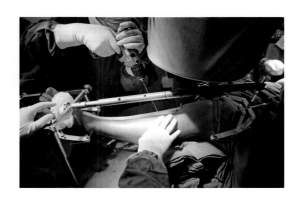

第 2 步 使用阶梯钻头沿导针方向扩髓，尺寸由 9mm 递增至 16mm。

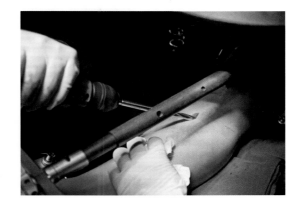

第3步　以自制的骨块顶起器进行多角度塌陷部位顶起。

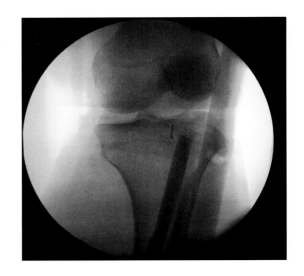

第4步　将双皮质髂骨条置入骨隧道内。

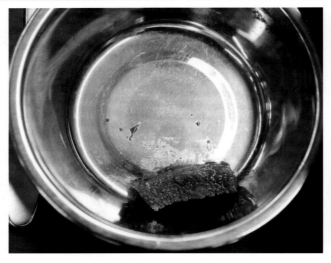

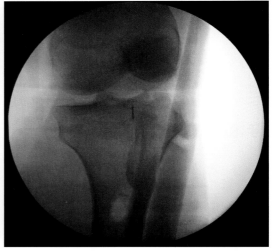

第5步　微创置入接骨板并拧入加压骨栓恢复胫骨平台宽度。

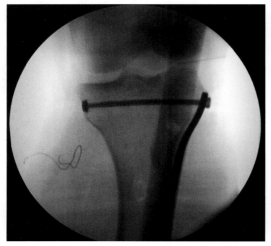

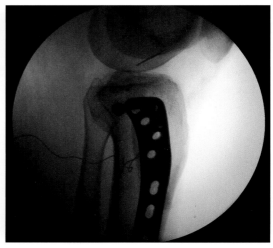

【关节镜探查膝关节】

　　镜下可见关节面平整、复位良好，骨折线对齐。手术历时 120 分钟，术中出血约 200ml，术中未出现相关并发症。

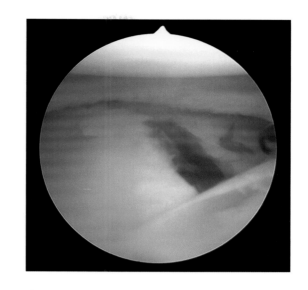

【术后检查】

　　术后 X 线检查示胫骨平台关节面平整，宽度恢复良好。

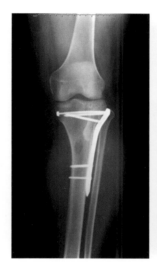
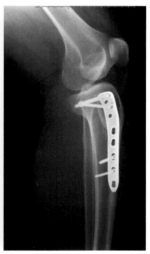

【随访】

　　患者术后 12 个月随访 HSS 评分为 90 分。术后 12 个月 X 线检查如图。

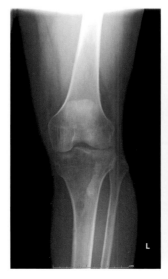
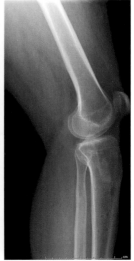

病例 24 左侧胫骨平台骨折

【病历摘要】

基本信息：男性，49 岁；
主诉：车祸致左膝疼痛，肿胀，活动受限 3 小时；
诊断：左侧胫骨平台骨折。

【辅助检查】

膝关节 X 线及 CT 检查示左侧胫骨平台骨折。
骨折分型：Schatzker 分型 Ⅱ 型；综合分型 Ⅰ 型。

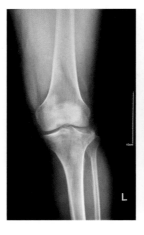 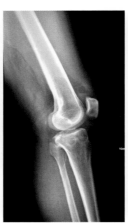 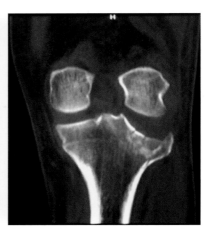

【手术过程】

第 1 步 术中应用双反牵引复位器。

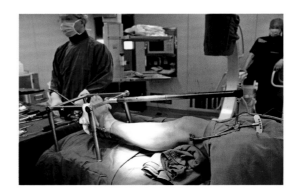

第2步　经皮于胫骨结节下方置入导针，导针指向平台塌陷位置。

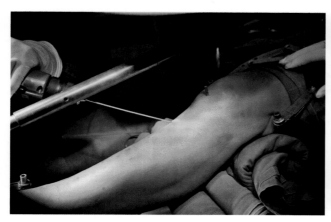 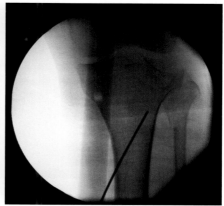

第3步　使用阶梯钻沿导针方向扩髓，尺寸由 9mm 递增到 16mm。

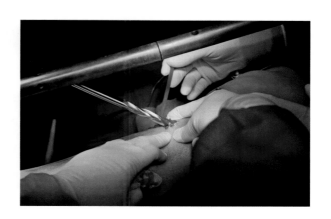

第4步　以自制的骨块顶起器进行多角度塌陷部位顶起。

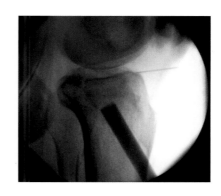

第5步 将双皮质髂骨条置入骨隧道内。

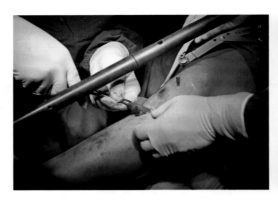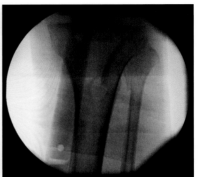

第6步 微创置入接骨板并拧入加压骨栓恢复胫骨平台宽度。

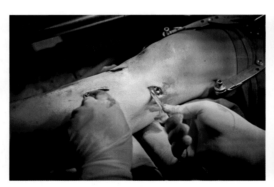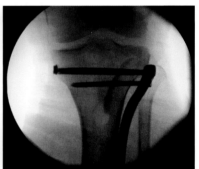

【关节镜探查膝关节】

镜下可见关节面平整、复位良好,骨折线对齐。手术历时 75 分钟,术中出血约 100ml,未出现相关术中并发症。

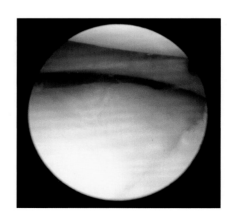

【术后检查】

术后 X 线检查示胫骨平台关节面平整，宽度恢复良好。

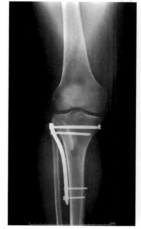
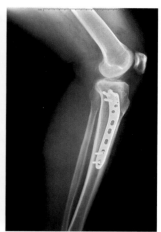

【随访】

患者术后 12 个月随访 HSS 评分为 100 分。术后 12 个月 X 线检查如图。

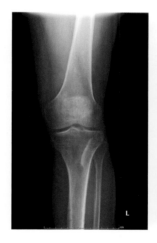
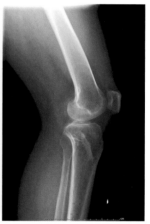

术后 12 个月随访，功能恢复良好。

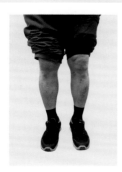
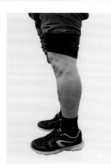
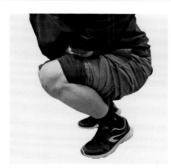
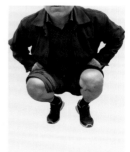

病例 25 右侧胫骨平台骨折

【病历摘要】

基本信息：男性，32 岁；

主诉：外伤致右膝疼痛，肿胀，活动受限 7 小时；

诊断：右侧胫骨平台骨折。

【辅助检查】

膝关节 X 线及 CT 检查示右侧胫骨平台骨折。

骨折分型：Schatzker 分型 II 型；综合分型 V 型。

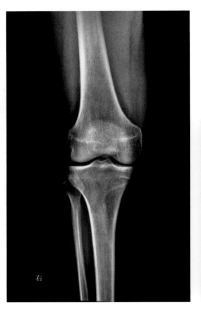
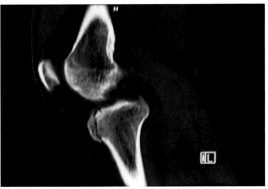

【手术过程】

第 1 步　经皮于胫骨结节下方置入导针，导针指向平台塌陷位置。

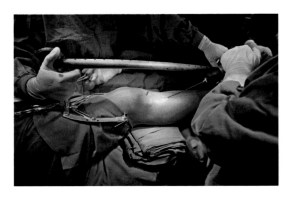

第 2 步　使用阶梯钻沿导针方向扩髓,尺寸由 9mm 递增到 16mm。

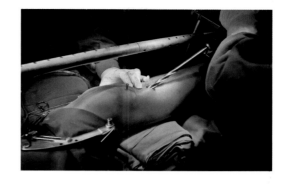

第 3 步　以自制的骨块顶起器进行多角度塌陷部位顶起。

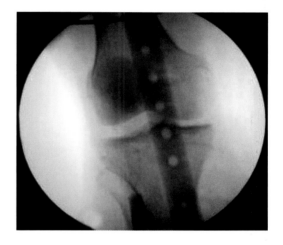

第 4 步　微创置入接骨板并拧入加压骨栓恢复胫骨平台宽度。

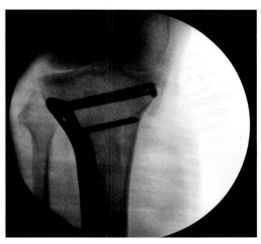

术后切口大体相如图。手术历时 120 分钟,术中出血约 300ml,术中未出现相关并发症。

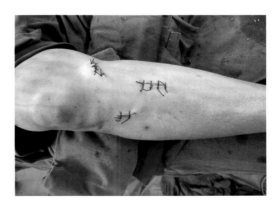

【关节镜探查膝关节】

镜下可见关节面平整、复位良好,骨折线对齐。

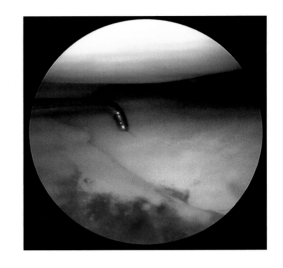

【术后检查】

术后 X 线检查示胫骨平台关节面平整,宽度恢复良好。

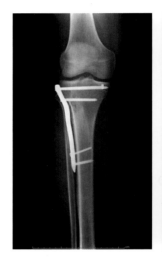
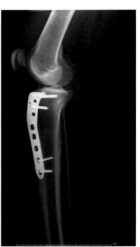

【随访】

患者术后 12 个月随访 HSS 评分为 100 分。术后 12 个月 X 线检查如图。

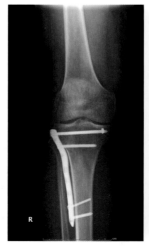
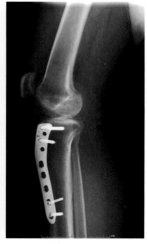

术后 12 个月随访,功能恢复良好。

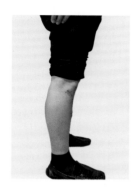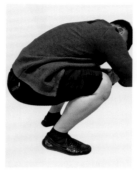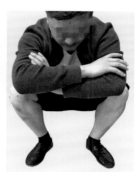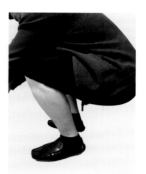

病例 26 左侧胫骨平台骨折

【病历摘要】

基本信息:男性,50 岁;
主诉:骑电动车摔伤致左膝部疼痛、肿胀、活动受限 2 天;
诊断:左侧胫骨平台骨折。

【辅助检查】

膝关节 X 线及 CT 检查示左侧胫骨平台骨折。
骨折分型:Schatzker 分型 Ⅱ 型,综合分型 Ⅰ 型。

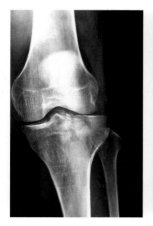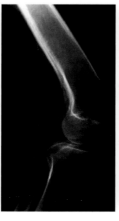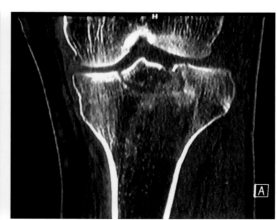

【**手术过程**】

第1步 术中行透视明确塌陷位置。

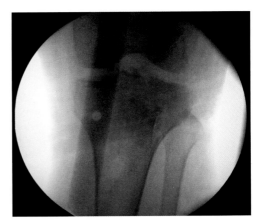

第2步 使用自制环形空心钻头沿导针方向开窗,取出皮质骨片。

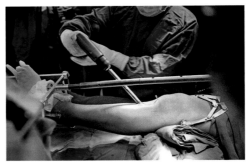

第3步 以自制的骨块顶起器进行多角度塌陷部位顶起。

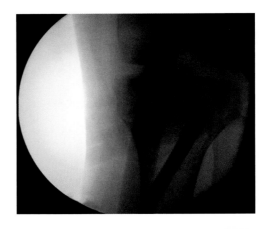

第4步 微创置入接骨板并拧入加压骨栓恢复胫骨平台宽度。

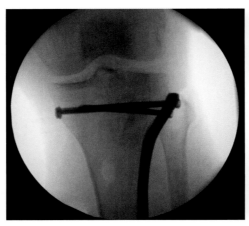
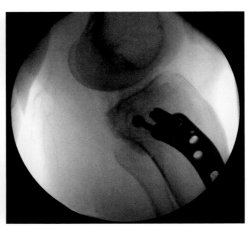

【关节镜探查膝关节】

镜下可见关节面平整、复位良好，骨折线对齐。手术历时 120 分钟，术中出血约 100ml，未出现相关术中并发症。

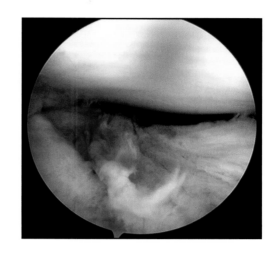

【术后检查】

术后 X 线检查示胫骨平台关节面平整，宽度恢复良好。

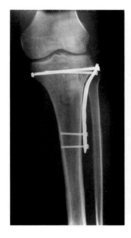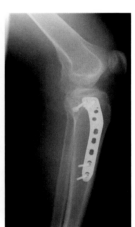

【随访】

患者术后 24 个月随访 HSS 评分为 100 分。术后 24 个月 X 线检查如图。

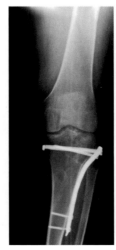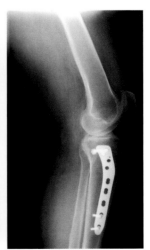

术后 24 个月随访,功能恢复良好。

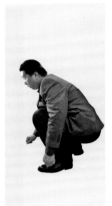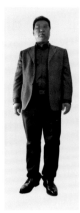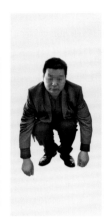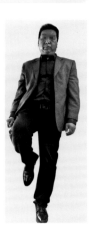

病例 27 左侧胫骨平台骨折

【病历摘要】

基本信息:男性,43 岁;

主诉:车祸致左膝部疼痛、肿胀、活动受限 6 小时入院;

诊断:左侧胫骨平台骨折。

【辅助检查】

膝关节 X 线及 CT 检查示左侧胫骨平台骨折。

骨折分型:Schatzker 分型 II 型;综合分型 I 型。

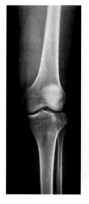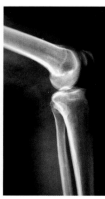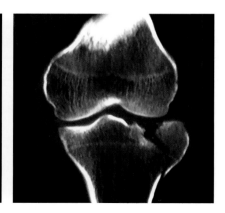

【手术过程】

第1步　以自制的骨块顶起器进行多角度塌陷部位顶起。

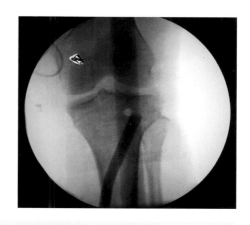

第2步　微创置入接骨板并拧入加压骨栓恢复胫骨平台宽度。

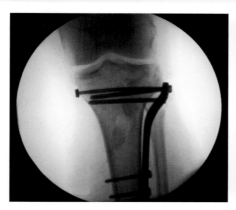 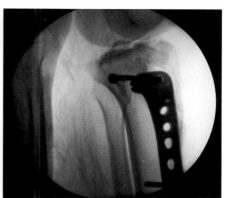

术后切口大体相如图。手术历时120分钟,术中出血约200ml,未出现相关术中并发症。

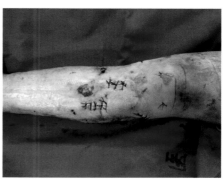

【关节镜探查膝关节】

镜下可见关节面平整、复位良好,骨折线对齐。

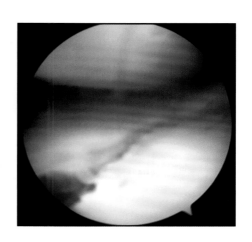

【术后检查】

　　术后 X 线检查示胫骨平台关节面平整，宽度恢复良好。

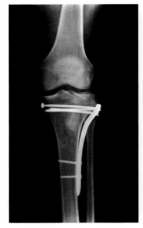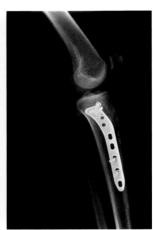

【随访】

　　患者术后 24 个月随访 HSS 评分为 100 分。术后 24 个月 X 线检查如图。

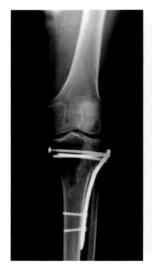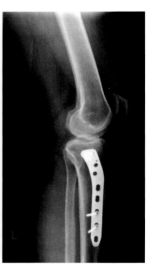

　　术后 24 个月随访，功能恢复良好。

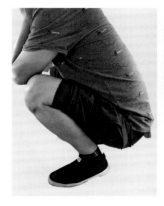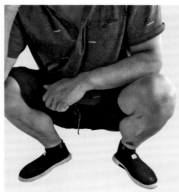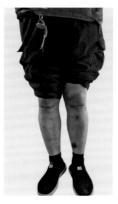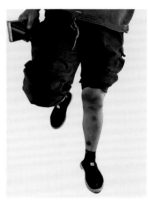

病例 28　左侧胫骨平台骨折

【病历摘要】

基本信息：男性，26 岁；

主诉：摔伤致左膝部疼痛、肿胀、活动受限 2 天；

诊断：左侧胫骨平台骨折。

【辅助检查】

膝关节 X 线及 CT 检查示左侧胫骨平台骨折。

骨折分型：Schatzker 分型 Ⅱ 型，综合分型 Ⅱ 型。

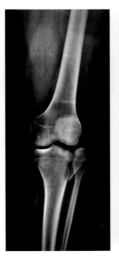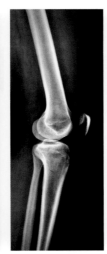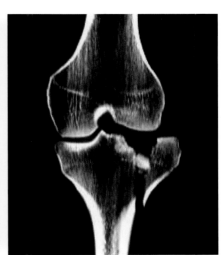

【手术过程】

第 1 步　以自制的骨块顶起器进行多角度塌陷部位顶起。

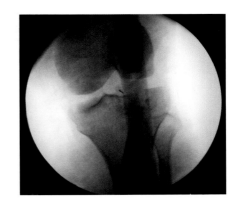

第2步　微创置入接骨板并拧入加压骨栓恢复胫骨平台宽度。

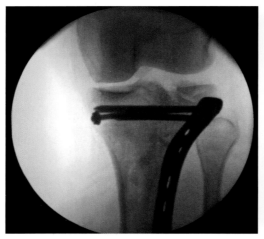 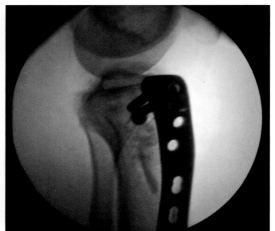

　　术后切口大体相如图。手术历时120分钟,术中出血约200ml,未出现相关术中并发症。

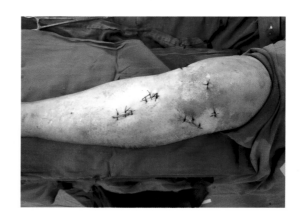

【关节镜探查膝关节】

　　镜下可见关节面平整、复位良好,骨折线对齐。

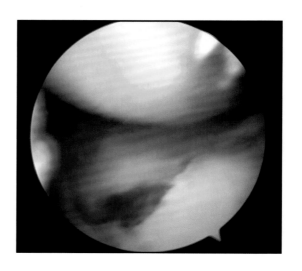

【术后检查】

术后 X 线检查示胫骨平台关节面平整，宽度恢复良好。

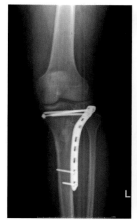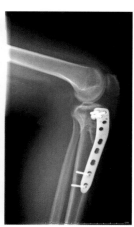

【随访】

患者术后 24 个月随访 HSS 评分为 100 分。术后 24 个月 X 线检查如图。

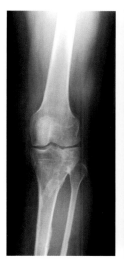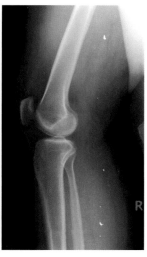

术后 24 个月随访，功能恢复良好。

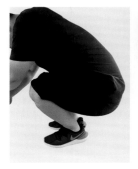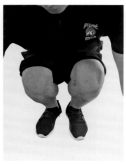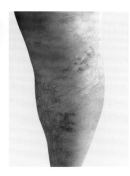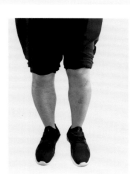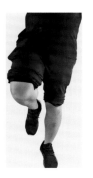

病例 29 左侧胫骨平台骨折

【病历摘要】

基本信息：男性，31 岁；

主诉：车祸致左膝部疼痛、肿胀、活动受限 12 小时；

诊断：左侧胫骨平台骨折。

【辅助检查】

膝关节 X 线及 CT 检查示左侧胫骨平台骨折。

骨折分型：Schatzker 分型 II 型；综合分型 I 型。

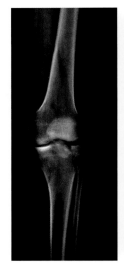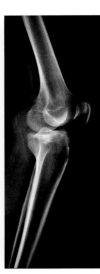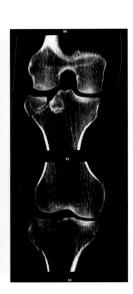

【手术过程】

第 1 步　以自制的骨块顶起器进行多角度塌陷部位顶起。

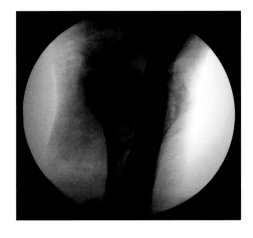

第 2 步　微创置入接骨板并拧入加压骨栓恢复胫骨平台宽度

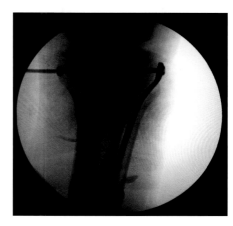

术后切口大体相如图。手术历时 75 分钟，术中出血约 200ml，未出现相关术中并发症。

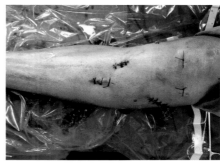

【关节镜探查膝关节】

镜下可见关节面平整、复位良好，骨折线对齐。

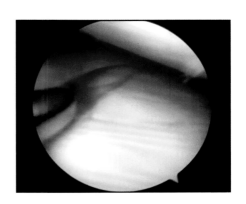

【术后检查】

术后 X 线检查示胫骨平台关节面平整，宽度恢复良好。

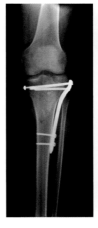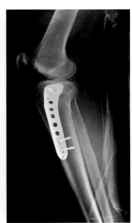

【随访】

患者术后 12 个月随访 HSS 评分为 95 分。术后 12 个月 X 线检查如图。

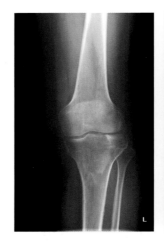
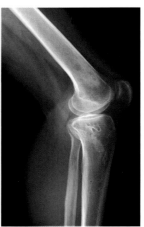

术后 12 个月随访,功能恢复良好。

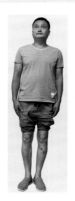
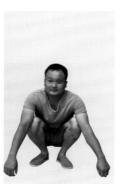
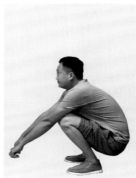
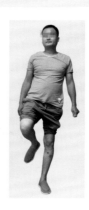
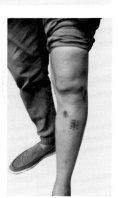

病例 30 左侧胫骨平台骨折

【病历摘要】

基本信息:女性,35 岁;
主诉:外伤致左膝部疼痛、肿胀、活动受限 4 小时;
诊断:左侧胫骨平台骨折。

【辅助检查】

膝关节 X 线及 CT 检查示左侧胫骨平台骨折。
骨折分型：Schatzker 分型 Ⅱ 型；综合分型 Ⅰ 型。

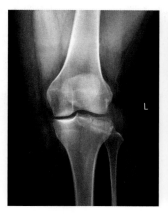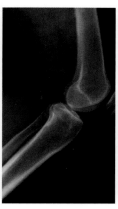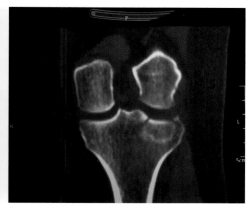

【手术过程】

第 1 步　经皮于胫骨结节下方置入导针，导针指向平台塌陷位置。

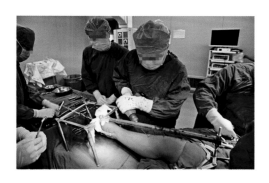

第 2 步　以自制的骨块顶起器进行多角度塌陷部位顶起。

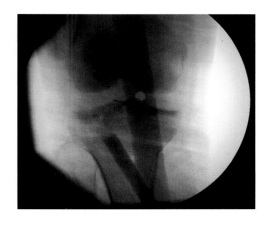

第3步 将双皮质髂骨条置入骨隧道内，后将皮质骨片盖回原位。

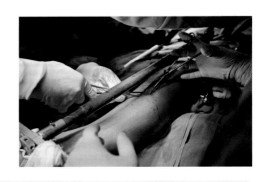

第4步 微创置入接骨板并拧入加压骨栓恢复胫骨平台宽度。

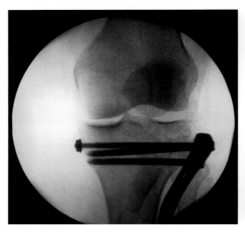
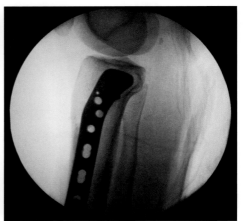

术后切口大体相如图。手术历时 150 分钟，术中出血约 150ml，未出现相关术中并发症。

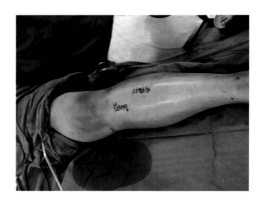

【关节镜探查膝关节】

镜下可见关节面平整、复位良好，骨折线对齐。

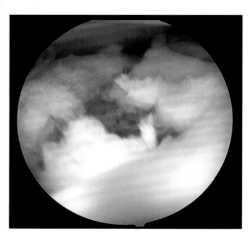

【术后检查】

术后 X 线检查示胫骨平台关节面平整，宽度恢复良好。

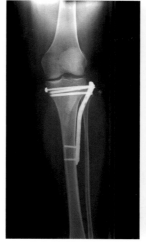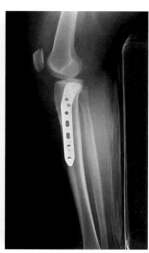

【随访】

患者术后 24 个月随访 HSS 评分为 100 分。术后 24 个月 X 线检查如图。

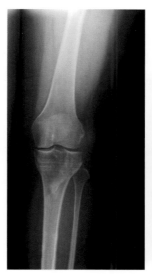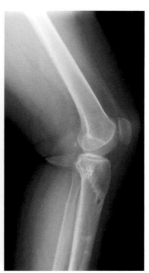

术后 24 个月随访，功能恢复良好。

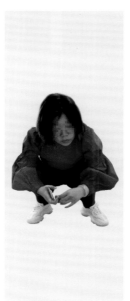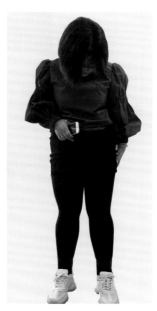

病例 31　右侧胫骨平台骨折

【病历摘要】

基本信息：女性，54 岁；
主诉：外伤致右膝部疼痛、肿胀、活动受限 3 小时；
诊断：右侧胫骨平台骨折。

【辅助检查】

膝关节 X 线及 CT 检查示右侧胫骨平台骨折。
骨折分型：Schatzker 分型 II 型；综合分型 I 型。

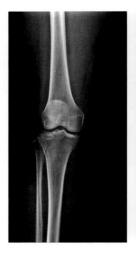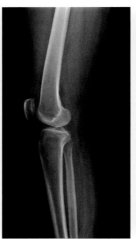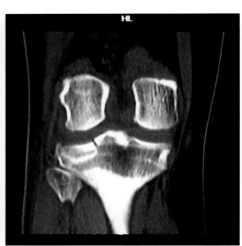

【手术过程】

第 1 步　术中应用双反牵引复位器。

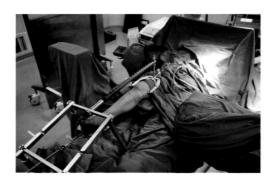

第2步 经皮于胫骨结节下方置入导针，导针指向平台塌陷位置。

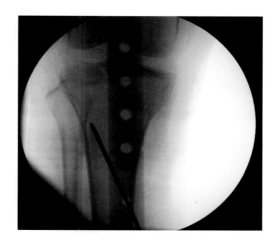

第3步 使用自制环形空心钻头沿导针方向开窗，取出皮质骨片。

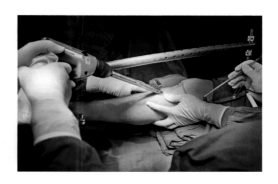

第4步 以自制的骨块顶起器进行多角度塌陷部位顶起。

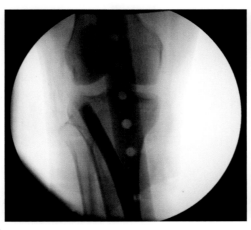 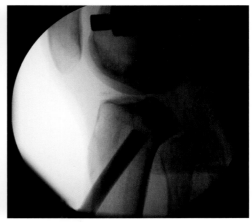

第 5 步　微创置入接骨板并拧入加压骨栓恢复胫骨平台宽度。

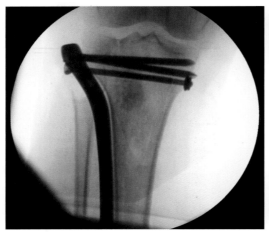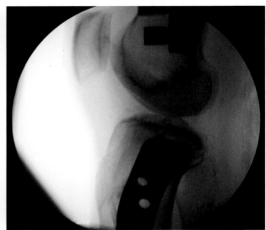

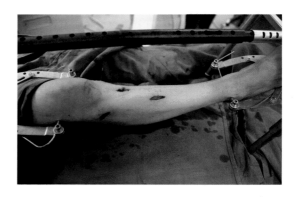

　　术后切口大体相如图。手术历时 90 分钟，术中出血约 100ml，未出现相关术中并发症。

【关节镜探查膝关节】

　　镜下可见关节面平整、复位良好，骨折线对齐。

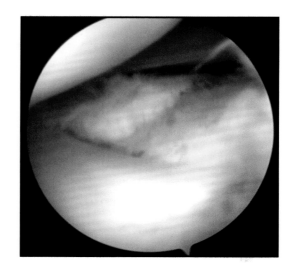

【术后检查】

　　术后 X 线检查示胫骨平台关节面平整，宽度恢复良好。

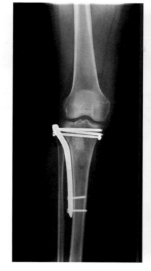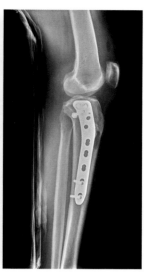

【随访】

　　患者术后 24 个月随访 HSS 评分为 100 分。术后 24 个月 X 线检查如图。

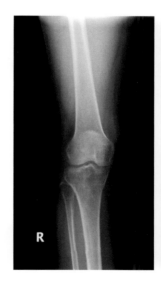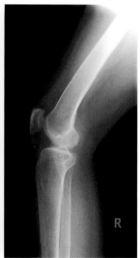

术后 24 个月随访,功能恢复良好。

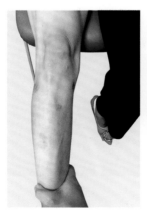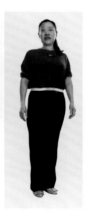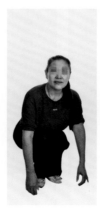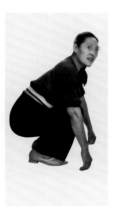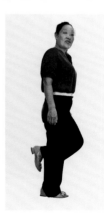

第二十三章

Schatzker 分型 Ⅲ 型经典病例

病例 1　左侧胫骨平台骨折

【病历摘要】

　　基本信息：男性，38 岁

　　主诉：车祸伤致胸部及左膝疼痛活动受限 2 天

　　诊断：左侧胫骨平台骨折、胸 12 椎体压缩骨折

【辅助检查】

　　膝关节 X 线及 CT 检查示左侧胫骨平台骨折。

　　骨折分型：Schatzker 分型 Ⅲ 型；综合分型 Ⅰ 型。

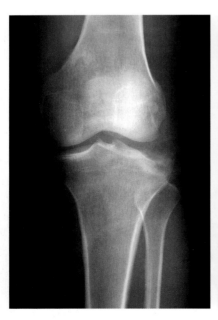 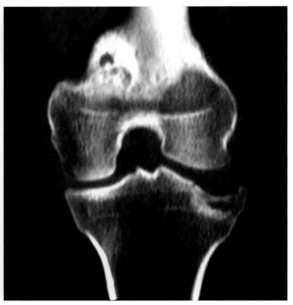

【 **手术过程** 】

第 **1** 步 术中行 C 形臂透视明确塌陷位置。

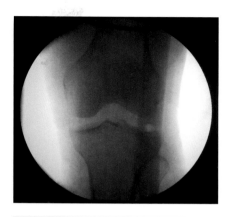

第 **2** 步 经皮于胫骨结节下方置入导针，导针指向平台塌陷位置。

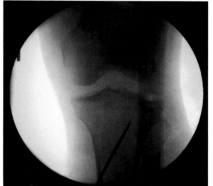

第 **3** 步 以自制的骨块顶起器进行多角度塌陷部位顶起。

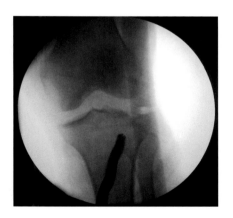

第 **4** 步 微创置入接骨板并拧入加压骨栓恢复胫骨平台宽度。

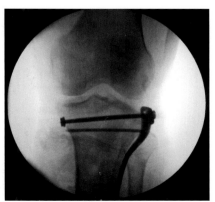

术后切口大体相如图。手术共历时 150 分钟，术中出血约 200ml，未见相关术中并发症。

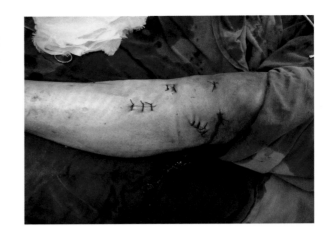

【关节镜探查膝关节】

镜下可见关节面平整、复位良好，骨折线对齐。

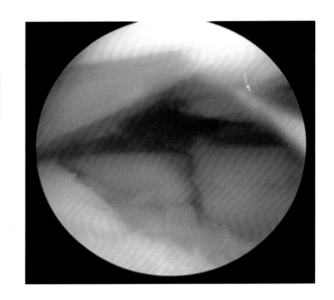

【术后检查】

术后 X 线检查示胫骨平台关节面平整，宽度恢复良好。

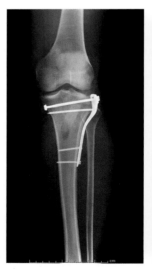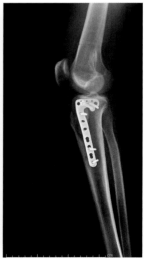

【随访】

　　术后 2 年随访 HSS 评分为 98 分。术后 2 年 X 线检查如图。

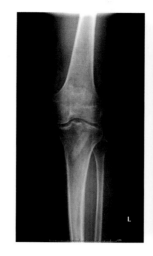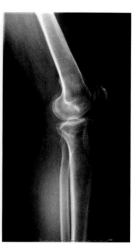

病例 2　右侧胫骨平台骨折

【病历摘要】

　　基本信息：女性，43 岁；
　　主诉：摔伤致右膝部疼痛、肿胀、活动受限 5 小时；
　　诊断：右侧胫骨平台骨折。

【辅助检查】

　　膝关节 X 线及 CT 检查示右侧胫骨平台骨折。
　　骨折分型：Schatzker 分型 Ⅲ 型；综合分型 Ⅰ 型。

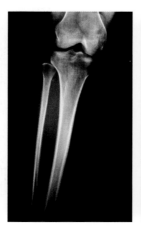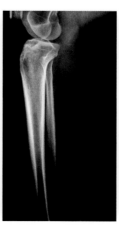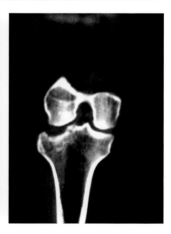

术后切口大体相如图。手术历时 120 分钟,术中出血约 200ml,未出现相关术中并发症。

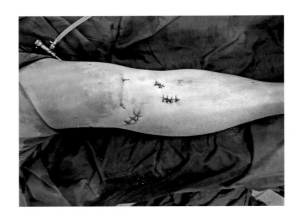

【关节镜探查膝关节】

镜下可见关节面平整、复位良好,骨折线对齐。

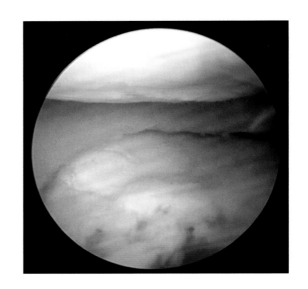

【术后检查】

术后 X 线检查示胫骨平台关节面平整,宽度恢复良好。

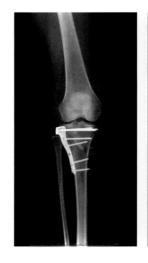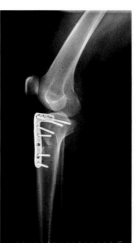

【随访】

术后 20 个月随访 HSS 评分为 100 分。
术后 20 个月 X 线检查如图。

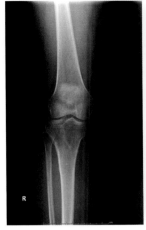
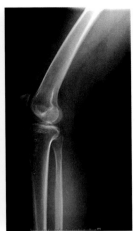

术后 20 个月随访,功能恢复良好。

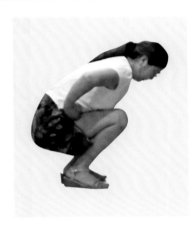
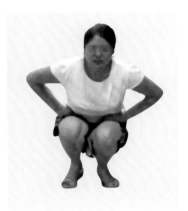

病例 3 右侧胫骨平台骨折

【病历摘要】

基本信息:男性,50 岁;
主诉:外伤致右膝部疼痛、肿胀、活动受限 18 小时入院;
诊断:右侧胫骨平台骨折。

【辅助检查】

　　膝关节 CT 检查示右侧胫骨平台骨折。
　　骨折分型：Schatzker 分型 Ⅲ 型；综合分型 Ⅰ 型。

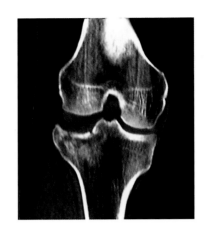

【手术过程】

　　第 1 步　术中应用双反牵引复位器。

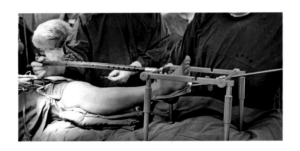

　　第 2 步　经皮于胫骨结节下方置入导针，导针指向平台塌陷位置。

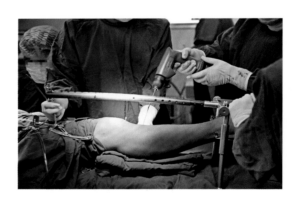

　　第 3 步　使用阶梯钻头沿导针方向扩髓，尺寸由 9mm 递增至 16mm。

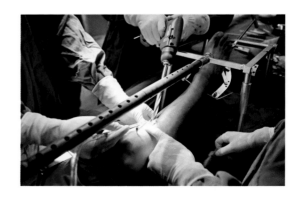

第 4 步 以自制的骨块顶起器进行多角度塌陷部位顶起。

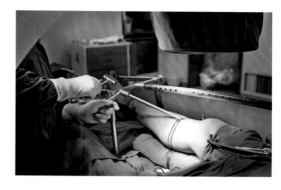

第 5 步 将双皮质髂骨条置入骨隧道内。

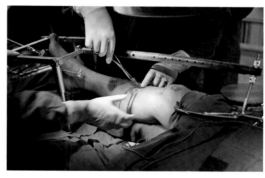

第 6 步 微创置入接骨板并拧入加压骨栓恢复胫骨平台宽度。

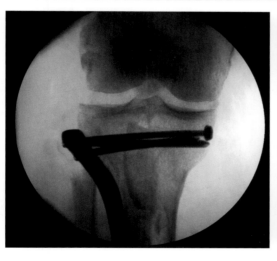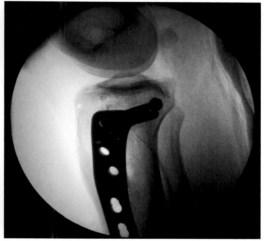

术后切口大体相如图。手术历时 120 分钟,术中出血约 200ml,未出现相关术中并发症。

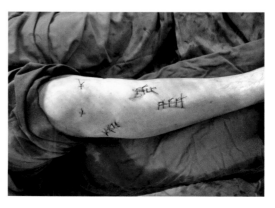

【关节镜探查膝关节】

镜下可见关节面平整、复位良好,骨折线对齐。

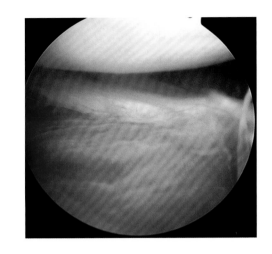

【术后检查】

术后 X 线检查示胫骨平台关节面平整,宽度恢复良好。

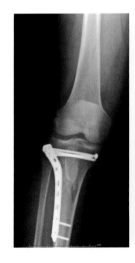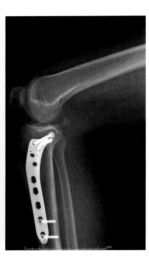

【随访】

患者术后 3 年随访 HSS 评分为 95 分。术后 3 年 X 线检查如图。

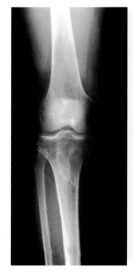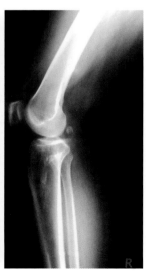

术后 3 年随访,功能恢复良好。

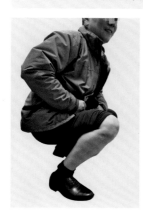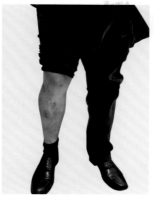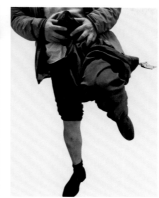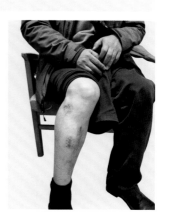

病例 4　**右侧胫骨平台骨折**

【病历摘要】

基本信息:男性,44 岁;
主诉:车祸致右膝部疼痛、活动受限 3 小时;
诊断:右侧胫骨平台骨折。

【辅助检查】

膝关节 X 线 CT 检查示右侧胫骨平台骨折。
骨折分型:Schatzker 分型 Ⅲ 型;综合分型 Ⅱ 型。

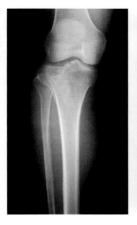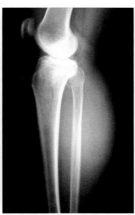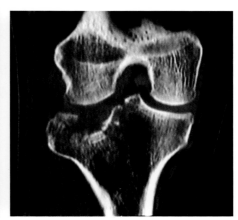

【手术过程】

第1步 以自制的骨块顶起器进行多角度塌陷部位顶起。

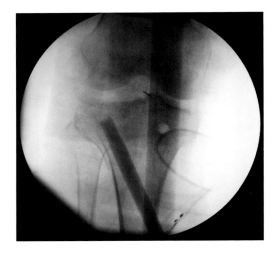

第2步 将双皮质髂骨条置入骨隧道内。

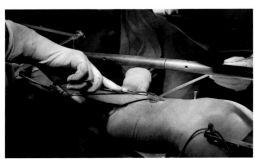

第3步 微创置入接骨板并拧入加压骨栓恢复胫骨平台宽度。

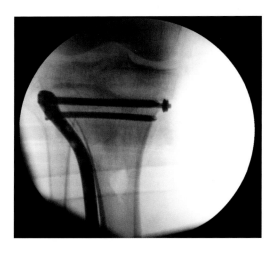

术后切口大体相如图。手术历时180分钟,术中出血约300ml,术中未出现相关并发症。

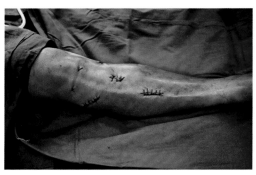

【关节镜探查膝关节】

　　镜下可见关节面平整、复位良好,骨折线对齐。

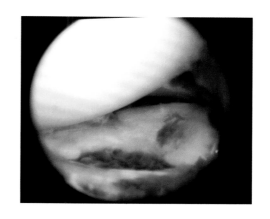

【术后检查】

　　术后 X 线检查示胫骨平台关节面平整,宽度恢复良好。

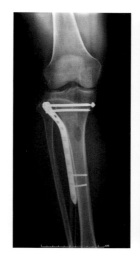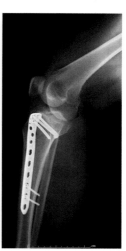

【随访】

　　患者术后 12 个月随访 HSS 评分为 97 分。术后 12 个月 X 线检查如图。

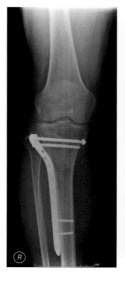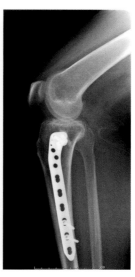

　　术后 3 年随访,功能良好。

病例 5 右侧胫骨平台骨折

【病历摘要】

基本信息：男性，62 岁；
主诉：摔伤致右膝疼痛、肿胀、活动受限 1 天；
诊断：右侧胫骨平台骨折。

【辅助检查】

膝关节 X 线及 CT 检查示右侧胫骨平台骨折。
骨折分型：Schatzker 分型 III 型；综合分型 I 型。

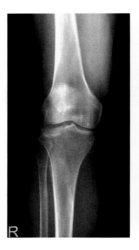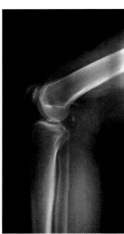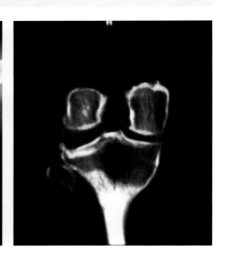

【手术过程】

第 1 步　术中应用双反牵引复位器。

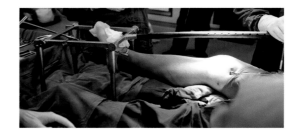

第2步 经皮于胫骨结节下方置入导针，导针指向平台塌陷位置。

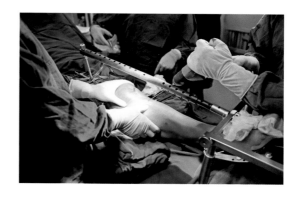

第3步 使用阶梯钻头沿导针方向扩髓，尺寸由 9mm 递增至 16mm。

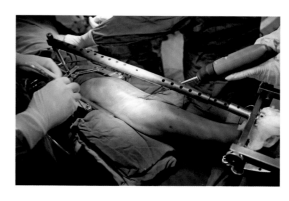

第4步 以自制的骨块顶起器进行多角度塌陷部位顶起。

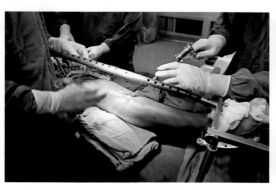 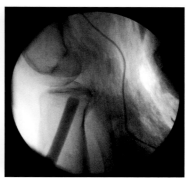

第5步 将双皮质髂骨条置入骨隧道内。

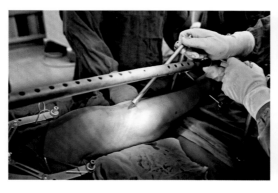 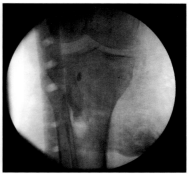

第6步 微创置入接骨板并拧入加压骨栓恢复胫骨平台宽度。

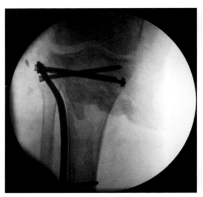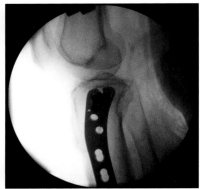

术后切口大体相如图，手术历时 90 分钟，术中出血约 50ml，术中未出现相关并发症。

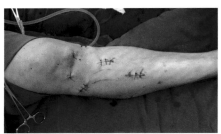

【关节镜探查膝关节】

镜下可见关节面平整、复位良好，骨折线对齐。

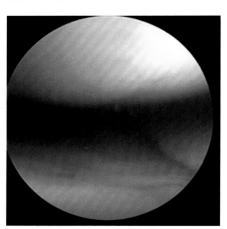

【术后检查】

术后 X 线及 CT 检查提示胫骨平台关节面平整，宽度恢复良好。

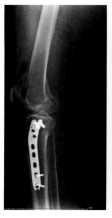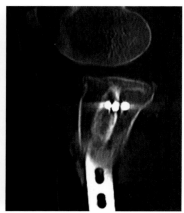

【随访】

术后 3 个月 X 线检查如图。

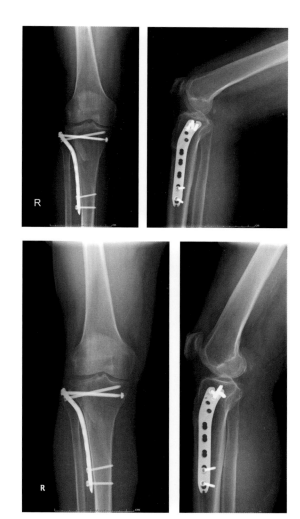

患者术后 12 个月随访 HSS 评分为 98 分。术后 12 个月 X 线检查如图。

术后 12 个月随访,功能恢复良好。

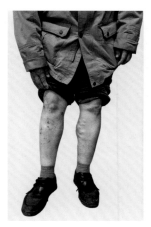 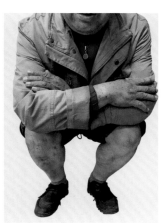 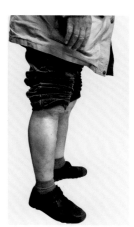 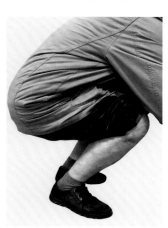

病例6 右侧胫骨平台骨折

【病历摘要】

基本信息：男性，31岁；
主诉：摔伤后疼痛肿胀活动受限4小时；
诊断：右侧胫骨平台骨折。

【辅助检查】

膝关节X线检查示右侧胫骨平台骨折。
骨折分型：Schatzker分型Ⅲ型；综合分型
Ⅰ型。

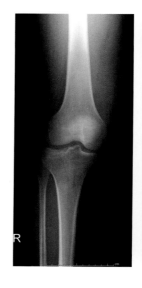
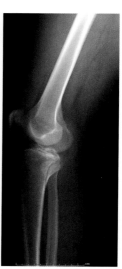

【手术过程】

第1步　术中应用双反牵引复位器。

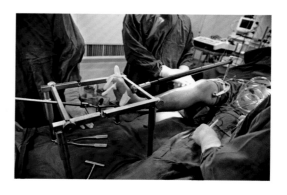

　　第 2 步　经皮于胫骨结节下方置入导针，导针指向平台塌陷。

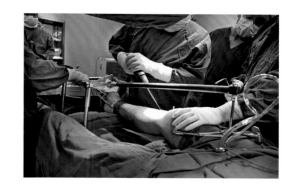

　　第 3 步　使用阶梯钻头沿导针方向扩髓，尺寸由 9mm 递增至 16mm。

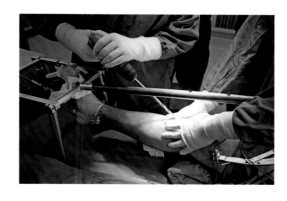

　　第 4 步　以自制的骨块顶起器进行多角度塌陷部位顶起。

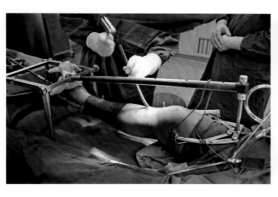 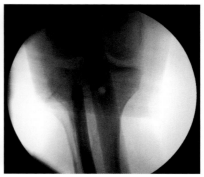

　　第 5 步　将双皮质髂骨条置入骨隧道内。

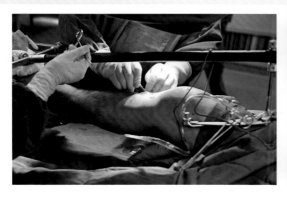 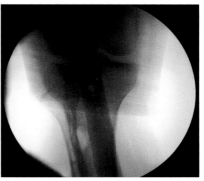

第 6 步　微创置入接骨板并拧入加压骨栓恢复胫骨平台宽度。

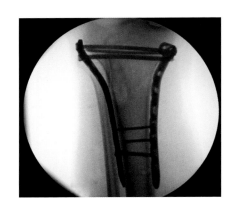

术后切口大体相如图。手术历时 100 分钟,术中出血约 200ml,术中未出现相关并发症。

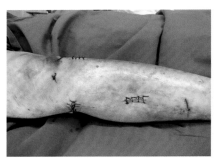

【关节镜探查膝关节】

镜下可见关节面平整、复位良好、骨折线对齐。

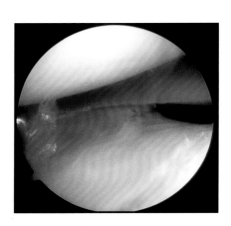

【术后检查】

术后 X 线检查提示胫骨平台关节面平整,宽度恢复良好。

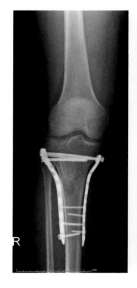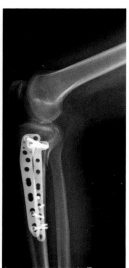

【随访】

术后 3 个月 X 线检查如图。

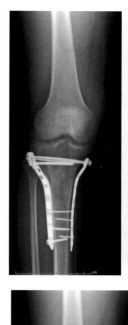
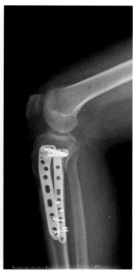

患者术后 12 个月随访 HSS 评分为 97 分。术后 12 个月 X 线检查如图。

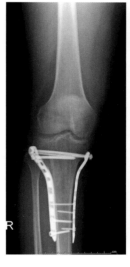
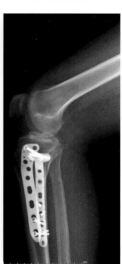

病例 7　左侧胫骨平台骨折

【病历摘要】

基本信息：男性，34 岁；
主诉：外伤致左膝部疼痛，肿胀伴活动受限 3 小时余；
诊断：左侧胫骨平台骨折。

【辅助检查】

膝关节 X 线及 CT 检查示左侧胫骨平台骨折。
骨折分型：Schatzker 分型 Ⅲ 型；综合分型 Ⅰ 型。

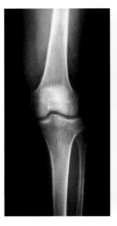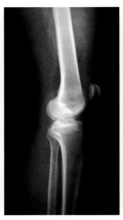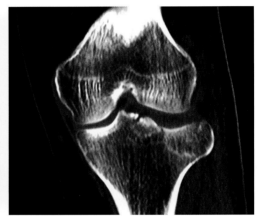

【手术过程】

第 1 步 经皮于胫骨结节下方置入导针，导针指向平台塌陷位置。

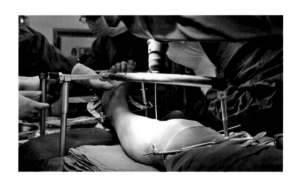

第 2 步 使用阶梯钻头沿导针方向扩髓，尺寸由 9mm 递增至 16mm。

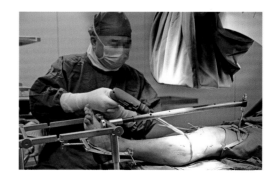

第 3 步　以自制的骨块顶起器进行多角度塌陷部位顶起。

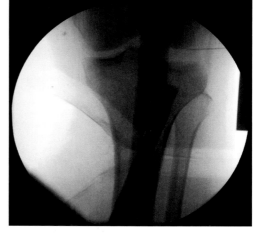

第 4 步　微创置入接骨板并拧入加压骨栓恢复胫骨平台宽度。

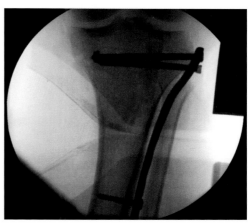

术后切口大体相如图。手术历时 150 分钟,术中出血约 300ml,术中未出现相关并发症。

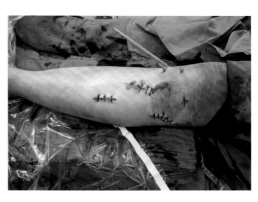

【关节镜探查膝关节】

镜下可见关节面平整、复位良好,骨折线对齐。

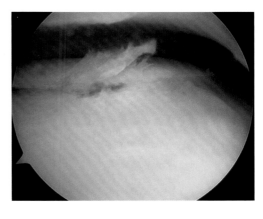

【术后检查】

术后 X 线检查示胫骨平台关节面平整，宽度恢复良好。

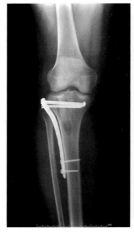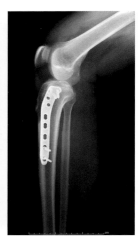

【随访】

术后 3 个月 X 线检查如图。

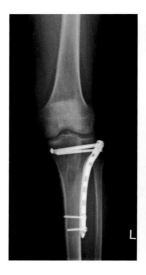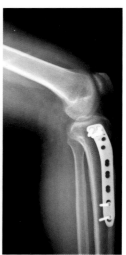

术后 12 个月随访 HSS 功能评分 95 分。术后 12 个月 X 线检查如图。

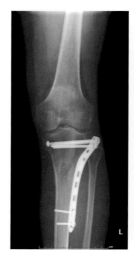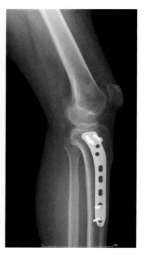

术后 12 个月随访,功能恢复良好。

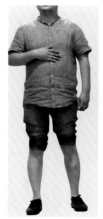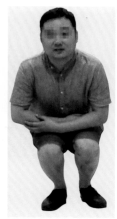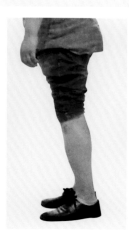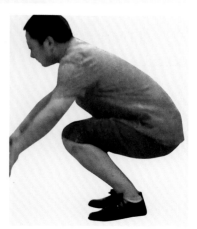

病例 8　右侧胫骨平台骨折

【病历摘要】

基本信息:女性,60 岁;

主诉:摔伤致左膝部疼痛,肿胀伴活动受限 6 小时;

诊断:右侧胫骨平台骨折。

【辅助检查】

膝关节 X 线检查示右侧胫骨平台骨折。

骨折分型:Schatzker 分型 Ⅲ 型;综合分型 Ⅰ 型。

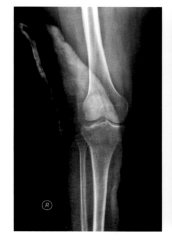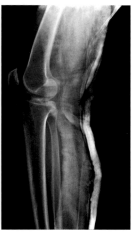

【关节镜探查膝关节】

镜下可见关节面平整、复位良好,骨折线对齐。

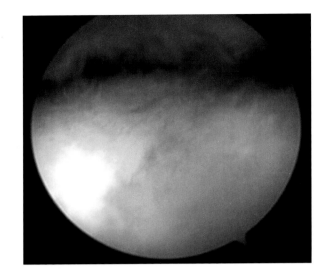

【术后检查】

术后 X 线检查示胫骨平台关节面平整,宽度恢复良好。

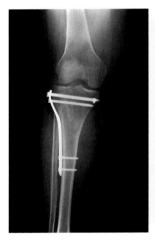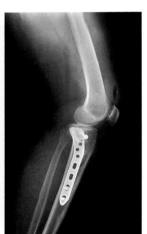

【随访】

患者术后 2 年随访 HSS 评分为 100 分。术后 2 年 X 线检查如图。

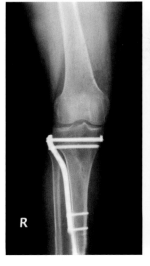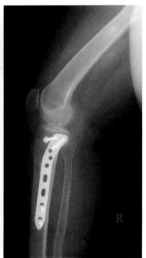

术后 2 年随访,功能恢复良好。

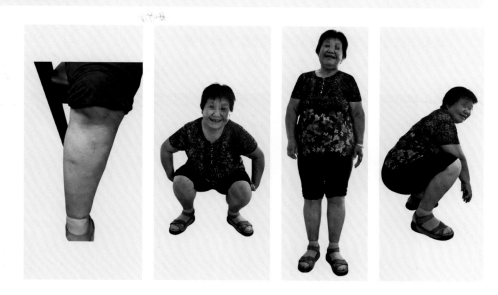

病例 9 左侧胫骨平台骨折

【病历摘要】

基本信息:男性,36 岁;
主诉:摔伤致左膝部疼痛、肿胀、活动受限 4 小时;
诊断:左侧胫骨平台骨折。

【辅助检查】

膝关节 X 线及 CT 检查示左侧胫骨平台骨折。

骨折分型：Schatzker 分型Ⅲ型；综合分型Ⅰ型。

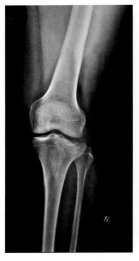
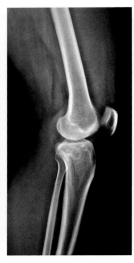
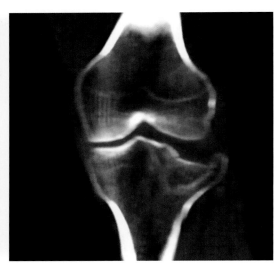

【手术过程】

第 1 步　术中应用双反牵引复位器。

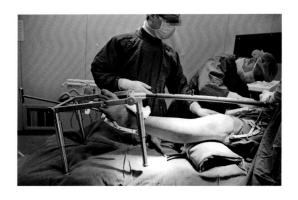

第 2 步　经皮于胫骨结节下方置入导针，导针指向平台塌陷位置。

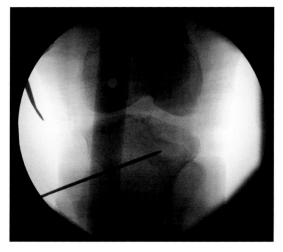

第 3 步 使用自制环形空心钻头沿导针方向开窗,取出皮质骨片。

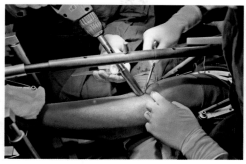 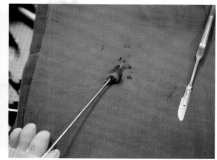

第 4 步 以自制的骨块顶起器进行多角度塌陷部位顶起。

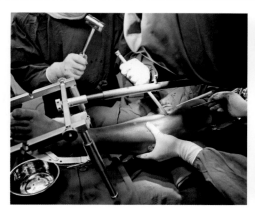 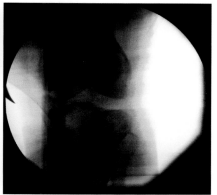

第 5 步 将双皮质髂骨条置入骨隧道内后将皮质骨片盖回原位。

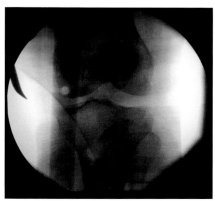

第 6 步 微创置入接骨板并拧入加压骨栓恢复胫骨平台宽度。

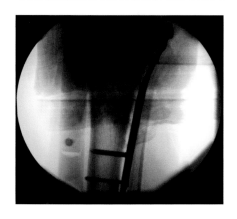

术后切口大体相如图。手术历时 110 分钟,术中出血约 150ml,未出现相关术中并发症。

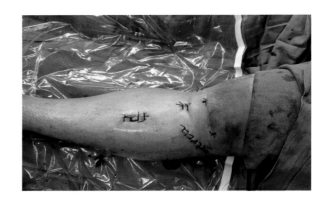

【关节镜探查膝关节】

镜下可见关节面平整、复位良好,骨折线对齐。

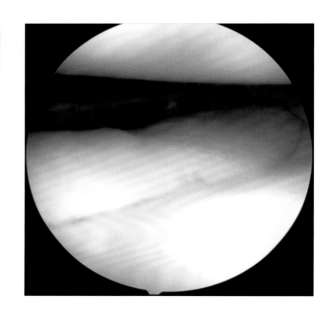

【术后检查】

术后 X 线检查示胫骨平台关节面平整,宽度恢复良好。

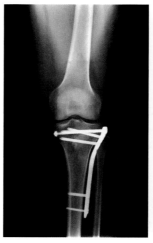
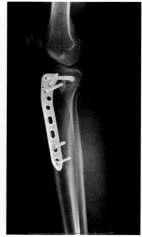

【随访】

患者术后 24 个月随访 HSS 评分为 100 分。术后 24 个月 X 线检查如图。

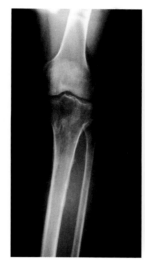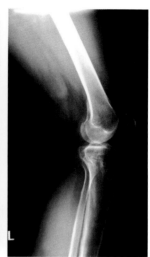

术后 24 个月随访,功能恢复良好。

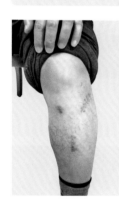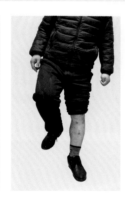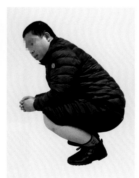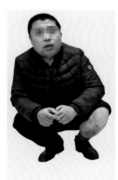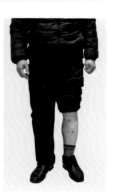

病例 10　右侧胫骨平台骨折

【病历摘要】

基本信息:男性,45 岁;

主诉:摔伤致右膝部疼痛、肿胀、活动受限 24 小时;

诊断:右侧胫骨平台骨折。

【辅助检查】

膝关节 X 线检查示右侧胫骨平台骨折。
骨折分型：Schatzker 分型 Ⅲ 型；综合分型
Ⅱ 型。

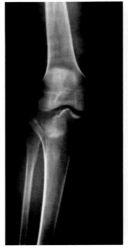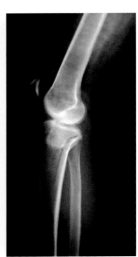

【手术过程】

第 1 步　使用阶梯钻头沿导针方向扩髓，
尺寸由 9mm 递增至 16mm。

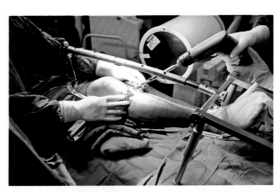

第 2 步　以自制的骨块顶起器进行多角
度塌陷部位顶起。

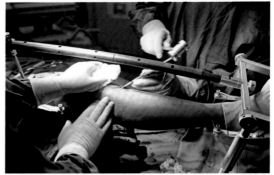

术后切口大体相如图。手术历时 90 分钟，
术中出血约 100ml，未出现相关术中并发症。

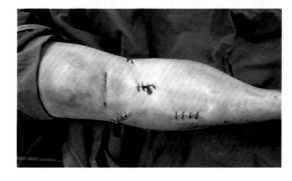

【关节镜探查膝关节】

　　镜下可见关节面平整、复位良好,骨折线对齐。

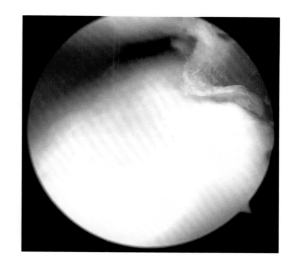

【术后检查】

　　术后 X 线检查示胫骨平台关节面平整,宽度恢复良好。

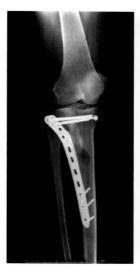
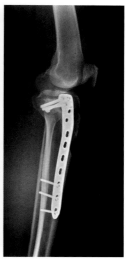

【随访】

　　患者术后 24 个月随访 HSS 功能评分 100 分。术后 24 个月 X 线检查如图。

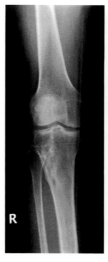
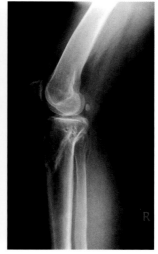

术后 24 个月随访,功能恢复良好。

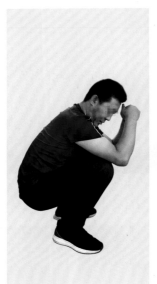 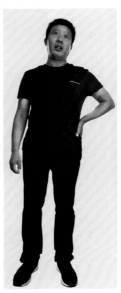 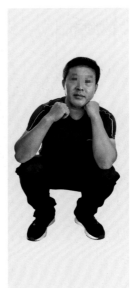 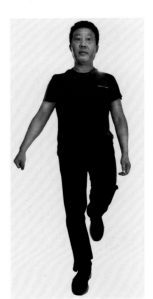

病例 11 左侧胫骨平台骨折

【病历摘要】

基本信息:男性,41 岁;

主诉:车祸致左膝部疼痛、肿胀、活动受限 21 小时;

诊断:左侧胫骨平台骨折。

【辅助检查】

膝关节 X 线及 CT 检查示左侧胫骨平台骨折。
骨折分型：Schatzker 分型 Ⅲ 型；综合分型 Ⅰ 型。

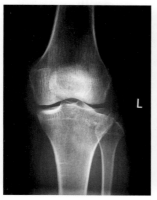
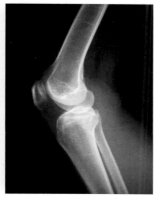
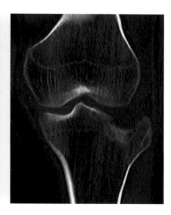

【关节镜探查膝关节】

镜下可见关节面平整、复位良好，骨折线
对齐；手术历时 120 分钟，术中出血约 100ml，
未出现相关术中并发症。

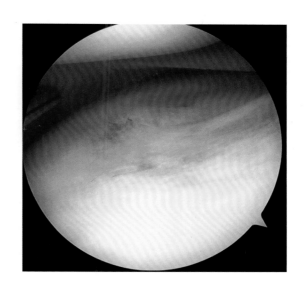

【术后检查】

术后 X 线检查示胫骨平台关节面平整，
宽度恢复良好。

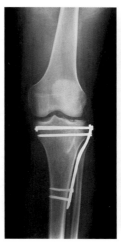
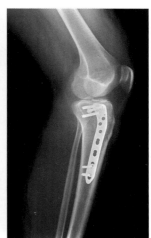

【随访】

患者于术后 24 个月随访 HSS 评分为 100 分。术后 24 个月 X 线检查如图。

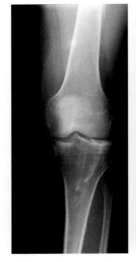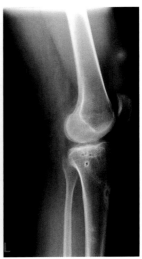

术后 24 个月随访,功能恢复良好。

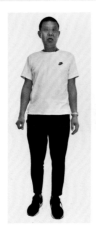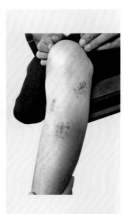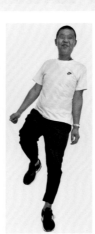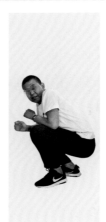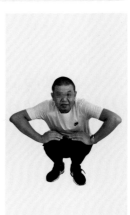

病例 12 左侧胫骨平台骨折

【病历摘要】

基本信息:女性,46 岁;
主诉:外伤致左膝部疼痛、肿胀、活动受限 24 小时;
诊断:左侧胫骨平台骨折。

【辅助检查】

膝关节 X 线及 CT 示左侧胫骨平台骨折。

骨折分型：Schatzker 分型 Ⅲ 型；综合分型 Ⅰ 型。

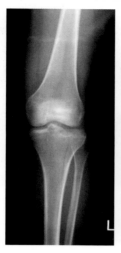
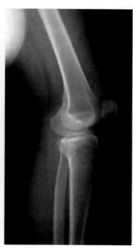
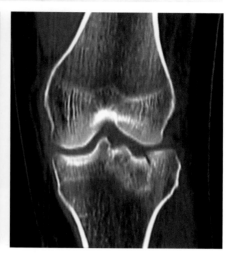

【手术过程】

第 1 步　经皮于胫骨结节下方置入导针，导针指向平台塌陷位置。

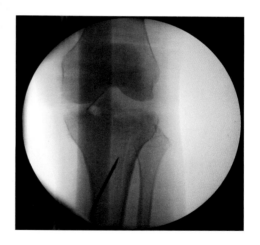

第 2 步　以自制的骨块顶起器进行多角度塌陷部位顶起。

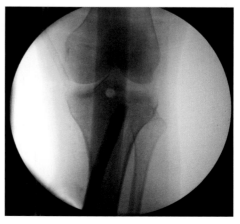

第3步 微创置入接骨板并拧入加压骨栓恢复胫骨平台宽度。

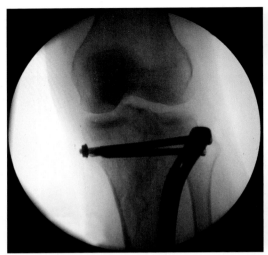 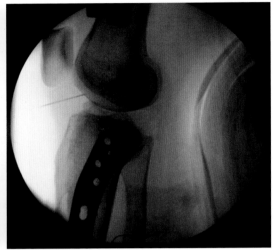

术后切口大体相如图；手术历时 75 分钟，术中出血约 200ml，未出现相关术中并发症。

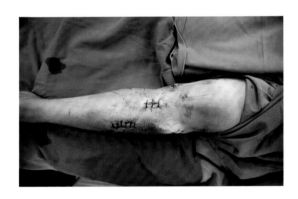

【关节镜探查膝关节】

镜下可见关节面平整、复位良好，骨折线对齐。

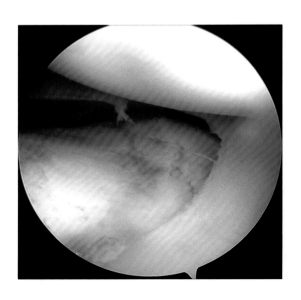

【术后检查】

术后 X 线检查示胫骨平台关节面平整，宽度恢复良好。

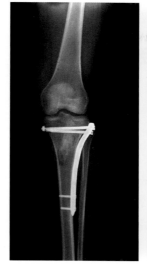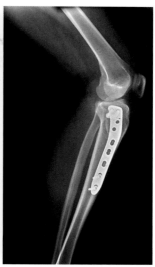

【随访】

患者于 24 个月随访 HSS 评分为 100 分。术后 24 个月 X 线检查如图。

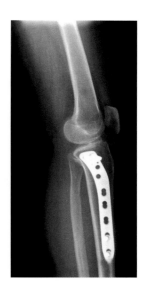

术后 24 个月随访，功能恢复良好。

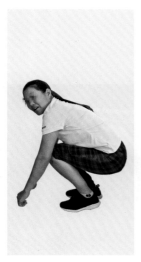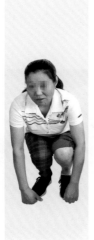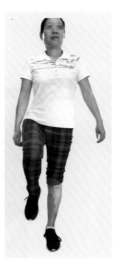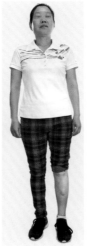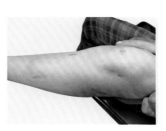

病例 13 左侧胫骨平台骨折

【病历摘要】

基本信息：男性，32 岁；

主诉：摔伤致左膝部疼痛、肿胀、活动受限 20 小时；

诊断：左侧胫骨平台骨折。

【辅助检查】

膝关节 X 线及 CT 检查示左侧胫骨平台骨折。

骨折分型：Schatzker 分型Ⅲ型；综合分型Ⅰ型。

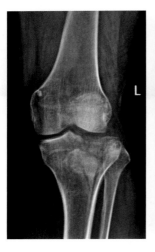 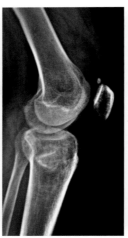 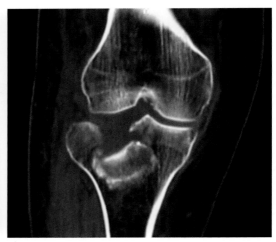

【手术过程】

第1步 经皮于胫骨结节下方置入导针，导针指向平台塌陷位置。

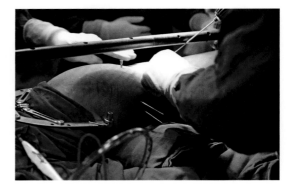

第2步　以自制的骨块顶起器进行多角度塌陷部位顶起。

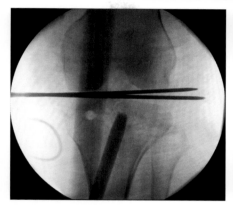 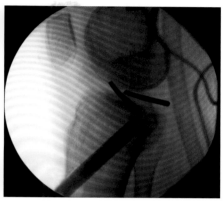

第3步　微创置入接骨板并拧入加压骨栓恢复胫骨平台宽度。

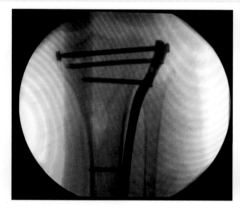 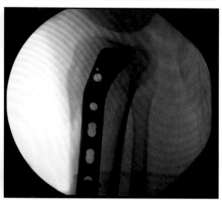

术后切口大体相如图。手术历时120分钟,术中出血约200ml,未出现相关术中并发症。

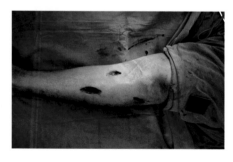

【关节镜探查膝关节】

镜下可见关节面平整、复位良好,骨折线对齐。

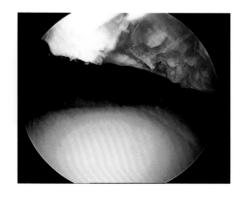

【术后检查】

术后 X 线检查示胫骨平台关节面平整，宽度恢复良好。

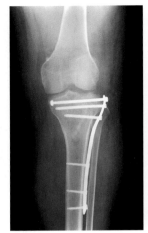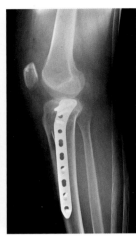

【随访】

患者于术后 24 个月随访 HSS 评分为 100 分。术后 24 个月 X 线检查如图。

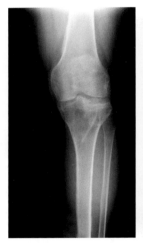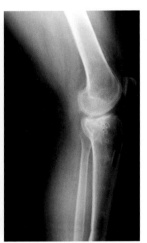

术后 24 个月随访，功能恢复良好。

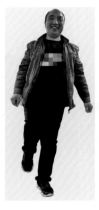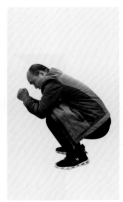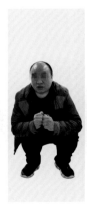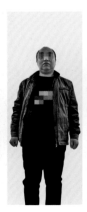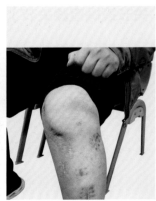

第二十四章

Schatzker 分型Ⅳ型经典病例

病例 1　右侧胫骨平台骨折伴膝关节脱位

【病历摘要】

基本信息：男性，29 岁；
主诉：车祸致全身多处疼痛 6 小时；
诊断：右侧胫骨平台骨折伴膝关节脱位。

【辅助检查】

膝关节 X 线及 CT 检查示右侧胫骨平台粉碎性骨折。
骨折分型：Schatzker 分型Ⅳ型；综合分型Ⅲ型。

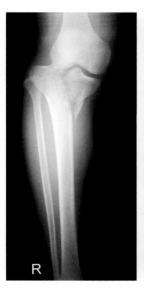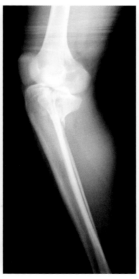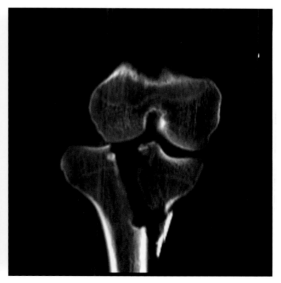

术后切口大体相如图。手术历时 100 分钟,术中出血约 200ml,术中未出现相关并发症。

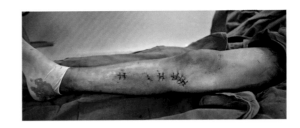

【术后检查】

术后 X 线检查提示胫骨平台关节面平整,宽度恢复良好。

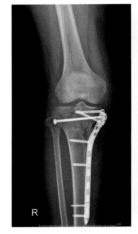
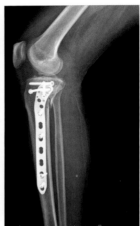

【随访】

术后 6 个月 X 线检查如图。

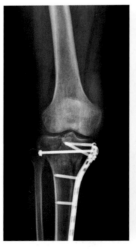
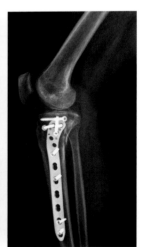

术后 6 个月随访,功能恢复良好。

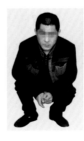
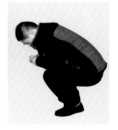

患者于术后 12 个月随访 HSS 评分为 96
分。术后 12 个月随访,功能恢复良好。

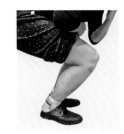
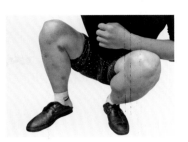

病例 2　左侧胫骨平台骨折

【病历摘要】

基本信息:男性,47 岁;

主诉:外伤致左膝疼痛、肿胀伴活动障碍 10 小时;

诊断:左侧胫骨平台骨折。

【辅助检查】

影像学检查如图;膝关节 X 线及 CT 检查示左侧胫骨平台骨折。

骨折分型:Schatzker 分型Ⅳ型;综合分型Ⅲ型。

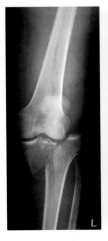
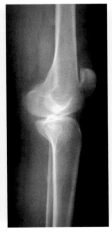
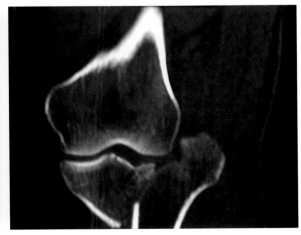

【手术过程】

第1步 术中应用双反牵引复位器。

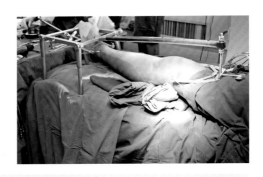

第2步 经皮于胫骨结节下方置入导针,导针指向平台塌陷位置。

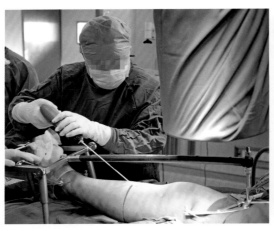 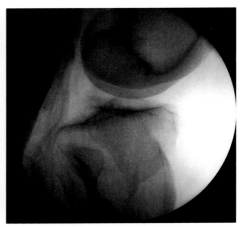

第3步 使用阶梯钻头沿导针方向扩髓,尺寸由 9mm 递增至 16mm。

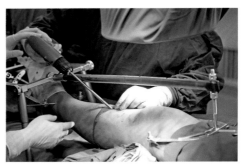

第4步 以自制的骨块顶起器进行多角度塌陷部位顶起。

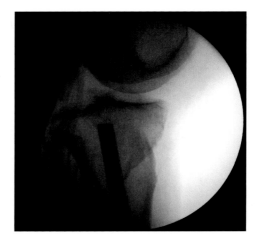

第 5 步　将双皮质髂骨条置入骨隧道内。

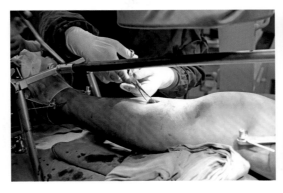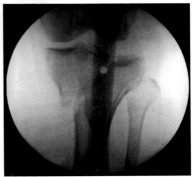

第 6 步　微创置入接骨板并拧入加压骨栓恢复胫骨平台宽度。

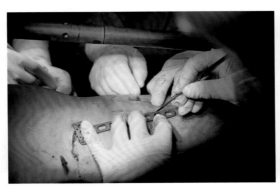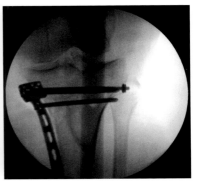

术后切口大体相如图；手术历时 120 分钟，术中出血约 200ml，术中未出现相关并发症。

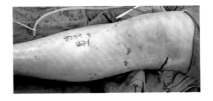

【关节镜探查膝关节】

镜下可见关节面平整、复位良好，骨折线对齐。

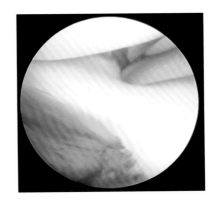

【术后检查】

术后 X 线检查示胫骨平台关节面平整，宽度恢复良好。

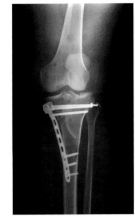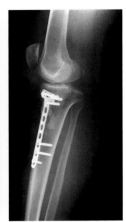

【随访】

患者术后 12 个月随访 HSS 评分为 100 分。术后 12 个月 X 线检查如图。

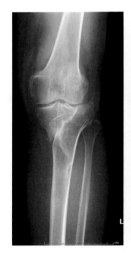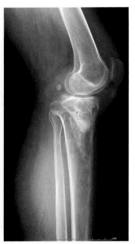

术后 12 个月随访功能恢复良好。

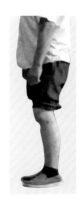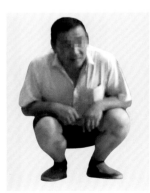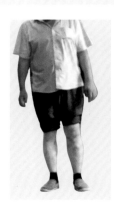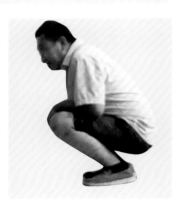

病例 3 左侧胫骨平台骨折

【病历摘要】

基本信息：男性，72 岁；
主诉：外伤致左膝疼痛、肿胀、活动受限 1 天；
诊断：左侧胫骨平台骨折。

【辅助检查】

膝关节 X 线及 CT 检查示左侧胫骨平台骨折。
骨折分型：Schatzker 分型Ⅳ型，综合分型Ⅲ型。

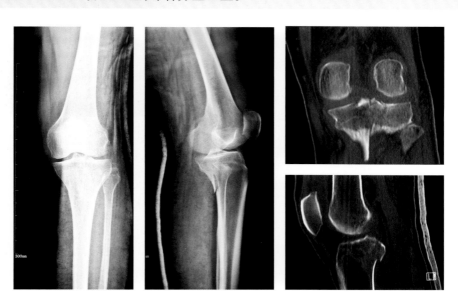

【手术过程】

第 1 步　术中应用双反牵引复位器。

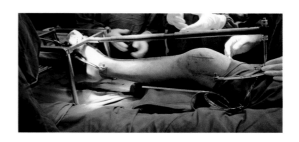

第2步 经皮于胫骨结节下方置入导针，导针指向平台塌陷位置。

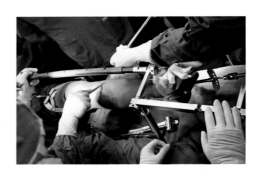

第3步 使用阶梯钻头沿导针方向扩髓，尺寸由 9mm 递增至 16mm。

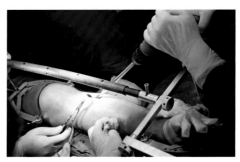

第4步 以自制的骨块顶起器进行多角度塌陷部位顶起。

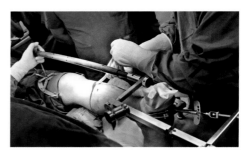

第5步 将双皮质髂骨条置入骨隧道内。

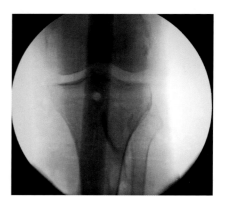

第6步 微创置入接骨板并拧入加压骨栓恢复胫骨平台宽度。

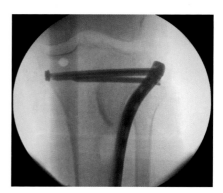

　　术后切口大体相如图。手术历时 125 分钟,术中出血约 300ml,术中未出现相关并发症。

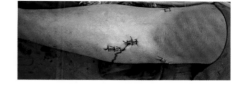

【关节镜探查膝关节】

　　镜下可见关节面平整、复位良好,骨折线对齐。

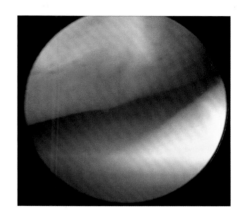

【术后检查】

　　术后 X 线检查示胫骨平台关节面平整,宽度恢复良好。

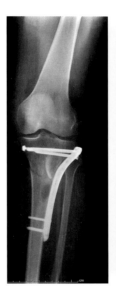
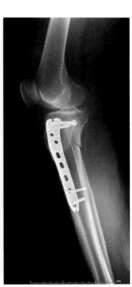

【随访】

　　患者术后 12 个月随访 HSS 评分为 100 分。术后 12 个月 X 线检查如图。

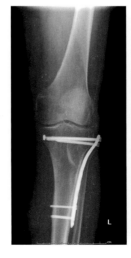
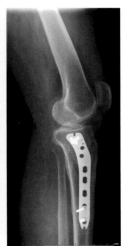

术后 12 个月随访功能恢复良好。

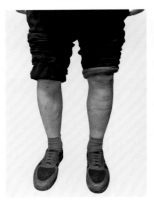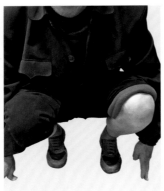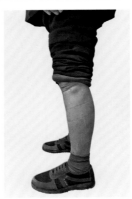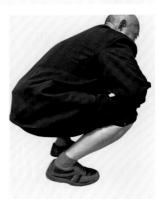

病例 4 右侧胫骨平台骨折

【病历摘要】

基本信息：男性，29 岁；
主诉：摔伤致右膝关节疼痛、肿胀、活动受限约 2 天；
诊断：右侧胫骨平台骨折。

【辅助检查】

膝关节 X 线及 CT 检查示右侧胫骨平台骨折。
骨折分型：Schatzker 分Ⅳ型；综合分型Ⅲ型。

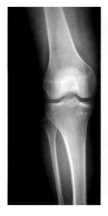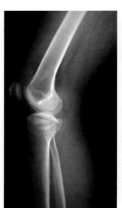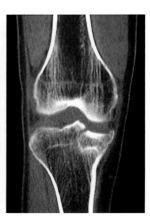

【手术过程】

第 1 步　术中应用双反牵引复位器。

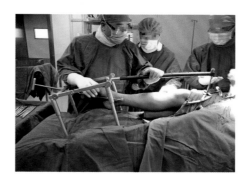

第 2 步　经皮于胫骨结节下方置入导针，导针指向平台塌陷位置。

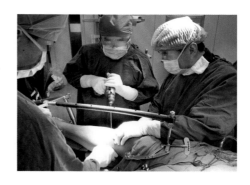

第 3 步　使用阶梯钻头沿导针方向扩髓，尺寸由 9mm 递增至 16mm。

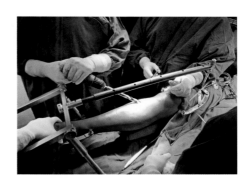

第 4 步　以自制的骨块顶起器进行多角度塌陷部位顶起。

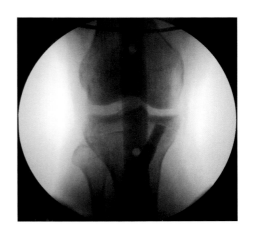

第5步 将双皮质髂骨条置入骨隧道内。

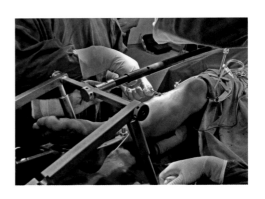

第6步 微创置入接骨板并拧入加压骨栓恢复胫骨平台宽度。

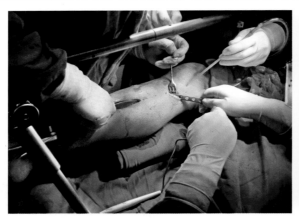
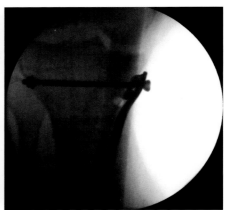

术后切口大体相如图。手术历时120分钟,术中出血约200ml,术中未出现相关并发症。

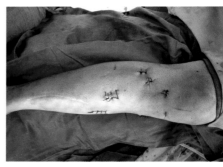

【关节镜探查膝关节】

镜下可见关节面平整、复位良好,骨折线对齐。

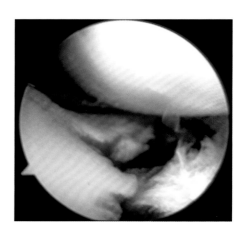

【术后检查】

术后 X 线检查示胫骨平台关节面平整，宽度恢复良好。

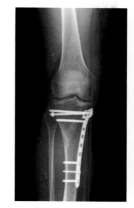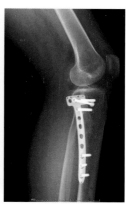

【随访】

术后 12 个月随访 HSS 评分为 100 分。术后 12 个月 X 线检查如图。

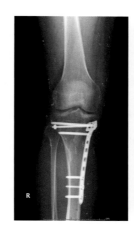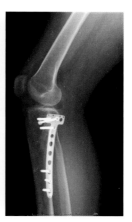

术后 12 个月随访功能恢复良好。

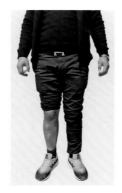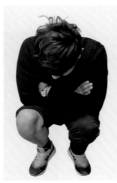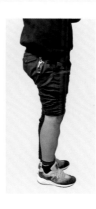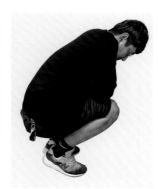

病例 5 左侧胫骨平台骨折

【病历摘要】

基本信息：男性，36 岁；
主诉：摔伤致左膝部疼痛、肿胀、活动受限 3 小时；
诊断：左侧胫骨平台骨折。

【辅助检查】

膝关节 X 线及 CT 检查示侧胫骨平台骨折。
骨折分型：Schatzker 分型 Ⅳ 型；综合分型 Ⅲ 型。

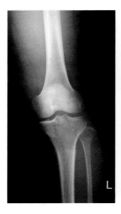 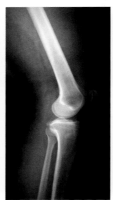 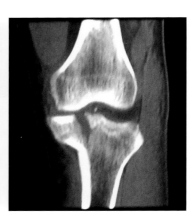

【手术过程】

第 1 步　术中应用双反牵引复位器。

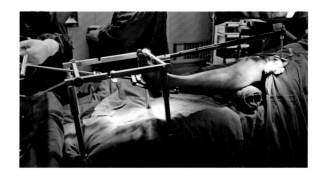

第 2 步　以股骨外髁为支点，克氏针尾端为施力点，头端为受力点，撬拨复位胫骨内侧平台骨折块，使内外侧关节间隙一致，达到解剖复位要求。

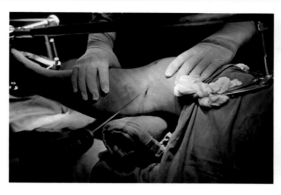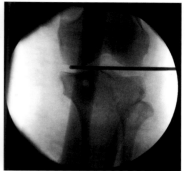

第 3 步　微创置入接骨板并拧入加压骨栓恢复胫骨平台宽度。

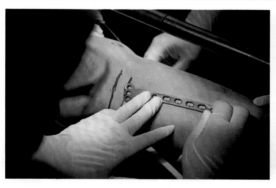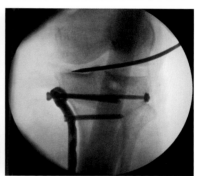

【关节镜探查膝关节】

镜下可见关节面平整、复位良好，骨折线对齐。手术历时 100 分钟，术中出血约 100ml，术中未出现相关并发症。

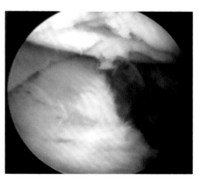

【术后检查】

术后 X 线检查示胫骨平台关节面平整，宽度恢复良好。

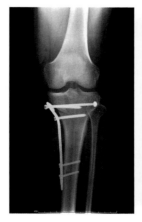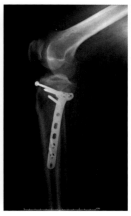

【随访】

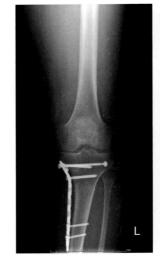
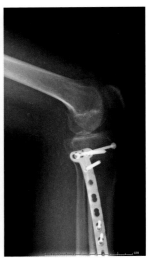

患者术后 12 个月随访 HSS 评分为 100 分。术后 12 个月 X 线检查如图。

术后 12 个月随访功能恢复良好。

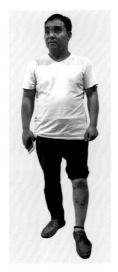
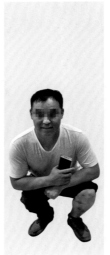
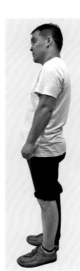
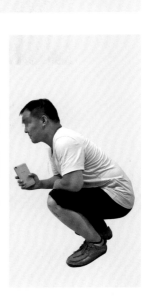

病例 6 左侧胫骨平台骨折

【病历摘要】

基本信息：男性，61 岁；

主诉：车祸致左膝部疼痛、肿胀、活动受限 22 小时；

诊断：左侧胫骨平台骨折。

【辅助检查】

膝关节 X 线及 CT 检查示左侧胫骨平台骨折。

骨折分型：Schatzker 分型Ⅳ型；综合分型Ⅲ型。

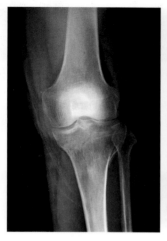
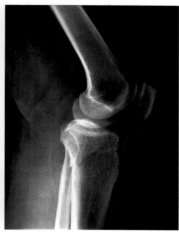
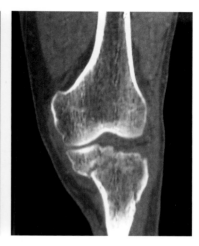

【手术过程】

第 1 步　使用阶梯钻头沿导针方向扩髓，尺寸由 9mm 递增至 16mm。

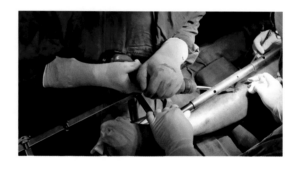

第 2 步　以自制的骨块顶起器进行多角度塌陷部位顶起。

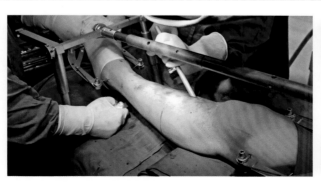
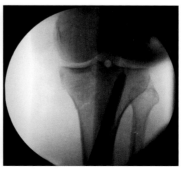

术后切口大体相如图。手术历时 120 分钟,术中出血约 200ml,术中未出现相关并发症。

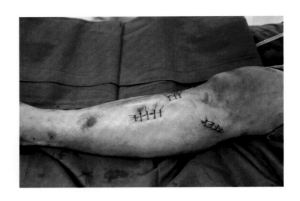

【关节镜探查膝关节】

镜下可见关节面平整、复位良好,骨折线对齐。

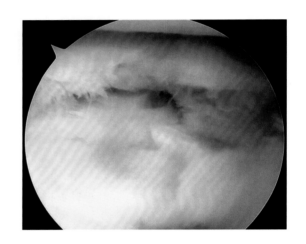

【术后检查】

术后 X 线检查示胫骨平台关节面平整,宽度恢复良好。

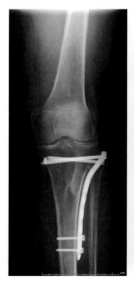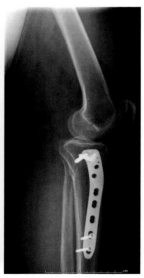

【随访】

术后 12 个月随访 HSS 评分为 100 分。术后 12 个月 X 线检查如图。

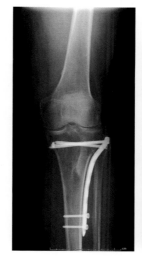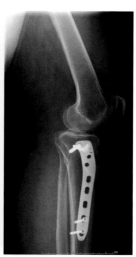

术后 12 个月随访功能恢复良好。

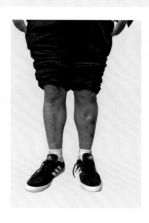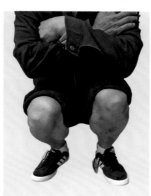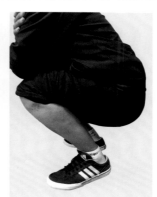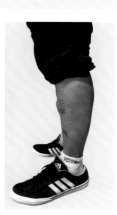

病例 7 左侧胫骨平台骨折

【病历摘要】

基本信息：女性，50 岁；
主诉：摔伤致左膝关节疼痛，外伤 4 小时；
诊断：左侧胫骨平台骨折。

【辅助检查】

膝关节 X 线及 CT 检查示左侧胫骨平台骨折。
骨折分型：Schatzker 分型Ⅳ型；综合分型Ⅲ型。

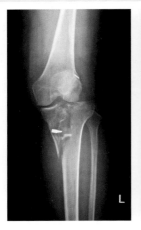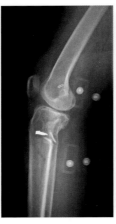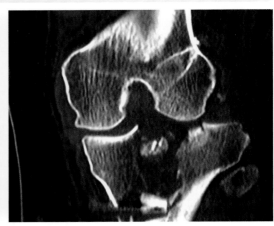

【手术过程】

第1步　经皮于胫骨结节下方置入导针，导针指向平台塌陷位置。

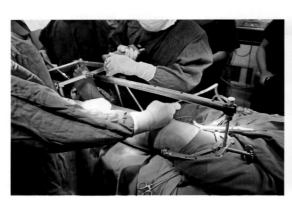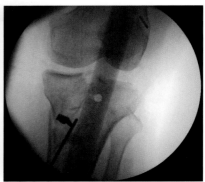

第2步　以自制的骨块顶起器进行多角度塌陷部位顶起。

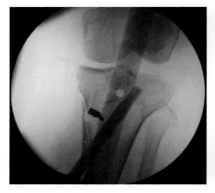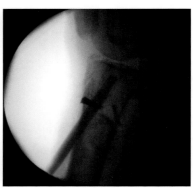

第3步　将双皮质髂骨条置入骨隧道内。

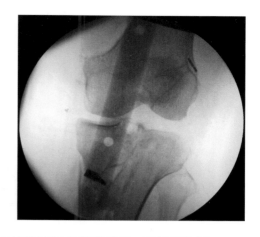

第4步　微创置入接骨板并拧入加压骨栓恢复胫骨平台宽度。

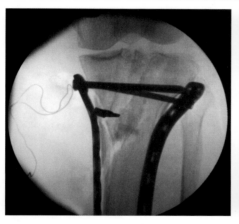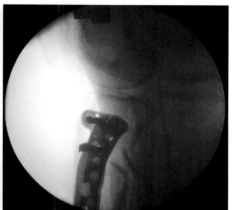

术后切口大体相如图。手术历时 150 分钟,术中出血约 200ml,术中未出现相关并发症。

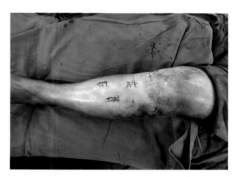

【关节镜探查膝关节】

镜下可见关节面平整、复位良好,骨折线对齐。

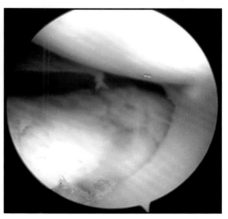

【术后检查】

术后 X 线检查示胫骨平台关节面平整，宽度恢复良好。

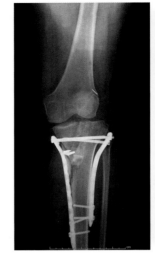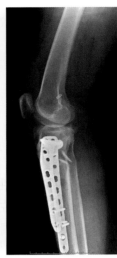

【随访】

术后 6 个月 X 线检查如图。

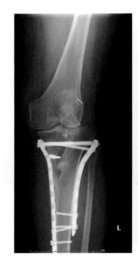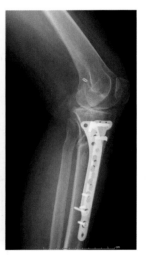

患者术后 12 个月随访 HSS 评分为 96 分。术后 12 个月随访功能恢复良好。

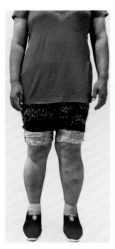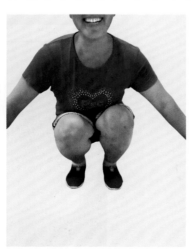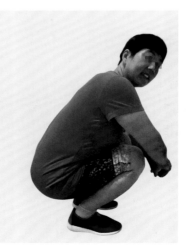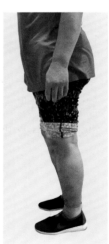

病例 8　左侧胫骨平台骨折

【病历摘要】

基本信息：男性，36 岁；

主诉：车祸致左膝部疼痛、肿胀、活动受限 6 小时；

诊断：左侧胫骨平台骨折。

【辅助检查】

膝关节 X 线及 CT 检查示左侧胫骨平台骨折。

骨折分型：Schatzker 分型Ⅳ型；综合分型Ⅲ型。

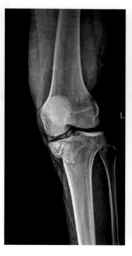
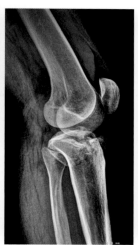
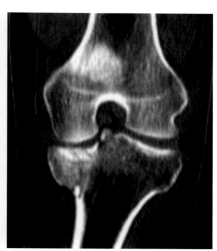

【关节镜探查膝关节】

镜下可见关节面平整、复位良好，骨折线对齐。手术历时 120 分钟，术中出血约 200ml，术中未出现相关并发症。

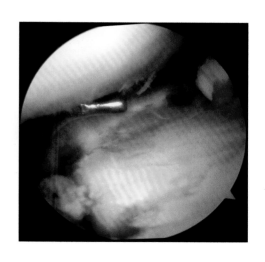

【术后检查】

术后 X 线检查示胫骨平台关节面平整,宽度恢复良好。

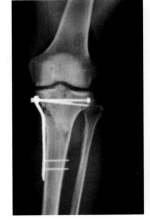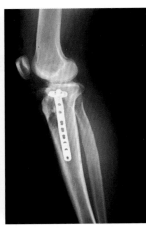

【随访】

术后 12 个月随访 HSS 评分为 98 分。术后 12 个月 X 线检查如图。

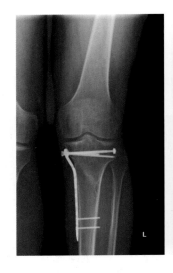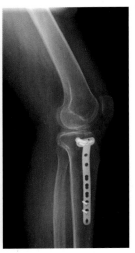

术后 12 个月随访功能恢复良好。

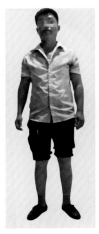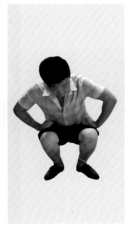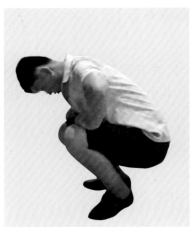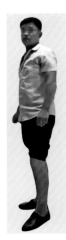

病例 9　左侧胫骨平台骨折

【病历摘要】

基本信息：男性，19 岁；

主诉：摔伤致左膝部疼痛、肿胀、活动受限 3 天；

诊断：左侧胫骨平台骨折。

【辅助检查】

膝关节 X 线及 CT 检查示左侧胫骨平台骨折。

骨折分型：Schatzker 分型Ⅳ型；综合分型Ⅲ型。

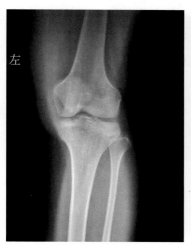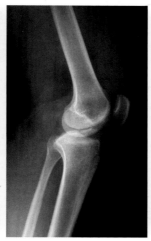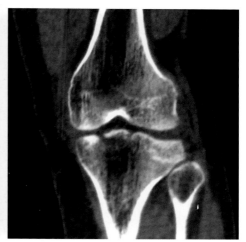

【手术过程】

第 1 步　术中应用双反牵引复位器。

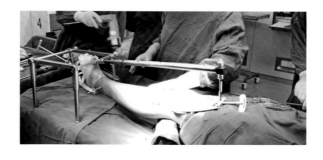

第 2 步 经皮于胫骨结节下方置入导针,导针指向平台塌陷位置。

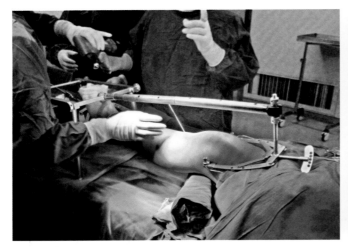 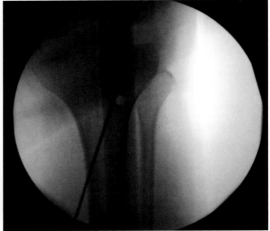

第 3 步 使用阶梯钻头沿导针方向扩髓,尺寸由 9mm 递增至 16mm。

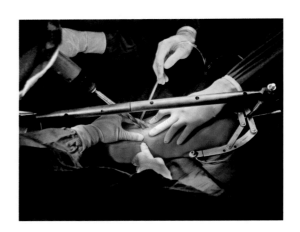

第 4 步 以自制的骨块顶起器进行多角度塌陷部位顶起。

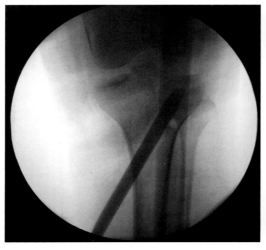 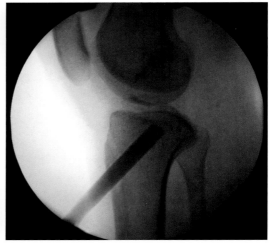

第 5 步　微创置入接骨板并拧入加压骨栓恢复胫骨平台宽度。

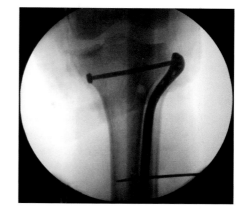

术后切口大体相如图。手术历时 120 分钟，术中出血约 200ml，术中未出现相关并发症。

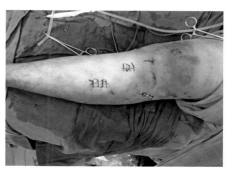

【 关节镜探查膝关节 】

镜下可见关节面平整、复位良好，骨折线对齐。

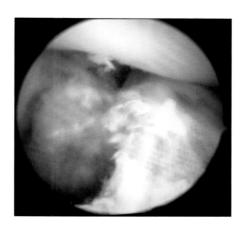

【 术后检查 】

术后 X 线检查示胫骨平台关节面平整，宽度恢复良好。

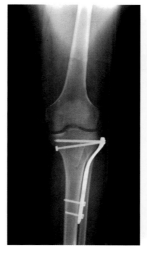
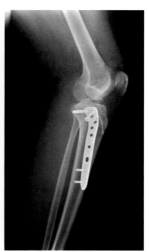

【随访】

患者术后 12 个月随访 HSS 评分为 97 分。术后 12 个月 X 线检查如图。

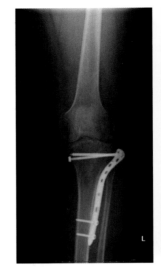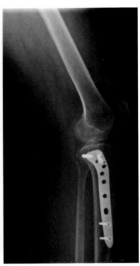

术后 12 个月随访功能恢复良好。

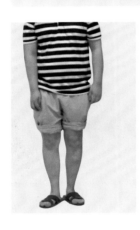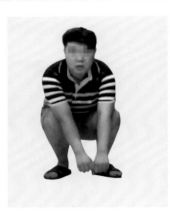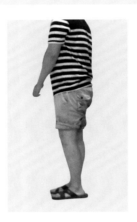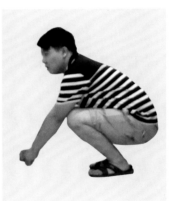

病例 10　右侧胫骨平台骨折

【病历摘要】

基本信息：男性，37 岁；

主诉：车祸致右膝部疼痛、肿胀、活动受限 4 小时；

诊断：全身多发伤，右侧胫骨平台骨折。

【辅助检查】

　　膝关节 X 线及 CT 检查示右侧胫骨平台骨折。

　　骨折分型：Schatzker 分型Ⅳ型；综合分型Ⅲ型。

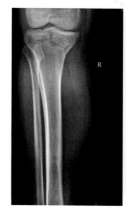
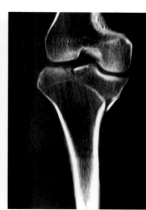

【手术过程】

　　第1步　经皮撬拨骨折块。

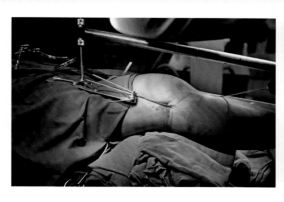
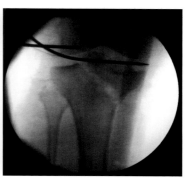

　　第2步　使用阶梯钻头沿导针方向扩髓，尺寸由 9mm 递增至 16mm。

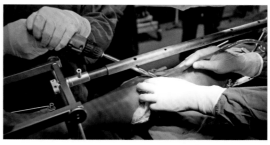

　　第3步　微创置入接骨板并拧入加压骨栓恢复胫骨平台宽度。

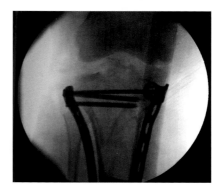

【术后检查】

手术历时 110 分钟,术中出血约 200ml,未出现相关术中并发症。术后 X 线检查示胫骨平台关节面平整,宽度恢复良好。

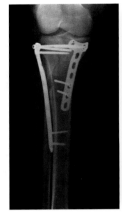
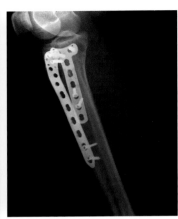

【随访】

患者术后 12 个月随访 HSS 评分为 94 分。术后 12 个月 X 线检查如图。

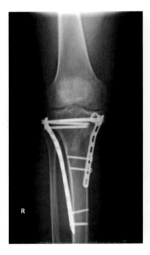
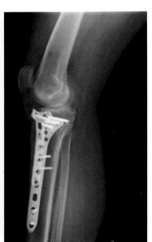

病例 11 左侧胫骨平台骨折

【病历摘要】

基本信息:女性,28 岁;

主诉:摔伤致左膝部疼痛、肿胀、活动受限 2 天;

诊断:左侧胫骨平台骨折。

【辅助检查】

膝关节X线及CT检查示左侧胫骨平台骨折。

骨折分型：Schatzker分型Ⅳ型；综合分型Ⅲ型。

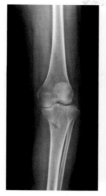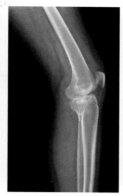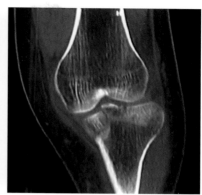

【手术过程】

第1步 以自制的骨块顶起器进行多角度塌陷部位顶起。

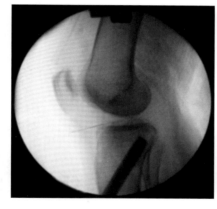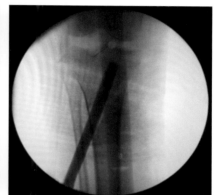

第2步 微创置入接骨板并拧入加压骨栓恢复胫骨平台宽度。

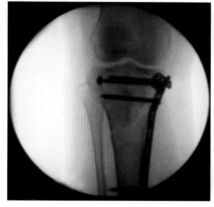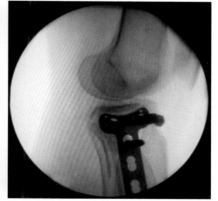

术后切口大体相如图。手术历时90分钟，术中出血约100ml，未出现相关术中并发症。

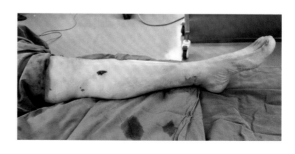

【关节镜探查膝关节】

镜下可见关节面平整、复位良好,骨折线对齐。

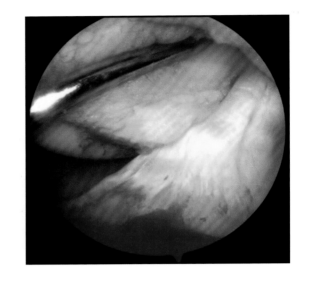

【术后检查】

术后 X 线检查示胫骨平台关节面平整,宽度恢复良好。

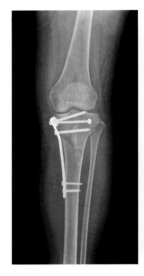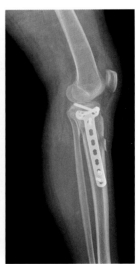

【随访】

患者术后 12 个月随访 HSS 评分为 100 分。术后 12 个月随访功能恢复良好。

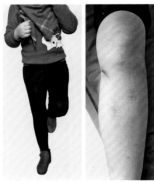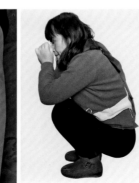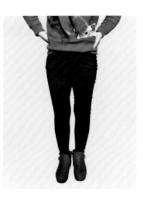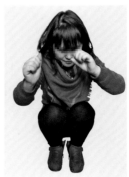

病例 12 **右侧胫骨平台骨折**

【病历摘要】

基本信息: 女性, 61 岁;
主诉: 摔伤致右膝部疼痛、肿胀、活动受限 2 小时;
诊断: 右侧胫骨平台骨折。

【辅助检查】

膝关节 X 线及 CT 检查示右侧胫骨平台骨折。
骨折分型: Schatzker 分型Ⅳ型;综合分型Ⅲ型。

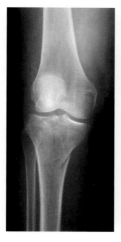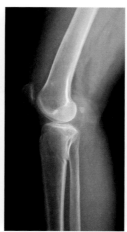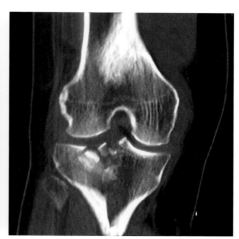

【手术过程】

第 1 步　术中应用双反牵引复位器。

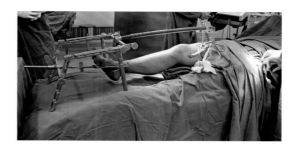

第2步 使用自制环形空心钻头沿导针方向开窗，取出皮质骨片。

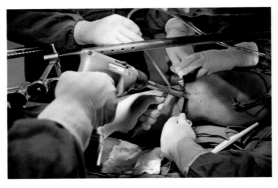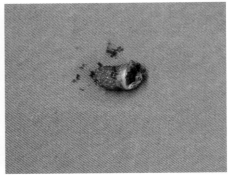

第3步 以自制的骨块顶起器进行多角度塌陷部位顶起。

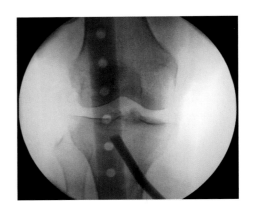

第4步 微创置入接骨板并拧入加压骨栓恢复胫骨平台宽度。

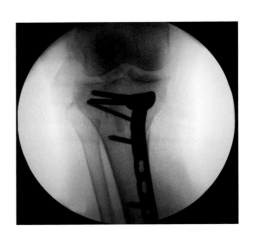

术后切口大体相如图。手术历时160分钟，术中出血约100ml，未出现相关术中并发症。

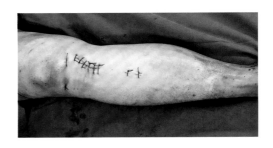

【关节镜探查膝关节】

镜下可见关节面平整、复位良好,骨折线对齐。

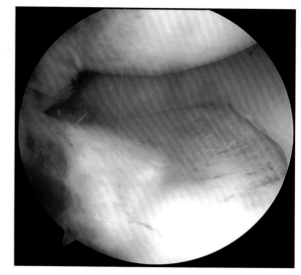

【术后检查】

术后 X 线检查示胫骨平台关节面平整,宽度恢复良好。

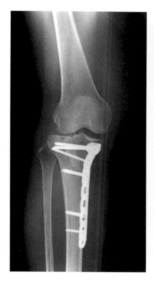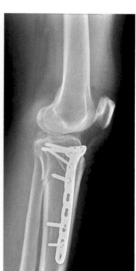

【随访】

患者术后 24 个月随访 HSS 评分为 100 分。术后 24 个月 X 线检查如图。

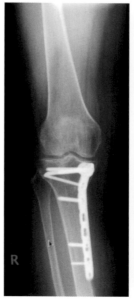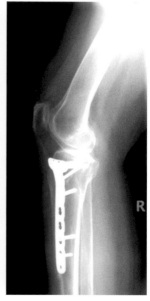

术后 24 个月随访功能恢复良好。

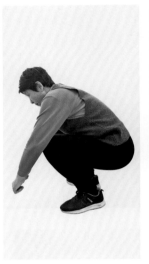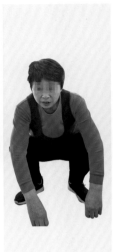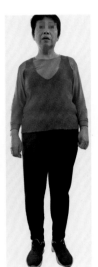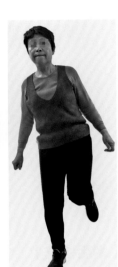

第二十五章

Schatzker 分型Ⅴ型经典病例

病例 1　右侧胫骨平台骨折

【病历摘要】

基本信息：男性，21 岁；

主诉：外伤致右膝关节疼痛肿胀活动受限 10 小时；

诊断：右侧胫骨平台骨折。

【辅助检查】

影像学检查如图；膝关节 X 线及 CT 检查示右侧胫骨平台骨折。

骨折分型：Schatzker 分型Ⅴ型；综合分型Ⅴ型。

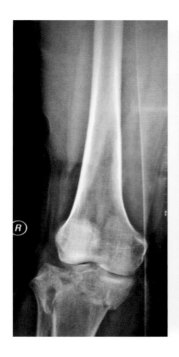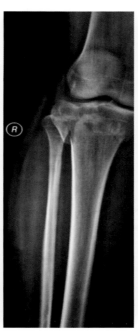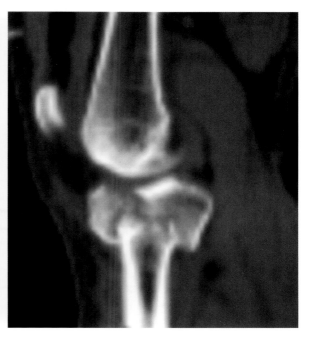

术后切口大体相如图。手术历时 180 分钟,术中出血约 300ml,术中未出现相关并发症。

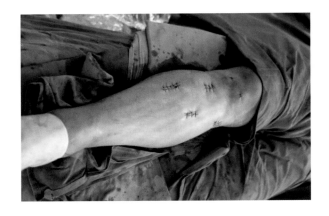

【关节镜探查膝关节】

镜下可见关节面平整、复位良好,骨折线对齐。

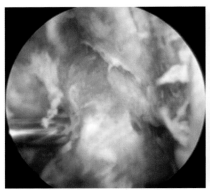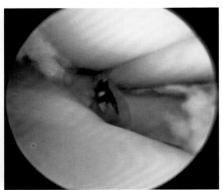

【术后检查】

术后 X 线检查示胫骨平台关节面平整,宽度恢复良好。

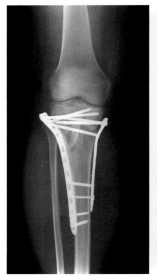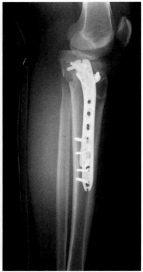

病例 2　右侧胫骨平台骨折

【病历摘要】

基本信息：男性，51 岁；

主诉：外伤致双下肢疼痛、肿胀、活动受限 5 小时；

诊断：右侧胫骨平台骨折。

【辅助检查】

膝关节 X 线及 CT 检查示右侧胫骨平台骨折。

骨折分型：Schatzker 分型 V 型；综合分型 VI 型。

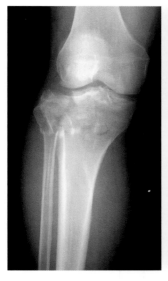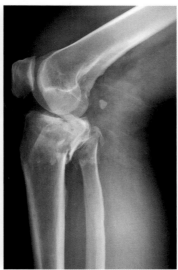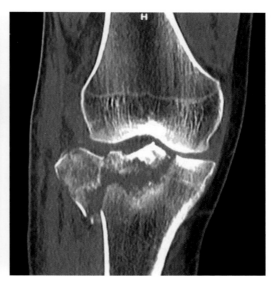

【手术过程】

第1步 术中应用双反牵引复位器。

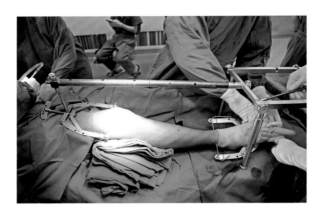

第2步 经皮于胫骨结节下方置入导针,导针指向平台塌陷位置。

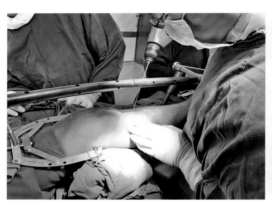 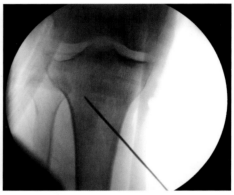

第3步 使用自制环形空心钻头沿导针方向开窗,取出皮质骨片。

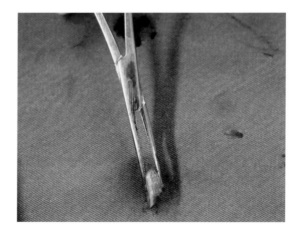

第 4 步　以自制的骨块顶起器进行多角度塌陷部位顶起。

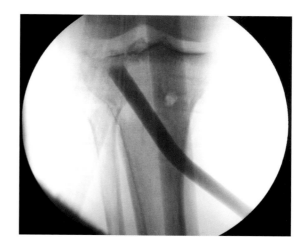

第 5 步　将双皮质髂骨条置入骨隧道内后将皮质骨片盖回原位。

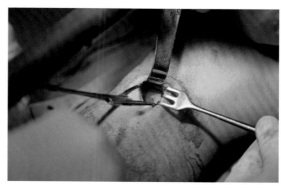

第 6 步　微创置入接骨板并拧入加压骨栓恢复胫骨平台宽度。

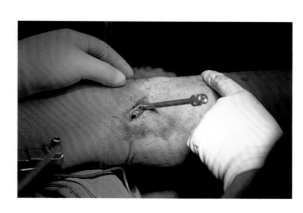

术后切口大体相如图。手术历时 180 分钟,术中出血约 300ml,未出现相关术中并发症。

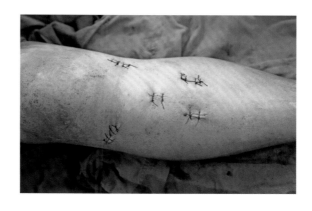

【关节镜探查膝关节】

镜下可见关节面平整、复位良好,骨折线对齐。

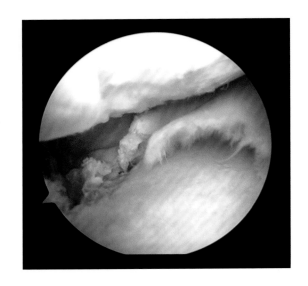

【术后检查】

术后 X 线检查示胫骨平台关节面平整,宽度恢复良好。

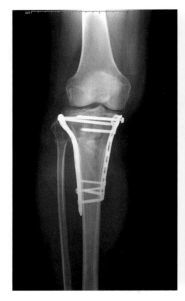
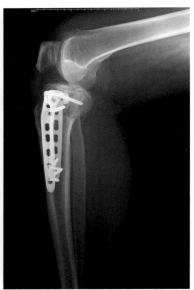

【随访】

患者术后 12 个月随访 HSS 评分为 96 分。术后 12 个月 X 线检查如图。

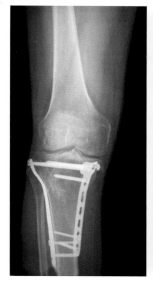
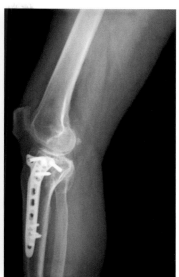

术后 12 个月随访功能恢复良好。

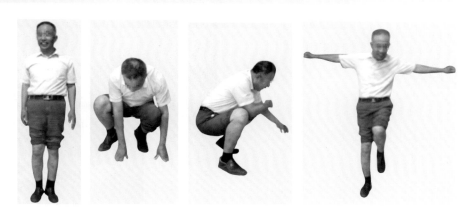

病例 3　右侧胫骨平台骨折

【病历摘要】

基本信息：男性，34 岁；

主诉：外伤致右膝部疼痛、肿胀、活动受限 5 小时；

诊断：右侧胫骨平台骨折。

【辅助检查】

膝关节 X 线及 CT 检查示右侧胫骨平台骨折。
骨折分型：Schatzker 分型 V 型；综合分型 Ⅳ 型。

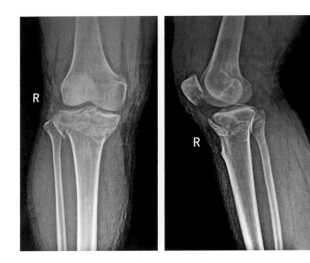
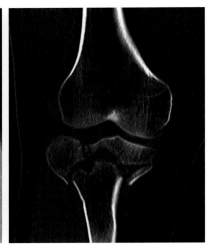

【手术过程】

术中使用双反牵引复位器。

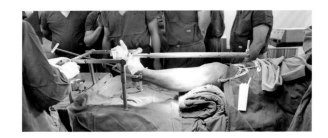

术后切口大体相如图。手术历时 120 分钟，术中出血约 200ml，未出现相关术中并发症。

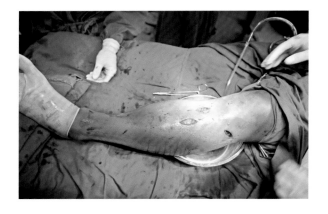

【关节镜探查膝关节】

镜下可见关节面平整、复位良好,骨折线对齐。

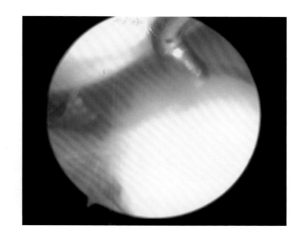

【术后检查】

术后 X 线检查示胫骨平台关节面平整,宽度恢复良好。

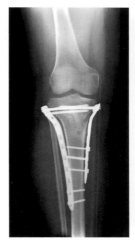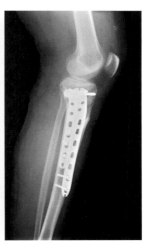

【随访】

患者于术后 12 个月随访 HSS 评分为 100 分。术后 12 个月 X 线检查如图。

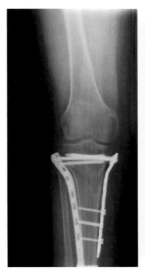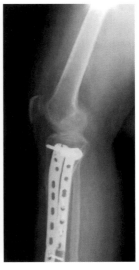

术后 12 个月随访,功能恢复良好。

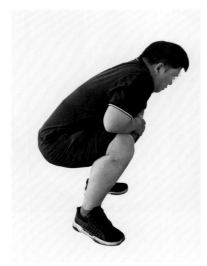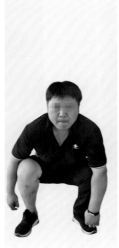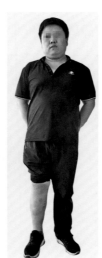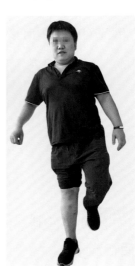

第二十六章

Schatzker 分型Ⅵ型经典病例

病例 1 **左侧胫骨平台骨折**

【病历摘要】

基本信息：男性，70 岁；
主诉：摔伤致左膝部疼痛、出血、活动受限 9 小时；
诊断：左侧胫骨平台骨折。

【辅助检查】

膝关节 X 线及 CT 检查示左侧胫骨平台骨折。
骨折分型：Schatzker 分型Ⅵ型；综合分型Ⅳ型。

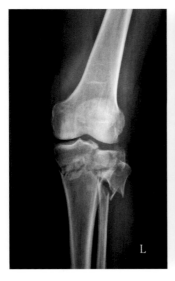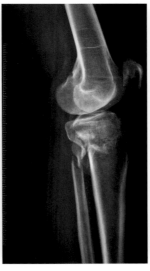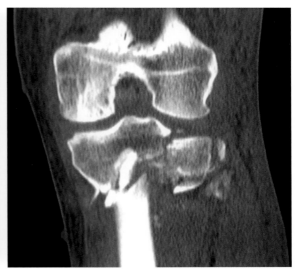

【手术过程】

第1步 术中行O形臂CT检查明确塌陷位置。

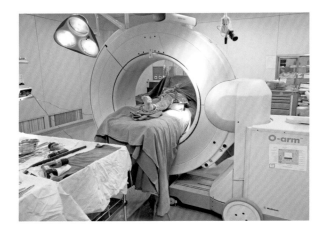

第2步 经皮于胫骨结节下方置入导针,导针指向平台塌陷位置。

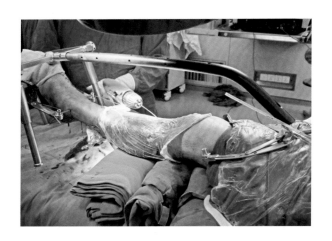

第3步 使用阶梯钻头沿导针方向扩髓,尺寸由9mm递增至16mm。

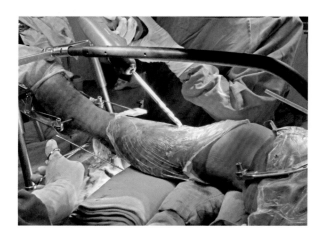

第4步　以自制的骨块顶起器进行塌陷部位顶起。

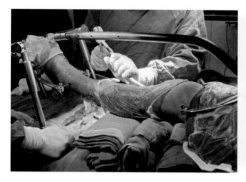 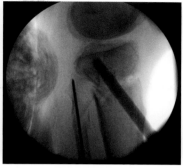 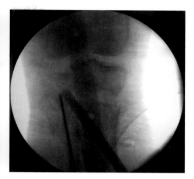

　　第5步　微创置入接骨板并拧入加压骨栓恢复胫骨平台宽度。

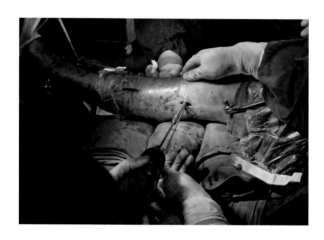

　　术后切口大体相如图。手术历时 90 分钟，术中出血约 200ml，未出现相关术中并发症。

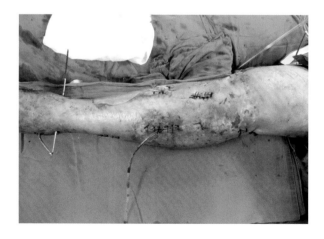

【术后检查】

术后 X 线检查示胫骨平台关节面平整,宽度恢复良好。

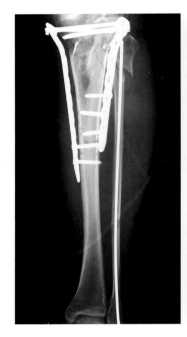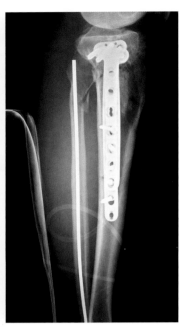

【随访】

患者术后 2 年随访 HSS 评分为 100 分。患者术后 2 年 X 线检查如图。

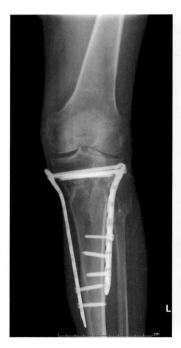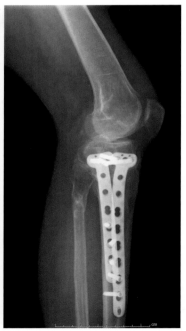

病例 2 **右侧胫骨平台骨折**

【病历摘要】

基本信息：男性，39 岁；
主诉：摔伤致右膝部疼痛、肿胀、活动受限 7 小时；
诊断：右侧胫骨平台骨折。

【辅助检查】

膝关节 X 线及 CT 检查示右侧胫骨平台骨折。
骨折分型：Schatzker 分型Ⅵ型；综合分型Ⅵ型。

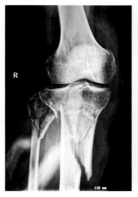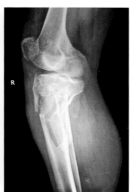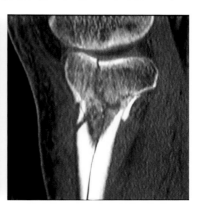

【手术过程】

第 1 步 经皮于胫骨结节下方置入导针，导针指向平台塌陷位置。

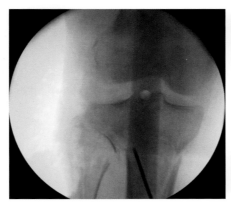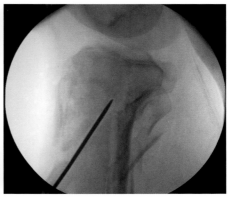

第2步　以自制的骨块顶起器进行多角度塌陷部位顶起。

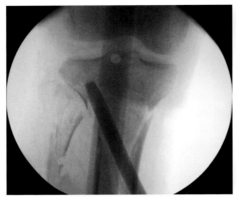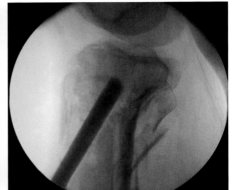

第3步　微创置入接骨板并拧入加压骨栓恢复胫骨平台宽度。

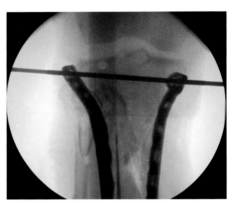

术后切口大体相如图。手术历时 135 分钟，术中出血约 200ml，未出现相关术中并发症。

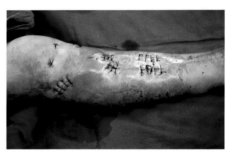

【关节镜探查膝关节】

镜下可见关节面复位情况可，骨折线平整。

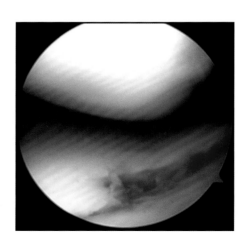

【术后检查】

术后 X 线检查示胫骨平台关节面平整,宽度恢复良好。

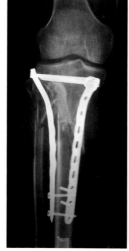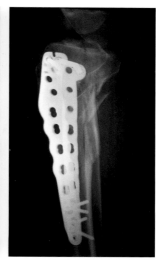

【随访】

术后 3 个月 X 线检查如图。

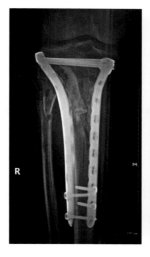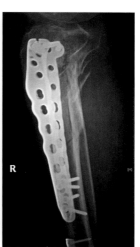

术后 2 年随访 HSS 评分为 99 分。术后 2 年 X 线检查如图。

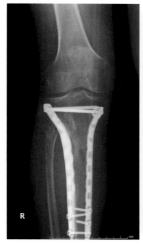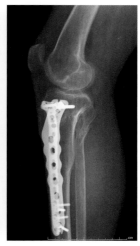

术后 2 年随访,功能恢复良好。

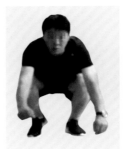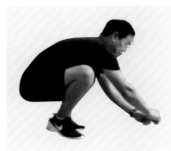

病例 3 | 右侧胫骨平台骨折

【病历摘要】

基本信息:男性,52 岁;

主诉:摔伤致右膝部疼痛、肿胀、活动受限 5 小时;

诊断:右侧胫骨平台骨折。

【辅助检查】

膝关节 X 线及 CT 检查示右侧胫骨平台骨折。

骨折分型:Schatzker 分型Ⅵ型;综合分型Ⅳ型。

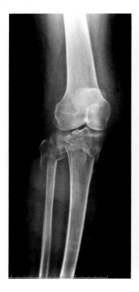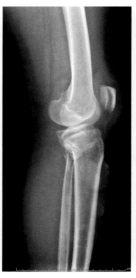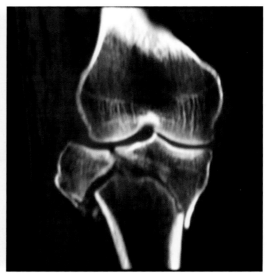

【手术过程】

第 1 步　术中应用双反牵引复位器。

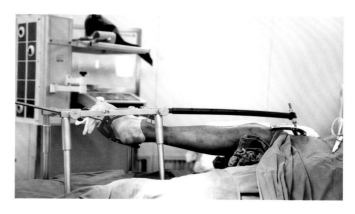

第 2 步　经皮于胫骨结节下方置入导针，导针指向平台塌陷位置。

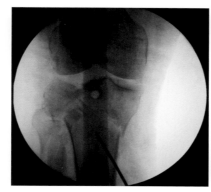
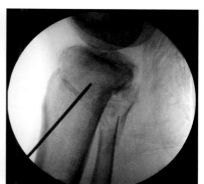

第 3 步　以自制的骨块顶起器进行多角度塌陷部位顶起。

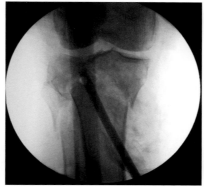
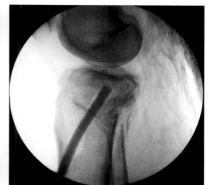

第 4 步　将双皮质髂骨条置入骨隧道内。

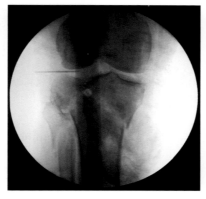
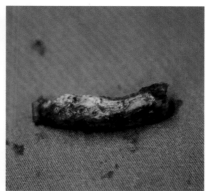

第5步 微创置入接骨板并拧入加压骨栓恢复胫骨平台宽度。

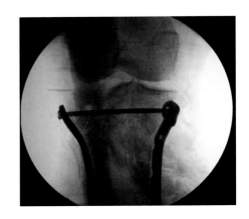

【关节镜探查膝关节】

镜下可见关节面平整、复位良好,骨折线对齐。手术历时 120 分钟,术中出血约 200ml,未出现术中并发症。

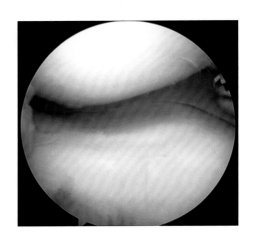

【术后检查】

术后 X 线检查示胫骨平台关节面平整,宽度恢复良好。

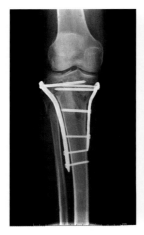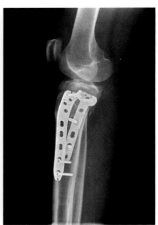

【随访】

术后 3 个月 X 线检查如图。

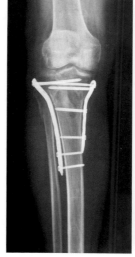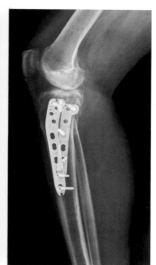

术后 3 个月功能恢复良好。

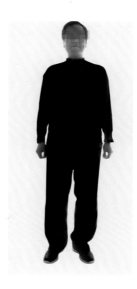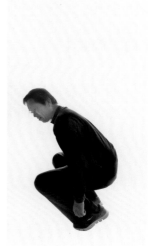

患者术后 20 个月随访 HSS 评分为 96 分。术后 20 个月 X 线检查如图。

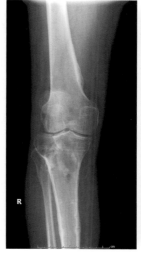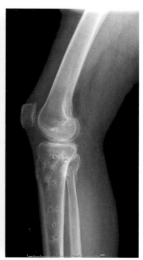

术后 20 个月随访,功能恢复良好。

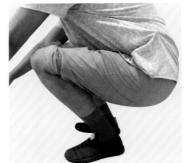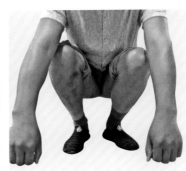

病例 4　左侧胫骨平台骨折

【病历摘要】

基本信息:男性,52 岁;
主诉:摔伤致左膝部疼痛、肿胀、活动受限 3 小时;
诊断:左侧胫骨平台骨折。

【辅助检查】

膝关节 X 线及 CT 检查示左侧胫骨平台骨折。
骨折分型:Schatzker 分型 Ⅵ型;综合分型Ⅳ型。

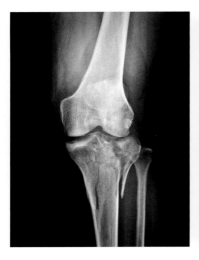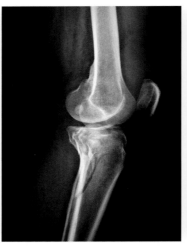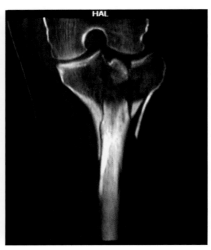

【手术过程】

第1步　术中应用双反牵引复位器。

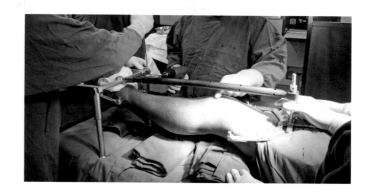

第2步　经皮于胫骨结节下方置入导针,导针指向平台塌陷位置。

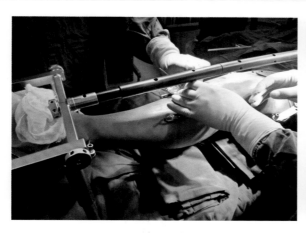
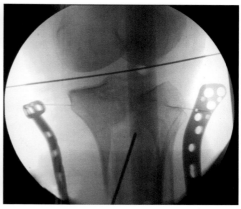

第3步　使用阶梯钻头沿导针方向扩髓,尺寸由 9mm 递增至 16mm。

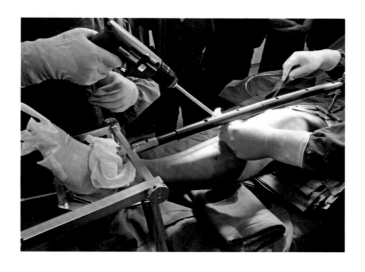

第 4 步　以自制的骨块顶起器进行多角度塌陷部位顶起。

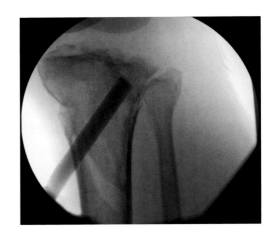

第 5 步　将双皮质髂骨条置入骨隧道内。

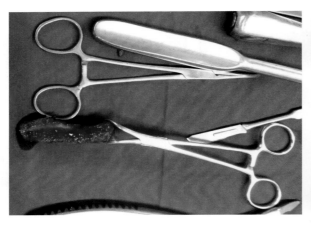

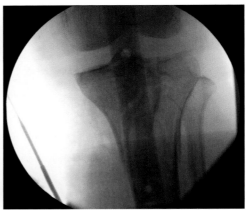

第 6 步　微创置入接骨板并拧入加压骨栓恢复胫骨平台宽度。

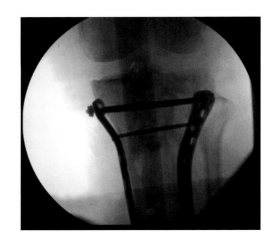

术后大体相如图。手术历时 180 分钟,术中出血约 200ml,未出现相关术中并发症。

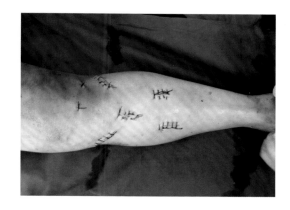

【术后检查】

术后 X 线检查示胫骨平台关节面平整,宽度恢复良好。

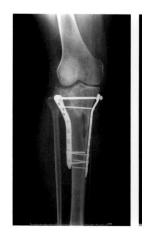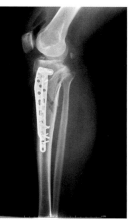

【随访】

患者术后 3 个月随访 HSS 评分为 90 分。术后 3 个月 X 线检查如图。

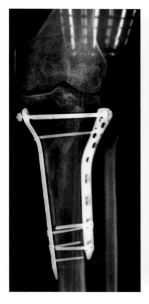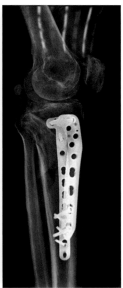

患者术后 20 个月随访 HSS 评分为 98 分。术后 20 个月 X 线检查如图。

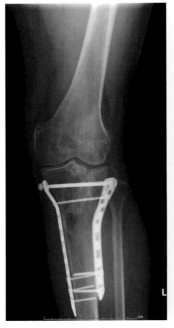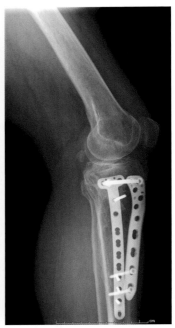

术后 20 个月复查,功能恢复良好。

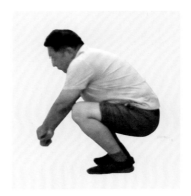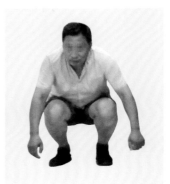

病例 5 右侧胫骨平台骨折

【病历摘要】

基本信息:男性,55 岁;

主诉:外伤致右膝部疼痛、肿胀、活动受限 6 小时;

诊断:右侧胫骨平台骨折。

【辅助检查】

膝关节 X 线及 CT 检查示右侧胫骨平台骨折。
骨折分型：Schatzker 分型Ⅵ型；综合分型Ⅵ型。

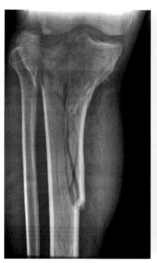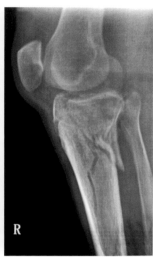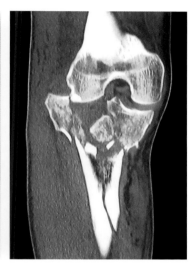

【手术过程】

第 1 步　术中应用双反牵引复位器。

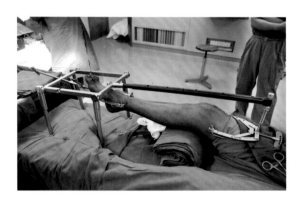

第 2 步　经皮于胫骨结节下方置入导针，导针指向外侧平台塌陷。

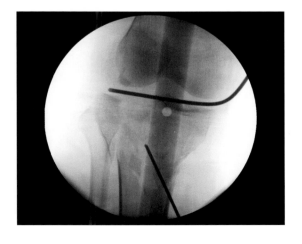

第3步 使用阶梯钻头沿导针方向扩髓，尺寸由9mm递增至16mm。

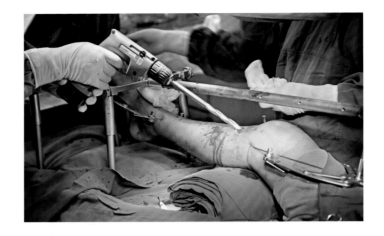

第4步 以自制的骨块顶起器进行多角度塌陷部位顶起。

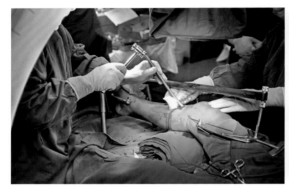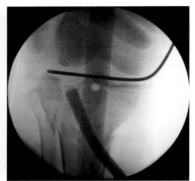

第5步 将双皮质髂骨条置入骨隧道内。

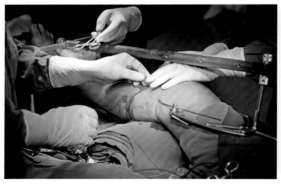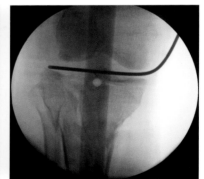

第6步 微创置入接骨板并拧入加压骨栓恢复胫骨平台宽度。

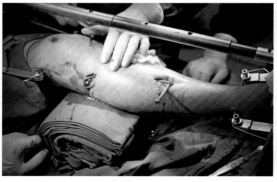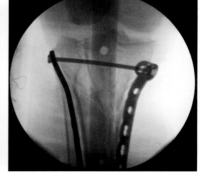

　　术后切口大体相如图。手术历时110分钟,术中出血约300ml,未出现相关术中并发症。

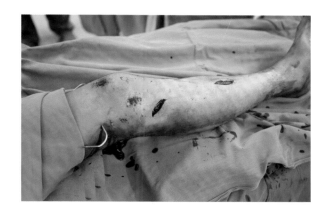

【关节镜探查膝关节】

　　镜下可见关节面平整、复位良好,骨折线对齐。

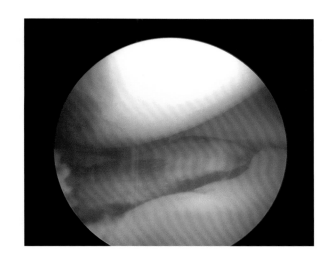

【术后检查】

　　术后 X 线检查示胫骨平台关节面平整,宽度恢复良好。

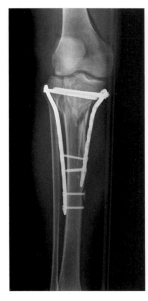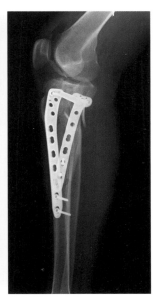

【随访】

术后 6 个月 X 线检查如图。

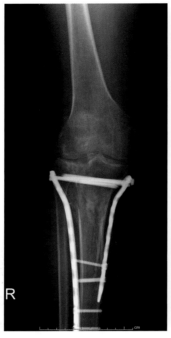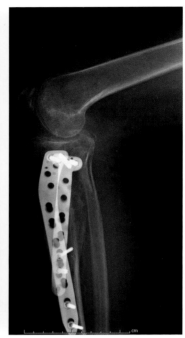

患者术后 3 年随访 HSS 评分为 98 分。功能恢复良好。

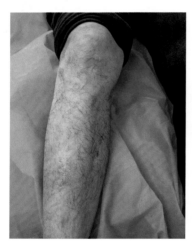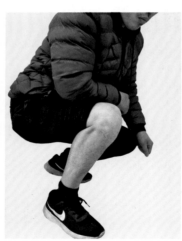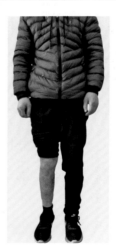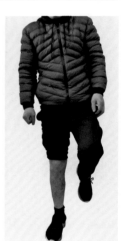

病例 6　右侧胫骨平台骨折

【病历摘要】

基本信息：男性，38 岁；

主诉：车祸致右膝部疼痛、肿胀、活动受限 1 天；

诊断：右侧胫骨平台骨折。

【辅助检查】

膝关节 X 线 CT 检查示右侧胫骨平台骨折。

骨折分型：Schatzker 分型Ⅵ型；综合分型Ⅵ型。

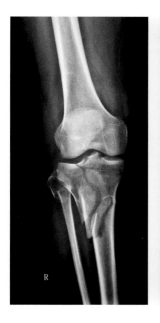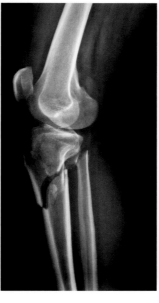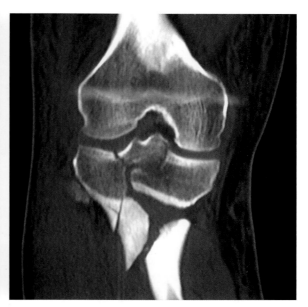

【手术过程】

第1步 术中应用双反牵引复位器。

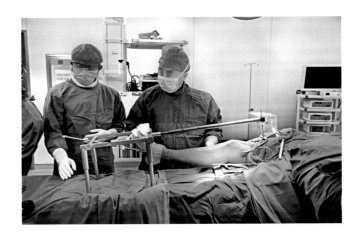

第2步 使用阶梯钻头沿导针方向扩髓,尺寸由9mm递增至16mm。

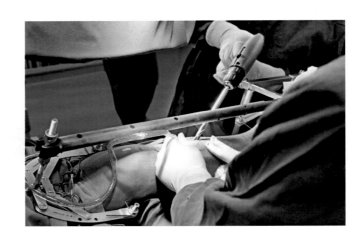

第3步 以自制的骨块顶起器进行多角度塌陷部位顶起。

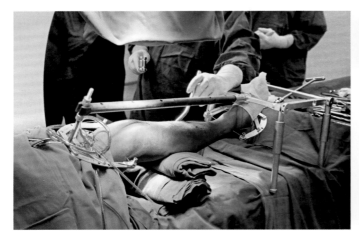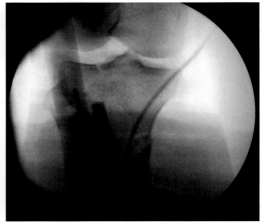

第4步　将双皮质髂骨条置入骨隧道内。

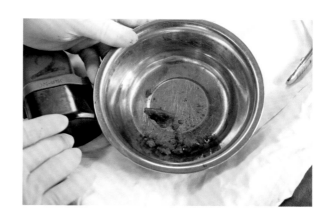

第5步　微创置入接骨板并拧入加压骨栓恢复胫骨平台宽度。

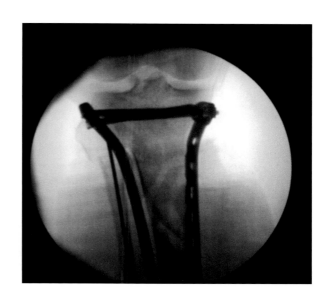

【关节镜探查膝关节】

镜下可见关节面平整、复位良好,骨折线对齐。手术历时 180 分钟,术中出血约 300ml,术中未出现相关并发症。

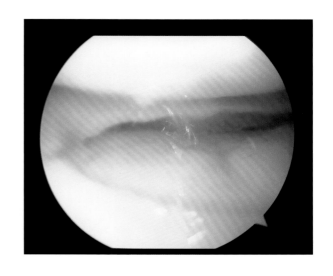

【术后检查】

术后 X 线检查示胫骨平台关节面平整,宽度恢复良好。

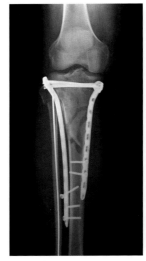
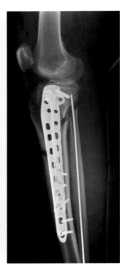

【随访】

术后 12 个月随访 HSS 评分为 99 分。术后 12 个月 X 线检查如图。

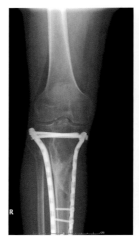
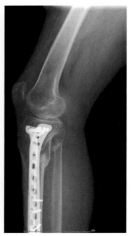

术后 3 年随访,功能恢复良好。

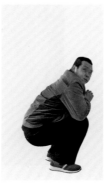
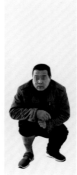
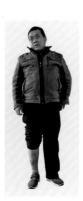
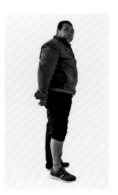

病例 7 右侧胫骨平台骨折

【病历摘要】

基本信息：男性，34 岁；

主诉：摔伤致右膝部疼痛，肿胀，活动受限 3 小时；

诊断：右侧胫骨平台骨折。

【辅助检查】

膝关节 X 线 CT 检查示右侧胫骨平台骨折。

骨折分型：Schatzker 分型Ⅵ型；综合分型Ⅳ型。

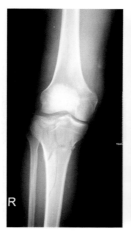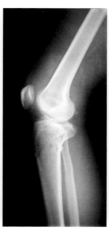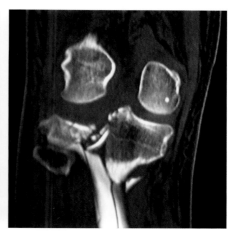

【手术过程】

第1步 术中应用双反牵引复位器。

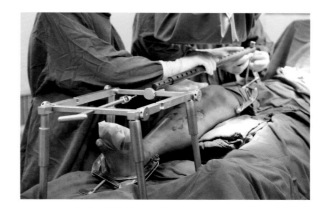

第2步 经皮于胫骨结节下方置入导针,导针指向平台塌陷位置。

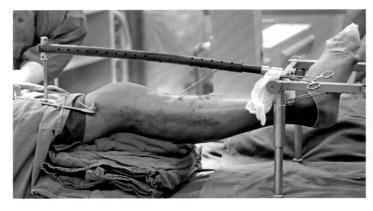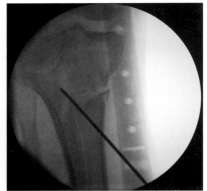

第3步 将双皮质髂骨条置入骨隧道内。

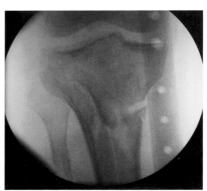

第4步 微创置入接骨板并拧入加压骨栓恢复胫骨平台宽度。

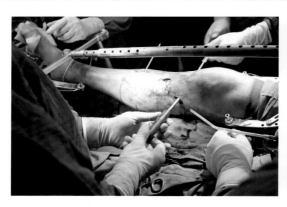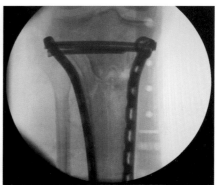

术后切口大体相如图。手术历时150分钟,术中出血约200ml,术中未出现相关并发症。

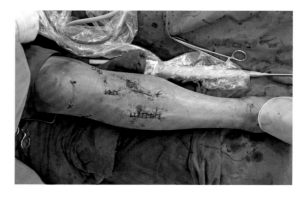

【关节镜探查膝关节】

镜下可见关节面平整、复位良好,骨折线对齐。

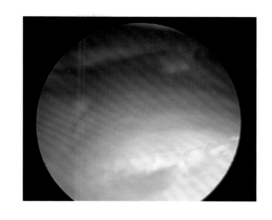

【术后检查】

术后 X 线检查示胫骨平台关节面平整,宽度恢复良好。

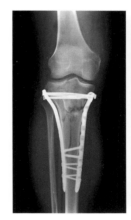
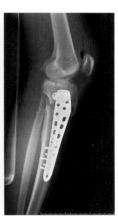

【随访】

患者术后 12 个月随访 HSS 评分为 98 分。术后 12 个月 X 线检查如图。

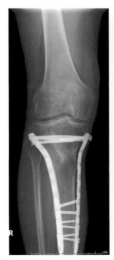
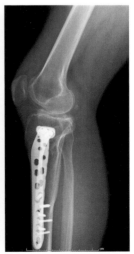

病例 8　右侧胫骨平台骨折

【病历摘要】

基本信息：男性，36 岁；

主诉：外伤致右小腿上部疼痛、肿胀、活动受限 7 小时；

诊断：右侧胫骨平台骨折。

【辅助检查】

膝关节 X 线 CT 检查示右侧胫骨平台骨折。

骨折分型：Schatzker 分型 Ⅵ 型；综合分型 Ⅳ 型。

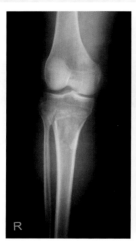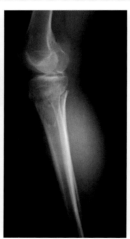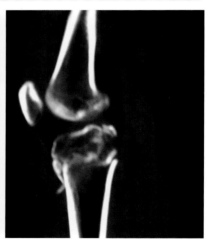

【手术过程】

第 1 步　术中应用双反牵引复位器。

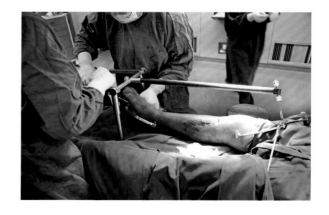

第 2 步 经皮于胫骨结节下方置入导针,导针指向平台塌陷位置。

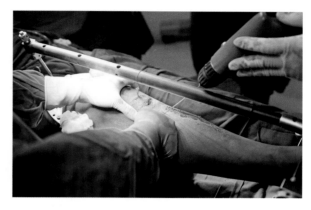

第 3 步 使用阶梯钻头沿导针方向扩髓,尺寸由 9mm 递增至 16mm。

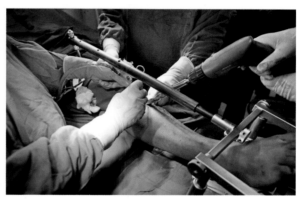

第 4 步 以自制的骨块顶起器进行多角度塌陷部位顶起。

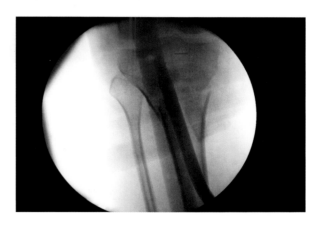

第 5 步 将双皮质髂骨条置入骨隧道内。

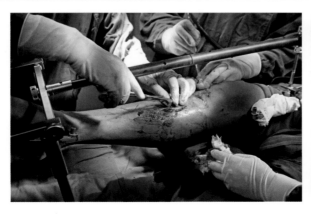 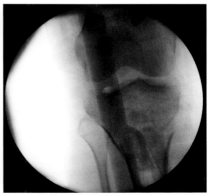

第6步 微创置入接骨板并拧入加压骨栓恢复胫骨平台宽度。

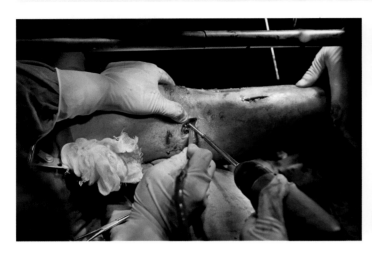 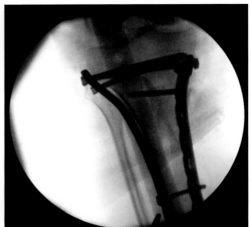

术后切口大体相如图。手术历时100分钟,术中出血约200ml,术中未出现相关并发症。

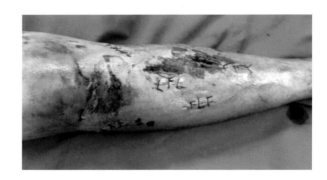

【关节镜探查膝关节】

镜下可见关节面平整、复位良好,骨折线对齐。

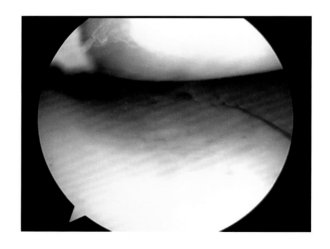

【术后检查】

　　术后 X 线检查示胫骨平台关节面平整,宽度恢复良好。

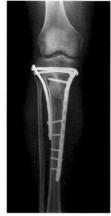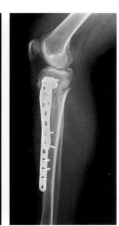

【随访】

　　患者术后 12 个月随访 HSS 评分为 100 分。术后 12 个月 X 线检查如图。

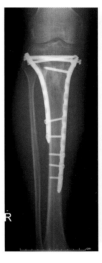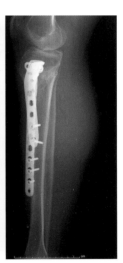

　　术后 3 年 X 线检查如图。

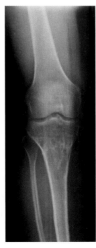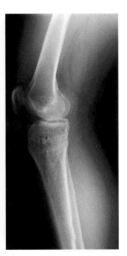

术后 3 年随访,功能恢复良好。

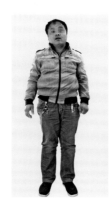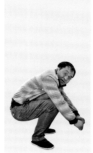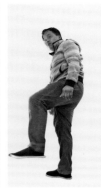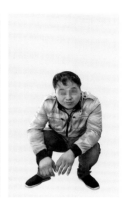

病例 9 右侧胫骨平台骨折

【病历摘要】

基本信息:男性,32 岁;

主诉:外伤致右下肢疼痛、肿胀 2 天;

诊断:右侧胫骨平台骨折。

【辅助检查】

膝关节 X 线 CT 检查示右侧胫骨平台骨折。

骨折分型:Schatzker 分型Ⅵ型;综合分型Ⅳ型。

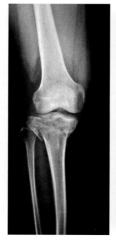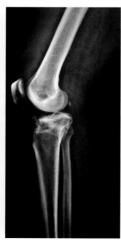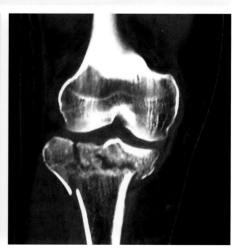

【 手术过程 】

第1步　术中应用双反牵引复位器。

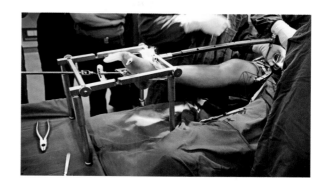

第2步　经皮于胫骨结节下方置入导针，导针指向平台塌陷位置。

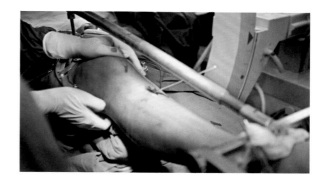

第3步　使用阶梯钻头沿导针方向扩髓，尺寸由 9mm 递增至 16mm。

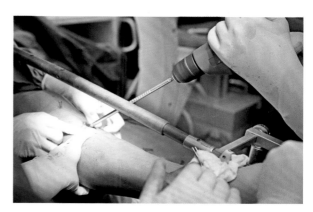

第4步　以自制的骨块顶起器进行多角度塌陷部位顶起。

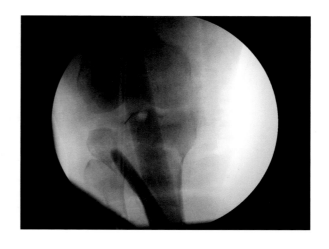

第5步 将双皮质髂骨条置入骨隧道内。

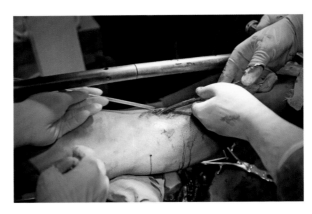

第6步 微创置入接骨板并拧入加压骨栓恢复胫骨平台宽度。

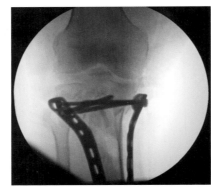
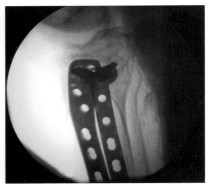

术后切口大体相如图。手术历时90分钟，术中出血约300ml，未出现相关术中并发症。

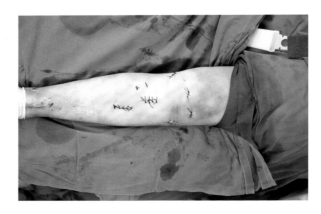

【关节镜探查膝关节】

镜下可见关节面平整、复位良好，骨折线对齐。

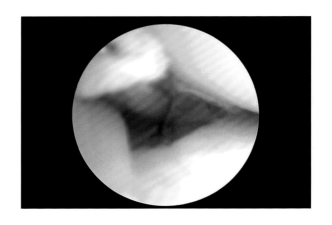

【术后检查】

　　术后 X 线检查示胫骨平台关节面平整,宽度恢复良好。

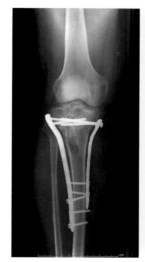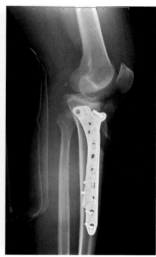

【随访】

　　患者术后 12 个月随访 HSS 评分为 93 分。术后 12 个月 X 线检查如图。

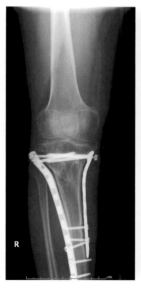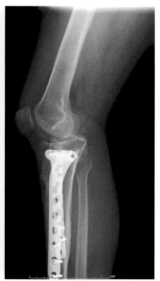

　　术后 12 个月随访,功能恢复良好。

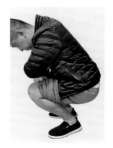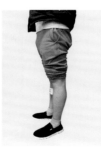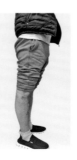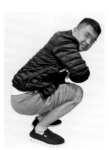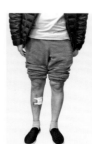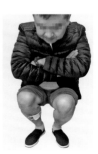

病例 10 右侧胫骨平台骨折

【病历摘要】

基本信息：女性，35 岁；

主诉：外伤致右膝关节活动肿胀，疼痛伴活动受限 3 小时余；

诊断：右侧胫骨平台骨折。

【辅助检查】

膝关节 X 线及 CT 检查示右侧胫骨平台骨折。

骨折分型：Schatzker 分型 Ⅵ 型；综合分型 Ⅴ 型。

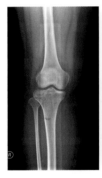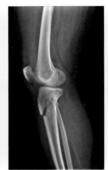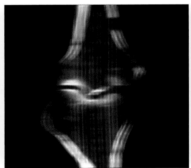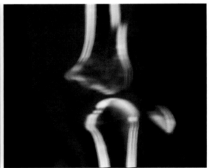

【手术过程】

第 1 步　经皮于胫骨结节下方置入导针，导针指向外侧平台塌陷。

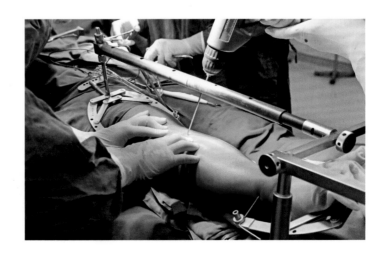

第 2 步　以自制的骨块顶起器进行多角度塌陷部位顶起。

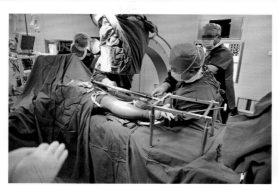

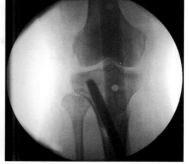

第 3 步　将双皮质髂骨条置入骨隧道内。

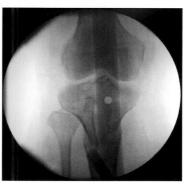

第 4 步　微创置入接骨板并拧入加压骨栓恢复胫骨平台宽度。

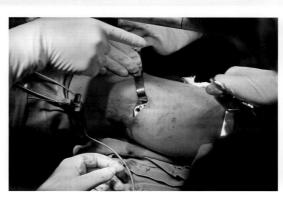

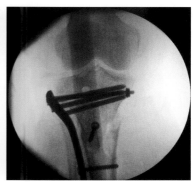

【关节镜探查膝关节】

镜下可见关节面平整、复位良好,骨折线对齐。手术历时 120 分钟,术中出血约 300ml,术中未出现相关并发症。

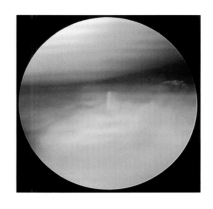

【术后检查】

术后 X 线检查示胫骨平台关节面平整,宽度恢复良好。

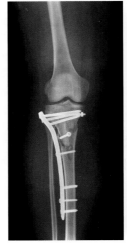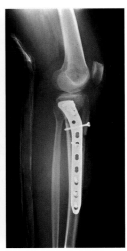

【随访】

患者术后 12 个月随访 HSS 评分为 100 分。术后 12 个月 X 线检查如图

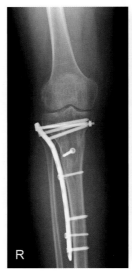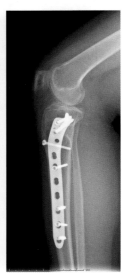

术后 12 个月随访,功能恢复良好。

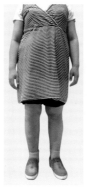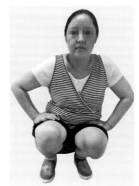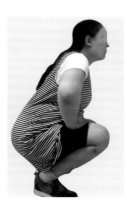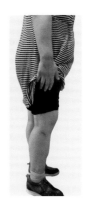

病例 11　左侧胫骨平台骨折

【病历摘要】

基本信息：男性，41 岁；
主诉：高处坠落致左膝疼痛，肿胀，活动受限 5 天；
诊断：左侧胫骨平台骨折。

【辅助检查】

膝关节 X 线及 CT 检查示左侧胫骨平台骨折。
骨折分型：Schatzker 分型Ⅵ型；综合分型Ⅳ型。

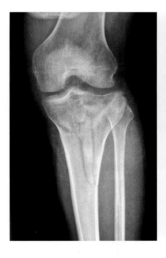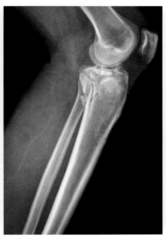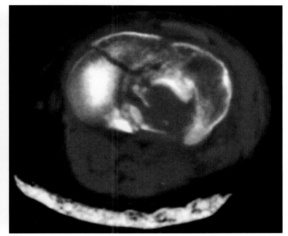

【手术过程】

第1步　经皮于胫骨结节下方置入导针，导针指向平台塌陷位置。

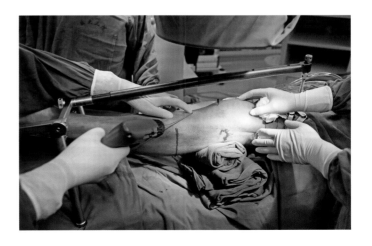

第2步 以自制的骨块顶起器进行多角度塌陷部位顶起。

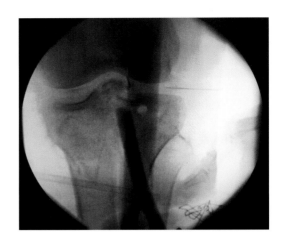

第3步 微创置入接骨板并拧入加压骨栓恢复胫骨平台宽度。

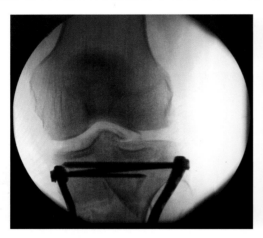 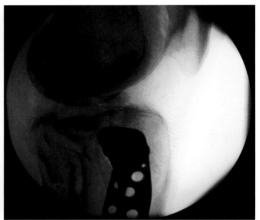

【关节镜探查膝关节】

镜下可见关节面平整、复位良好,骨折线对齐。手术历时130分钟,术中出血约250ml,术中未出现相关并发症。

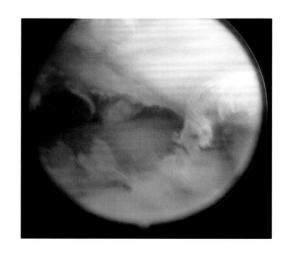

【术后检查】

术后 X 线检查示胫骨平台关节面平整,宽度恢复良好。

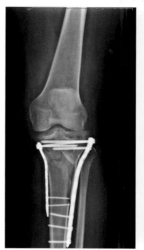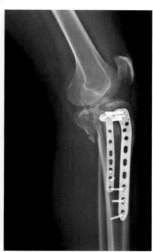

【随访】

患者术后 12 个月随访 HSS 评分为 100 分。术后 12 个月 X 线检查如图。

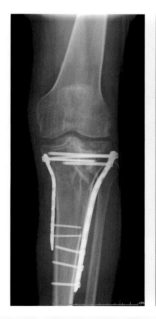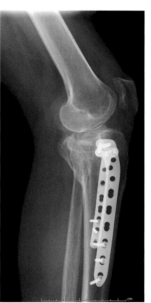

术后 12 个月随访,功能恢复良好。

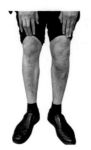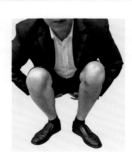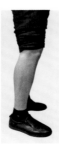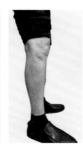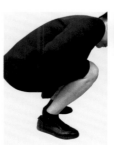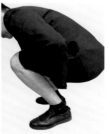

病例 12 左侧胫骨平台骨折

【病历摘要】

基本信息：男性，25 岁；

主诉：摔伤致左膝疼痛，肿胀，活动受限 5 小时；

诊断：左侧胫骨平台骨折。

【辅助检查】

膝关节 X 线及 CT 检查示左侧胫骨平台骨折。

骨折分型：Schatzker 分型 Ⅵ 型；综合分型 Ⅳ 型。

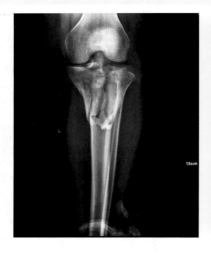 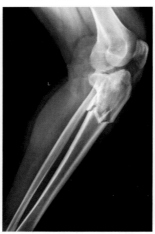 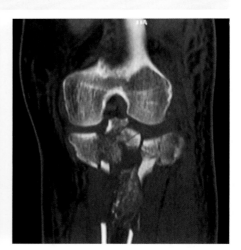

【手术过程】

第 1 步 经皮于胫骨结节下方置入导针，导针指向外侧平台塌陷。

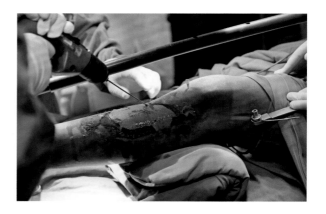

第2步　使用阶梯钻头沿导针方向扩髓,尺寸由 9mm 递增至 16mm。

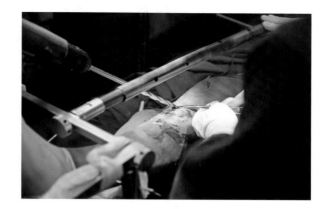

第3步　以自制的骨块顶起器进行多角度塌陷部位顶起。

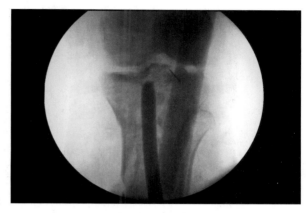

第4步　微创置入接骨板并拧入加压骨栓恢复胫骨平台宽度。

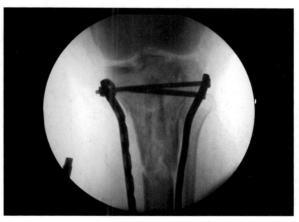

术后切口大体相如图。手术历时120 分钟,术中出血约 300ml,术中未出现相关并发症。

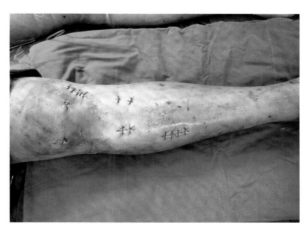

【关节镜探查膝关节】

镜下可见关节面平整、复位良好,骨折线对齐。

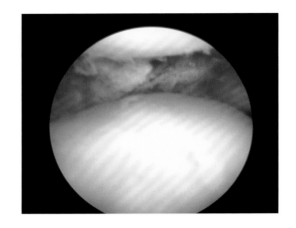

【术后检查】

术后 X 线检查示胫骨平台关节面平整,宽度恢复良好。

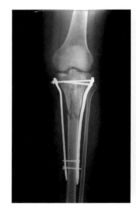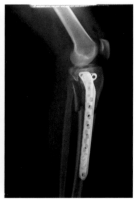

【随访】

患者术后 2 年随访 HSS 评分为 100 分。术后 2 年 X 线检查如图。

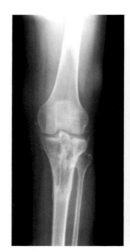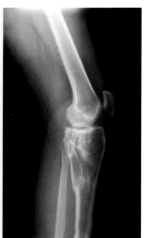

术后 2 年随访,功能恢复良好。

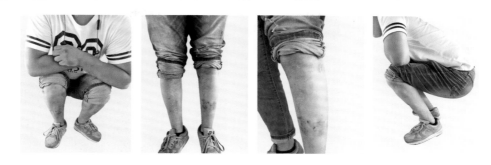

病例 13　左侧胫骨平台骨折

【病历摘要】

基本信息:男性,60 岁;
主诉:摔伤致左膝疼痛,肿胀,活动受限 3 小时;
诊断:左侧胫骨平台骨折。

【辅助检查】

膝关节 X 线及 CT 检查示左侧胫骨平台骨折;
骨折分型:Schatzker 分型Ⅵ型;综合分型Ⅵ型。

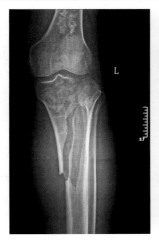
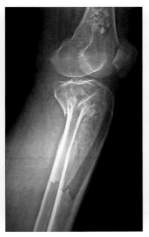
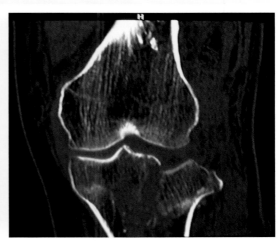

【手术过程】

第1步 术中应用双反牵引复位器。

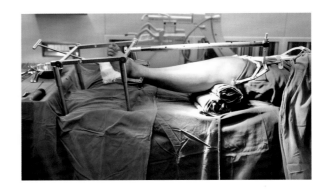

第2步 经皮于胫骨结节下方置入导针,导针指向平台塌陷位置。

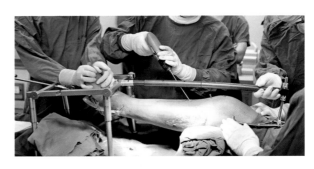

第3步 使用自制环形空心钻头沿导针方向开窗,取出皮质骨片。

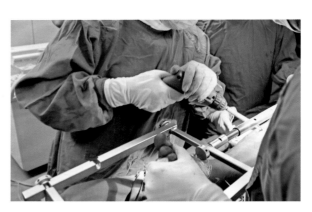

第4步 以自制的骨块顶起器进行多角度塌陷部位顶起。

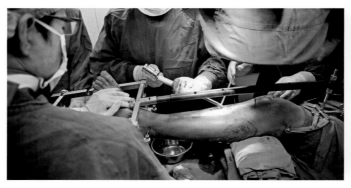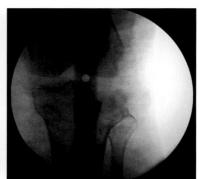

第 5 步　将双皮质髂骨条置入骨隧道内。

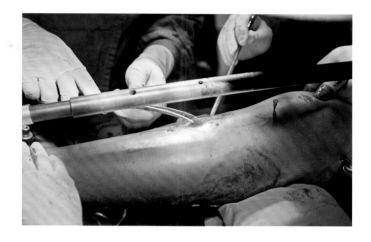

第 6 步　微创置入接骨板并拧入加压骨栓恢复胫骨平台宽度。

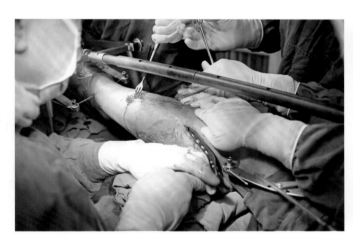

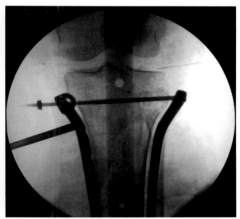

术后切口大体相如图。手术历时 120 分钟,术中出血约 250ml,未出现相关术中并发症。

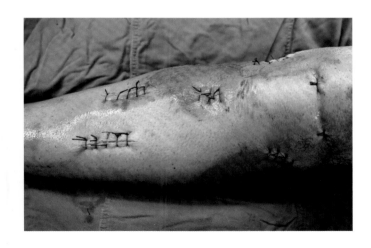

【关节镜探查膝关节】

　　镜下可见关节面平整、复位良好,骨折线对齐。

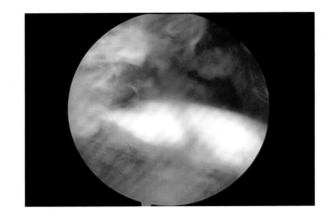

【术后检查】

　　术后 X 线检查示胫骨平台关节面平整,宽度恢复良好。

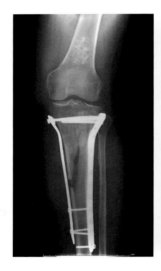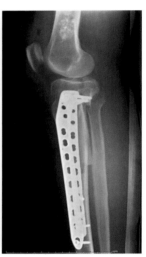

【随访】

　　患者术后 12 月随访 HSS 评分为 95 分。术后 12 个月 X 线检查如图。

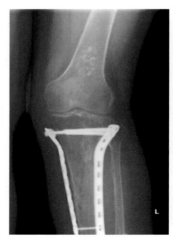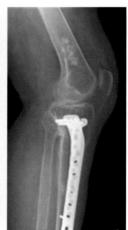

术后 12 个月随访,功能恢复良好。

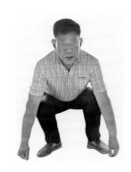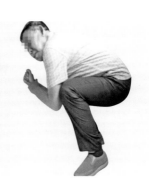

病例 14　左侧胫骨平台骨折

【病历摘要】

基本信息:男性,65 岁;
主诉:车祸伤致左膝疼痛,肿胀,活动受限 5 天;
诊断:左侧胫骨平台骨折。

【辅助检查】

膝关节 X 线及 CT 检查示左侧胫骨平台骨折。
骨折分型:Schatzker 分型Ⅵ型;综合分型Ⅳ型。

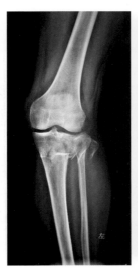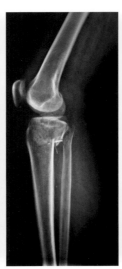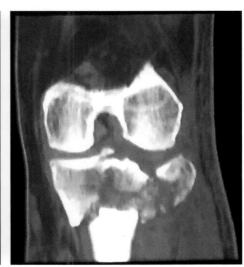

【手术过程】

第1步 经皮于胫骨结节下方置入导针,导针指向平台塌陷位置。

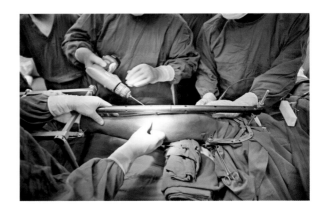

第2步 使用阶梯钻头沿导针方向扩髓,尺寸由9mm递增至16mm。

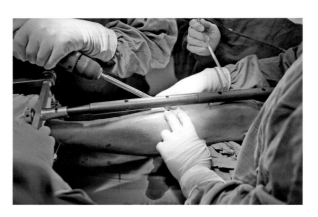

第3步 以自制的骨块顶起器进行多角度塌陷部位顶起。

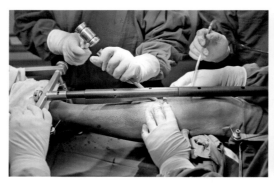 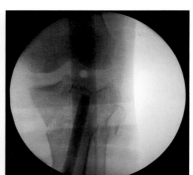

第4步 微创置入接骨板并拧入加压骨栓恢复胫骨平台宽度。

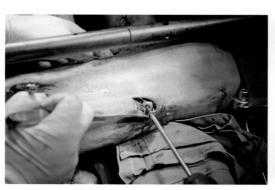 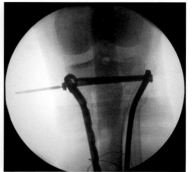

术后切口大体相如图。手术历时
150 分钟,术中出血约 150ml,未出现相
关术中并发症。

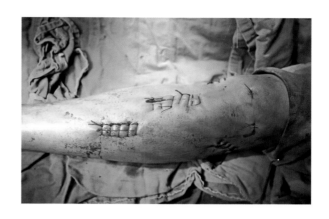

【关节镜探查膝关节】

镜下可见关节面平整、复位良好,
骨折线对齐。

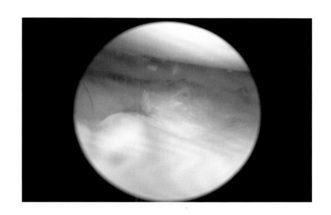

【术后检查】

术后 X 线检查示胫骨平台关节
面平整,宽度恢复良好。

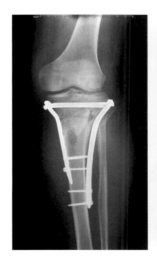
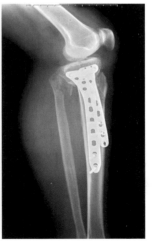

【随访】

患者术后 12 个月随访 HSS
评分为 100 分。术后 12 个月 X 线
检查如图。

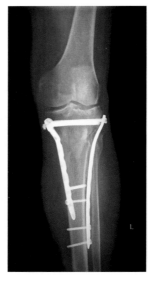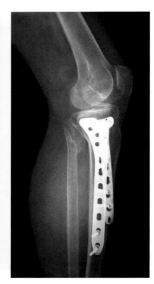

术后 12 个月随访,功能恢复
良好。

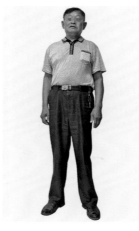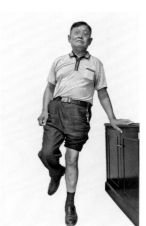

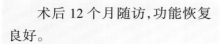

病例 15　左侧胫骨平台骨折

【病历摘要】

基本信息:男性,37 岁;
主诉:摔伤致左膝部疼痛、肿胀、活动受限 2 小时;
诊断:左侧胫骨平台骨折。

【辅助检查】

　　膝关节 X 线检查示左侧胫骨平台骨折。

　　骨折分型：Schatzker 分型Ⅵ型；综合分型Ⅳ型。

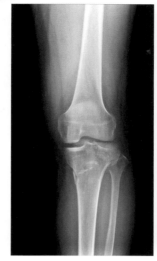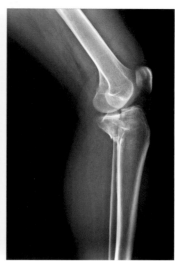

【手术过程】

　　第1步　经皮于胫骨结节下方置入导针，导针指向平台塌陷位置。

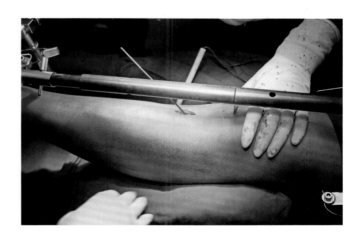

　　第2步　使用自制环形空心钻头沿导针方向开窗，取出皮质骨片。

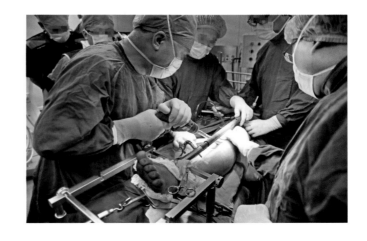

术后切口大体相如图。手术历时120分钟,术中出血约150ml,未出现相关术中并发症。

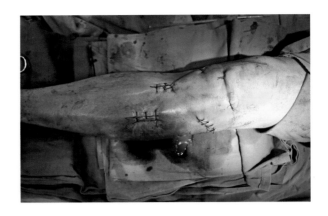

【关节镜探查膝关节】

镜下可见关节面平整、复位良好,骨折线对齐。

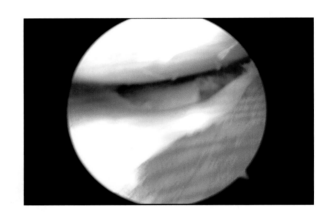

【术后检查】

术后 X 线检查示胫骨平台关节面平整,宽度恢复良好。

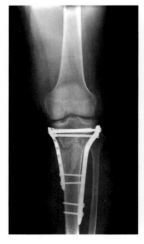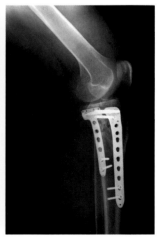

【随访】

患者术后 24 个月随访 HSS 评分为
100 分。术后 24 个月 X 线检查如图。

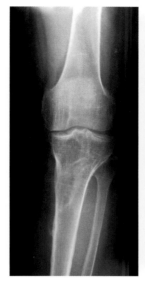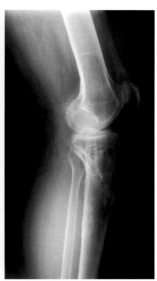

术后 24 个月随访,功能恢复良好。

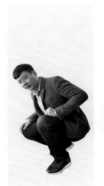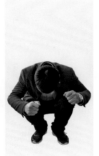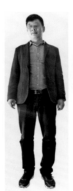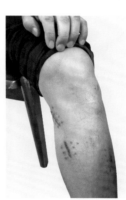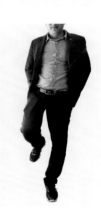

病例 16　右侧胫骨平台骨折

【病历摘要】

基本信息:男性,43 岁;
主诉:外伤致右膝部疼痛、肿胀、活动受限 3 小时;
诊断:右侧胫骨平台骨折。

【辅助检查】

膝关节 X 线及 CT 检查示右侧胫骨平台骨折。
骨折分型：Schatzker 分型Ⅵ型；综合分型Ⅳ型。

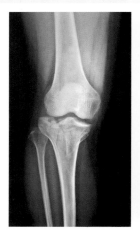
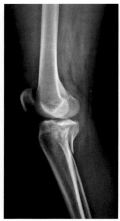
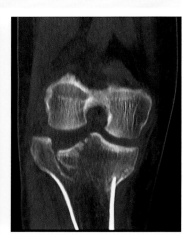

【手术过程】

术后切口大体相如图。手术历时 120 分钟，术中出血约 100ml，未出现相关术中并发症。

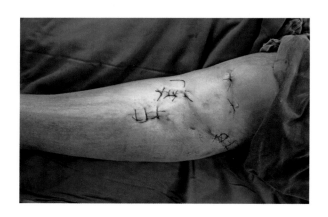

【关节镜探查膝关节】

镜下可见关节面平整、复位良好，骨折线对齐。

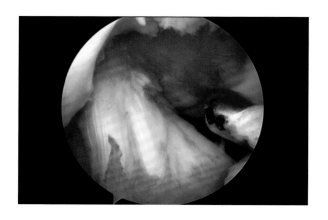

【术后检查】

术后 X 线检查示胫骨平台关节面平整,宽度恢复良好。

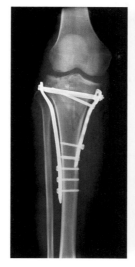
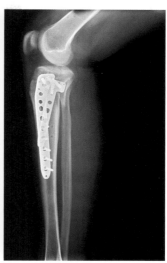

【随访】

患者术后 12 个月随访 HSS 评分为 96 分。术后 12 个月 X 线检查如图。

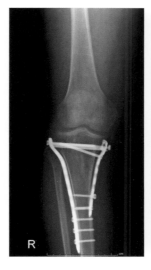
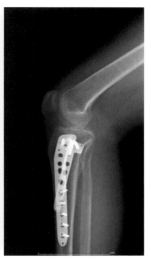

术后 12 个月随访,功能恢复良好。

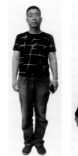
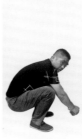
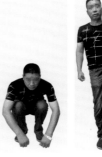
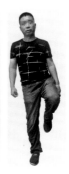

病例 17　左侧胫骨平台骨折

【病历摘要】

基本信息：男性，51 岁；

主诉：外伤致左膝部疼痛、肿胀、活动受限 2 天；

诊断：左侧胫骨平台骨折。

【辅助检查】

膝关节 X 线及 CT 检查示左侧胫骨平台骨折。

骨折分型：Schatzker 分型Ⅵ型；综合分型Ⅳ型。

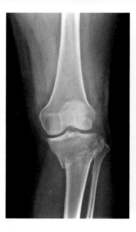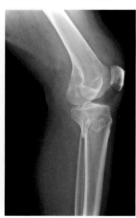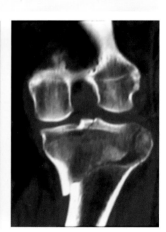

【手术过程】

第 1 步　经皮于胫骨结节下方置入导针，导针指向平台塌陷位置。

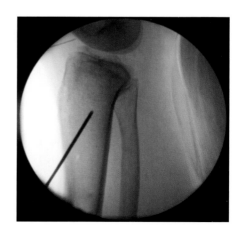

第 2 步　以自制的骨块顶起器进行多角度塌陷部位顶起。

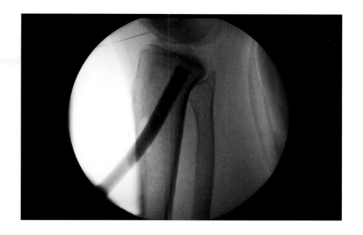

术后切口大体相如图。手术历时 130 分钟，术中出血约 250ml，未出现相关术中并发症。

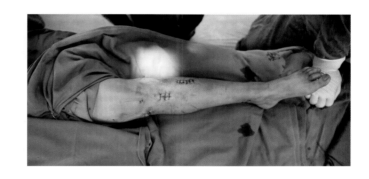

【术后检查】

术后 X 线检查示胫骨平台关节面平整，宽度恢复良好。

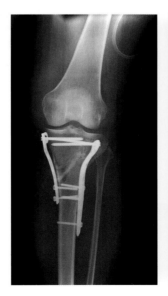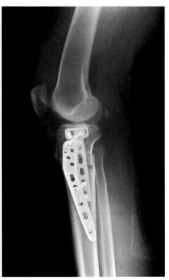

【随访】

患者于术后 24 个月随访 HSS 评分 100 分。术后 24 个月 X 线检查如图。

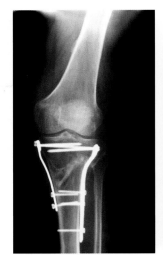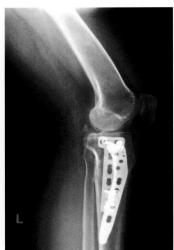

术后 24 个月随访,功能恢复良好。

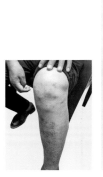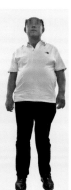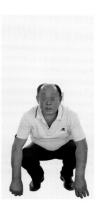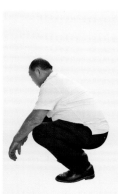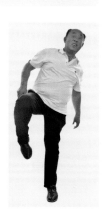

病例 18 右侧胫骨平台骨折

【病历摘要】

基本信息:男性,55 岁;
主诉:外伤致右膝部疼痛、肿胀、活动受限 6 小时;
诊断:右侧胫骨平台骨折。

【辅助检查】

膝关节 X 线检查示右侧胫骨平台骨折。

骨折分型：Schatzker 分型 Ⅵ 型；综合分型Ⅳ型。

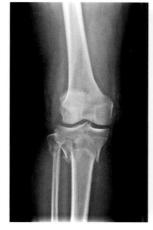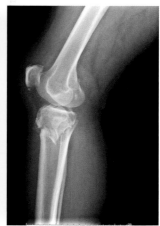

术后切口大体相如图。手术历时 120 分钟，术中出血约 200ml，未出现相关术中并发症。

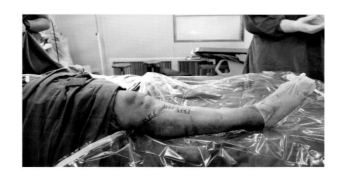

【术后检查】

术后 X 线检查示胫骨平台关节面平整，宽度恢复良好。

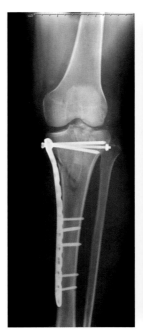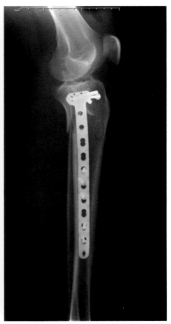

【随访】

患者于术后 12 个月随访 HSS 评分为 100 分。术后 12 个月 X 线检查如图。

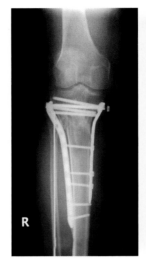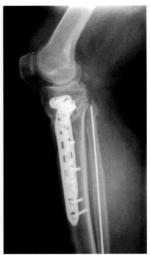

术后 12 个月随访,功能恢复良好。

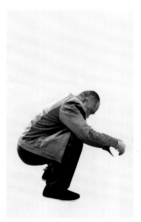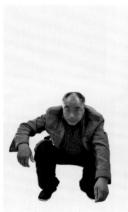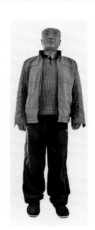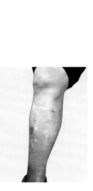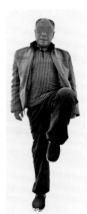

第二十七章

Hoffa 骨折经典病例

病例 1 **左侧胫骨平台骨折**

【病历摘要】

基本信息：男性，41 岁；

主诉：车祸致左膝部疼痛、肿胀、活动受限 21 小时；

诊断：左侧胫骨平台骨折。

【辅助检查】

影像学检查如图；膝关节 X 线检查示左侧胫骨平台骨折。

骨折分型：左侧胫骨平台 Hoffa 骨折。

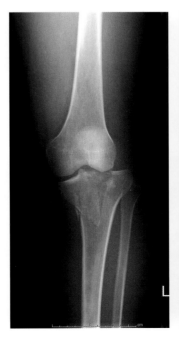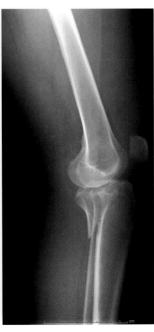

【手术过程】

第1步　术中应用双反牵引复位器。

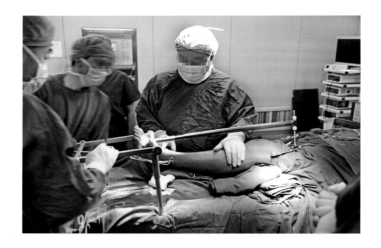

第2步　使用自制环形空心钻头沿导针方向开窗,取出皮质骨片。

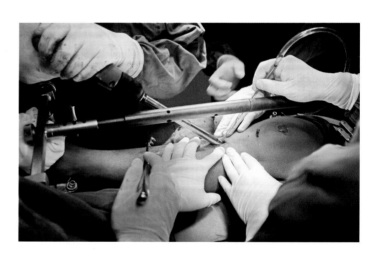

第3步　以自制的骨块顶起器进行多角度塌陷部位顶起。

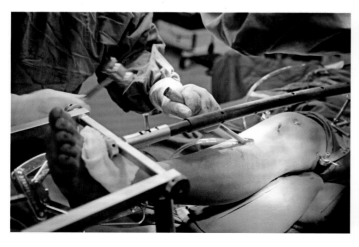

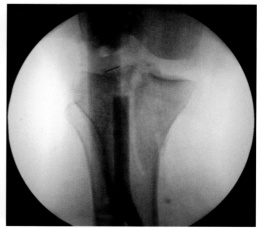

第4步　将双皮质髂骨条置入骨隧道内,后将皮质骨片盖回原位。

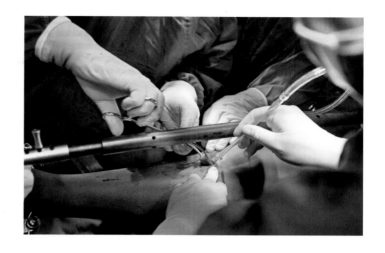

第5步　微创置入接骨板并拧入加压骨栓恢复胫骨平台宽度。

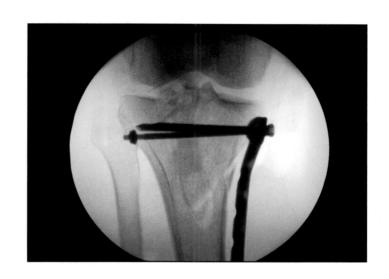

术后切口大体相如图。手术历时 135 分钟,术中出血 100ml,未出现相关术中并发症。

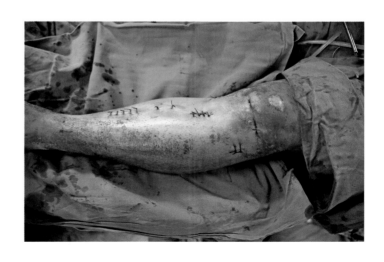

【术后检查】

术后 X 线检查示胫骨平台关节面平整,宽度恢复良好。

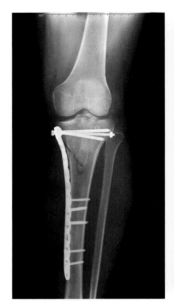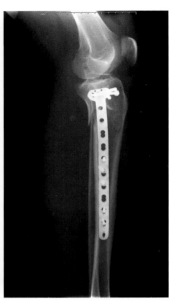

【随访】

患者于术后 24 个月随访 HSS 评分为 95 分。术后 24 个月 X 线检查如图。

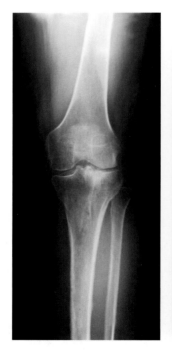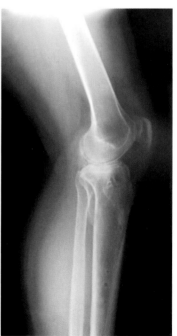

术后 24 个月随访功能恢复良好。

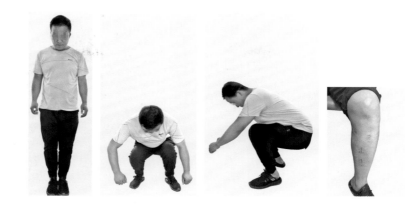

病例 2　左侧胫骨平台骨折

【病历摘要】

　　基本信息：男性，33 岁；
　　主诉：摔伤致左膝部肿痛、活动受限 11 小时；
　　诊断：左侧胫骨平台骨折。

【辅助检查】

　　膝关节 X 线及 CT 检查示左侧胫骨平台骨折。
　　骨折分型：左侧胫骨平台 Hoffa 骨折。

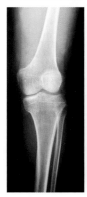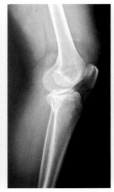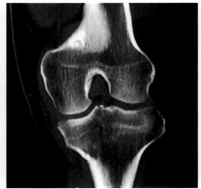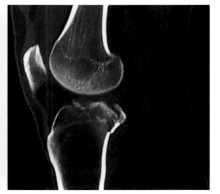

【手术过程】

第1步 术中应用双反牵引复位器。

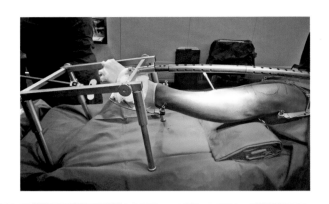

第2步 微创置入接骨板并拧入加压骨栓恢复胫骨平台宽度。

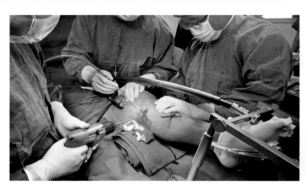 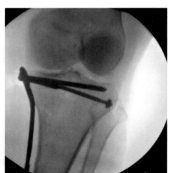

术后切口大体相如图。手术历时75分钟,术中出血100ml,未出现相关术中并发症。

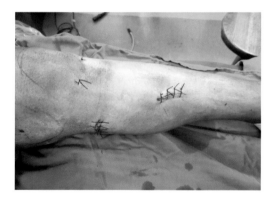

【关节镜探查膝关节】

镜下可见关节面平整、复位良好,骨折线对齐。

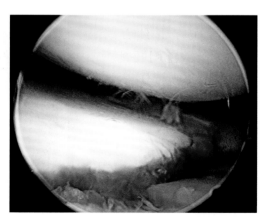

【术后检查】

术后 X 线检查示胫骨平台关节面平整,宽度恢复良好。

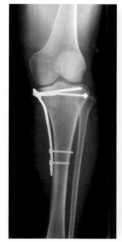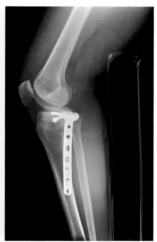

病例 3　左侧胫骨平台骨折

【病历摘要】

基本信息:男性,46 岁;
主诉:摔伤致左膝部疼痛、活动受限 5 小时;
诊断:左侧胫骨平台骨折。

【辅助检查】

膝关节 X 线及 CT 检查示左侧胫骨平台骨折;骨折分型:左侧胫骨平台 Hoffa 骨折。

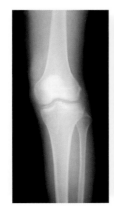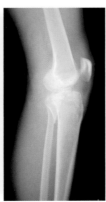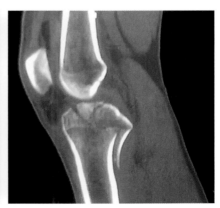

【手术过程】

第1步 术中应用双反牵引复位器。

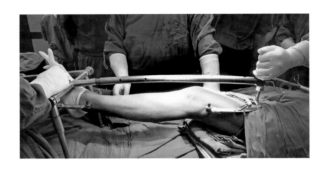

第2步 微创置入接骨板并拧入加压骨栓恢复胫骨平台宽度。

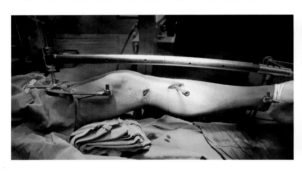 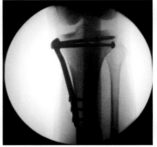 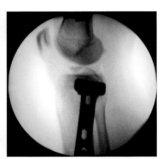

术后切口大体相如图。手术历时150分钟,术中出血120ml,未出现相关术中并发症。

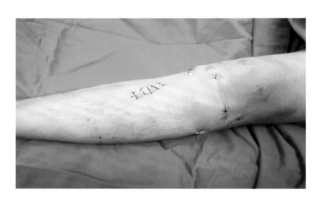

【关节镜探查膝关节】

镜下可见关节面平整、复位良好,骨折线对齐。

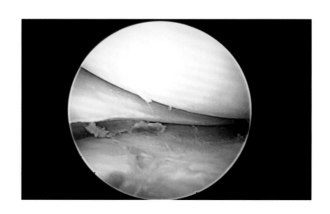

【术后检查】

　　术后 X 线检查示胫骨平台关节面平整,宽度恢复良好。

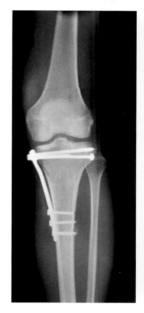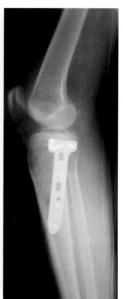